PNF 임상 접근 치료, 개정 2판

JN450743

PNF 임상 접근 치료

개정 2판

Clinical Procedures *in*

Therapeutic Exercise

Second edition

Patricia Sullivan, PhD, PT
Associate Professor, Physical Therapy Program
Institute of Health Professions
Massachusetts General Hospital
Boston, Massachusetts
Lecturer, Department of Orthopaedic Surgery
Harvard Medical School
Cambridge, Massachusetts

Prudence Markos, MS, PT
Senior Physical Therapist, Physical Therapy Services
Assistant Professor, Physical Therapy Program
Institute of Health Professions
Massachusetts General Hospital
Boston, Massachusetts

■ 옮긴이

김 상 수 대구보건대학 물리치료과 교수
김 미 현 인제대학교 물리치료학과 교수
김 태 윤 (전)광주보건대학 물리치료과 교수
김 혜 경 대구대학교 박사과정
배 성 수 대구대학교 물리치료학과 교수
이 현 옥 부산가톨릭대학교 물리치료학과 교수
황 성 수 신구대학 물리치료과 교수

Clinical Procedures in Therapeutic Exercise
2nd Edition, ISBN: 0838513395 by SULLIVAN; MARKOS, PRUDENCE, D.,
Copyright © 1996. by Pearson Education, Inc, publishing as Prentice Hall,

translation Copyright © 2006 Yeong Mun Publishing Company

PNF 임상 접근 치료, 개정 2판

2006년 1월 20일 초판 인쇄
2006년 1월 27일 초판 발행

저 자 : Patricia E. Sullivan, Phd, PT,
Prudence D. Markos, MS, PT
옮긴이 : 김 상 수 외
발행인 : 박 병 조
발행처 : 도서출판 영문출판사
등 록 : 1987년 12월 21일 제2-419호
주 소 : 서울시 강남구 삼성동 69-1
전 화 : (02) 514-5590, 776-5590
팩 스 : (02) 756-8943
E-mail : yeongmunsa@empal.com
정 가 : 25,000원
ISBN 89-7224-113-X 93510

※ 파본은 교환해 드립니다.

목차 / Contents

제 3 부 기구를 이용한 치료 | Treatment equipment / 245

제 4 부 치료의 순서 | Treatment Sequences / 279

이 책에 대하여/How to Use This Book

이 교재의 주요 목적은 치료적 운동 과정(절차)들을 어떻게 수행하는가를 단계적인 방법으로 독자들을 교육하는 것이다. 본서는 'Clinical Decision Making in Therapeutic Exercise'라는 우리의 교재에서 이론의 강화 및 치료적 운동 절차의 공식화 등을 보완하기 위하여 사용되어도 된다.

각각의 운동 절차는 활동, 기법 및 변수(parameter) 등 세 부분으로 구성되었다. 이러한 구분은 환자의 평가 및 치료와 치료 계획의 진전에 대해 가이드하기 위한 일관된 구조를 치료사에게 제공한다. 세 가지 구분은 다음과 같이 정의되었다.

- 활동(activity) (A). 자세와 그 자세에서 발생하는 움직임 패턴들, 중재의 기능적인 결과를 얻기 위해 선택됨.
- 기법(technique) (T). 구심성 원심성 또는 등척성 근 수축의 종류, 운동 조절의 단계를 획득하기 위한 감각 입력이 사용됨.
- 변수(parameter) (P). 운동 능력의 향상을 위해 선택된 동작의 빈도, 강도 및 지속시간.

이러한 사항이 운동 프로그램에서 어떻게 쓰여 지는지에 대한 예시는 다음과 같다.

- A - 앙와위 : 고관절 및 슬관절 신전
- T - 짧아진 자세를 유지하며 저항에 대해 수축하기(둔근 및 대퇴사두근의 등척성 수축)
- P - 10초 동안 40%의 강도를 유지; 가정 운동으로 이틀에 한 번씩 각각 10회씩 빈복 실시.

본 교재의 시작 절에서는 운동의 패턴(체간, 양측성, 편측성)이 설명되었다. 우리는 쉬운 학습을 위해 처음에는 능동 운동으로 수행되어야 한다고 제안한다. 그 다음 절들은 활동 및 기법들을 강화하는 치료 절차에 대해 설명한다. 환자의 손상 및 물리치료의 최종목표가 운동 적응증의 세밀한 설명과 함께 각각의 절차를 위해 제시되었다. 게다가, 독자들에게 신체 역학, 도수 접촉의 위치 또는 저항의 세기에 대한 양 및 방향들을 통해서 예방하는 적응증과 함께 일반적인 문제에 대해 주의 시킨다. 문제 중심적(problem-oriented)인 치료 계획서들에는 치료 목표에 도달하기 위해 이전에 설명된 절차들의 순서 및 적응증 등으로 독자들을 가이드 하는 것이 포함되어 있다.

치료 장비에 대한 절은 고정 도르래(wall pulleys)의 사용에 초점을 두고 있다. 이 절에서는 최적의 저항을 위한 도르레 높이 및 각도의 변동에 대해서 다루었다. 탄력 밴드와 함께 도르레 프로그램의 적용은 가정에서 사용하기 위해 사진을 첨가하였다.

치료 계획을 전개하는데 있어서 치료사를 보조하기 위하여, 정형외과적 및 신경학적 손상을 가지고 있는 환자들에 대한 중재 모델들의 여러 예시들이 서술되었다. 이 절에서 제안된 절차들은 쉬운 참고를 위해 본 교재의 본문에서 숫자가 메겨진 절차들과 일치시켰다.

독자들은 운동과 기법들의 패턴들을 학습하고 가장 중요한 정상적인 반응의 평가를 전개하기 위하여 신체적인 결함이 없는 대상자들에게 모든 절차들을 연습하여 자신감을 가지게 된다. 일단 이러한 것들이 완성되면, 절차들은 각 환자들의 필요사항을 만족시키기 위한 치료로 더욱 숙련되게 적용할 수 있게 된다. 시간이 지나고 인내심을 가지면, 치료사는 모든 환자들에게 적용할 수 있는 기술들을 폭 넓은 레퍼토리로 발전시킬 수 있다.

본 교재에서 치료적 운동 절차들의 사용을 다루기는 하지만, 치료사들은 치료 기기(modality) 및 관절가동운동(joint mobilization) 등과 같은 다른 중재의 양식들을 기억해야하며, 전체적인 치료 계획 내에서 적절하게 결합되어져야 할지도 모른다.

감사의 글/Acknowledgments

우리는 우리의 가족들, 친구들 및 동료들로부터의 지지와 확신을 받은 것에 대해 감사하게 생각한다. 작가들은 다음과 같이 본서의 집필에 도움을 주었던 Mary Alice Minor, Simon Adey, Mike Roberson, Leslie Butterfileld-Boyd, Maryann Conway, Nancy DeMuth께 고마움을 전한다. 또한 우리는 Boston University의 Massachusetts General Institute of Health Professions에서 치료적 운동 과정에 있는 학생들에게도 감사한 마음을 전한다. 게다가, 우리는 사진작업을 하는 동안 장소를 제공해 준 Massachusetts General Hospital의 물리치료과에도 고마움을 전한다. 사진작업은 Lucia Littlefield와 Patricia Sullivan이 하였다.

역자 서문/Translator Preface

1992년 국내에서 PNF 교육이 시작되었지만 그 이전에 벌써 PNF 교재가 우리말로 번역되어 출간되어 있었다. 그러나 우리의 이해 부족으로 많이 활용되지 못하고 교육이 시작된 이후에도 힘이 많이 드는 치료방법이라는 잘못된 인식이 팽배해져 활용에는 제한적이었다. 그러나 꾸준한 노력과 많은 교육기회, 국내의 뜻있는 교수들을 주축으로 한 교재의 번역으로 PNF에 관심있는 치료사들과 학생들에게 보다 쉽게 이 방법에 접할 수 있는 기회를 제공하게 되었다.

지금까지 출간된 대부분의 교재는 기본에 충실한 교재로 그 적용 부분이 부족한 실정이었다. 이 교재는 제1장에 기본 패턴을 소개하고 나머지 부분에서는 운동조절단계에 따라 각 활동에 필요한 패턴과 기법, 이에 따른 기본적 내용을 상세히 기술하고 있다. 즉 한 단계 한 단계 동작을 개선하기 치료기법을 익혀갈 수 있도록 되어 있어 누구나 쉽게 접근할 수가 있다.

지금까지 기초는 배웠으나 이를 임상적으로 활용하는데 많은 어려움을 호소하는 치료사들에게 좋은 지침이 되고 교재의 예시를 기초로 하여 보다 능동적이고 창의적인 임상적 치료기술의 개발에 조금이나마 기여할 수 있기를 바란다. 또한 PNF 관련 교재의 출판을 통하여 이러한 치료방법이 보다 확산되어 PNF가 한 단계 더 나아갈 수 있는 계기가 되고 결국에는 우리의 손길을 필요로 하는 많은 사람들에게 양질의 치료를 할 수 있기를 기대합니다.

번역에 부족한 부분은 앞으로 계속 보안 수정해 나갈 것입니다. 독자 여러분의 많은 관심과 격려를 바랍니다.

PNF 임상 접근 치료, 개정2판

1부

패턴
Patterns

1장

움직임의 패턴

Patterns of Movement

개 요

핵심 용어

능동운동 • Active Movement; AM
양측 비대칭성 • Bilateral Asymmetrical; BA
상반성 • Bilateral Reciprocal; BR
대칭성 • Bilateral Symmetrical; BS
결합요소 • Combining Components
대각선 교차 • Cross Diagonal; CD
대각선 1 신전 • Diagonal 1 Extension; D1E
대각선 2 신전 • Diagonal 2 Extension; D2E
대각선 1 굴곡 • Diagonal 1 Flexion; D1F
대각선 2 굴곡 • Diagonal 2 Flexion; D2F
머리와 체간 동작 • Head and Trunk Motion
주동근 • Prime Movers
상반성 비대칭성 • Reciprocal Asymmetrical
반전 동작 • Reversing Movements
구르기 • Rolling
정 · 동적 • Static-Dynamic
체간 동작 • Trunk Movement
한 방향성 동작 • Unidirectional Movement
상 체간 신전(들어올리기) • Upper Trunk Extension(Lift)
상 체간 굴곡(내려치기) • Upper Trunk Flexion(Chop)

정의 | DEFINITIONS

D2 Flexion (D2F)
결합 요소(Combining Components) : 견갑골 거상, 내전 및 상방회전 • 견관절 굴곡, 외전, 외회전 • 전완 회외 • 수근관절, 수지 및 무지 요측 신전
주동근(Prime Movers) — 견갑골 및 견관절(scapula and shoulder) — 승모근 • 삼각근 중부

D2 Extension (D2E)
결합 요소(Combining Components) : 견갑골 하강, 외전 및 하방회전 • 견관절 신전, 내전 및 내회전 • 전완 회내 • 수근관절 및 수지의 척측 굴곡 • 무지 대립
주동근(Prime Movers) — 견갑골 및 견관절(scapula and shoulder) — 소흉근 • 대흉근의 흉골 부분

D1 Flexion (D1F)
결합 요소(Combining Components) : 견갑골 거상, 외전, 상방회전 • 견관절 굴곡, 내전, 외회전 • 전완 회외 • 수근관절 및 수지 굴곡 • 무지 내전
주동근(Prime Movers) — 견갑골 및 견관절(scapula and shoulder) — 전거근 • 삼각근 전부섬유

D1 Extension (D1E)
결합 요소(Combining Components) : 견갑골 하강, 내전, 하방회전 • 견관절 신전, 외전, 내회전 • 전완 회내 • 수근관절 및 수지 척측 신전 • 무지 외전
주동근(Prime Movers) — 견갑골 및 견관절(scapula and shoulder) — 능형근 • 승모근 중부 • 삼각근 후부

능동 운동으로 패턴 수행
Patterns Performed as Active Movements

상지(UE), 하지(LE) 및 상-체간의 대각선 패턴은 기립 자세에서 움직임을 배우는 동안 처음부터 능동적으로 수행될 것이다. 이러한 패턴들은 움직임이 일어나는 세 가지면(시상면, 관상면 및 수평면)에서 움직임들이 결합되고 기능적인 움직임을 자극한다.

결합 요소(combining components)라는 용어는 사지내의 각 분절에서 발생하는 동시적인 직임을 설명하는데 사용되었다. **주동근(prime movers)**은 각 분절의 움직임을 초래하는 근육을 나타낸다.

1

활동(Activity): 기립자세; 상지(UE)의 양측 대칭성 D2(BSD2)
기법(Technique): 능동 운동

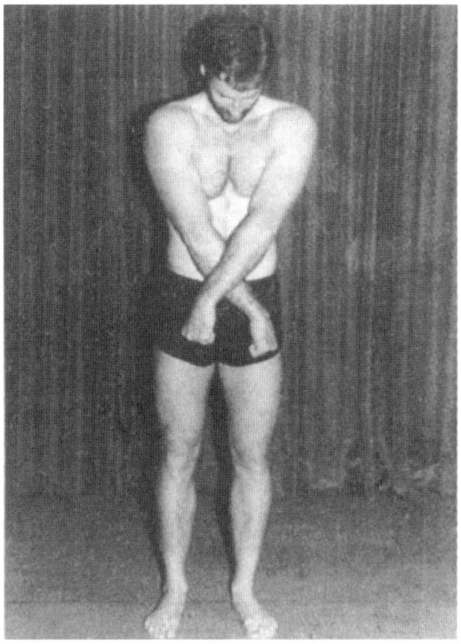

1A D2 신전

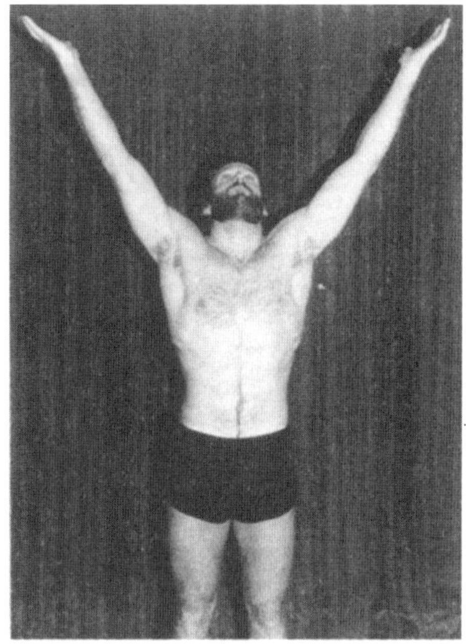

1B D2 굴곡

활동의 시작은 D2E에서(**그림. 1A**)처럼 양팔을 교차한 상태에서 시작한다. 견관절은 신전, 내전 및 내회전 상태로 주관절은 일직선으로 펴고, 수근관절 및 수지는 굴곡하며, 무지는 대립한 상태로 고관절 위에 둔다. 정상 타이밍의 원리에 맞추어, D2F로 움직이도록 원위부에서부터 움직임을 시작한다. 손을 펴고, 전완을 회외시킨 다음, 견관절을 굴곡 및 외회전하여 양팔이 체간에서 떨어지도록 하여 D2F 패턴을 수행한다 (**그림. 1B**). 이때 굴곡은 신체의 앞면에서 보았을 때 대각선교차가 풀려야 한다. 움직임이 일어나는 동안 팔이 체간에 너무 가까이 있는 흔한 오류를 범해서는 안 되며, 팔의 움직임이 회선운동이 되거나 풍차 효과(windmill effect)가 나타나서도 안 된다.

굴곡 움직임(D2F)의 *결합 요소(combining components)*에는 : 견갑골 거상, 내전 및 상방회전; 견관절 굴곡, 외전, 외회전; 전완 회외; 수근관절, 수지 및 무지의 요측 신전 등이 있다. 신전 움직임(D2E)의 결합 요소에는 : 견갑골 하강, 외전 및 하방회전; 견관절 신전, 내전 및 내회전; 전완 회내; 수근관절 및 수지의 척측 굴곡; 무지 대립 등이 있다(**표. 1**). 주관절은 양 방향으로 능동 운동을 하는 동안 일직선으로 곧게 편 상태를 유지해도 된다. D2F에서 견갑골과 견관절의 주요 운동 근육은 승모근과 삼각근의 중부를 포함하며, D2E에서는 소흉근과 대흉근의 흉골 부위를 포함한다. *머리와 체간의 움직임(head and trunk motion)*은 D2F에서는 신전이 되며, D2E에서는 굴곡된다.

표 1. 상지 구성요소(upper extremity components)

D2F — D2E / D1F — D1E

굴곡(flexion)
외회전(ext. rotation)
회외(supination)
요측편위(radial deviation)

외전(abduction)
수근관절 신전(wrist extension)
수지 신전(finger extension)

견관절(shoulder)

내전(adduction)
수근관절 굴곡(wrist flexion)
수지 굴곡(finger flexion)

신전(extension)
내회전(int. rotation)
회내(pronation)
척측 편위(ulnar deviation)

2

활동(Activity): 기립 자세; UE의 양측 대칭성 D1(BSD1)
기법(Technique): 능동 운동

활동의 시작은 D1E(**그림. 2A**)에서처럼 양팔을 신체의 옆으로 두고 시작한다. 견관절은 신전, 외전 및 내회전하고, 주관절은 곧게 펴며, 전완은 회내 시키고 수근관절 및 수지는 신전시키며 무지

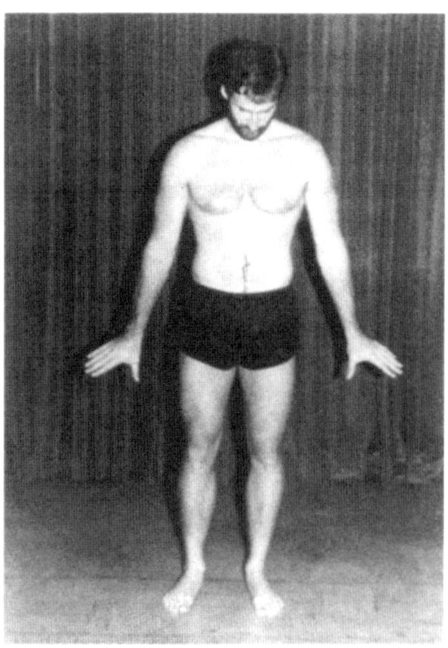

2A D1 신전

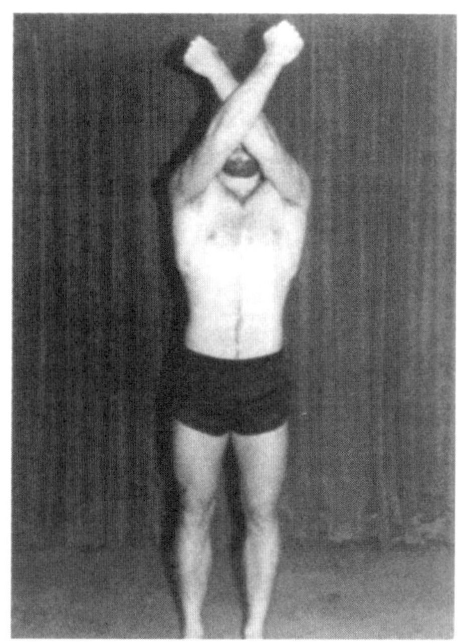

2B D1 굴곡

는 외전 시킨다. D1F으로 움직이기 위해서는 원위부를 이용하여 인도한다. 손은 움켜 쥐고 수근관절과 팔은 D1F로 얼굴을 향해 대각선 방향으로 교차시킨다(**그림. 2B**). D1F의 근육이 최대한 단축된 범위에서, 양 팔은 얼굴의 앞쪽에서 교차된다. 비록 D1F가 일어나는 동안 주관절이 약간 굴곡되지만, 이 동작이 지나치게 강조되면 그러한 굴곡이 생기는 경향이 있다. D1F에서의 *결합 요소(combining components)*에는; 견갑골 거상, 외전, 상방회전(전인); 견관절 굴곡; 내전, 외회전; 전완 회외; 수근관절 및 수지의 요측 굴곡과 무지의 내전 등이 있다(**표. 2**). D1F에서 견갑골과 견관절의 주요 운동 근육은 각각의 전거근, 대흉근의 쇄골 부위 및 삼각근의 전부섬유 등이다. D1F에 동반되는 *머리와 체간의 움직임(head and trunk movement)*은 신전이다.

D1E에서의 *결합 요소(combining components)*에는; 견갑골 하강, 내전, 하방회전(후인); 견관절의 신전, 외전, 내회전; 전완의 회외; 수근관절 및 수지의 척측 신전과 무지의 외전 등이 있다. 주관절은 굴곡 및 신전 모든 동작을 하는 동안 신전상태가 유지되어야 한다. D1E의 주요 운동 근육은 능형근, 삼각근 후부 및 광배근 등이 포함된다. D1E에 동반되는 *머리와 체간의 움직임(head and trunk movement)*은 굴곡이다.

표 2. 상지 패턴들의 구성 요소(components of upper extremity patterns)

D2F	D1F
견갑골 거상(scapular elevation)	견갑골 거상(scapular elevation)
내전(adduction)	외전(abduction)
상방회전(upward rotation)	상방회전(upward rotation)
견관절 굴곡(shoulder flexion)	견관절 굴곡(shoulder flexion)
외전(abduction)	내전(adduction)
외회전(ext. ratation)	외회전(ext. rotation)
전완 회외(forearm supination)	전완 외회(forearm supination)
수근관절 신전(wrist extension)	수근관절 굴곡(wrist flexion)
요측편위(radial deviation)	요측편위(radial deviation)
수지 신전(finger extension)	수지 굴곡(finger flexion)
무지 신전(thumb extension)	무지 내전 및 굴곡(thumb adduction and flexion)
D1E	**D2E**
견갑골 하강(scapular depression)	견갑골 하강(scapular depression)
내전(adduction)	외전(abduction)
하방회전(downward rotation)	하방회전(downward rotation)
견관절 신전(shoulder extension)	견관절 신전(shoulder extension)
외전(abduction)	내전(adduction)
내회전(int. rotation)	내회전(int. rotation)
전완 회내(forearm pronation)	전완 회내(forearm pronation)
수근관절 신전(wrist extension)	수근관절 굴곡(wrist flexion)
척측편위(ulnar deviation)	척측편위(ulnar deviation)
수지 신전(finger extension)	수지 굴곡(finger flexion)
무지 외전(thumb abduction)	무지 대립(thumb opposition)

3

활동(Activity): 기립자세; UE 양측 상반 D1, D2(BR D1, D2)
기법(Technique): 능동 운동

상반 운동은 다른 쪽 팔의 신전과 함께 한 팔의 굴곡 패턴이 결합되어 나타나는 것을 말한다. D2의 상반 패턴 수행은, D2E에서 양 UE 모두가 특정 위치에 있도록 하는 것인데, 이는 무지가 반대편 고관절 위에 있음으로써 교차되는 것이다. 한쪽 팔은 D2F위치로 움직인다(**그림. 3A**). 반대 방향에서 팔이 동시에 움직임으로써 상반 운동이 일어나는데, 한쪽은 D2F 쪽으로 또 다른 한쪽은 D2E 쪽으로 움직인다.

D1의 상반 패턴의 수행은 양 UE가 D1E 위치에 있도록 하는 것이다. 한 팔은 D1F로 움직인다. 상반 운동은 반대편에서 팔을 움직임으로써 시작되어서, 한쪽 팔은 D1F로 다른 한쪽 팔은 D1E로 움직인다(**그림. 3B**). D1과 D2의 상반 패턴에 요구되는 *체간의 움직임(trunk movement)*은 회전이다.

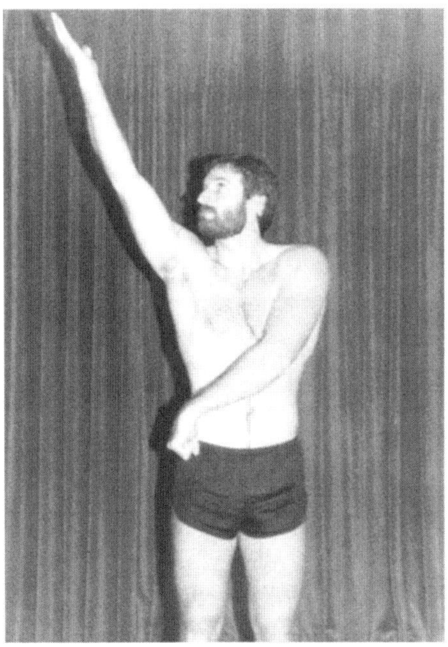

3A D2: RUE* 굴곡; LUE** 신전

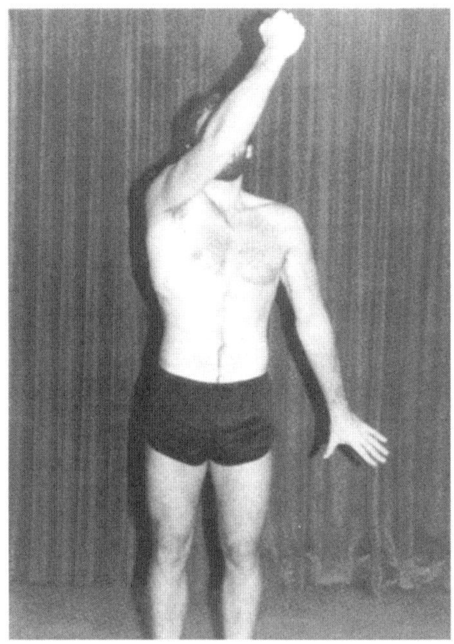

3B D1: RUE 굴곡, LUE 신전

* *RUE : 우측 상지(right upper extremity)*
***LUE : 좌측 상지(left upper extremity)*

4

활동(Activity): 기립 자세; UE 양측 비대칭성 패턴(BA)
기법(Technique): 능동 운동

비대칭성 움직임은 다른 쪽 팔의 D2 패턴과 함께 한쪽 팔의 D1 패턴을 결합하여서 수행한다. 양팔은 굴곡 혹은 신전 방향으로 동시적으로 움직인다. 오른쪽 팔은 D2E 위치에 두고 왼쪽 팔은

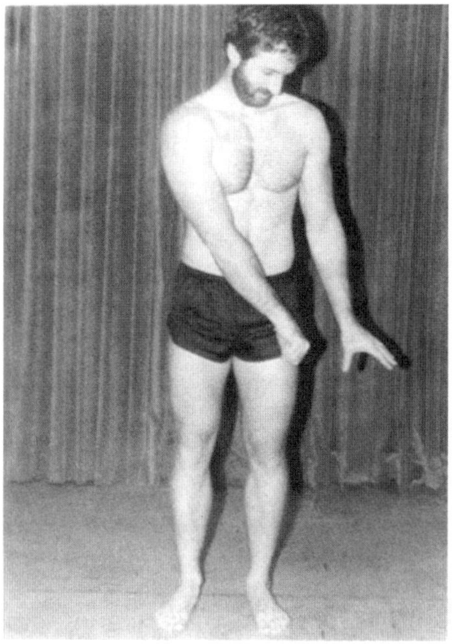

4A RUE는 D2E; LUE는 D1E

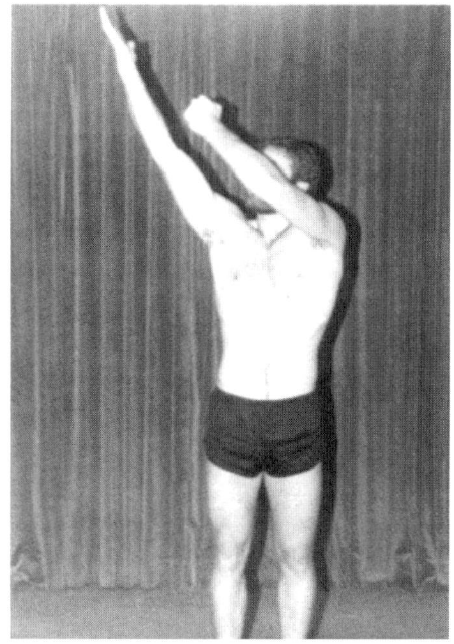

4B RUE는 D2F; LUE는 D1F

D1E 위치에 둔다(**그림. 4A**). 사지는 오른쪽 방향으로 비대칭적인 형태로 굴곡한 다음, 각각의 대각선 패턴으로 신전한다(**그림 4B**).

활동(Activity): 기립자세; UE의 대각선 교차 및 비대칭성 상반 패턴 (CD)(RA)
기법(Technique): 능동 운동

5

교차 대각선 패턴은 반대편으로부터 지절을 움직임으로써 두개의 대각선 패턴이 결합한 것이다. 한쪽 팔은 D1E 위치에 있게 되고, 다른 쪽 팔은 D2F 위치에 있게 된다(**그림. 5A, 5B**). 양팔은 체간의 앞에서 교차되며, 하나는 D1F에 다른 한쪽은 D2E 위치에 있게 된다. 모든 수반되는 체간근의 수축들이 동시적으로 일어나지만, 이 결합 동작에서 체간의 움직임은 발생하지 않는다. 이 사지 패턴의 결합동작은 체간의 안정성을 위해 사용될 수 있다.

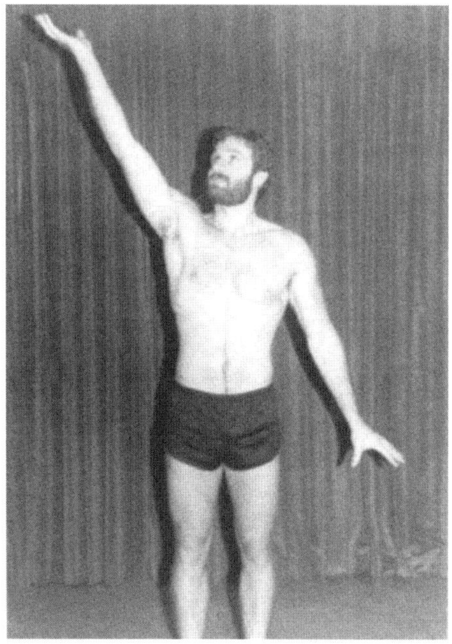

5A LUE는 D1E; RUE는 D2F

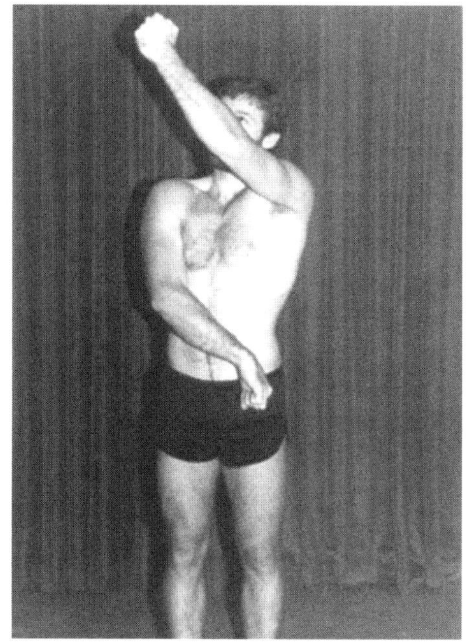

5B LUE는 D1F; RUE는 D2E

6

활동(Activity): 기립 자세; 체간 패턴 — 상-체간 신전 - 들어올리기; 상-체간 굴곡- 내려치기
기법(Technique): 능동 운동

회전과 결합되어 체간의 굴곡 또는 신전을 촉진시키는 상-체간 패턴은 상지의 비대칭성 패턴과 연합하여 수행한다. 이러한 체간 패턴에서 팔은 한쪽 손으로 다른 팔의 전완 부분을 잡고 한다. 이러한 신체간의 접촉은 닫힌 운동 연쇄 및 체간 근의 활동을 증가시키는 것 같다.

상체간의 신전 패턴은 상지의 비대칭 굴곡 패턴과 결합하여 상체간의 회전을 동반하는 신전을 촉진할 수 있다. 양 상지의 운동 시작은 한쪽이 비대칭적인 신전이 되는 위치가 되도록 하는데, 예를 들면, 오른쪽 팔이 D2E 위치에 있고, 왼쪽 팔은 D1E 위치에 있도록 하는 것이다. 왼쪽 손은 오른쪽 전완을 잡고 체간의 신전 패턴 동작을 할 때 함께 움직인다(**그림. 6A**). 체간, 머리 및 목은 회전이 동반된 신전을 한다. 들어올리기 혹은 **체간 신전 패턴(trunk extension pattern)**에서 팔은 **D2 패턴을 유도(D2 pattern leads)**하도록 움직이게 되고, D1 패턴을 도와주는 동작을 하게 된다. 길항적인 움직임은 양 견관절 신전 및 체간의 회전을 동반한 굴곡을 결합하여서 할 수 있는데, 이를 역 들어올리기라고 한다(**그림. 6B**).

상체간의 굴곡 패턴은 상지의 비대칭적인 신전 패턴과 결합하여 상체간의 회전을 동반한 굴곡 패턴을 촉진할 수 있다. 양 상지의 운동의 시작은 한쪽이 비대칭적인 굴곡을 하는 위치가 되도록 하는 것인데, 예를 들면, 오른쪽 팔은 D1F 위치에 있고 왼쪽 팔은 D2F 위치에 있도록 하는 것이다. 왼쪽 손은 오른쪽 전완을 잡고 그 다음 두 팔은 체간의 굴곡 동작에서 신전 되도록 한다(**그림. 6C**). 내려치기 혹은 **체간 굴곡 패턴(trunk flexion pattern)**은 **D1 패턴을 유도(D1 pattern**

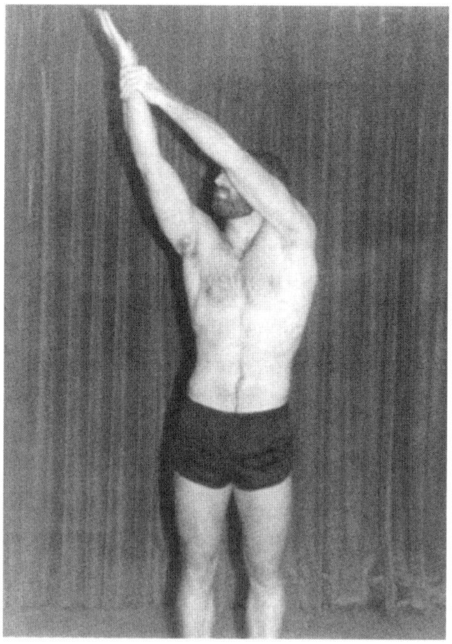
6A 체간 신전근 움직임의 짧아진 범위

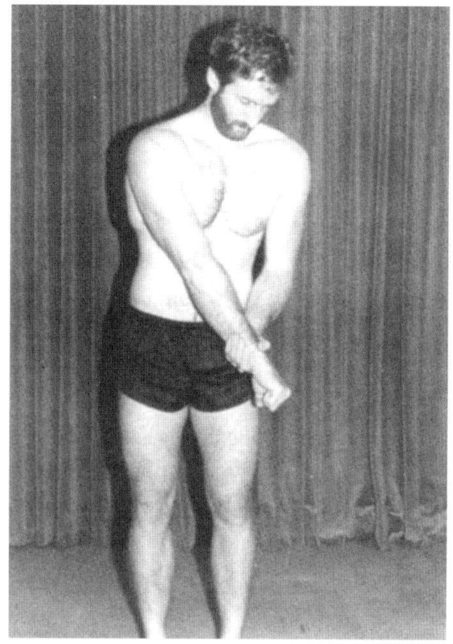
6B 체간 신전근 움직임의 길어진 범위

leads)하는 움직임이며 팔은 D1 패턴에서 그 움직임을 도와준다. 역(逆) 혹은 길항적인 패턴은 비대칭적인 견관절의 굴곡과 체간의 회전을 동반한 신전을 결합하여서 할 수 있는데, 이를 '역 내려치기' 라고 한다(**그림. 6D**).

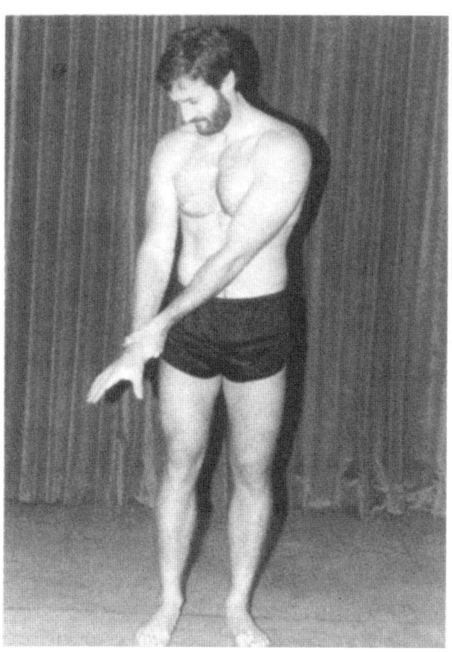
6C 짧아진 범위(shortened range)

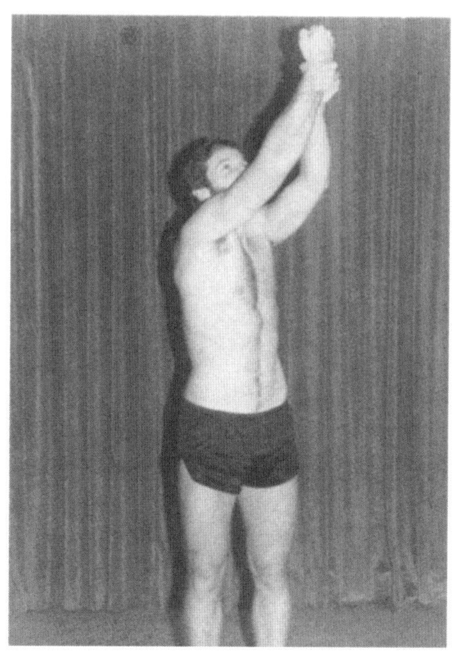
6D 길어진 범위(lengthened range)

7

활동(Activity): 기립 자세; 하지(LE)의 편측 D1
기법(Technique): 능동 운동

이 활동을 연습하기 위해서 치료사는 각각의 다른 쪽 어깨를 고정해 주거나 지지를 위해 테이블을 고정해 주어야 할지도 모른다. 오른쪽 하지는 D1E 패턴의 위치에 둔다(**그림. 7A**); 고관절은 신전, 외전 및 내회전, 슬관절은 신전, 족관절은 저측굴곡 및 외반의 자세가 된다(무지는 바닥에 접촉한 상태). 하퇴를 신체를 가로 질러 슬관절을 편 상태로 굴곡하던지 아니면 굴곡하여 움직이도록 한다(**그림. 7B**).

D1F에서의 *결합 요소(combining components)*에는 골반 전인; 고관절의 굴곡, 내전, 외회전; 및 족관절의 내반을 동반한 배측굴곡 등이 있다. D1F에서 고관절과 족관절의 *주요 운동 근육(prime movers)*에는 장요근(iliopsoas)과 전경골근(tibialis anterior)등을 포함하고 있다.

D1E에서 나타나는 움직임들은 골반의 후인; 고관절의 신전, 외전, 내회전; 족관절의 외반을 동반한 저측굴곡 등이 있다(**표. 3**). D1E에서의 *주요 운동 근육(prime movers)*에는 중둔근(gluteus medialis)과 장비골근(peroneus longus)을 포함하고 있다. 기립 자세에서의 이러한 편측 패턴은 **정-동적(static-dynamic)** 활동이라는 것을 주목해야 하는데, 동적 지절(dynamic limb)은 움직이는 지절(moving limb)이고 정적인 지절(static limb)은 체중을 지지하는 지절(weight-bearing limb)이 되는 것을 말한다.

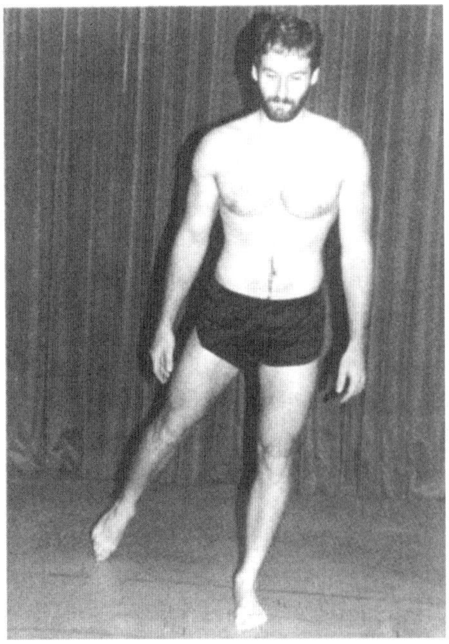

7A D1E 신전

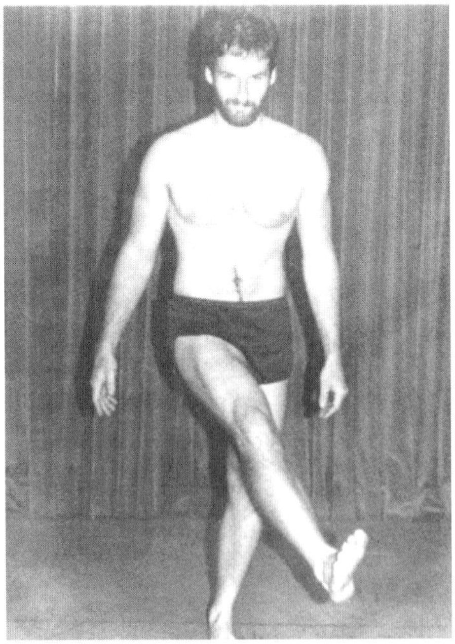

7B D1F 굴곡

표 3. 하지 패턴의 구성 요소들(components of lower extremity patterns)

D2F 골반(pelvic) 거상(elevation) 고관절(hip) 굴곡(flexion) 외전(abduction) 내회전(int. rotation) 족관절(ankle) 배측굴곡(dorsiflexion) 외반(eversion)	D1F 골반(pelvic) 전인(protraction) 고관절(hip) 굴곡(flexion) 내전(adduction) 외회전(external rotation) 족관절(ankle) 배측굴곡(dorsiflexion) 내반(inversion)
D1E 골반후인(pelvic retraction) 고관절(hip) 신전(extension) 외전(abductuon) 내회전(internal rotation) 족관절(ankle) 저측굴곡(plantarflexion) 외반(eversion)	D2E 골반(pelvic) 하강(depression) 고관절(hip) 신전(extension) 내전(adduction) 외회전(external rotation) 족관절(ankle) 저측굴곡(plantarflexion) 내반(inversion)

활동(Activity): 기립 자세; LE 편측 D2 8
기법(Technique): 능동 운동

오른쪽 LE는 D2E 자세로 두는데, 이는 고관절을 신전, 내전, 외회전하여 왼쪽 하퇴의 뒤로 교차되도록 하는 것이다(**그림. 8A**). 슬관절은 곧게 펴고 발가락들은 바닥에 접촉하도록 하며, 족관절은 저측굴곡 및 내반이 되도록 한다. D2F에서 하퇴는 굴곡, 외전 및 내회전이 되도록 한다. 슬관절은 곧게 펴거나 고관절 굴곡과 함께 굴곡할 수 있다(**그림. 8B, 8C**).

D2E는 골반의 하강, 족관절의 저측굴곡 및 내반을 동반한 고관절의 신전, 내전 및 외회전을 결합하여 한다(**표 3. 참고**). D2E에서의 *주요 운동 근육(prime movers)*에는 대둔근(gluteus maximus)과 후경골근(tibialis posterior)을 포함한다.

D2F에서의 *결합 요소(combining components)*에는 골반의 거상; 고관절의 굴곡, 외전, 내회전 및 족관절의 외반을 동반한 배측굴곡 등이 있다. D2F에서 고관절과 족관절의 *주요 운동(prime movers)*근육에는 대퇴근막장근(tensor fasciae latae)과 단비골근(peroneus brevis)를 포함한다. D2F 패턴에는 조관절의 외반을 동반한 배측굴곡과 함께 고관절의 굴곡을 혼합하여 수행하는데, 이는 보행 활동을 수행하는 동안에 결합되어 나타나는 중요한 동작이다.

모든 사지의 패턴들은 주관절 혹은 슬관절과 같은 중간 관절(intermediate joint)의 위치와 함께 수행되어질 수 있는데, 다음의 세 동작 중의 하나를 연속적으로 변화시켜서 할 수 있다. (1) 중간관절들은 견관절 또는 고관절의 굴곡과 함께 굴곡할 수 있고, 근위부의 신전과 함께 신전할 수 있다. (2) 이는 움직임 내내 신전을 유지할 수 있거나 혹은 (3) 견관절 또는 고관절의 굴곡과 함께 신전되거나, 견관절 또는 고관절의 신전과 함께 굴곡이 될 수 있다. 중간관절의 움직임은 특별한 치료적인 목적을 위하여 변화시켜서 수행할 수 있으며, 이는 지절 패턴들에 있는 단락에서 논의될 것이다.

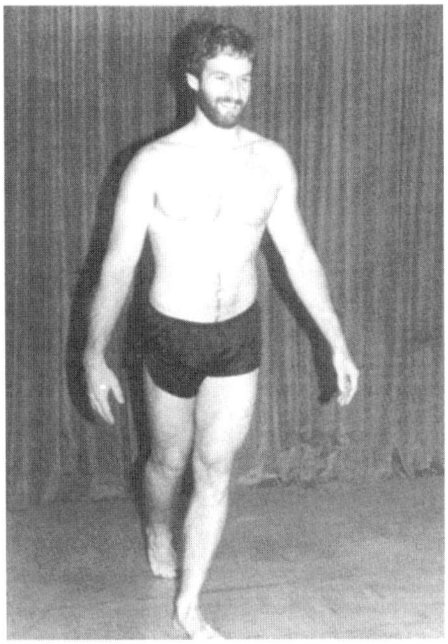

8A D2E

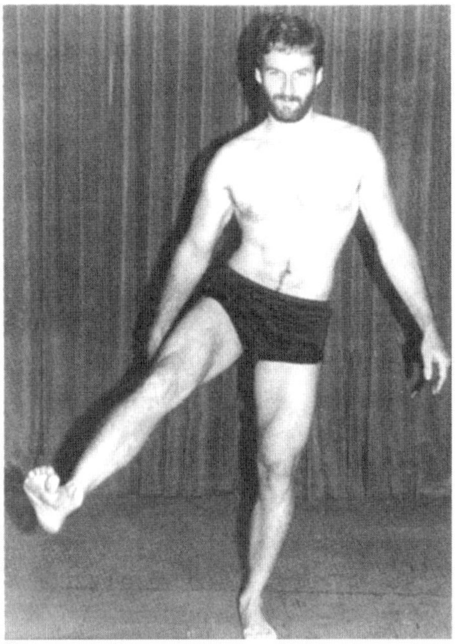

8B D2F(슬관절 신전 상태로)

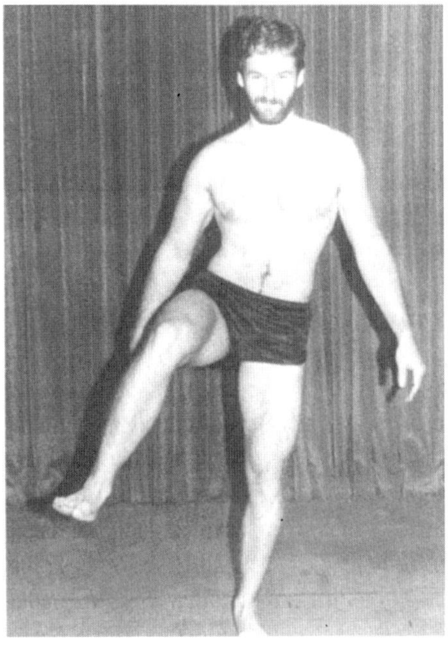

8C D2F(슬관절 굴곡 상태로)

활동(Activity): 구르기(rolling)
기법(Technique): 능동 운동 9

다음의 구르기 패턴의 절차들은 능동운동으로 수행되어지기 때문에, 치료사들은 구르는데 사용되는 정상적인 움직임 패턴들의 많은 결합 동작들을 경험하게 되고 관찰할 수 있을 것이다.

한 그룹의 치료사들은 매트 위에 바로 누운 자세(supine)를 하고 엎드려 누운 자세(prone)를 향해 구른 다음 다시 바로 누운 자세로 돌아간다. 다른 그룹은 구르는데 사용되는 다양한 정상적인 결합동작들을 관찰한다. 어떤 사람들은 머리에서 움직임의 시작이 일어나고, 또 다른 사람들은 팔에서, 다른 사람들은 다리에서 움직임이 시작될 것이다. 통나무 구르기(log rolling) 또는 체간의 분절 구르기(segmental trunk rolling) 또한 관찰될 것이다. 이러한 모든 결합 동작들은 각각 정상적으로 발생하고, 반복적으로 움직이면 그 동작이 변경되기도 할 것이다. 엎드린 자세를 향한 구르기에서의 *주요 운동 근육(prime movers)*에는 복근들이 있는데, 여기에는 사지의 중심선을 교차한 굴곡과 내전이 포함된다. 운동 조절에 결함이 있는 환자들은 정형화된 동작(stereotyped movement)의 제한이나 동작들의 결합이 아주 적을 것이다. 엎드린 자세에서 바로 누운 자세로 구르기를 시작하는 데는 체간의 신전근들의 수축이 요구된다. 치료사 그룹들은 위치를 서로 바꿔가면서 해야 하므로, 모든 사람들이 이 구르기 동작에서 경험 및 관찰의 기회를 가지게 되는 것이다.

구르기 동작에서 상지나 상-체간 패턴들을 이용한 서로 다른 결합동작들을 수행할 때에는 특히 머리, 목 및 체간의 움직임들이 강조되어 결합된다. 하지는 D1 패턴에서 일관적으로 움직인다.

활동(Activity): 구르기; D1 UE; D1 LE
기법(Technique): 능동 운동 10

매트 위에서 바로 누운 치료사의 상지 및 하지는 동측 D1E의 자세를 취한다(**그림. 10A**). 활동은 엎드려 누운 자세를 향해 구르기를 하는 것이지만 마지막 자세는 옆으로 앉은 자세를 하는 것이다. 구르기를 하는 동안 팔과 다리는 D1F 패턴으로 신체를 교차하여 굴곡 및 내전을 한다(**그림. 10B**). LE는 슬관절이 중앙선을 교차하면서 굴곡하여 집단운동(mass movement)을 한다. 다시 바로 누운 자세로 구르기를 할 때, 양팔과 다리는 D1E로 돌아간다. 사지의 패턴과 동반되는 체간의 움직임은 이전에 논의되었다.

비대칭성 긴장성 경반사(asymmetrical tonic neck reflex; ATNR) 혹은 대칭성 긴장성 경반사(symmetrical tonic labyrinthine reflex; STLR)이 우세하게 나타나는 환자는 사지가 중앙선을 교차하여 내전을 한다거나, 체간에서 움직임을 시작하기가 어려울 것이다.

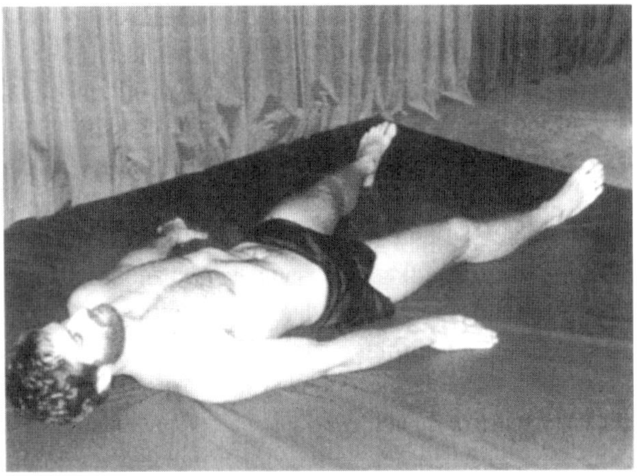

10A 운동의 시작 범위

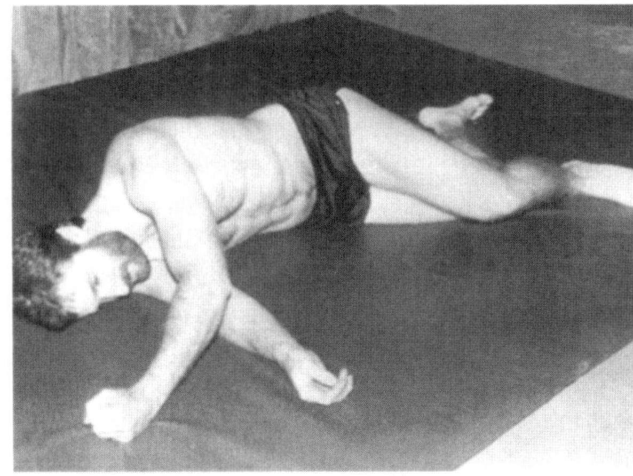

10B 운동의 마지막 범위

11

활동(Activity): 구르기; D2E UE; D1F LE
기법(Technique): 능동 운동

이 활동에서 UE는 D1E에서 동측(ipsilateral) LE와 함께 D2F의 자세로 둔다(**그림. 11A**). 옆으로 앉은 자세를 향한 구르기를 할 때 팔은 아래를 향해 신전, 내전 및 내회전을 하고 반대편 고관절을 가로지르면서 편다. 머리와 상-체간은 굴곡과 회전을 한다. 이전의 활동에서 설명했던 것과 비슷하게 LE는 D1 집단(mass) 굴곡 패턴으로 굴곡과 내전을 한다. 옆으로 앉기에서 UE와 LE는 서로 교차된다. 이렇게 사지와 결합하여서 수행하게 되는 엎드려 누운 자세로의 구르기 활동은 전체 신체의 굴곡(total body flexion)을 촉진한다(**그림. 11B**). 반대로 바로 누운 자세로의 구르기 활동은 전체 신체의 신전을 촉진하게 된다. 왜냐하면 엎드린 자세를 향한 동작은 굴곡을 촉진하기 때문에, 이것은 전체 신체의 신전근에 경직이 있는 환자를 위해서 매우 유용하다. 이 같은 경우들은 치료사가 환자를 엎드린 자세를 향해 구르기를 할 때 도움을 주게 되고, 그런 다음 다시 바로 누운 자세로 돌아갈 때 환자는 수동적인 구르기를 하게 된다. 한 방향에서 이 동작을 할 때 강조되는 것을 한방향성 동작(**undirectional movement**)이라고 한다. 반전동작(**reversing movement**)이라는 용어는 양 방향이 똑같이 강조될 때 사용된다.

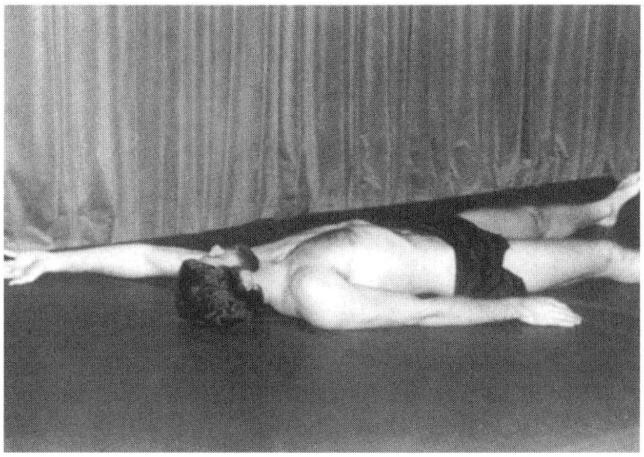

11A 운동의 시작 범위

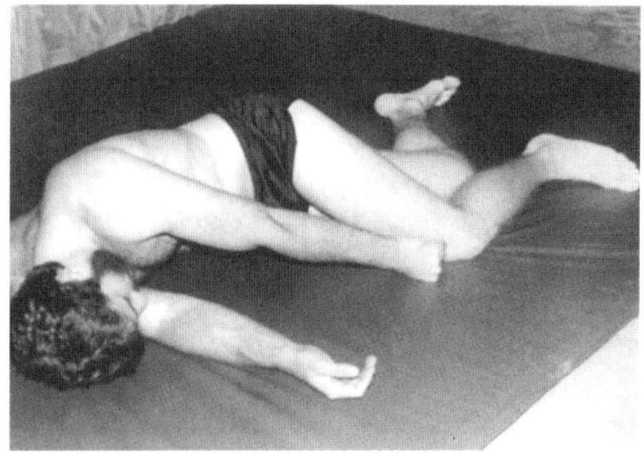

11B 운동의 마지막 범위

활동(Activity): 상-체간의 굴곡 및 신전을 동반한 구르기
기법(Technique): 능동 운동

12

상-체간의 패턴은 주관절, 전완 혹은 손을 접촉하여 수행되어질 수 있는데, 이는 지레팔의 길이를 점진적으로 늘이거나 수반되는 관절의 수를 점진적으로 늘일 때 이용할 수 있다.

옆으로 앉기로 구르기는 체간의 굴곡 패턴 또는 그 패턴의 반대 패턴에 의해 강화될 수 있다. 회전을 동반한 체간의 굴곡 동작은 만약 주된 문제가 이전에 논의되었듯이 신전근의 긴장을 증가

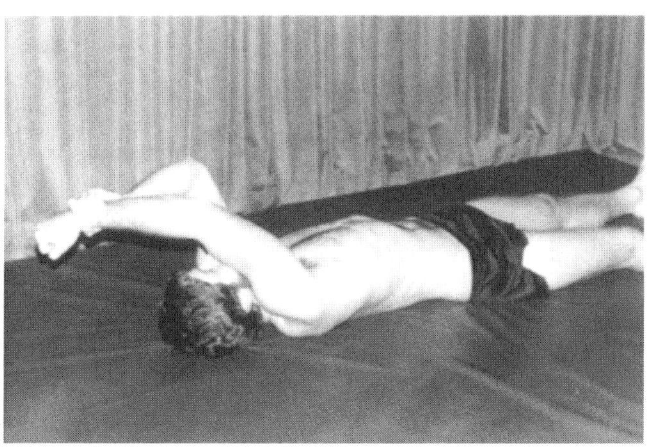

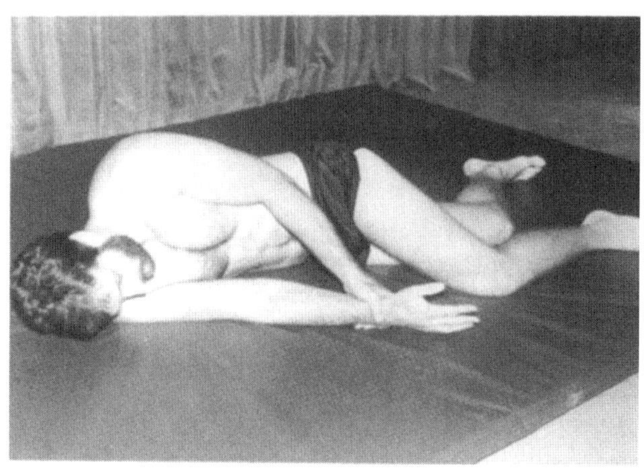

12A,B 상-체간 굴곡(내려치기)

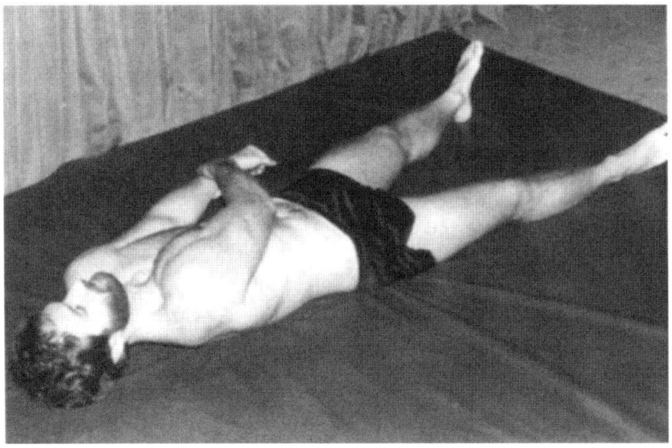

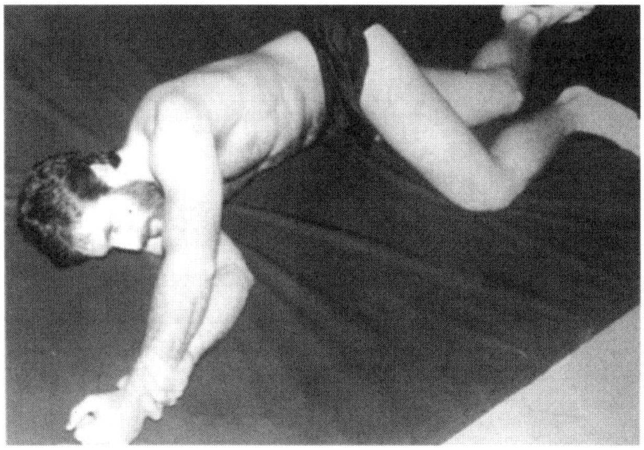

12C,D 상-체건 굴곡의 반전 동작(역 내려치기)

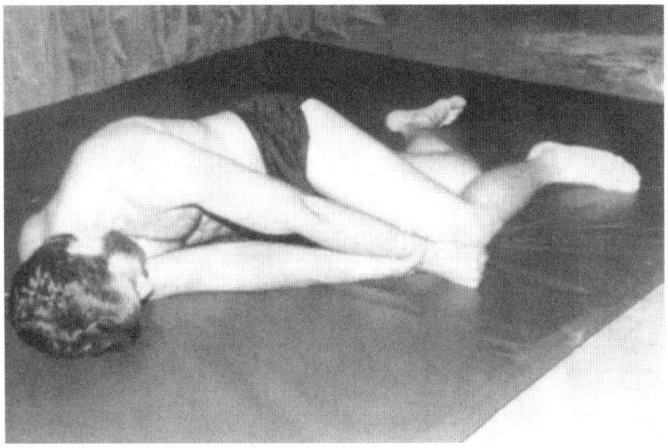

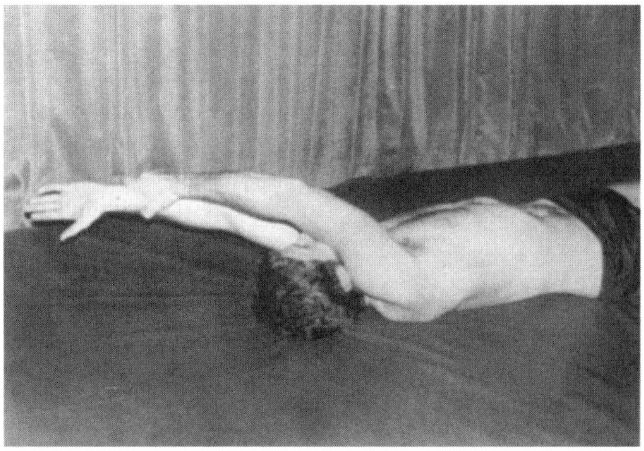

12E,F 상-체간 신전(들어올리기)

시키는 것이거나 체간 굴곡근에 약화가 있는 것일 때, 구르기를 촉진하는데 사용된다. 예를 들면, 대칭성 복근이 약한 상태에서 상-체간의 굴곡 패턴을 수행할 때, 더 쉽게 엎드린 자세로 구르기를 할 수 있을 것이다(**그림. 12A, 12B**). 편측 UE의 약화가 있거나 편측 무시를 하는 편마비 환자는 관련 지절의 유지(holding)를 이용하던지 역 내려치기 패턴을 사용하여 환측(affected side)을 더 적게 사용하여 바로 누운 자세로부터의 구르기를 할 수 있게 될 것이다. 이러한 결합 동작은 상지가 중앙선을 교차하는 것과 공동 운동(synergistic movement)의 강화를 피하기 위해 견관절을 굴곡, 내전하여 관련 지절을 움직이는 동작을 혼합한 것이다(**그림. 12C, 12D**). 비록 바로 누운 자세를 향한 구르기가 항상 엎드린 자세로 구르기를 하거나 옆으로 앉은 자세로 구르기를 하는 것만큼 어려운 것은 아니지만, 이러한 기능적인 동작은 신전근의 긴장을 강조하는 패턴을 촉진할 수 있게 된다(**그림. 12E, 12F**).

연구 문제
| Study Questions

1. 어떤 패턴이 견관절의 외전과 외회전을 동반한 굴곡을 촉진하는가?
2. 각각의 패턴에서 각 관절의 주요 운동 근육을 나열하시오.
3. 당신은 흉추의 후만과 다른 체간의 경직이 증가된 환자가 포함되어있는 그룹 운동 프로그램을 하고 있다. 어떠한 움직임 패턴들이 이러한 문제에 적절한 도움을 주게 될 것인가? 어떤 부위의 사지와 체간의 동작들이 각 패턴의 동작에서 발생되는가?

2부

절차

Procedures

2 장

매트 절차

Mat Procedures

개 요

조절의 단계 • Stages of Control
구르기 진행 • Rolling Progression
복와위 진행 • Prone Progression
하-체간의 진행 • Lower Trunk Progression
직립자세에서의 진행 • Upright Progression
연구 문제 • Study Questions

핵심 용어

운동성 • Mobility
안정성 • Stability
조절된 운동성 • Controlled Mobility
정-동적 • Static-Dynamic
숙련 • Skill
동적 안정성 • Dynamic Stability
손상 • Impairment
변수 • Parameter
율동적 개시 • Rhythmic Initiation(RI)
유지이완능동동작 • Hold Relax Active Motion(HRAM)
단축자세에서 저항수축(Shortened Held Resisted Contraction(SHRC))
교대 등척성 • Alternating Isometrics (AI)
율동적 안정 • Rhythmic Stabilization (RS)
느린 반전 유지 • Slow Reversal Hold (SRH)
느린 반전 • Slow Reversal (SR)
주동근 반전 • Agonistic Reversals (AR)
저항된 수축 • Resisted Contractions (RP)
반복된 수축 • Repeated Contractions (RC)
추적 저항 • Tracking Resistance

활동, 기법 및 변수들로 이루어진 절차들은 구르기, 엎드려 누운 자세(prone), 하체간(low trunk) 및 직립자세에서의 진행(upright progression) 등으로 이루어져 있다.

이러한 활동의 진행(progression) 내에서 자세 및 움직임 패턴들은 여러 가지 원리들에 따라서 순차적으로 진행된다. 이러한 원리들에는 지지면*(base of support)이 큰 것에서부터 점차 작아지는 것, 중력 중심점 혹은 체중의 중심점(center of mass)의 높이가 점차 높아지는 것, 움직임에 동원되는 관절의 수가 증가하는 것* 및 *지레팔 길이의 증가* 등을 포함한다.

치료기법들은 조절에 대한 결함의 결과로 인한 손상 정도의 개선을 위한 절차와 연합된다. 기법들과 함께 습득되는 조절의 단계에는 다음과 같은 것들이 있다.:

조절의 단계

STAGES OF CONTROL

운동성(Mobility)

ROM:	완전 가동범위 전체에 걸친 수동운동
개시(initiation):	능동운동을 시작하는 능력

안정성(Stability)

근육(muscle):	근육이 최대한 단축된 범위에서 등척성 근 수축을 유지하는 능력
자세(postural):	중심선을 유지하는 능력과 체중지지 자세

조절된 운동성(Controlled Mobility)

체중이동(weight shifting):	체중지지 자세에서 체중이동 능력 구심성 및 원심성 수축 둘 다를 포함하는 것.
회전(rotation):	장축 주위로 조절된 회전을 하는 능력.

정-동적(Static-dynamic)	상. 하지의 지지를 줄인 상태에서 체중지지 자세 내에서 자세를 유지하고 움직이는 능력. 분절-회전 동작을 조절하는 능력.
숙련(Skill)	정상 타이밍(normal timing)으로 일상생활 동작 및 보행 등을 포함한 기능적인 과업을 수행하는 능력, 움직임의 연속동작 및 협응 능력, 역 회전적인 동작을 조절하는 능력.

힘과 지구력은 액틴-마이오신 결합, 알파-감마 활성, 순환 및 영양 대사 등을 조절하고 포함하는 각 단계의 고유 구성요소이다. 이 모든 것들은 근육 및 신체 전체의 반응을 일으키고 지속되는데 요구된다.

이 변수들은 각 과정을 수행하는데 대한 강도, 빈도, 지속시간 및 속도 등과 관계된다. 또한 변수들은 환자의 생리적 특성, 근 골격계 혹은 신경조직의 반응력 및 운동학습의 필요조건 등에 근거하여 선택되었다. 이 장에서는 과정들마다 각 환자들을 위해 개별적으로 필요한 사항들과 같은 변수들의 자세한 설명들을 제공하지 않는다. 일반적인 원리들에는 *안전성과 지구력이 목적일 때 강도의 수준은 40% 이하로 선택된다.*; *빈도는 단-기간의 학습과 장-기간의 유지를 위해 하나로 모아진다.*; *속도는 기능적 능력(functional carryover)을 강화하기 위해 발생하는 운동학습으로 점진적으로 증가시킨다* 등이 있다. 치료 계획에서, 절차들은 근육에 요구되고 필요로 하는 기능적인 과정 혹은 그 과정을 습득하기 위해 필요한 운동 반응 등을 근거로 하여 선택되고 연속된다.

이 장에서 각 과정에 동반되는 것은 과정이 적절하게 적용될 수 있는 손상(impairment)들이다. 활동과 기법은 습득할 수 있는 임상적 목적과 치료 목표에 뒤이어 설명된다. 마지막으로 각 과정의 적응증에서 공통 문제들이 논의된다.

구르기 진행
Rolling Progression

활동 | ACTIVITIES

바로누운 자세
옆으로 누운 자세
구르기

활동의 진행과 관계된 요소들 | FACTORS RELATING TO THE PROGRESSION OF ACTIVITIES

생역학적 요소들(Biomechanical Factors)

큰 지지면(base of support).
낮은 중력중심점.
체중지지 관절 없음.
지레팔을 변경할 수 있음.
중력과 맨손접촉으로 저항 제공.

반사적인 요소들(Reflexive Factors)

긴장성 반사는 체간 굴곡 및 구르기에 방해가 될 수 있음.
정위반응(righting responses)은 구르기에 방해가 될 수 있음.
자세조절은 최소로 필요함.

활동(Activity): 구르기; 바로 누운 자세에서 엎드려 눕기 13
기법(Technique): RI ; 견갑골과 골반에 맨손접촉
손상(Impairments): 수의적인 근 활성이 감소되어 움직임을 시작하는 능력이 감소된 환자;

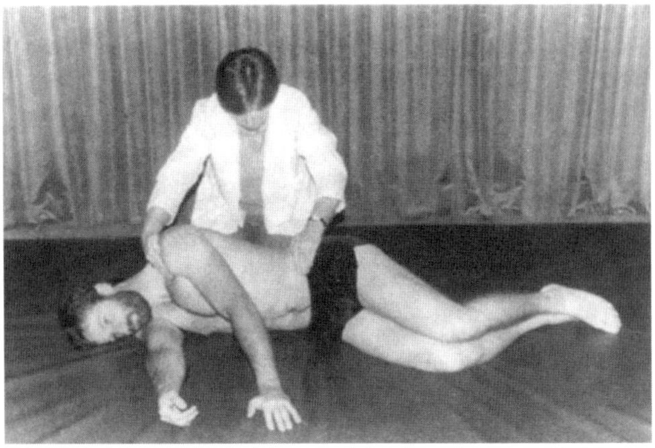

13A RI: 복근들에 대한 저항

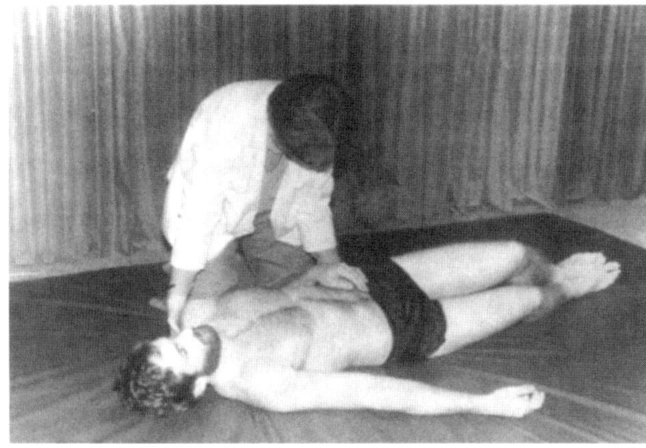

13B RI: 신전근들에 대한 저항

근긴장 항진증(hypertonia); 운동학습 결함; 감각성 피드백의 부족 또는 피드포워드 반응에 결함이 있는 환자.

설명(Description)

환자들이 바로 누운 자세에서 반사작용의 영향 및 중력의 효과를 극복하지 못하기 때문에 이 과정은 옆으로 누운 자세에서 시작해야 한다. 환자의 가장 문제가 심한 상지는 매트 위에서 손목이 과굴곡 되는 경향을 줄이기 위하여 손을 반대편 어깨 위에 올려두어 교차하는 위치에 둘 수 있다. 또한 문제가 가장 심한 하지는 다른 쪽의 다리를 교차하여 약간 굴곡, 내전한 위치에 둔다. 치료사는 환자의 앞이나 뒤쪽에 무릎자세나 발뒤꿈치 앉은 자세를 취할 수 있다. 시각적인 단서에 의존하는 환자에게는 치료사가 환자의 앞에 있으면 구르기를 더욱 쉽게 수행할 수 있을 것이다. 그러나, 치료사의 자세는 환자가 완전하게 구르기를 수행하는데 방해가 되어서는 안 된다.

RI 기법은 작은 관절가동 범위로 환자가 바로 누운 자세에서 엎드려 누운 자세로 이동할 때 치료사에 의해 수동적으로 움직임을 시작하는 것이다. 움직임의 범위 및 환자가 노력하는 것 둘 다는 치료사가 환자의 이완을 느낌으로써 점차 증가된다. 환자의 노력은 치료사가 보조하는 양이 줄어들수록 증가한다. 과정의 난이도는 속도를 느리게 하는 것에서 점차 빠르게, 운동 범위는 중간범위에서 완전범위로 늘이면서 수동에서 능동보조, 약간의 저항 운동으로 한다. 운동성(mobility)단계에서 주어지는 최소한의 저항은 **추적 저항(tracking resistance)**이라고 하며 이는 부가적인 촉각 단서(additional tactile cues) 및 고유수용성 피드백을 강조하여 환자가 근수축의 활성을 유지하는데 도움을 주게 된다. 도수 접촉(MC)은 견갑골 가까운 위치에 하는데, 이는 체간에 적절한 저항 또는 보조를 하고 통증이 있거나 이완형을 보이는 어깨 위에 그 어떠한 긴장을 주지 않기 위해서 이다. 다른 손의 맨손접촉은 하-체간의 움직임을 안내하기 위하여 골반의 장골능에 한다. 구르기 동작을 보조하기 위한 맨손접촉은 양 관절 위에 동시에 할 수 있다. 그러나 저항단계 동안에 맨손접촉은 구르기 동작에 최소 저항을 주기 위하여 운동 방향에서 체간의 한쪽을 번갈아 가면서 한다(**그림. 13A, 13B**). 구두 지시는 "긴장을 풀고 제가 이끄는 대로 움직이세요."(수동적인 단계)부터 "제가 움직이는 쪽으로 천천히 앞 · 뒤로 움직이세요."(능동 보조 단계), "제 손이 움직이는 쪽으로 앞.뒤로 구르세요."(추적저항 단계)로 점차 단계를 높여야 하며 과정을 하는 동안 환자를 자극시키는 것이 아닌 진정시키는 듯이 해야 한다.

목적/치료 목표(Purpose/Treatment Goals)

이 과정의 목적은 환자가 바로 누운 자세에서 엎드려 누운 자세로 구르는 동작을 시작하는 능력을 증가시키고, 과긴장 감소 및 운동 학습을 증가시키는데 있다.

이 기법은 율동적인 전정자극(vestibular stimulation) 및 관절에 회전 동작을 유발함으로 긴장의 감소가 일어난다. 그 기법은 원래 파킨슨 환자의 균형을 위해서 고안되었지만, 근긴장 항진증 환자에게도 적절하다. 또한 이 과정은 실어증 및 실행증 환자들에게도 이롭다. RI는 반복적이고 율동적인 동작이므로 운동신경의 활성(motor activity)에 대한 피드백 및 학습을 촉진한다. 이 기법에 주어지는 추적 저항은 근육을 약간 외측 신전 하는 것으로 말초의 수축 및 피드백증진을 촉진시킨다.

손목의 신전근들 및 견관절 굴곡근의 과신장을 보호하기 위해서는 가장 문제가 심한 상지를 환자 쪽이나 그 위의 위치에서 유지되도록 한다. 구르기 동작에서 상지 동작을 결합하는 것은 체간패턴의 역 내려치기(chopping) 동작이나 "기도하는 자세"가 되는데, 예를 들면, 견관절의 굴곡과 함께 손을 꼭 쥐고, 주관절은 신전 하는 동작을 사용할 수 있을 것이다.

적용에 따른 문제점(Problems with Application)

치료사들이 수동 단계 동안에 환자보다 더 빠르게 움직인다면 이완을 촉진하는 대신에 긴장을 증가시키게 된다. 또한 치료사들은 수동, 능동보조, 저항단계로 변화되는 동안에 맨손접촉을 하는 위치가 어려워 할 것이다. 수동운동 단계 동안에 맨손접촉은 신체의 양쪽에 한다는 사실을 기억하라. 과도한 긴장을 줄이고 환자가 활동을 수행하기 시작할 때, 맨손접촉은 환자가 추적저항에 대해 움직이도록 신체의 측면에 한다. 이 맨손접촉을 하는 위치를 변경하는 것은 치료사가 과정을 적절하게 조절하기 위해서 필수적이다.

14

활동(Activity): 구르기; 바로 누운 자세에서 엎으려 눕기.
기법(Technique): 유지-이완 능동운동(HRAM); 견갑골과 골반에 맨손접촉.
손상(Impairments): 복근약화(3/5 이하) 및 움직임을 시작하는 능력 저하.

설명(Description)

이 과정은 근육의 약화 또는 과긴장으로 인해 근육의 길이가 길어진 범위에서 구르기를 시작하려

하거나 완전범위를 하는 동안 근 수축을 유지하는 것에 어려움이 있는 환자를 위해 사용할 수 있다. 치료사는 이 과정에 필요한 체간 굴곡근과 복근에 빠른 신장을 적용하여 바로 누운 자세에서 엎드려 눕는 구르기를 촉진한다. 이때 근력이 1 혹은 2/5 등급인 환자는 반응이 아주 작을 것이다. 근육이 신장에 대한 민감도 또는 액틴-마이오신 결합의 방해로 인해 적절한 반응을 보이지 않을 수도 있다. 근육(또는 운동 패턴)의 반응을 강화하기 위해서는 그 근육이 최대로 단축된 범위 내에서 수행되어야 한다. 바로 눕기에서 엎드려 눕는 구르기는 옆으로 누운 자세에서 시작된다(**그림. 14A**). 근육이 최대로 단축된 위치에서 등척성 근 수축을 하기 위해서는 복근의 내측 신장 촉진 및 근육이 최대로 늘어난 범위에서부터 반응을 촉진하기 전에 교차 교각 형성(cross bridge formation)을 강화해야 한다.

이 과정을 수행하기 위해서 치료사는 환자의 뒤에서 무릎을 꿇고, 견갑골과 골반에 맨손접촉을 한다. 근육이 최대로 짧아진 범위의 옆으로 누운 자세에서는, 근육의 최대 수축이 일어날 때까지 도수 저항을 줌으로써 복근의 등척성 수축을 점진적으로 유도할 수 있다. 이 때 근력의 등급은 2/5가 되어야 한다는 것을 기억하여서, 저항은 최소한으로 주어야 한다는 것을 잊지 말라. 그런 다음 환자에게 이완하라고 말하고 수동적으로 이완 시키고, 빠른 신장이 복근에 적용 되지만 앙와위 자세로 빠르게 돌아가게 하지 않는다(**그림. 14B**). 구르기를 위하여 빠른 신장과 구두지시는 동시에 이루어진다. 만일 반응을 촉진하기 위한 근 수축이 필요하다면 추적 저항 또는 보조를 받는다. 구두지시는 짧아진 범위에서 "유지 하세요" 라고 하고 그런 다음 환자가 신속하게 길어진 범위로 돌아가도록 "이완하세요" 라고 한다. 최종 지시는 신장과 저항이 근 수축에 적용될 때 "당신 쪽으로 다시 구르세요" 라고 하는 것이다(**그림. 14C**). 그런 다음 그 기법은 반복된다.

목적/치료 목표(Purpose/Treatment Goals)

이 과정의 목적은 환자의 움직임을 시작하는 능력을 강화함으로써 운동 조절단계에서 운동성 단

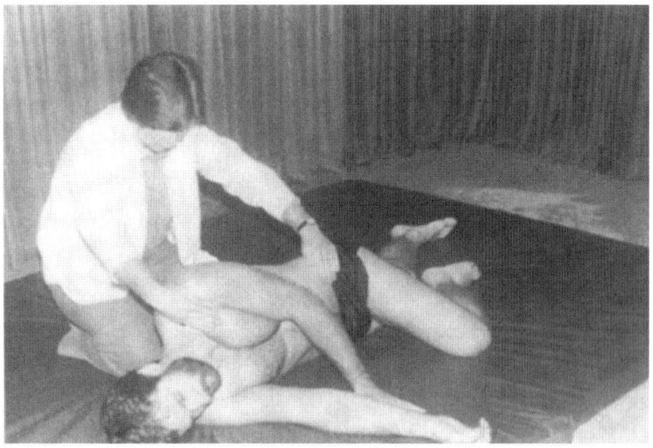

14A HRAM(hold relax active motion): 근육이 최대한 짧아지는 범위에서 유지

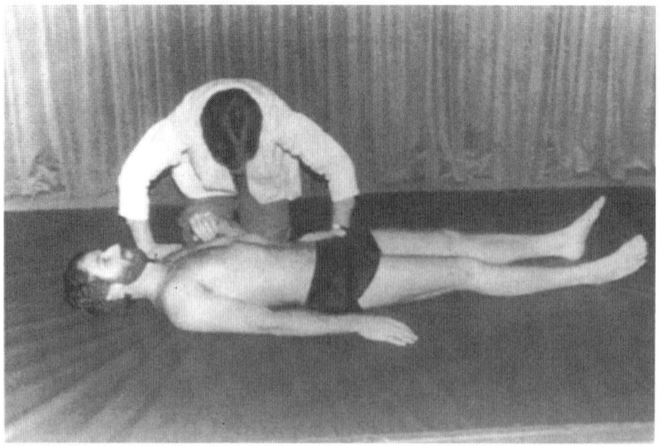

14B HRAM: 근육이 최대한 길어지는 범위에서 신장

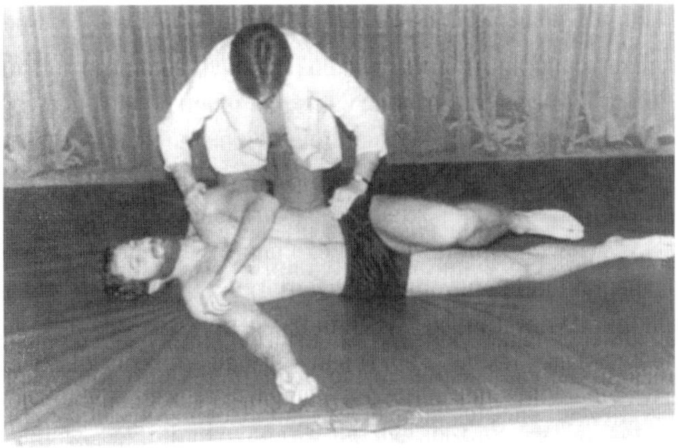

14C HRAM: 운동범위에서 추척저항(tracking resistance)

계를 촉진하고, 전체 운동범위에서 능동적으로 등장성 수축을 유지하는 것이다.

짧아진 운동범위에서의 등척성 수축의 목적은 근방추에서 내부 신장의 발달을 위해 감마 운동 신경원을 동원하고, 액틴-마이오신 결합을 강화하기 위한 것이다. 이 과정을 적용할 수 있는 환자들은 저긴장성 환자들인데, 예를 들면, 길리안-바레 증후군 또는 근 이영양증 등이 있다.

HRAM은 동작의 단지 한 방향이 강조되는 한쪽 방향성 기법(unidirectional technique)으로 생각된다. 왜냐하면, 이 기법의 목적이 운동 반응들을 강화하기 위한 것이기 때문에, 구두지시도 "구르기"에 중점을 두어야 한다.

만일 길어진 운동 범위인 앙와위에서 촉진된 근 수축이 여전히 체중과 중력의 저항을 극복할 만큼 충분하지 못하다면, 구르기 동작을 위한 보조가 제공된다. 치료사는 복근이 촉진되어야 하기 때문에 보조나 저항의 양을 주의하여 단계를 조절해야 한다. 너무 지나치면 안 된다. 반응이 예상보다 더 활발하다면, 더 큰 운동 범위에서 더욱 강한 수축이나 수축을 유지하는 능력을 가질 수 있도록 한다.

적용에 따른 문제점(Problems with Application)

치료사들은 종종 환자가 수동적으로 이 자세로 되돌아가기 보다는 오히려 능동적으로 앙와위로 돌아서 구르기 또는 뒤로 구르기를 하도록 요구한다. 이 과정의 목적은 복근을 촉진하는 것이다. 신전근들의 능동적인 근 수축은 이 과정의 목적과는 반대되는 결과를 가져오는 복근의 상호 억제를 야기할지도 모른다.

치료사들에게는 이 과정의 타이밍을 조절하기가 어려울 수도 있다. 환자는 짧아진 운동범위에서 발달될 수 있는 근방추의 민감성을 이용하기 위하여 재빨리 길어진 운동범위로 되돌려서 수행해야 한다.

구르기를 하기 위한 지시는 복근의 수축을 강화시키는 것 이상으로 동적(dynamic)이어야 한다.

요약(Summary)

구르기를 하는 동안 운동성 단계를 증진시키기 위한 두 과정은 서로 다른 기법들로 수행되어져 왔다. 그 기법들은 다음과 같다. (1) RI-과긴장성 또는 운동 학습에 문제를 가지고 있는 환자들의 긴장을 감소시키고 운동 시작을 개선시키기, (2) HRAM-근 약화 및 저 긴장도 환자들에게 전체 운동 범위에 걸쳐서 운동의 시작 및 유지 능력 및 능동적인 근 수축을 증진시키기이다.

이러한 두 과정의 *기능적인 결과(functional outcome)*는 환자에게 침상 운동을 위해 필요한 구르기 동작을 시작하고 지속하는 능력이 생길 것 이라는 것이다. 왜냐하면, 복와위로 향한 구르기는 보통 앙와위를 향한 구르기 보다 더 문제가 있기 때문에, 이러한 방향에 대한 문제가 설명되어져야 한다. 변형된 형태로 방향을 변경하여 적용될 수 있다. 상-체간 또는 하-체간 분절에 필요한 만큼의 강조를 할 수 있다.

	운동성	안정성	조절된 운동성	숙련
옆으로 누운 자세	율동적 개시	SHRC		
	유지 이완의	AI		
	능동적인 동작	RS		

다음의 세 가지 과정들은 옆으로 누운 자세에서의 체간 안정성을 발달시키는데 사용된다. 본문에서 사용된 것과 같이 안정성은 짧아진 범위에서 등척성 수축을 **유지(hold)**하기 위한 기능적인 신전근의 활성 능력 및 중심선 또는 체중지지 자세를 **지속(maintain)**시키는 능력을 말한다.

15

활동(Activity): 측와위; 수정된 축상 복와위

기법(Technique): 단축된 자세에서 저항 수축[shortened held resisted contraction(SHRC)]; 필요한 부분에 맨손 접촉

손상(Impairments): 머리, 목, 체간의 신전근들 또는 견갑골 안정근들의 약화

설명(Description)

안정성을 위한 과정들은 짧아진 운동 범위에서 자세성 신전근들의 등척성 수축 유지로 시작한다. 아동이 발달하는 동안에 체중지지 자세를 유지하기 전 축상 복와위-복와위 신전 자세에서 근 수축의 유지를 수행할지도 모른다. 그러나, 많은 환자들 그 중에서도 특히 성인의 경우에는 심폐 상태의 저하, 배부 신전근들의 약화, 상.하-체간 및 고관절의 운동성(ROM) 저하, 및 긴장성 반사의 우세 등과 같은 다양한 이유로 축상 복와위 자세를 취하거나 유지할 수 없다. 이러한 환자들을 위하여 등척성 유지는 옆으로 누운 자세, 앙와위, 또는 앉은 자세에서 수행될 수 있다.

치료사는 옆으로 누워있는 환자의 뒤에 위치한다. 맨손접촉은 등척성으로 저항을 주기위한 신체의 부분위에 두는데 즉, 머리 조절이 힘든 환자들을 위해서는 머리 위에(**그림. 15A**), 능형근 및 승모근의 중부섬유를 위해서는 견갑골에(**그림. 15B**), 삼각근의 후부 섬유를 위해서는 팔에(**그림.**

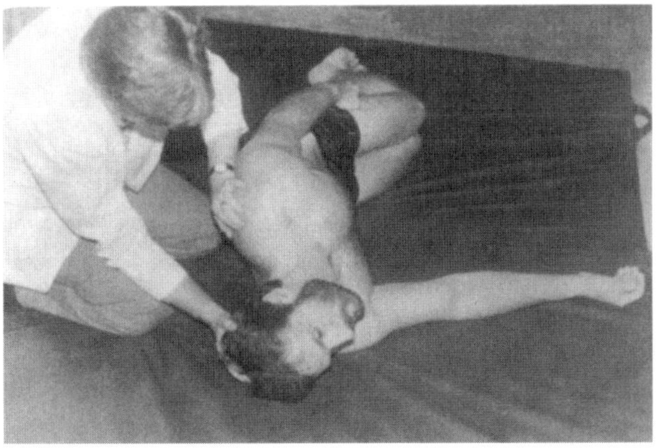

15A SHRC(shortened held resisted contraction): 머리와 견갑골에 맨손 접촉

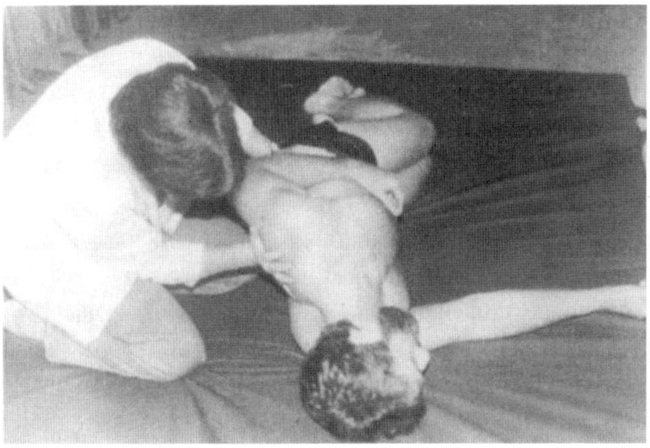

15B SHRC: 견갑골에 맨손접촉

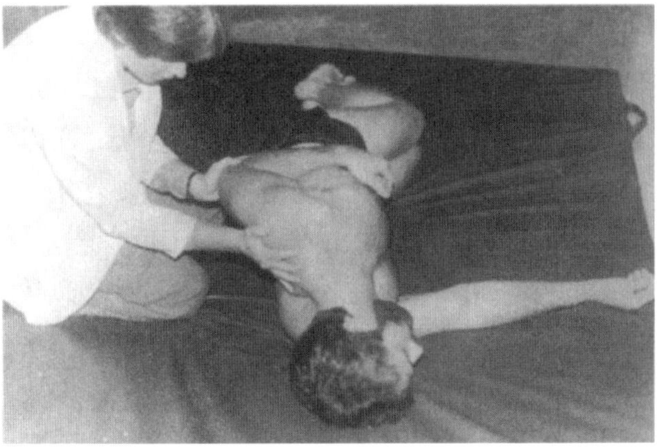

15C SHRC: 견갑골과 주관절에 맨손접촉

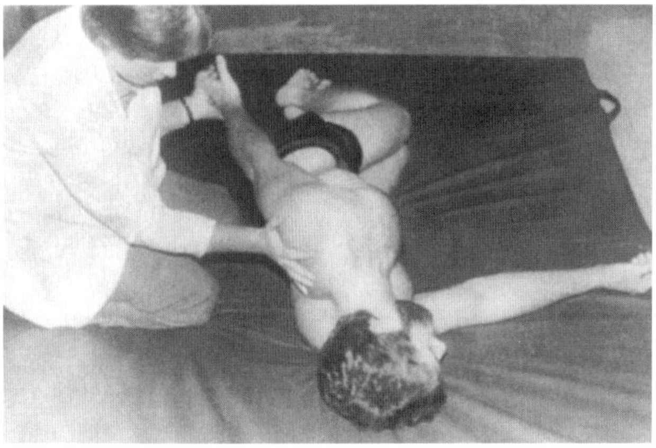

15D SHRC: 견갑골과 머리에 맨손접촉

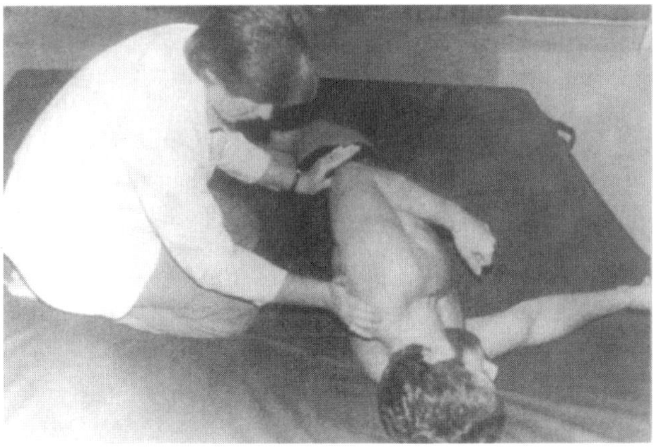

15E SHRC: 견갑골과 골반에 맨손접촉

15C), 상완 삼두근을 위해서는 손목에(**그림. 15D**), 하-체간 신전근을 위해서는 하-배부 또는 골반에(**그림. 15E**), 대둔근 및 중둔근을 위해서는 대퇴부(**그림. 15F**)에 맨손접촉을 한다. 이 기법은 자세성 신전근들의 등척성 수축이 점차적으로 증가되도록 촉진한다. 자세성 신전근들의 조절력을 강화하기 위해서 수축은 거의 10초 동안 유지한다. 또한 근 지구력을 강화시키기 위해서는 수축을 더 긴 시간동안 지속시킨다. 구두지시는 "유지하세요." 또는 "제가 당신을 밀지 못하게 하세요." 라고 하고, "저를 미세요." 라고 하지 않는다. 전자는 등척성 유지이고, 후자는 등척성 밀기가 된다. 적절한 위치의 압박은 등척성 수축을 강화하기 위해 적용될 수 있다.

목적/치료 목표(Purpose/Treatment Goals)

이 과정의 목적은 조절된 근 수축의 점진적인 이완에 이어, 짧아진 범위에서 자세성 신전근의 등척성 수축을 점진적으로 증가시키고 유지하도록 촉진하여 환자가 체중지지 활동을 준비할 수 있도록 하는 것이다.

SHRC는 길어진 범위에서 신전근들이 수축 할 때 발생하는 억제를 피하기 위하여 짧아진 범위에서 자세성 신전근들을 적용시켜야 한다. 근 수축은 type I 근섬유가 일차적으로 활성화되기 위해 최대 40~50%를 초과하지 않도록 해야 한다. 짧아진 범위에서 근 안정성을 촉진시키는 SHRC 기법은 중심선 또는 체중지지 자세들을 유지하는 자세 안전성의 두 번째 단계를 위한 사전 준비 단계이다.

편마비가 있는 환자들은 그 어느 편으로도 옆으로 누운 자세를 취할 수 있다. 마비측 하지의 마비가 최하의 수준이라면, 그 마비쪽에 대한 감각성 자극을 증가시키는 것은 체중으로부터 발생될 수 있고, 편측 체간이 신장될 수 있다. 그러나 이는 자세가 원인이 아니거나 견관절 통증의 악화 때문에 견갑골의 자세에는 특별한 보호가 주어져야 한다. 만일 마비측 하지의 마비가 최고 수준이라면, 공동성 작용 또는 경직성 패턴을 방해 하는 것과 같은 자세를 취할 수 있다. 예를 들면, 하지는 내전을 동반한 집단 굴곡 자세를 하거나 고관절 신전 및 슬관절 굴곡을 결합하여 더욱 발달된 동작을 할 수 있다.

적용에 따른 문제점(Problems with Application)

과긴장 환자들은 등척성 수축의 강도를 조정하기가 어려울 수도 있다. 이러한 상황에서 근 긴장의 증가는 근 수축의 점진적인 이완에 이어 주의하여 등급화 된 치료사의 저항으로 인하여 촉진된다. 만일 반응이 요구하였던 것 보다 더 크다면, 과긴장 감소를 위한 과정들이 이 기법 이전에 필요할지도 모른다(**과정 39 참고**; 활동 : 구르기; 기법: 율동적 개시[RI].).

과긴장 환자들에게 근 수축 유지를 촉진시킬 때, 치료사는 짧은 범위에서 발생하는 근방추의 느슨함을 감소시키기 위해 약간 외측으로 신장하는 자세에서 시작해야할 필요가 있다. 게다가, 압박을 위하여, 손상되지 않은 지절로부터의 과흐름(overflow)과 같은 촉진 또는 진동은 근 반응을 강화할 수 있다.

16

활동(Activity): 앙와위 굴곡.
기법(Technique): 위치를 보조하고 자세를 유지하기; 필요한 만큼의 맨손접촉.
손상(Impairments): 복근의 근력 감소; 체간 굴곡근 및 신전근 근력의 불균형; 앙와위에서 정위 반응의 감소.

설명(Description)

앙와위에서의 굴곡은 복사근의 활성을 유지하도록 촉진한다. 환자는 목과 체간이 굴곡 하는 자세가 되도록 한다. 상지들은 흉부와 교차하도록 내전 될 것이고 하지들은 집단굴곡 한다. 치료사는 머리 혹은 견갑골 아래에 맨손접촉을 함으로써 환자가 체간 굴곡을 하는데 보조한다. 성인은 윗몸 일으키기로 상-복근을 강화할 것이고, 갈고리 누운자세에서 이 과정들로 하-복근을 조절할 것이다(**과정 39 참고**).

목적/치료 목표(Purpose/Treatment Goals)

이 과정의 목적은 (1) 복근의 유지하기 발달, (2) 목과 체간의 정위반응 촉진, (3) 체간의 굴곡 및 신전 사이의 균형 촉진하기 등이다. 이 과정은 우선 아기, 작은 아동 및 성인의 과도한 신전근 긴장에 대해서 수행된다. 이 과정은 앙와위나 옆으로 누운 자세 중 어느 한쪽에서라도 수행될 수 있다.

17

활동(Activity): 앙와위; 경부, 흉부, 요부, 고관절 또는 슬관절의 신전.
기법(Technique): 단축자세에서의 저항수축[shortened held resisted contraction (SHRC)]; 필요한 만큼의 맨손접촉.
손상(Impairments): 그 어떤 자세에서도 감소된 체간 신전근, 둔근들 또는 대퇴사두근의 안정성 또는 지구력.

설명(Description)

환자는 베개 하나는 머리 아래에 그리고 다른 하나는 무릎 아래를 받친 상태로 앙와위 자세를 한다. 환자에게 그 기법을 어떻게 수행하는지를 가르쳐 주기 위하여, 치료사의 맨손접촉은 머리 아래, 주관절 아래, 또는 슬관절 아래에 두게 될 지도 모른다. 치료사는 등척성 신전근 수축을 유지하는 환자의 노력의 양이 거의 40%이하가 되도록 저항을 준다. 구두지시는 “머리로 베개를 미세요”, “팔꿈치로 침대바닥을 미세요. 또는 매트를 미세요. 혹은 흉곽을 들어올리세요” “무릎으로 베개를 미세요. 그리고 엉덩이를 바닥에서 약 1인치 정도 들어 올리세요” 라고 할 수 있다(**그림. 17A**). 노력의 지속시간을 나타내기 위하여 구두지시를 “3~5번 숨쉬는 동안 근 수축을 유지 하세요” 또는 “5~10초 또는 30초 동안 그 자세를 유지 하세요” 등으로 제안할 수 있다.

목적/치료목표(Purpose/Treatment Goals)

이 과정의 목적은 자세 안정성을 위한 준비로 경부, 흉부, 요부, 고관절 및 슬관절 신전근들의 근 안정성의 증가 및 지구력 증진이다. 왜냐하면, 몇 가지 이러한 움직임들은 중력에 의해 보조를 받기 때문에 복와위에서 사지를 신전하는 것 보다 체간을 신전하는 것이 덜 어렵다. 옆으로 누운 자세에서는 편측에서 노력하는 것이 발생하기 때문에, 앙와위에서 근 수축은 반대로 양측으로 수행될 수 있다. 이것은 하나의 운동으로, 이는 환자 독립적으로 그리고 가정프로그램으로 쉽게 병행될 수 있다.

경부, 흉부 및 요추부의 병변 또는 기능이상을 가지는 환자들은 보통 근 피로, 통증 또는 "화상을 입은 듯한 느낌" 등의 불평을 가진다. 이러한 증상들은 근 지구력 또는 안정성 등의 약화로 인해 나타날 수도 있다. 이러한 안정성을 위한 과정은 근 조절력을 증진시키기 위해 치료의 매우 초기단계에서 시작될 수 있다. 게다가, 인대나 관절낭에 근본적인 문제가 있다면, 근 안정성의 증진은 이러한 조직들에 주어지는 부하를 감소시키는데 도움이 될 수 있다. 근 안정성 증진은 또한 척추의 정렬 및 바른 자세를 강화하는데 요구되는 고유수용성감각을 강화할 수 있다.

고관절 및 슬관절 신전은 이러한 지절들에 안정성이 약화된 환자들을 위해 촉진될 수 있다.

대둔근 및 중둔근의 동시적인 근 수축을 증진시키기 위하여 저항력이 있는 밴드를 슬관절 위에 둘 수 있으며, 이것으로 환자는 고관절을 신전하는 동안 밴드에 대항하여 밀어내는 동작을 할 수 있다.

적용에 따른 문제점(Problems with Application)

환자가 이 과정을 독립적으로 수행하기 때문에, 얼마만큼 환자가 노력하는지에 대한 모니터링이 어렵다. 등척성 수축을 하는 동안 환자가 호흡을 하는 것은 유산소성 노력을 확실하게 하도록 돕는다. 천장관절의 기능이상을 보이는 환자들은 고관절을 과도하게 신전하면 통증을 호소할 지도 모른다. 그렇다면 그 범위를 감소시키거나, 환자에게 엉덩이를 실제로 들어올리지 않고 둔근을 수축하도록 가르칠 수 있다.

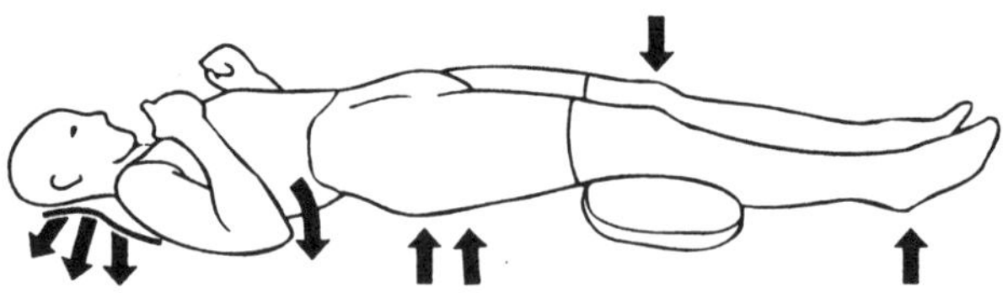

17A SHRC: 체간과 사지의 신전

18

활동(Activity): 옆으로 누운 자세
기법(Technique): 교대 등척성수축(AI)을 율동적인 안정성(RS)으로 발전시키기; 견갑골과 골반에 맨손접촉
손상(Impairments): 체간의 자세성 안정성 감소; 체간 굴곡근 및 신전근들의 연속적이고 동시적인 근 수축의 감소; 체간 굴곡근 및 신전근들의 불균형

설명(Description)

안정성의 두 번째 단계는 신체의 중심선 또는 체중 지지자세를 유지하는 능력이고 이는 AI와 RS 기법들 적용하는 옆으로 누운 자세에서 초기에 촉구될지도 모른다. 옆으로 누운 자세에서, 체간은 중간범위에 위치하게 된다. 환자의 지지면(BoS)을 최고로 증가시키기 위하여 상지와 하지는 환자의 앞에서 굴곡한 자세가 될 수 있다. 만일 환자가 편마비를 가지고 있다면, 상지 및 하지는 연합반응을 감소하기 위한 자세를 할 수 있다. 예를 들면, 견관절은 90° 굴곡 및 내전될 수 있고, 주관절, 손목관절 및 수지관절들은 신전될 수 있다. 고관절 및 슬관절은 굴곡 될 수 있고, 또는 고관절이 슬관절을 굴곡한 상태로 신전한 자세가 된다. 체간 조절력을 위한 노력의 증가를 위하여, 어려운 진행은 사지에 의해 제공되는 지지를 점진적으로 감소시키게 될 것이다.

환자가 **과정 15**로 촉진된 SHRC를 수행할 수 있다면, AI와 RS 기법들이 적용될 수 있다. AI는 체간 굴곡 및 신전근들의 지속적인 등척성 수축을 촉진한다. RS는 이러한 근육군들의 동시적인 수축을 촉진한다.

치료사는 환자의 앞 또는 뒤에 위치할 수 있다. AI를 시작하기 위하여, 맨손접촉은 견갑골과 골반의 뒷면에 위치된다. 등척성 긴장의 점진적인 증가는 배부 신전근들에서 발달되는데, 이는 이제 축상 복와위 자세로 비유되는 약간 신장된 자세가 된다(**그림. 18A**). 맨손접촉은 신체의 전면 위에서 부드럽게 변경(활주 동작)된다(**그림. 18B**). 이완을 허용하지 않은 상태에서, 저항은 굴곡

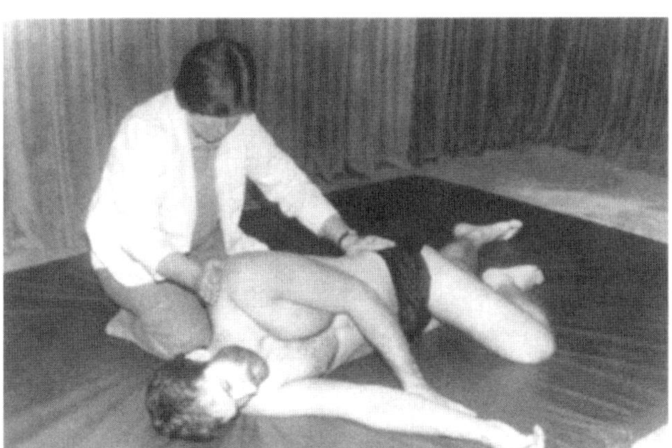

18A AI(alternating isometrics): 신전근들의 신전 유지(holding)

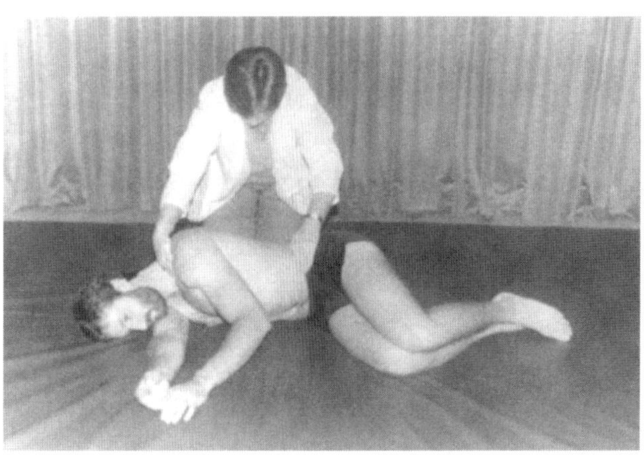

18B AI: 굴곡근들의 굴곡 유지(holding)

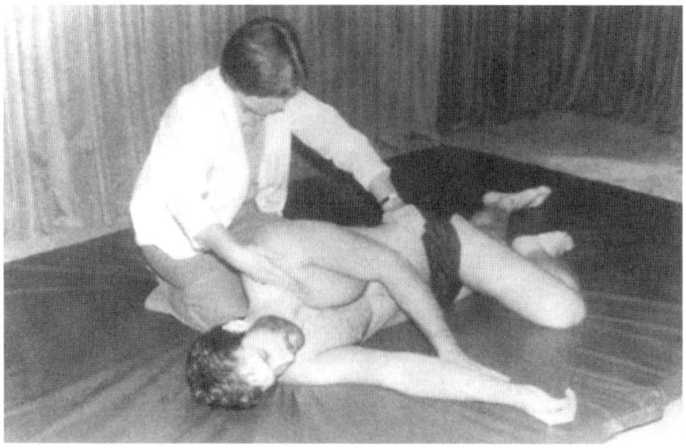

18C RS(rhythmic stabilization:율동적인 안정성)

근들의 등척성 수축을 촉진하기 위하여 적용된다. 일단 환자가 길항근들 사이에서 발생하는 강도 및 부드러운 변경을 점진적으로 증가 또는 감소하면서 교대 등척성 수축(AI)을 수행할 수 있다면, 율동적 안정성이 적용될 수 있다. AI에서 RS 기법으로 변경하는 것은, 치료사가 다른 쪽 맨손접촉을 굴곡근 표면에 유지하는 동안 체간의 신전근에 대한 한 쪽의 맨손접촉을 바꾸는 것으로 만들어진다(**그림. 18C**). AI 기법과 유사한 RS 기법은 근 수축들 사이의 부드러운 변경과 함께 점진적인 등척성 긴장의 강화 및 이완을 혼합하는 것이다. 저항을 변경하는 동안에는 이완이 허용되지 않는다. 이 두가지 기법을 하는 동안의 구두지시는 "유지하세요. 제가 당신을 움직이지 못하게 버티세요" 라고 한다. "그러나, 만일 환자가 신체의 한쪽으로 유지하는 것을 어려워한다면, "제가 당신의 엉덩이를 앞으로나 뒤로 움직이지 못하도록 버티세요" 라고 신체의 특정 부분을 직접적으로 지시할 수 있다.

목적/치료 목표(Purpose/Treatment Goals)

이렇듯 옆으로 누운 자세에서의 SHRC, AI, 및 RS 기법들은 체간 및 근위부 관절에서 안정성을 발달시키기 위해 수행된다.

초기의 SHRC에서는 자세성 신전근들에 관한 근 안정성이 발달하는데, 결과적으로 근육이 더욱 길어진 범위에서 위치하게 되거나, 저항이 앉은 자세와 같은 체중지지 자세에서 증가될 때, 근육은 계속된 신장 및 저항의 억제성 영향이 부가됨으로써 대항할 능력이 생길 수 있다. AI는 RS가 습득될 수 있기 전에 수행되어야 할 필요가 있을지도 모른다. 환자가 등척성 수축을 교대로 할 수 있도록 AI를 가르친다. 자세 안정성을 촉진하는 RS는 안정성 기법들의 목표이다. 상-체간 및 견갑골의 안정성이 저하된 환자들을 위하여, 맨손접촉은 견갑골과 흉곽에 둘 수 있다. 하-체간의 안정성은 골반과 흉곽 또는 골반과 손목으로 맨손접촉을 변경하면서 촉진될 수 있다. 특정 분절의 안정성은 특정 돌출 부분과 골반 위에 맨손접촉을 함으로써 촉진될 수 있다. 예를 들면, 요통 환자들은 체간 근 조직의 안정성이 약할 수 있다. 견갑골과 골반 위에 접촉을 함으로써 신체 전체 안정성은 하체의 안정성에 의해 이어 촉진될 수 있는데, 이는 분절의 안정성을 촉진하기 위해 접촉 지점을 더욱 더 가까이 위치하도록 한다. 더욱 특별한 조절, 즉 반응을 돕기 위해서는 저항의 양이 감소되어야 한다.

적용에 대한 문제(Problems with Application)

이러한 기법들을 정확하게 수행하기 위해서, 치료사는 관절이나 신체의 각 부위에 대하여 저항을 바꾸어 준다. 룸브리칼 잡기(Lumbrical grip)(MCP굴곡, PIP 및 DIP 신전)의 사용은 단지 손가락 끝으로만 저항을 주게 되는 경향을 감소시킨다. 만일 환자의 체구가 크다면, 맨손접촉은 전면에서 후면으로 미끄러져야 할지도 모른다. 저항을 교대로 적용시킬 때, 치료사는 맨손접촉을 들어올리면 안된다. 즉, 안정성을 촉진시키기 위해서는 접촉이 지속적이어야 한다.

구두지시는 "유지하세요. 제가 당신을 움직이지 못하도록 버티세요" 또는 "제가 당신은 앞으로나 뒤로 움직이지 못하도록 버티세요" 라고 한다. 이렇듯 안정성을 위한 기법에 요구되는 수축은 등척성 유지를 하는 것이지 등척성으로 밀기-당기기는 아니다. 특별한 구두지시로 높은 단계 및 조절된 근 수축을 촉진하는데 도움이 될 것이다.

치료사의 신체 역학은 매우 중요하다. 만일 환자가 매트 위에 있다면, 치료사의 무릎이 환자 뒤로 가도록 하고, 환자가 치료대 위에 있다면, 치료사는 환자의 앞이나 뒤에 서 있을 수 있다. 맨손접촉은 좀 더 분절성 조절에 초점을 두기 위하여 서로 가까운 위치로 견갑골과 골반위에 둘 수 있다. 치료사의 주관절은 거의 완전 신전에 가까도록 하여, 저항은 체중이나 체간의 근 조직을 사용하여 제공될 수 있다. 결론적으로 치료사의 더 나은 신체 역학 또는 지레팔 원리를 사용하여 더 부드럽고 조절된 저항을 적용할 수 있다.

조절된 운동성(controlled mobility)은 체중지지 자세나 전체적인 신체의 회전에서 체중의 이동을 조절하고 포함하는 그 다음 단계에 있다. 신체의 장축을 기준으로 하는 통나무 구르기는 옆으로 누운 자세에서의 조절된 운동성 단계의 활동이다. 정-동적 과정들은 보통 조절 단계의 조절된 운동성과 숙련 단계의 사이의 중간 단계이다. 체중지지 자세에서 정-동적 과정들은 다른 쪽 지절이 체중 지지를 하는 동안 한쪽 지절이 움직여서 수행된다. 옆으로 누운 자세에서, 정-동적 체간 동작은 분절성 움직임이고 상-체간 또는 하-체간이 다른 분절의 움직임들과 같이 유지할 때 발생한다.

	운동성	안정성	조절된 운동성	정-동적	숙련
옆으로 누운 자세;			느린 반전 유지	느린 반전 유지	
통나무 구르기			느린 반전	느린 반전	
분절성 동작				안내된 동작	

19

활동(Activity): 옆으로 누운 자세; 상-체간의 회전(UTR), 하-체간의 회전(LTR)
기법(Technique): 느린 반전 유지(SRH); 견갑골 및 골반에 맨손접촉
손상(Impairments): 상-체간 또는 하-체간의 전방 및 후방 회전의 불안정; 견갑골 움직임의 불안정; 골반 회전의 감소.

설명(Description)

환자의 손상에 따라, 통나무 구르기나 분절 동작들 중 그 어떤 동작이 먼저 수행될 수 있다. 학생들 및 어떤 환자들을 위해서는, "전체" 또는 통나무 구르기를 하기 이전에 "부분" 또는 분절 동작을 가르치거나 수행하기가 더 쉬울 수도 있다. 그러나, 만일 긴장성 반사 우세 또는 정위 반응들이 잘 발달되지 않았다면, 분절 동작이 어려울지도 모른다. 만일 환자가 체간의 분절 동작을 분리시키지 못한다면, 치료사는 율동적 개시(RI)기법으로 다시 돌아가거나(**과정 13**), 이러한 분절 동작들을 수행할 수 있기 이전에 통나무 구르기를 촉진할 필요가 있을지도 모른다.

상-체간의 분절 동적들을 수행하기 위하여, 치료사는 한 쪽 맨손접촉은 견갑골 위에 두고 다른 쪽 맨손접촉은 골반을 안정시킨다. 상-체간은 환자가 동작에 대한 경험을 할 수 있도록 전-후방으로 수동적인 회전을 시켜서, 치료사는 그 동작이 정상적인 범위로 일어나는지를 느껴 본다. 그 동작은 일직선 면 또는 대각선 방향에서 상-체간 회전 또는 특히 견갑골 동작을 수행할 수 있게 된다.

SRH 기법은 상-체간 굴곡 또는 신전 동작의 길어진 범위에서 빠른 신장으로 시작한다. 근 수축은 이러한 신장이 등척성 수축에 대한 저항을 주는 곳인 짧아진 범위 내에서 저항으로 주어지는 것으로 인하여 촉진된다(**그림. 19A**). 등척성 유지는 길항근에 반대되는 방향에서 빠른 신장으로 이어지게 된다. 등장성 수축은 이러한 신장이 짧아진 범위 내에서 등척성 수축이 수행되는 곳에서 저항으로 주어지는 것으로 인하여 촉진된다(**그림. 19B**). 반대방향으로의 수축은 길항근의

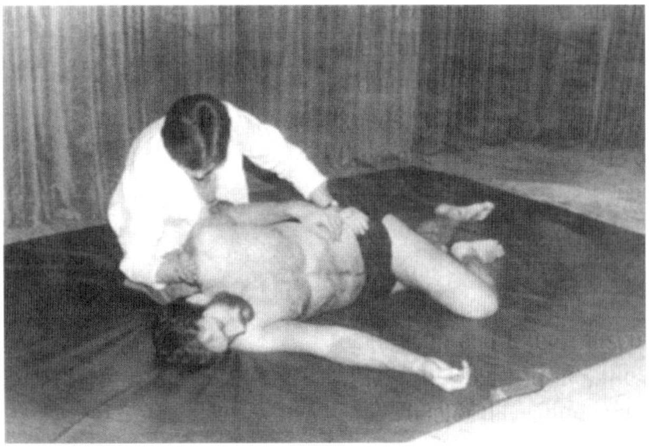

19A SRH(slow reversal hold:느린 반전 유지): 근육이 최대한 길어지는 범위에서 신장

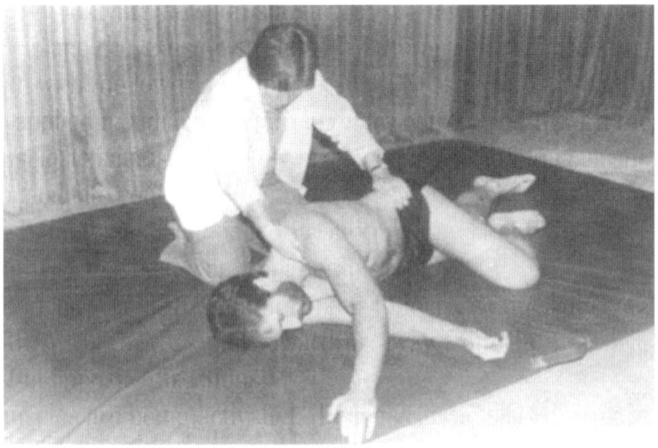

19B SRH: 근육이 최대한 짧아지는 범위에서 유지

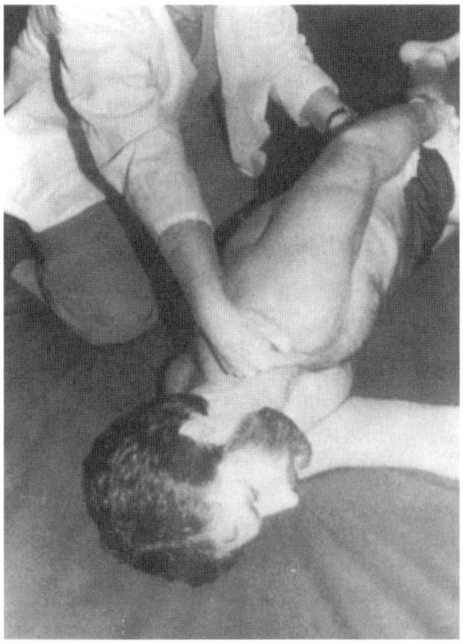

19C D1F

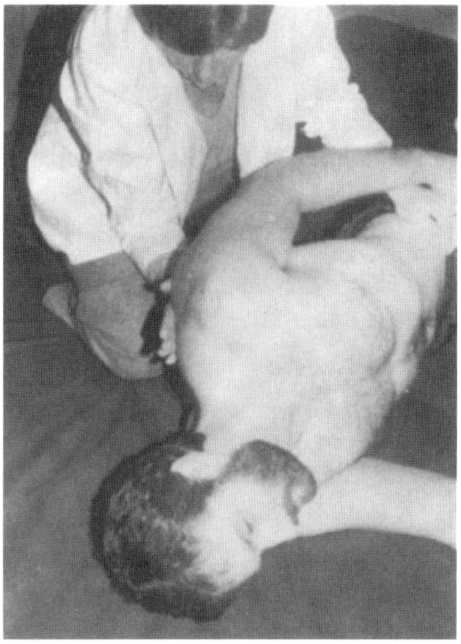

19D D1E

부드러운 반전을 촉진하기 위하여 몇 번 반복된다. 저항은 각 반전과 함께 증가될 수 있다.

상-체간 보다는 오히려 견갑골을 특별히 강화하기 위하여, SRH 기법은 견갑골의 두 대각선 패턴들로 적용될 수 있다. D1F에서 그 견갑골 패턴은 거상, 외전, 및 상방 회전으로 적용될 수 있고(**그림. 19C**), D1E에서는 하강, 내전 및 하방 회전 등과 결합한다(**그림 19D**). *주요 운동 근육들*

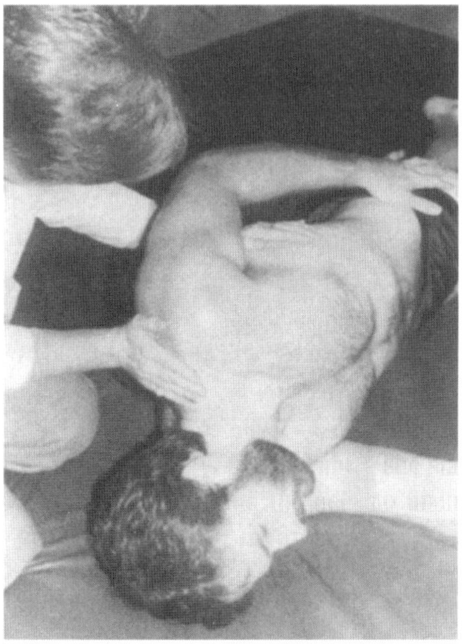

19E D2F

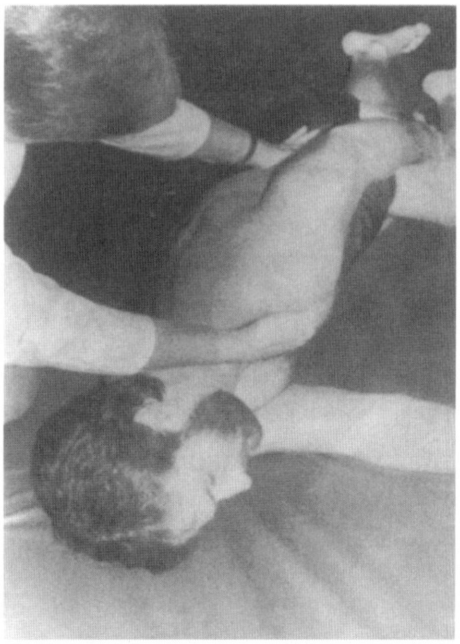

19F D2E

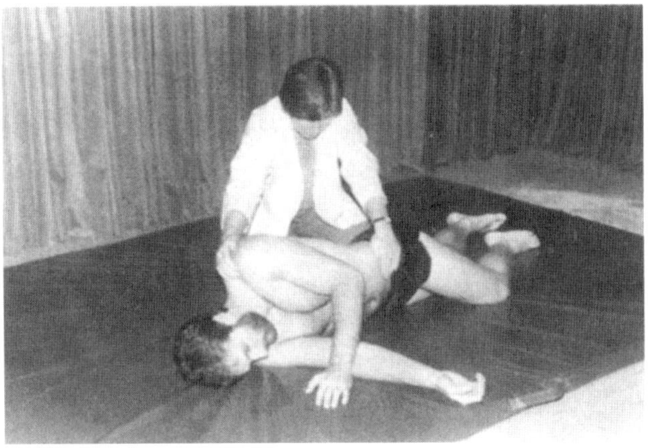

19G 근육이 최대한 짧아지는 범위에서 복근에 대한 저항

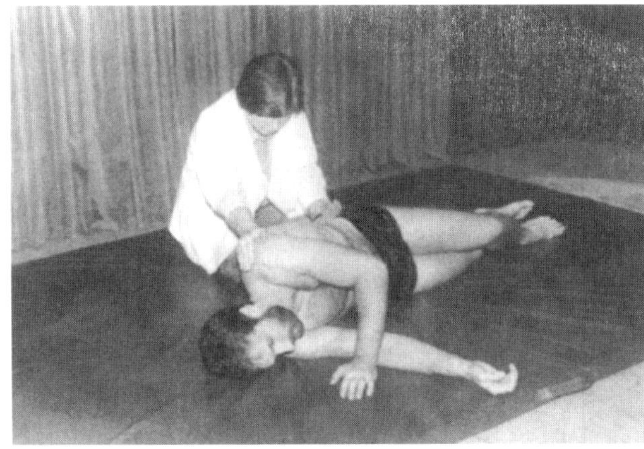

19H 골반 신전근들에 대한 저항

*(prime movers)*에는 D1F의 전거근 및 D1E의 능형근과 승모근이 중부섬유 등을 포함한다. D2F 패턴에서, 견갑골의 움직임은 거상, 내전 및 상방 회전 등 이고(**그림. 19E**), D2E 동작에서는 하강, 외전 및 하방 회전 등이다(**그림. 19F**). *주요 운동 근육(prime movers)*은 D2F에서 승모근, D2E에서 소흉근 등을 포함한다. 빈번하게 동작을 향상시키는 것은 체간 회전에서부터 각 견갑골 패턴까지이다.

상-체간에서 하-체간 또는 상-체간에서 골반 동작으로 이동하는 것을 강화하기 위하여, 치료사는 환자의 엉덩이 근처인 원래 위치로 돌아간다. 동작들에는 하-체간의 전-후방 회전 또는 D1 패턴에서 발생하는 골반 동작, 거상과 함께 일어나는 전방회전 등이 수행될 수 있다. 하-체간의 운동범위를 결정하기 위한 수동적인 골반의 전-후방 움직임 이후에, 골반은 복근이 길어지는 범위에서 수동적으로 후방 회전되고 이러한 근육들에 빠른 신장이 적용된다. 상-체간을 위한 동작에 의하면, 근 수축은 등척성 수축이 수행되는 짧아진 범위 내에서 저항이 적용된다(**그림. 19G**). 그런 다음 빠른 신장과 저항은 길항근인 배부 신전근들에 적용되어(**그림. 19H**) 그 기법은 계속된다.

목적/치료 목표(Purpose/ Treatment Goals)

이 과정의 목적은 부드럽고, 협응되고, 조절된 길항성 동작의 반전을 촉진하기, 분절성 체간 회전 동작을 촉진하여 신체상의 반사적인 반응들을 강화하기, 체간의 굴곡근, 신전근, 회전근 및 견갑골 주변 근육들의 근력 강화 등이다. 이러한 분절성 동작은 보행을 하는 동안에 발생하는 체간의 역회전을 준비하는 동작이다. 조절력이 좀 더 획득되면 역회전의 속도가 증가될 수 있다.

하-체간에서, 이 과정은 하-체간 회전의 증진과 하-복근의 근력 강화를 위하여 수행될 수 있다. 회전은 D1 패턴에서 거상과 함께 분리 또는 결합하여 수행할 수 있다.

점진적인 저항의 증가와 함께 SRH 기법은 근력을 강화하게 될 것이다. 하-배부의 기능이상을 가진 환자의 경우에서처럼 하-복근의 근력이 요구되는 환자를 위하여, 근 수축은 등척성(AI, RS)

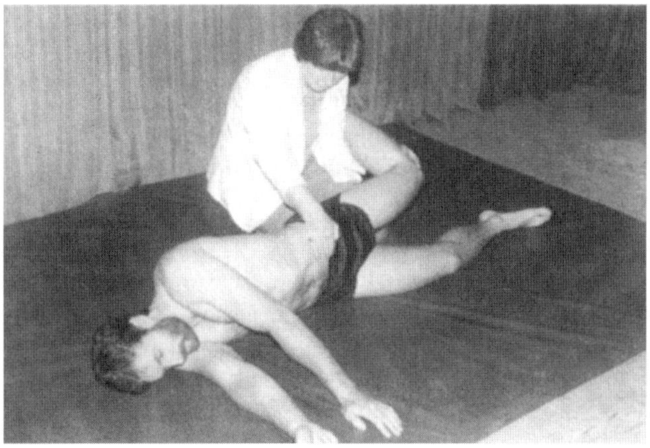

19I 골반 회전과 함께 고관절 굴곡: 근육이 최대한 길어지는 범위

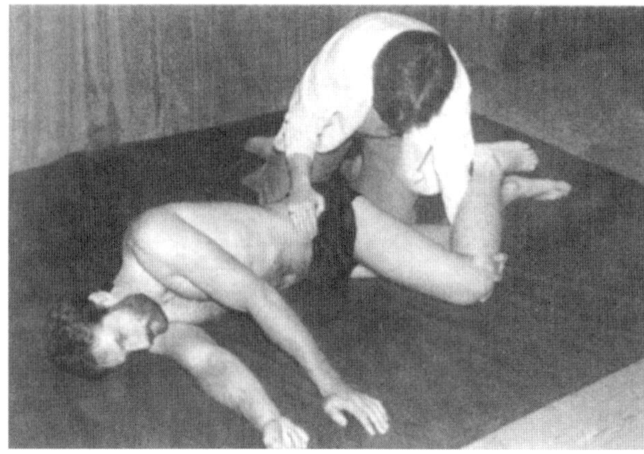

19J 골반 회전과 함께 고관절 굴곡: 근육이 최대한 짧아지는 범위

에서 등장성(SRH, 반복수축[RC])으로 진행된다. 옆으로 누운 자세에서 하지는 고관절 굴곡근이 짧아진 범위에서 강화되기 때문에 신전하여 동작을 수행한다. 이러한 환자들을 위하여 하-체간의 회전은 환자가 똑바른 자세를 취할 때 관절이나 디스크에 압박이 전해지지 않도록 비-체중지지 자세에서 적절하게 안내되어야 한다.

보행에서 움츠리는 환자들을 위하여, 전방 회전 동작을 강화한 분절성 하-체간 회전, 전인 등을 적용한다. 보행의 유각기에서 시작이 힘든 환자들을 위하여 골반의 전방 회전과 함께 고관절 굴곡이 결합된다(**그림. 19I, 19J**). 만일 환자의 하지에 신전근의 긴장이 증가되어 있다면, 하지에 집단 굴곡 패턴이 골반의 전방 회전과 결합된다. 이 과정을 위하여 맨손접촉은 골반와 대퇴에 두게 된다.

SRH 기법을 적용하는 동안, 빠른 신장은 동작의 길어진 범위에서 약간 적용한다. 건강한 사람은 신장감각을 충분히 가지고 있기 때문에 동작을 촉진하기 위하여 부가적인 감각 입력이 요구되지 않는다. 그러나, 근력이 약한 환자나 근 방추의 신장 감각이 결핍된 환자들은 보통 동작을 촉진하기 위하여 외회전성 신장이 더욱 더 요구된다.

적용에 따른 문제점(Problems with Application)

많은 치료사들은 신장 또는 저항을 과도하게 적용한다. 이러한 기법들이 과도하게 적용되면 부드러운 반전을 적용하기 어려워진다. 반전동작들 사이에서는 이완이 발생해서는 안 되며 부드럽고 리드미컬하게 발전되어야 한다.

20

활동(Activity): 구르기; 앙와위에서 복와위로, 통나무 구르기
기법(Technique): SRH; 견갑골과 골반에 맨손접촉
손상(Impairments): 앙와위에서 복와위, 다시 앙와위로 돌아오는 구르기 능력의 감소; 복근 및 배부 신전근들의 약화; 긴장성 반사의 우세 및 정위 반사의 감소

설명(Description)

이 과정은 환자의 독립적인 구르기 능력을 촉진할 뿐만 아니라 더 나아가 운동 조절의 조절된 운동성(controlled mobility) 단계를 촉진한다. 환자가 앙와위를 함으로써, 맨손접촉은 대각선으로 중심선을 향해 각도를 이루면서 견갑골과 골반 위에 위치하게 된다. 빠른 신장은 복근에 적용되고 옆으로 누운 자세를 향한 등장성 수축 시 전체 운동범위에 저항으로 주어진다. 짧아진 운동범위에서 등척성 수축이 수행된다. 그런 다음 맨손접촉은 뒷면으로 미끄러지고 빠른 신장이 체간 신전근에 적용된다(**그림. 20A**). 환자가 다시 앙와위로 돌아갈 때, 저항이 전체 범위에 제공될 수 있으므로 치료사의 전완은 회외한다(**그림. 20B**). 앙와위 자세에서, 맨손접촉은 두 가지 방법으로 복근 신장을 위해 굴곡근면으로 변경시킬 수 있는데, 이는 (1) 치료사가 전완을 회외로 유지하고, 굴곡근 표면위로 손의 수근부를 미끄러지듯 옮기며, 빠른 신장을 적용할 수 있다(**그림. 20C**). 이어서 구르기 동작이 시작 될 때 전완을 회내하거나(**그림. 20D**) (2) 치료사의 전완은 굴곡근 면 위에 손가락을 두어 회내로 회전할 수 있고 손가락에 의하여 신장 및 저항이 적용된다(**그림. 20E**).

목적/치료 목표(Purpose/Treatment Goals)

이 활동의 목적은 구르기의 기능적인 활동 가르치기, 부드러운 길항근 반전 강화하기, 체간 근조직들의 근력강화, 운동 조절단계에서 조절된 운동성을 촉진하기 등이다.

구르기 활동은 정위 반응으로 지원되고, 긴장성 반사를 통합하기 위해 도움이 될 수 있다. 통나무 구르기는 앙와위 및 옆으로 누운 자세 그 어느 자세에서도 시작할 수 있다. 만일 환자가 완전한 앙와위 자세에서 움직임을 시작하는 것이 어렵다면, 베개를 골반 밑에 받쳐주든지 양 하지를 서로 교차하여 둘 수 있다. 환자가 중력의 영향을 극복하지 못하거나 긴장성 반사의 영향을 받는다면, 구르기 활동은 옆으로 누운 자세에서 시작할 수 있다.

적용에 따른 문제점(Problems with Application)

치료사는 너무 많은 저항을 줄 수도 있는데, 그로 인하여 움직임의 부드러운 반전을 방해하게 된다. 반전들 사이의 변화는 치료사에게 어려울 수도 있으므로 연습할 필요가 있다. 방법을 선택하는 것에 개의치 않고, 길항근 반전을 하는 동안에 맨손접촉을 변경하는 것은 환자의 체구 때문에 어려울 수도 있다. 학습 경험의 일부분으로서, 치료사는 반전 동작들 사이의 필요 없는 이완을 느끼려고 노력해야 하고 적절한 도수적 조절을 해야 한다.

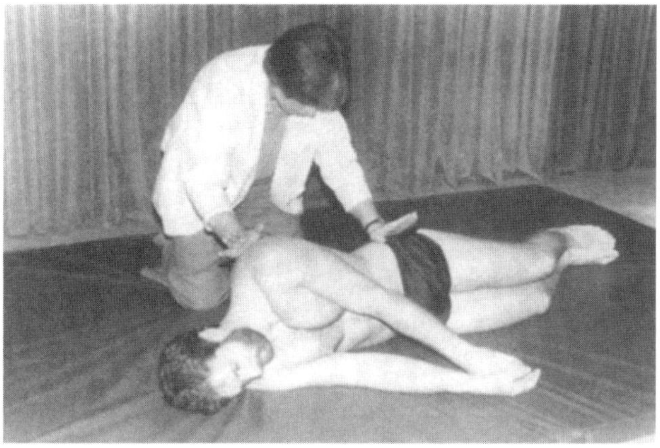

20A SRH: 신전근들에 대한 빠른 신장

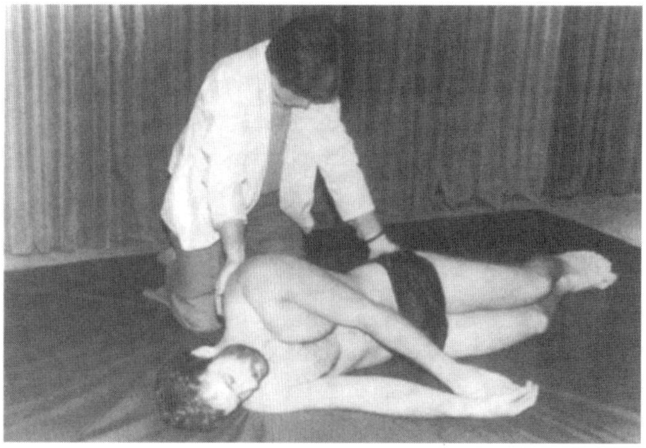

20B SRH: 운동범위에서 저항

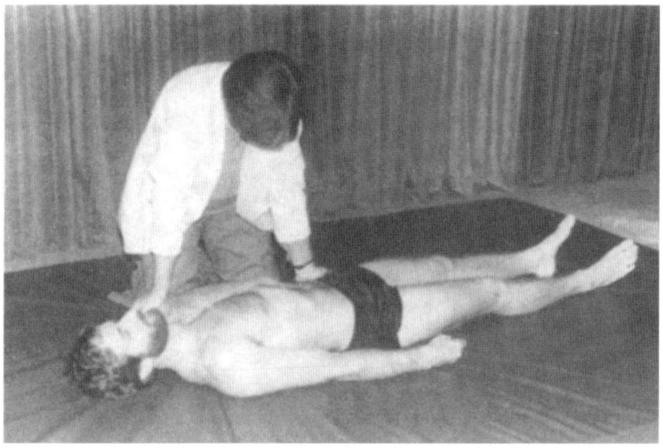

20C SRH: 굴곡근들의 신장

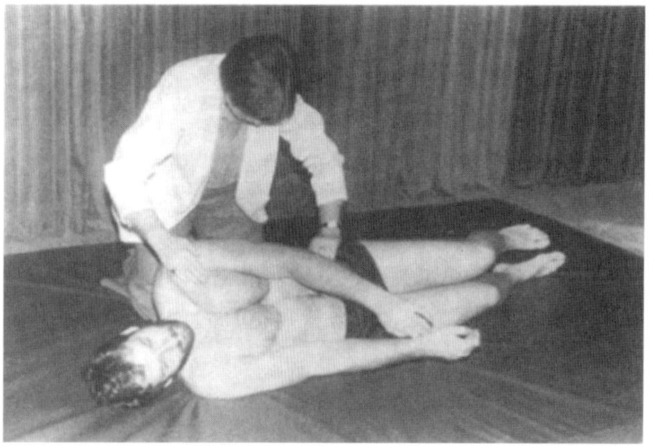

20D SRH: 운동범위에서 저항 및 근육이 최대한 짧아지는 범위에서 유지

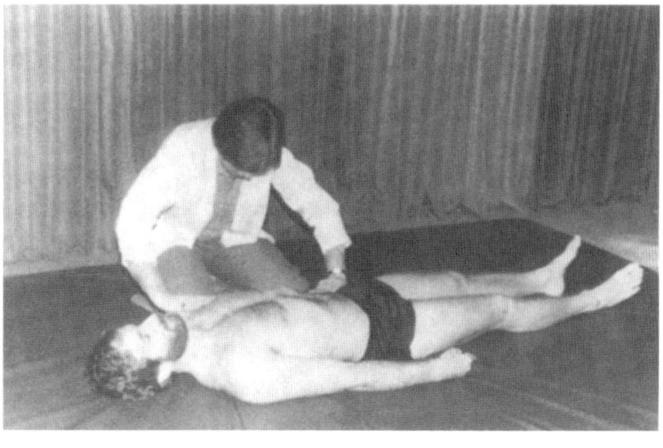

20E SRH: 굴곡근들의 신장

21

활동(Activity): 옆으로 누운 자세; 역회전(counterrotation) 혹은 반대 동작.
기법(Technique): 율동적인 개시(RI); 느린 반전(SR); 견갑골과 골반에 맨손접촉.
손상(Impairments): 감소된 체간의 조절력; 정위반응의 우세.

	운동성	안정성	조절된 운동성	숙련
옆으로 누운 자세; 역회전				느린 반전

설명(Description)

환자는 옆으로 눕는다. 치료사는 견관절 복합체(shoulder girdle) 및 골반 위에 맨손접촉을 하고, 반대 방향으로 동일하게 상 · 하-체간을 수동적으로 회전시킨다.

수동적인 율동적 개시(RI)에서 능동 보조 동작, 추적 저항 등으로 좀 더 진보되는 RI 기법은 점진적으로 동작이 발생되는 정도에 따라 속도 및 운동 범위를 증가시켜 나간다. 수동적 및 능동 보조 단계를 하는 동안에, 치료사의 양 맨손접촉 부위는 신체의 양측 모두에 위치하게 된다. 그러나, 추적 저항단계 동안의 맨손접촉은 환자가 움직이려는 방향 쪽의 신체 반대측에 위치하게 된다(**그림. 21A**). 요구되는 반응을 촉진하기 위해서, 율동적인 동작은 잠재의식 수준에서 그 활동이 유지되어야 할 필요가 있다. 만일 신체의 어느 한 부분에서 정확하게 반응이 나타나지 않는다면, "자, 당신의 어깨를 앞으로 가져오세요. 이제 뒤로 굴리세요" 또는 "당신의 엉덩이를 앞으로 뒤로 굴려보세요"라고 구두지시를 줄 수도 있다.

목적/치료 목표(Purpose/Treatment Goals)

이 과정의 목적은 역회전을 강조 및 체간에서 조절력의 수준 숙련단계로 강화하는 것이다. 이 동작은 이동 및 상지의 기능을 위해 필요한 동작이다.

역회전(counterrotation)은 좀더 진보된 동작이며, 지절 동작들을 한 후에 수행된다. 왜냐하면 조절의 숙련 단계에서는 근력 증강이 목표는 아니며, 느린 반전을 위한 진보된 RI 기법에서는 저항이 최소한으로 유지되어 사용되기 때문이다. 추적 저항은 동작을 촉진하고 안내하는데 적용된다. 비록 이 과정이 치료 과정의 시작 부분쯤에서 설명되지는 않았지만, 이것은 보통 정상적인 보행 패턴에 필요한 체간 동작들을 촉진하기 위해 재활의 마지막쯤에 수행된다. 많은 환자들에게 있어서 체간의 역회전 동작은 어려운 동작이다. RI 및 SR의 진보된 기법들로 동작을 가르치고 강화한다.

적용에 따른 문제점(Problems with Application)

치료사들에게는 이 과정을 수행하기가 어려울 수 있다. 맨손접촉의 변경은 보조 단계 및 약간의

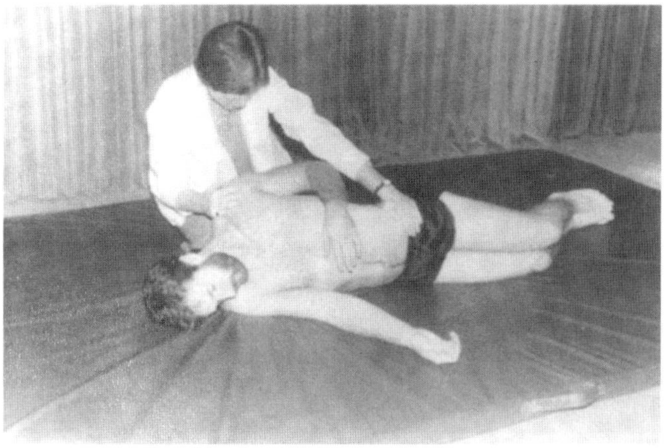

21A 체간의 역회전

저항 단계 둘 사이를 조절하는 것이 어렵다.

치료사들은 이완 및 정확한 리듬감이 필요할 것이다. 이 과정은 아마 다른 대부분의 과정들 보다 더 부드럽고 협응이 된 동작을 위한 많은 연습이 필요할 것이다.

22

활동(Activity): 바로 누운 자세 또는 옆으로 누운 자세; 호흡운동.
기법(Technique): 저항이 들어간 동작; 외측 흉벽에 맨손접촉.
손상(Impairments): 감소된 흉벽의 운동성; 호흡량의 감소 및 근육의 긴장도 증가.

설명(Description)

치료사는 호흡운동을 촉진하기 위하여 이전 장에서의 매트 활동에 변화를 주어야 할 것이다. 환자의 옆쪽으로 치료사가 앉아서, 늑골의 각도에 따라서 흉벽 위에 맨손접촉을 한다. 환자가 호흡을 할 때, 치료사는 흉곽의 유연성을 느껴본다. 호기 후에, 흉부의 확장을 촉진하기 위하여 신장이 적용된다(**그림. 22A**). 추적 저항은 동작의 피드백을 위하여 환자가 흡기를 하는 동안에 적용된다.

요약(Summary)

우리는 옆으로 눕기 및 구르기라는 활동을 포함한 초기 곧은 자세 발달에서 과정들을 끝냈다. 이러한 활동들에서, 기법들은 조절 단계를 촉진하기 위해 선택되었다. 운동성은 RI 및 유지 이완 능동 동작(HRAM) 등의 기법들로 습득된다. RI는 과긴장성 환자를 위한 이완 및 초기 동작을 돕기 위해 사용된다. HRAM은 자세성 근육들에 약화가 있는 환자들의 초기 동작에 사용된다. 안정

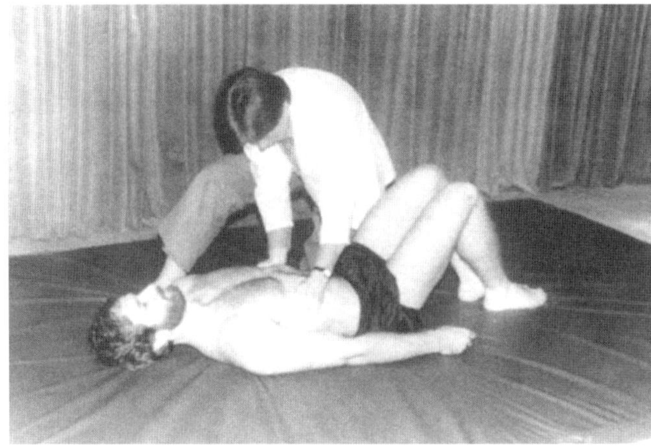

22A 체간의 역회전

성은 SHRC, AI 및 RS 등의 기법들로 촉진된다. SHRC는 근육의 안정성을 강화하는데 사용된다. AI는 RS 및 자세 안정성을 얻기 위한 중간기법이었다. 조절된 운동성은 통나무 구르기 활동을 하는 동안 SRH 기법으로 습득된다. 정-동적 조절(static-dynamic control)은 분절 운동을 위한 SRH 기법으로 촉진된다. 숙련 단계는 옆으로 누운 자세에서 체간 운동의 반대패턴 또는 역회전을 위해 SR 기법으로 촉진된다.

복와위 진행
Prone Progression

활동 | ACTIVITIES

축상 복와위(pivot prone)
주관절 복와위(prone on elbow)
손바닥으로 지지한 복와위(prone on hands)
네발기기 자세(quadruped)

활동의 진행과 관계된 요소들 | FACTORS RELATING TO THE PROGRESSION OF ACTIVITIES

생역학적 요소들(Biomechanical Factors)

지지면 감소
바닥으로부터 멀어진 중력(체) 중심점
체중 부하 관절의 수를 증가시킴.

양쪽 상· 하지에서 지레팔을 연장함.
체간의 신전을 위해 중력으로 저항을 제공, 상지의 굴곡 및 하지의 신전.

반사적인 요소들(Reflexive Factors)

긴장성 반사들 (tonic reflexes): 대칭성 긴장성 미로반사는 체간 및 사지의 긴장을 줄이고 굴곡을 증가시킨다. 대칭성 긴장성 경반사는 목이 신전 되어 있을 때, 상지의 신전을 증가시킬 것이다. 이러한 영향들은 중추신경계 손상이 있는 아동들에게서 분명하게 나타난다.
정위 반응들(righting reactions): 체간에 대한 머리 및 체간에 대한 체간 반응들은 축상 복와위에서 체간 신전을 강화하고 주관절 복와위 및 네발기기자세에서 보조를 할 수 있을 것이다.
자세 조절(postural control): 정적 안정성은 자세가 유지될 때 촉진되고, 동적 안정성은 체중 이동이 수행될 때 강화된다.

23

활동(Activity): 축상 복와위; 복와위 신전.
기법(Technique): 단축자세에서 저항수축(Shortened held resisted contraction(SHRC)); 견갑골에 맨손접촉을 하거나 필요한 만큼의 맨손접촉.
손상(Impairments): 감소된 근육의 안정성; 3/5 이하로 감소된 체간 신전근의 근력; 체간근 근력의 지구력 감소.

설명(Description)

복와위 연속의 첫 번째 자세인 축상 복와위, 복와위 신전은 근육 안정성이 심부의 단-관절 자세성 신전근들이 발달될 수 있는 자세 중 하나이다.

환자는 머리가 중심선상에 있으면서 복와위를 하는데, 이 때 견관절은 신전 되고 주관절은 굴곡 된다. 환자는 배개, 공, 쐐기(wedge) 혹은 높힌 매트 등을 사용하여 자세를 취할 수 있다. 만일 환자가 축상 복와위 지세에서 도움을 필요로 한다면, 맨손접촉은 경추부 위에 위치하게 된다. 일단 그 자세에서, 환자가 독립적으로 자세를 유지해야 하므로 보조는 피한다. 하-체간에서 근육의 안정성을 강조하기 위하여, 맨손접촉은 하-체간의 신전이나 지지면에서 떨어져 하지의 아래에 둔다.

목적/치료 목표(Purpose/Treatment Goals)

이 과정의 목적은 체간과 사지의 자세성 신전근들의 안정성을 발달시키는 것이다. 근육이 최대한 짧아지는 범위에서의 등척성 수축을 유지하는 것은 모든 체중지지에서 자세성 안정성에 아주 중요한 자세근들 내 근방추의 신장 감수성을 증가시킬 것이다. 정위 반응들은 이 자세를 나타내고 유지할 때 강화될 수 있을 것이다.

흉추 후만이 과도한 환자들을 위하여, 자세는 경부 및 체간 신전근들 및 견갑골 내전의 조절력 증가의 결과로 증진될 수 있을 것이다.

하-체간에서의 근육의 안정성 및 근 지구력의 증진은 네발기기, 앉기 또는 다른 똑바른 자세를 유지 할 수 있는 자세 이전에 필수적인 것이다.

적용에 따른 문제점(Problems with Application)

환자들은 ROM 및 근력의 감소, 심폐 용량의 감소, 긴장성 반사 영향의 우세 또는 정위 반응의 결핍 등과 같은 사항으로 인해 이러한 자세를 취하고 유지하는데 어려움을 가질 것이다. 이 같은 사례들에서 신전은 수정된 축상 복와위에서 촉진될 수 있다. 그러한 자세에는 옆으로 누운 자세, 앉은 자세 및 앙와위 등이 포함된다.

24

활동(Activity): 주관절 복와위(P on E).
기법(Technique): 자세잡기에 보조하기; 견갑골에 맨손접촉.
손상(Impairments): 견갑골, 견관절 및 상-체간 근육들의 약화.

설명(Description)

자세를 보조하기 위한 기법은 독립적으로 자세를 취할 수 없는 환자들 예를 들면, 척수 손상 환자들을 위해 적절하다. 환자를 보조하기의 한 가지 방법은 환자가 복와위 자세를 취하도록 하는 것이다. 주관절의 굴곡과 함께 견관절은 굴곡 및 약 145° 외전된다. 이 방법에서 팔이 90° 이상이 됨으로써 상-체간이 들려질 때 무게중심이 더욱 견관절 아래로 떨어지게 된다.

주관절 복와위에서 환자가 움직이는데 도움이 되기 위해서, 치료사는 환자 몸을 사이에 두고 다리를 벌려서 서야 한다. 치료사의 허리를 보호하기 위하여, 한쪽 다리는 굴곡한 다른 쪽 다리보다 앞쪽에 위치되도록 해야 한다. 치료사는 환자의 옆쪽에서 반 무릎 자세를 취하게 되는 것이다. 룸브리칼 잡기(Lumbrical grip)는 손가락 끝이 아닌 손가락의 평평한 부분을 이용하여 맨손접촉이 환자의 목에서부터 떨어져 경추 위에 위치하게 된다(**그림. 24A**). 환자는 다음과 같은 지시를 받는다. "제가 셋을 세면 몸을 들어올려 팔꿈치로 몸을 지지하세요. 준비 됐나요? 하나, 둘, 셋, 자 몸을 일으키세요." 치료사는 환자가 주관절 복와위를 할 수 있도록 도와 준다. 일단 그 자세가 취해지면, 환자가 그 자세를 안정되게 하도록 돕기 위해서 견관절에 압박이 적용될 수 있다. 치료사는 안정성 기법들의 수행을 위한 준비를 위해 환자의 옆으로 움직인다.

과정의 수정은 반신마비 또는 체간의 경직이 있는 환자들을 위해 필요할 것이다. 예를 들면, 경추 위에 맨손접촉을 하여 상-체간이 점차적으로 신전 되고 매트에서 떨어져 회전된다. 환자의 팔은 주관절 복와위 안에서 전방으로 움직일 때 도움이 된다.

목적/치료 목표(Purpose/Treatment Goals)

이 과정의 목적은 독립적으로 자세를 취하기가 불가능할 때 자세 내에서 환자의 운동성을 돕기

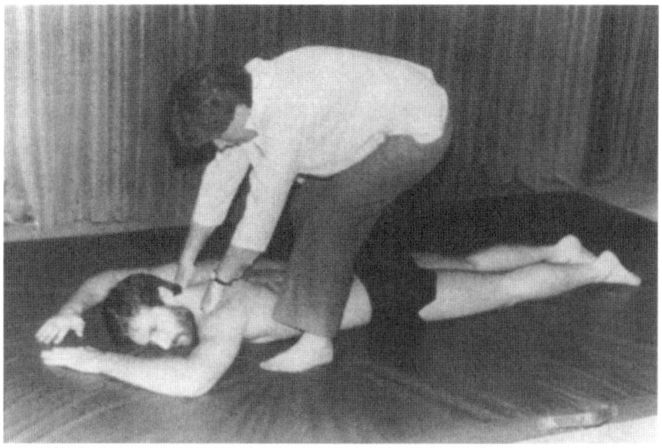

24A 주관절 복와위(P on E; prone on elbow)를 하기 위한 보조의 시작자세

위한 것이다.

이 과정은 아동들, 척수손상 환자들 또는 길리안-바레와 같은 전반적인 신체의 약화를 보이는 환자들에게 가장 적절하다. 자세에 대한 보조가 필요하고 이 자세로부터 이득을 볼 수 있는 다른 환자들을 위해 이 과정을 수정하여 만들 수 있다.

적용에 따른 문제점(Problems with Application)

만일 환자에게서 머리를 과신전하는 긴장성 반사가 나타난다면, 주관절을 신전하고 손으로 지지하는 복와위로 할 수 있다(STNR). 환자가 주관절 복와위 자세를 취할 때 움직임에 앞서서 환자가 주관절을 굴곡하도록 지시하라. 목 관절의 안정성에 손상이 있다면 움직임의 속도를 줄여야 할 필요가 있을 것이다.

어떤 환자들은 주간절 복와위를 하기가 힘들 것이다. 과긴장성 환자들은 손목과 수지의 굴곡근, 전완의 회내근 및 견관절 내외전근 등의 상지의 근 긴장이 증가되는 모습을 보일 것이다. 이 같은 긴장의 증가는 주관절 복와위가 너무 긴장이 많은 자세라는 사실을 나타낸다. 상지로 체중을 지지하는 앉은 자세와 같이 이러한 긴장이 발생될 때에는 교대 활동(alternate activity)을 사용해야 한다.

25

활동(Activity): 주관절 복와위.
기법(Technique): 율동적인 안정성에서 진보된 교차적 등척성 수축(AI 〉RS).
손상(Impairments): 머리, 목, 상-체간, 견갑골 및 견관절 주변의 자세 안정성의 감소; 전거근, 승모근 중부, 능형근, 삼각근 및 회선근개 근육들의 동시 수축 능력의 감소.

설명(Description)

치료사는 환자의 옆에서 반 무릎 자세 또는 발뒤꿈치 위에 앉은 자세를 한다. 어깨위에 맨손접촉을 함으로써, AI가 상-체간 동작의 서로 다른 방향에서 등척성 수축이 일어나도록 저항을 적용하여 수행된다. 저항은 두-미측(cephalocaudal) 방향에서 적용될 수 있고(**그림. 25A, 25B**), 그런 다음 중앙-외측 방향에서 적용될 수 있다(**그림. 25C, 25D**). 치료사가 개별 근 수축들을 결합하기 위하여 AI는 대각선 방향에서 수행된다(**그림. 25E**). 또한 AI는 시계-반시계 방향에서 상-체간에 대해 수행될 수 있다(**그림. 25F**). 이 방향에서 저항이 주어질 때, 등척성 저항은 C7 주변의 상-체간 회전 동작에 초점이 맞추어지지 각 견갑골의 회전에 초점이 맞추어지는 것이 아니다. AI에 대한 맨손접촉의 위치는 저항의 각 방향에 따라 변경한다. 두-미측에 대한 저항을 주는 동안, 맨손접촉은 견갑골의 상부, 승모근의 상부 등에 두고 손의 수근부가 견갑골의 극(spine) 아래 부분에 가도록 한다. 대각선 및 회전성 저항을 주는 동안, 맨손접촉은 설명했던 부분과 비슷하게 두는데 저항의 방향이 바뀌어서는 안 된다. 중앙-외측 방향의 저항을 위하여, 맨손접촉은 어깨의 외측에 둔다. 환자가 각 방향에서 AI를 수행할 수 있고 등척성 수축을 부드럽게 반전할 수 있으면, 그 기법은 RS로 진전될 수 있다.

RS는 동작의 모든 세 방향에서 지지하는 분절 및 저항을 결합하는 양쪽에 동시적인 접촉으로 촉진한다. 한쪽의 맨손접촉은 일차적으로 회전성 요소로 저항을 주고 다른 쪽은 대각선 방향에서 저항을 주게 된다(**그림. 25G**). 이런 주관절 복와위에서, 치료사와 더 가까운 쪽 맨손접촉은 다

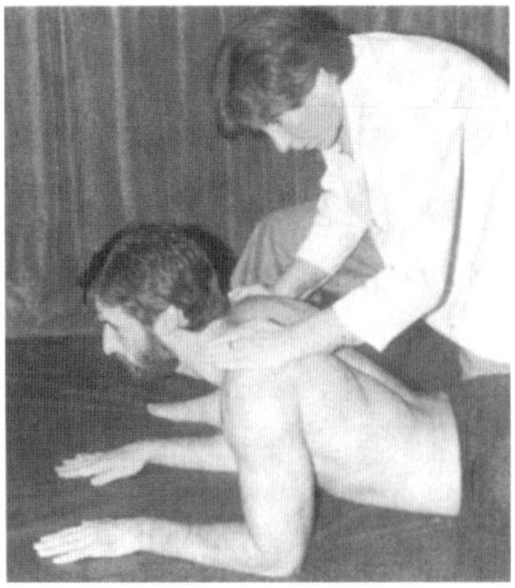

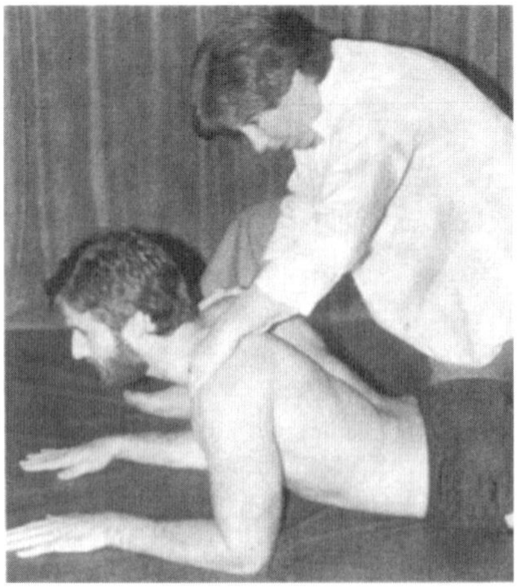

25A,B 전, 후방 방향에서 저항을 동반한 AI

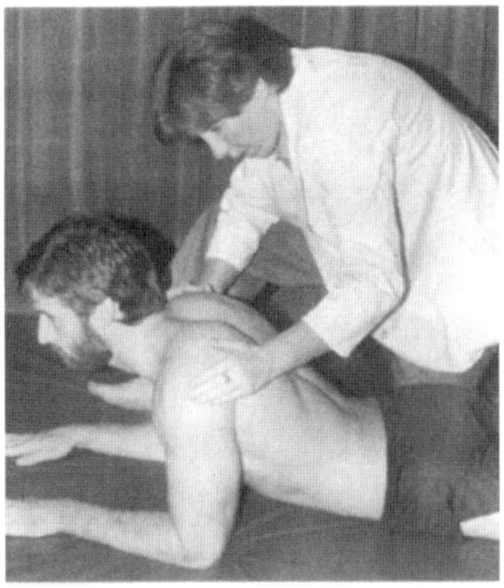

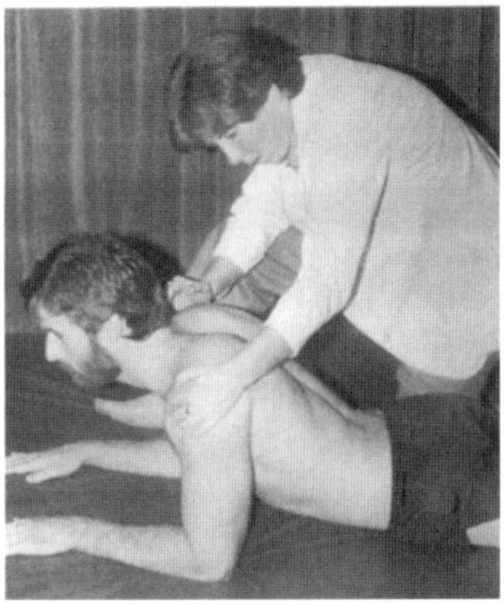

25C,D 중앙, 외측 방향에서 저항을 동반한 AI

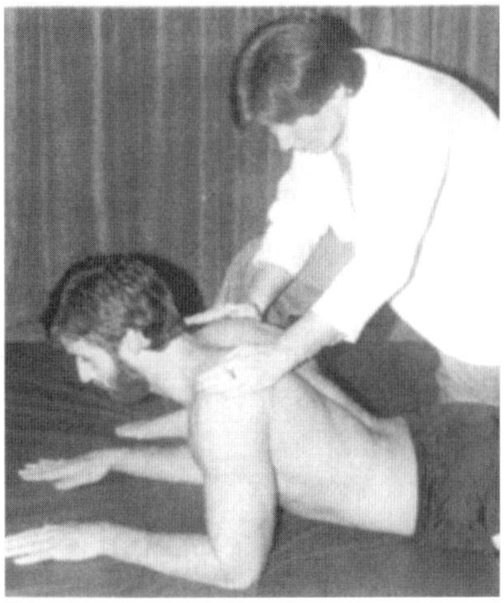

25E 대각선 방향에서 저항을 동반한 AI

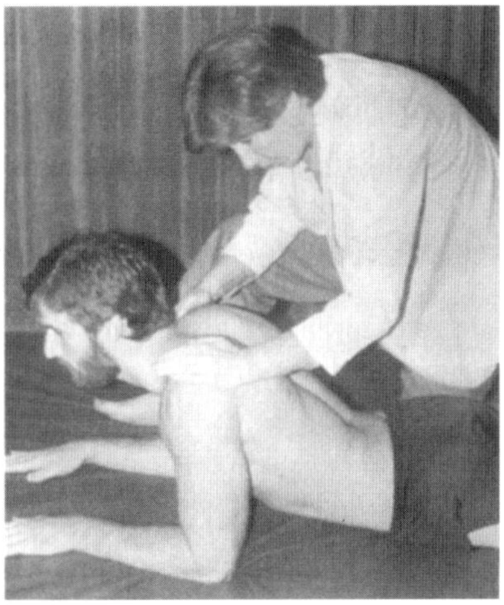

25F 상체간의 회전을 위한 저항을 동반한 AI

른 쪽 맨손접촉이 회전성 저항을 제공하는 동안 대각선 방향에서 저항을 주게 된다. 이완이 허용되지 않으므로, 예를 들어, 치료사를 향해 대각선으로 당기는 것이 반대편 회전력과 결합되는 것처럼 또 다른 힘과 결합되어 저항이 주어지게 된다. 저항은 부드럽게 바꾸어 주어야 한다.

또한 RS는 머리와 목을 촉진하기 위하여 맨손접촉을 한 쪽은 머리위에 다른 쪽은 어깨위에 두어서 적용할 수 있다. 머리위의 맨손접촉은 정수리 부위에 위치하게 되고 대각선 방향의 저항은 손의 수근부와 수지부분으로 위치를 변경하면서 적용된다. 견갑골 위의 맨손접촉에 의해 적용된 저항은 같은 대각선 방향의 반대 방향에서 주어진다(**그림. 25H**). 맨손접촉을 견갑골 위나 견갑골과 머리 위에 둠으로써, 근위부에서 유지하기를 촉진하도록 관절 부위를 저항하여 압박이 적용된다.

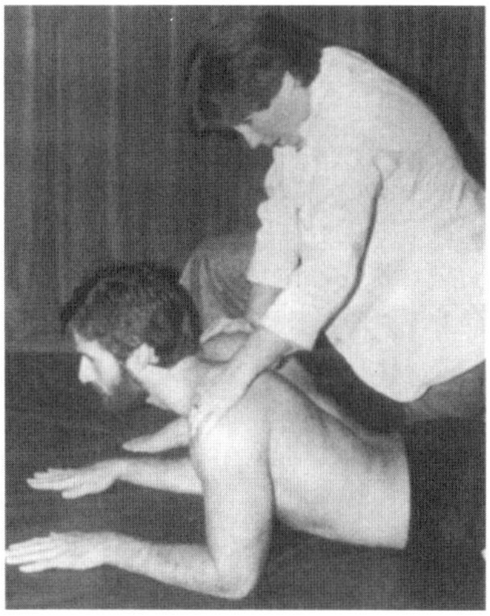

25G 대각선 및 회전에 대한 저항과 결합된 RS

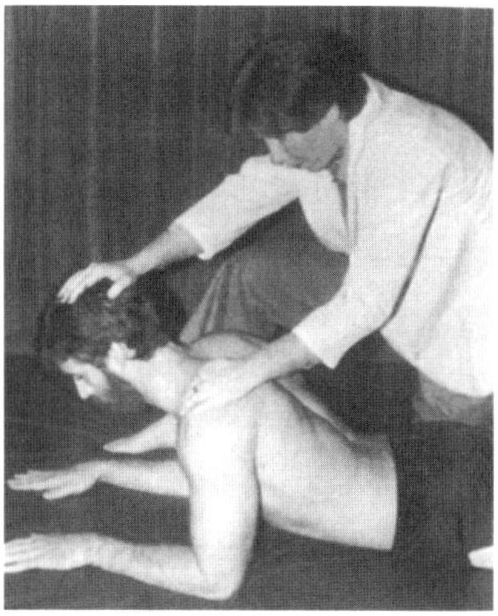

25H 머리와 견갑골 맨손접촉을 동반한 RS

목적/치료 목표(Purpose/Treatment Goals)

이 과정의 목적은 머리와 목, 상-체간, 견갑골 및 견관절의 자세성 안정성을 발달시키는 것이다.

만일 환자가 동시적인 등척성 수축을 조절하는데 어려움을 가진다면, AI를 사용하여 가르쳐 줄 수 있고, 점차적으로 RS의 요소를 부가적으로 사용할 수 있다.

머리와 어깨위에 맨손접촉을 하는 이 과정은 경부 근육의 등척성 수축이 나타나게 될 때 편타성 외상(whiplash injuries) 환자들에게 적절하다. 중간범위에서 머리와 목의 적절한 자세가 강화된다. 지나친 머리와 목의 신전과 함께 하-경부의 전방 굴곡은 피해야 한다.

견부 통증을 호소하는 환자들을 위하여, 머리와 통증이 없는 쪽 상지 위의 맨손접촉은 통증이 있는 상지에서 등척성 수축을 촉진하기 위하여 직접적으로 접근할 수 있다. 맨손접촉이 관련 측위에 직접적으로 위치하지 않을 때, *간접적 접근(indirect approach)*이라는 용어가 사용된다.

머리와 목의 안정성은 똑바른 자세에서 근위부 조절을 위해 선행되어야 할 뿐만 아니라 구어 및 섭식을 위해서도 선행되어야 한다. 그러므로, 이러한 안정성 과정은 머리 조절을 강화하고 생명 유지 기능의 증진을 위하여 사용될 수 있다. 만일 중력이나 반사들이 머리와 목의 안정성의 촉진에 영향을 미친다면, 기법들은 긴장성이 덜한 앉은 자세에서 적용될 수 있다.

편마비 환자들을 위해서 이 자세는 문제가 될 수도 있는데 즉, 주관절이 굴곡되고, 상완 삼두근이 신장되어 이러한 자세가 상완 삼두근 건위에 체중이 지지된다. 왜냐하면, 그 자세를 유지하기가 불편하기 때문에, 상지에 비정상적인 근 긴장도가 증가될 수 있다. 만일 환자가 근 긴장도를 증가시켜서 자세를 유지하려고 노력하는 것처럼 보이지 않는다면, 그 자세는 너무 많은 긴장이 주어 졌거나, 너무 이른 단계에 적용되었을지도 모르기 때문에, 상지로 지지하여 앉은 자세와 같이 또 다른 활동으로 대신(**과정 50**)할 수 있다. 다른 방법으로 복부 아래에 베개를 둘 수도 있다.

적용에 따른 문제점(Problems with Application)

치료사는 AI로 인한 회전성 동작에 대한 저항과 RS로 인한 저항의 세 가지 면의 결합 사이를 변경하는 것이 어려울 수 있다. 이러한 매우 안정된 자세에서, 기법에 대해 다르게 느끼는 것이 어려울 수 있지만, 이러한 기법들이 네발기기자세에서 앉기가 되는 것처럼 지지면이 작아지는 자세에서 적용될 때, 기법들 사이의 다른 점이 더욱 명확하게 느껴질 것이다. 적어도 AI가 하나 혹은 두 방향 또는 면들에서 교대로 적용된 저항이라고 이해하는 것이 중요하고, RS는 모든 세 방향에서 저항을 동시적으로 적용하는 것이다. 회전에 대하여 AI를 적용할 때, 저항의 방향을 결정하기 위하여 C7을 축으로 시계-반시계 방향에서 핸들을 회전하는 것과 유사한 운동이 유용할 것이다.

두 가지 기법에 적절한 맨손접촉의 위치는 매우 중요하다. 손의 위치는 저항을 변경하는 동안 들어올리거나 움직이지 않아야 하기 때문에 가능한 한 곳에 하게 된다. 저항은 한 방향에서 손의 수근부위로 제공되어야 하고 그런 다음 다른 방향에서 수지로 제공되어야 한다(단지 손가락 끝으로가 아닌). 이러한 안정성 기법들이 적용되고 저항이 변경되는 동안 근육이 이완 되어서는 안 된다.

RS에서 저항은 그들의 호흡 및 흉곽 내 압력을 증가시키는 것을 유지하려는 경향이 있듯이 단지 3~4회 반복되어야 한다. 만일 적절한 호흡 패턴을 장려하고 중등도의 강도에서 저항을 유지한다면, 환자에게는 발살바 조정(valsalva maneuver)이 수행되지 않아야 한다. 심장 또는 두개골에 급성기 문제를 가지고 있는 환자들에게, 이러한 등척성 수축은 금기증이 될 수 있다.

활동(Activity): 주관절 복와위 26
기법(Technique): 능동운동.
손상(Impairments): 하지의 근통(radicular LE pain)

독립적으로 자세를 유지하는 것은 증가된 요추 신전이 요구되는 곳에 유용할 수 있다. 예를 들면, 어떤 요부의 기능장애 환자는 요추의 신전이 유지될 때 하지의 근통의 감소를 경험할 것이다. 치료사에게는 환자가 지지를 위해 상지를 사용하는 것을 안전하게 하는데 필요할 것이다.

활동(Activity): 주관절 복와위; 편측으로 체중이동. 27
기법(Technique): 느린 반전 유지(SRH); 견갑골 또는 양 어깨에 맨손접촉.
손상(Impairments): 견갑골 및 견관절의 근력 감소; 견갑-상완 리듬의 부족; 상체에서의 자세반응 감소; 비대칭성 긴장성 경반사(ATNR) 우세.

	운동성	안정성	조절된 운동성	숙련
주관절 복와위	자세에 보조	교차 등척성 율동적 안정성	느린 반전 유지를 통한 운동 범위 증진	

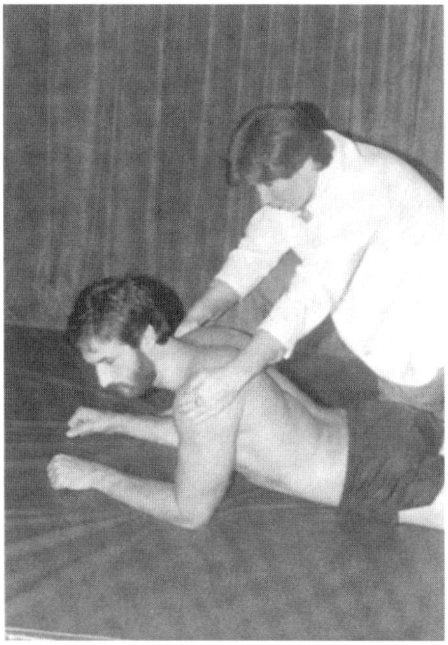

27A SRH: 왼쪽 측면 이동(lateral shifting)

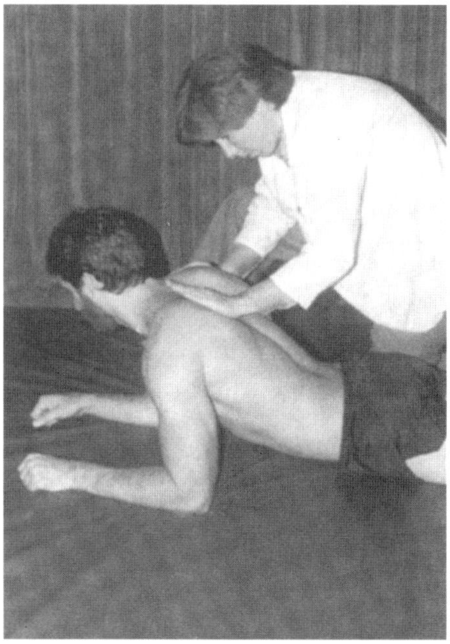

27B SRH: 오른쪽 측면 이동(lateral shifting)

설명(Description)

일단 자세에서 안정성이 분명히 나타난다면, 환자는 조절된 운동성 과정으로 진척될 수 있다. 체중지지 자세인 주관절 복와위에서, 조절된 운동성은 체중 이동으로 이루어질 수 있다. SRH 기법은 운동범위를 증가시킴으로써 적용되는데, 예를 들면, 작은 범위에서 동작을 시작하고 그런 다음, 환자가 완전한 운동범위를 보일 때 까지 큰 범위의 운동을 하여 모든 상체의 무게가 체중지지를 하는 주관절을 지나 이동되도록 하는 것으로, 이런 방법으로 운동 범위를 증가시키도록 한다.

치료사는 환자의 옆에서 반 무릎 자세나 발뒤꿈치 위에 앉은 자세를 한다. 아래 설명에서, 치료사는 환자의 오른쪽에 있다. 좌측 맨손접촉은 좌측 어깨의 측면에 두게 되어 환자가 그 방향으로 움직이게 된다. 이 측방 운동을 촉진하기 위한 신장은 "저한테서 멀어지게 하세요" 라는 구두지시와 함께 동시적으로 적용된다. 환자는 좌측 주관절을 지나 이동하고 저항이 편측 손에 의해 대부분 적용된다. 오른쪽 접촉은 환자가 치료사로부터 떨어지도록 오른쪽 경부 또는 어깨의 전방에 위치된다. 편측으로 이동하는 동작에 저항이 주어지고 등척성 수축은 원하는 범위가 완전하게 될 때 수행된다(**그림. 27A**). 움직임과 이동을 오른쪽으로 반전하기 위하여, 오른쪽 접촉은 오른쪽 어깨 위에 측방으로 재위치시키고, 약간의 신장은 이런 외측 맨손접촉으로 적용되며, "자, 이제 저를 향해 움직이세요" 라고 지시를 준다(**그림. 27B**). 좌측 접촉은 좌측 견갑골의 세로 가장자리 위에 둔다. 맨손접촉은 연속적으로 잇달아 일어나도록 움직인다. 신장은 특정 근육에 적용되지 않고 움직임의 외측 방향으로 적용된다. 외측 이동 방향에서 머리의 회전은 운동 범위와 각 팔에 주어지는 무게의 양 둘 모두를 증가시킬 수 있다.

목적/치료 목표(Purpose/Treatment Goals)

이 과정의 목적은 (1) ATNR의 통합 촉진, (2) 동적 자세 조절력 발달, (3) 상-체간의 편측 신장 촉진, (4) 조절 단계의 조절된 운동성 단계의 촉진, (5) 근위부의 동적 안정성의 촉진 등이다.

동적 안정성은 동작의 질적인 부분이다. 비-체중 부하 상태에서 상지의 숙련된 기능적 동작을 하는 동안, 근위부 근육들은 사지의 동작을 조절하기 위하여 동적 안정성을 제공한다. 많은 환자들은 팔 동작을 하는 동안 견갑골을 과도하게 움직인다. 이 과정의 목적은 근위부의 동적 안정성 발달, 비정상적인 타이밍 또는 동작의 연속성 감소 등이다. 이러한 근위부 조절은 안정성 요소를 촉진하기 위하여 체중으로 압박되는 곳인 체중지지 위치에서 더욱 쉽게 획득된다. 그러므로, 동적 안정성은 조절의 숙련 단계가 안정성, 조절된 운동성, 및 정-동적 과정들을 수행하는 동안에 점차적으로 발달될 때 필요하다.

이 활동은 ATNR이 우세하게 나타나는 환자들에게 매우 적절하다. 왜냐하면, 상지들이 체중지지를 함으로써 안정되기 때문에, 비정상적인 상지 동작들이 머리를 회전하는 동안 나타날 수 있고 ATNR의 영향이 감소된다.

편측 반전은 작은 운동 범위에서 처음으로 수행되어져야 한다. 계속되는 과정들처럼, 운동의 범위가 증가한다. 만일 환자가 자세 조절 반응들이 약하다면, 체중 이동을 점차적으로 증가시켜서 동적 균형을 발달하도록 도와주어야 한다.

대부분의 환자들을 위하여, 편측 방향에서의 동작은 조절된 운동성의 발달에 충분할지도 모른다. 척수손상(SCI) 환자들을 위하여, 특히 사지마비 환자들을 위하여, 전-후방으로 체중 이동을 함으로써 견관절이 촉진되어서 굴곡과 신전 동작을 함께 적용하는 것은 독립적으로 주관절 복와위를 하려는 환자의 노력을 도울 수 있다. 게다가, 이러한 환자들을 위하여 목의 굴곡과 함께 결합된 상-체간의 휘어짐은 길게 앉은 자세에서 거상을 위해 선행되고 이런 주관절 복와위에서 실행될 수 있다. 이러한 상-체간 동작은 바닥에서 엉덩이와 골반을 들어올리는 길게 앉은 자세에서 하는 동작과 동일하다. 이 동작은 길게 앉은 자세보다 더 중요한 자세인 주관절 복와위에서 더욱 쉽게 배우고 연습할 수 있다.

적용에 따른 문제점(Problems with Application)

치료사는 맨손접촉의 위치가 어려울 것이다. 어깨의 외측면에 위치하게 되는 맨손접촉은 신장 및 저항의 대부분을 제공하는 한 지점이 된다. 다른 맨손접촉은 치료사가 그 위치의 협응이 안되면 교대로 들어올릴 수 없다.

오른쪽에서 왼쪽으로 이동하도록 하는 구두지시는 많은 환자들에게 혼란을 줄 수 있다. 방향에 내포하는 다른 의미 즉, 예를 들어, "나를 향해 움직이세요" 또는 "나에게서 떨어지세요" 등이 더욱 적절할지도 모른다.

왜냐하면, 중력중심점이 바닥면에서 떨어져 올라가기 때문에, 신장을 할 때 중요한 사항은 환자가 지지면으로부터 떨어지는 현상이 제한되어야 한다는 것이다. 단계적인 저항은 등장성 동작 및 등척성 유지 둘 모두가 촉진되기 위하여 제공된다.

28

활동(Activity): 주관절 복와위; D1 밀기(thrust)
기법(Technique): 느린 반전 유지(SRH); 견갑골 또는 견관절(정적 지절 위) 및 손목(동적 지절 위) 등에 맨손접촉
손상(Impairments): 견갑골 및 견관절 주위 근육의 약화; 견갑 상완관절 리듬의 감소

설명(Description)

환자가 전 운동범위에 걸쳐서 체중을 이동할 수 있다면, 정-동적 활동들이 수행될 수 있다. 이 과정을 수행하기 전에 치료사는 D1 밀기(thrust) 패턴을 연습하는 것이 필요할 것이다. 전완은 D1 움츠리기(withdrawal) 자세가 되고, 견갑골 내전, 견관절 신전, 주관절, 손목관절 및 수지관절 굴곡 및 전완 회외 등으로 시작한다. 이때 주먹 쥔 손은 어깨 앞으로 온다(**그림. 28A**). D1 밀기(thrust)는 견갑골의 외전, 견관절의 굴곡, 내전 및 외회전, 주관절, 손목관절 및 수지 관절들의 신전, 전완 회내 등과 결합한다(**그림. 28B**).

이러한 정-동적 과정을 위하여 환자는 주관절 복와위 자세를 취해야 한다. 치료사는 환자의 동적 지절의 반대편 앞에서 대각선상에 위치한다. 환자의 체중은 한쪽 하지 위에 편측으로 이동되고 다른 쪽 상지는 지지면으로부터 들어올려진다. 치료사의 접촉 중에서 한 쪽은 견갑골과 어깨에 체중지지를 하도록 함으로써 압박이 되어, 이러한 접촉은 체중지지 자세에서 환자가 자세를 조절하는데 도움을 준다. 밀기(thrust)를 위한 저항은 길어진 범위에서 빠른 신장으로 시작한다. 팔은 등척성 유지를 하는 동안에 압박이 근본적인 저항이 되는 짧아진 범위 내에서 전방으로

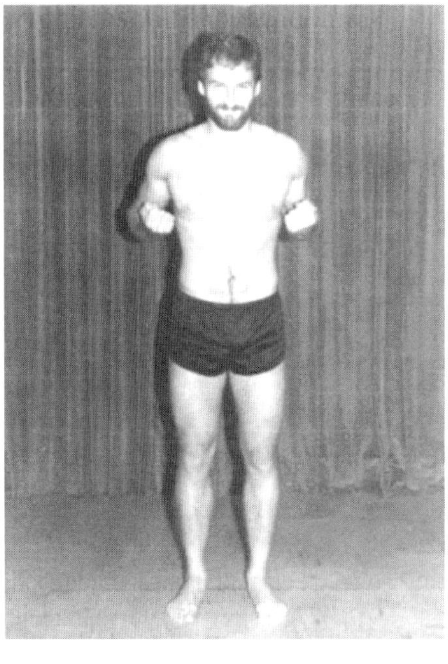

28A D1 움츠리기

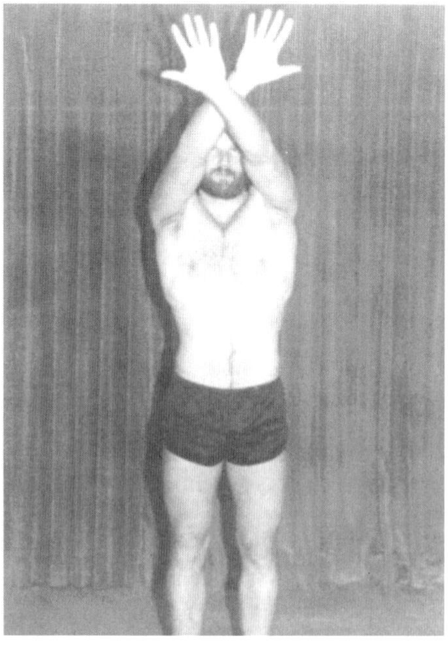

28B D1 밀기

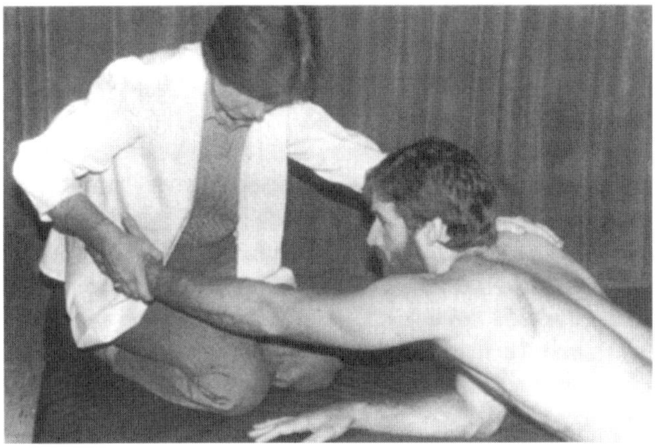

28C SRH: D1 밀기

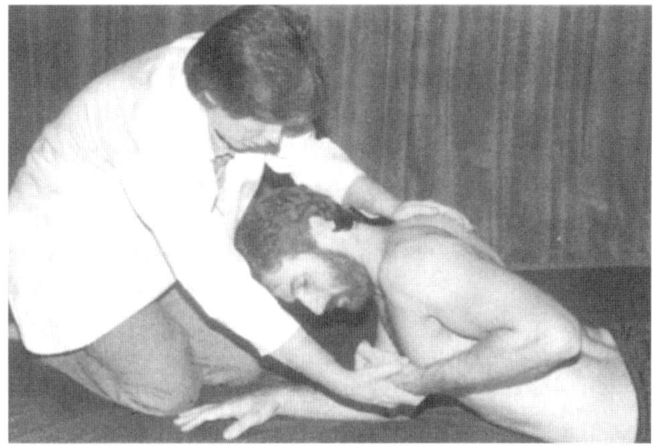

28D SRH: D1 움츠리기

가이드 된다(**그림. 28C**). 전 범위에 저항이주어지고 짧아진 범위에서 등척성 수축이 일어나는 것에 따라, 견인력은 움츠리기 패턴의 길항근을 신장시킨다(**그림. 28D**). 환자 눈의 움직임은 경부의 회전을 촉진하기 위한 동적 지절의 움직임을 따라가거나 머리가 중앙선을 교차하도록 더 큰 동작을 촉진한다.

목적/치료 목표(Purpose/Treatment Goals)

이 과정의 목적은 견관절을 30~45° 굴곡하여 팔로 체중을 지지한 상태에서 동적 안정성을 강화하기위한 것이다.

동적인 팔 이라는 것은 더 강하거나 손상되지 않은 쪽 사지이다. 저항의 양은 체중지지에 관계되는 견관절의 근력이나 안정성에 따라 동적인 지절에 적용된다.

동적인 안정성은 동적인 팔에 저항이 주어지듯이 정적인 지절에서 강화된다. 동적인 지절의 움직임과 그 지절의 중력중심점을 변경하기 위한 저항, 및 동적 균형을 촉진하는 것은 체중지지 지절에서 반응한다. 동적 안정성은 AI 및 RS 기법과 함께 안정성 단계를 수행하는 동안 더 진전되고 조절력 보다는 정적 안정성이 더욱 발달된다. D1 밀기 패턴에서 동적 상지가 중앙선을 넘어서 교차하는 것이 중요하다. 이러한 내전 방향의 힘이 정적인 지절위에 부하되어서 견갑골과 견갑상완 근조직에 자세성 조절이 더욱 요구된다.

적용에 따른 문제점(Problems with Application)

치료사가 대각선 방향에 서지 않을 수도 있는데, 이는 동적인 팔에 정확한 동작을 가이드 할 수 없게 된다. 부정확한 자세는 실질적으로 동작에 영향을 미칠 수 있다.

너무 많은 저항이 동적인 팔에 적용이 되거나 부적절하게 환자에게 부하가 적용될 수 있거나 또는 반대로, 치료사가 단지 동작에만 보조를 줄 수 있다. 치료사는 체중지지 능력 및 체중을 지지하는 팔 쪽의 견갑골의 정렬이 맞는지 관찰해야 한다. 만일 견갑골이 흉곽으로부터 들려졌거나 과도하게 외전 또는 회전이 되었다면, 편측 지지로부터 도수 저항의 양은 매우 도전적이 될 지도 모른다. 이러한 상황이 발생한다면, 치료사는 동적인 지절의 운동을 감소하고, 저항의 양을 줄이고 또는 조절된 운동성 단계로 돌아가는 것이 필요하다.

주관절 복와위에서 숙련 단계는 기기활동이다. 왜냐하면 이 활동은 대부분의 환자들에게 가능적인 동작이 아니기 때문에, 이동은 이 자세에서 연습할 수 없다.

29

활동(Activity): 손바닥으로 지지한 복와위(prone on hands)
기법(Technique): 능동 운동.
손상(Impairments): 요추 전만의 감소; 하지의 근통; 상지의 안정성 감소.

설명(Description)

환자는 손바닥으로 지지한 복와위 자세에서 보조를 받거나 능동적인 동작을 할 수 있다.

목적/치료 목표(Purpose/Treatment Goals)

요통 및 하지통이 나타나는 환자들은 전만성 자세로 움직이거나 그 자세를 유지할 때 증상이 감소되는 것을 경험할 것이다.

상지의 약화 또는 불안정성을 보이는 소아과 환자들은 상-체간의 안정성을 증가시키는 이런 자세를 치료에 이용할 수 있다.

적용에 따른 문제점(Problems with Application)

호흡량 또는 심폐기능이 부족한 환자들은 그 어떠한 복와위에서도 불편함을 느낄 것이다. 증가된 요추 전만은 고관절 굴곡근의 긴장이 있는 어떤 환자들에게 문제가 될 것이며, 척추전방전위증이 있는 환자들에게는 금기증이 될 것이다.

활동(Activity): 네발기기 자세
기법(Technique): 네발기기 자세를 위해 보조하기; 골반에 맨손접촉
손상(Impairments): 독립적으로 네발기기 자세를 취하는 능력 감소

30

설명(Description)

자세를 독립적으로 유지하기 위해서는 운동 조절단계의 조절된 운동성이 요구된다. 많은 환자들은 그들이 독립적으로 자세를 취할 수 있기 전에 그 자세를 유지할 수 있다. 이 과정에서 안정성과 초기 체중지지 활동들이 독립적으로 자세를 취하기 위한 준비 단계에서 수행될 수 있기 때문에 환자는 그 자세에서 보조를 받는다.

그 과정은 환자가 주관절 복와위 자세에서 시작된다. 네발기기 자세에서 신체의 지지면은 충분하게 제공되기 위하여 환자의 양 무릎은 약간 떨어뜨려야 한다. 치료사의 신체 메커니즘을 이용하여 부하를 주게 된다. 치료사는 양 발을 벌리고 서고, 환자의 하지와 치료사의 무릎은 한쪽 발이 다른 쪽 발의 앞에 위치하도록 굴곡 시킨다. 환자의 골반 위에 하는 맨손접촉에 대하여, 치료사는 환자가 주관절로 뒷걸음치는 동안 측방 및 후방으로 환자의 골반을 교대로 회전시키고 양측면으로 번갈아가며 체중지지를 하도록 한다(**그림**. 30A, 30B). 고관절 및 슬관절이 90°로 굴곡되면, 고관절에 압박이 적용된다(**그림**. 30C). 그런 다음 상지들은 주관절을 신전하는 자세를 하여 손 위로 체중이 지지되어 도움이 될 수 있다. 이것은 주관절 복와위를 보조하는 방법과 유사하게 습득된다. 치료사는 환자의 고관절 양 옆으로 양 발을 벌려 선 다음, 쇄골 외측에 맨손접촉을 하여 손을 축으로 하는 자세가 되도록 보조한다.

만일 환자가 치료사보다 너무 크다면, 치료사는 환자의 엉덩이가 치료사의 다리에 대항하여 경사지도록 하면서 환자의 고관절 외측으로 서야 할지도 모른다(**그림**. 30D). 이것은 다소 안정성이 떨어지는 방법이지만 아마도 유일한 대안일 것이다.

네발기기 자세가 습득이 되면, 견관절 및 고관절에 압박이 적용된다. 그 다음 치료사는 다음 과정의 준비 자세인 환자의 옆쪽으로 옮긴다.

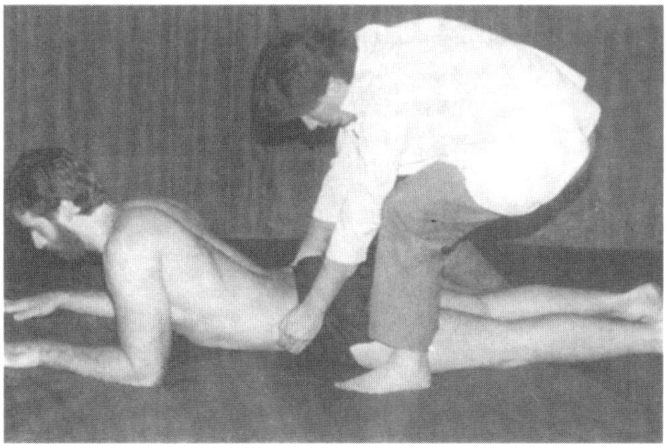

30A 네발기기 자세: 움직임의 개시

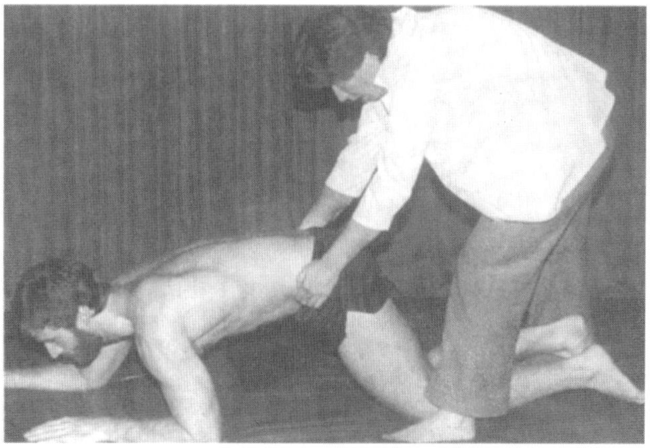

30B 네발기기 자세: 중간범위, 환자의 상지를 이용한 뒤로 걷기

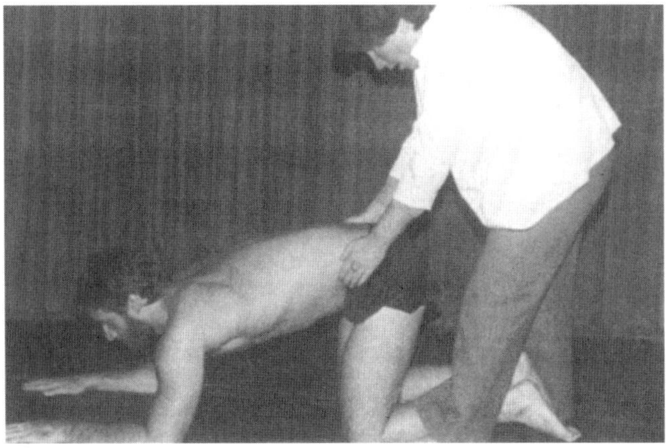

30C 네발기기 자세: 고관절과 슬관절의 90° 굴곡

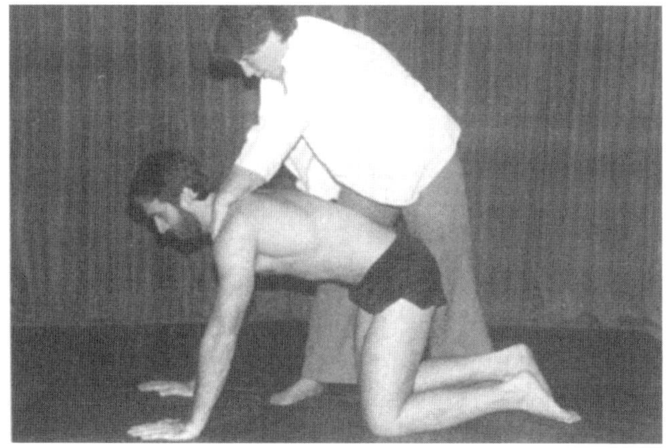

30D 네발기기 자세: 완전범위, 환자는 양손으로 보조한다

목적/치료 목표(Purpose/Treatment Goals)

이 활동의 목적은 독립적으로 이 자세를 취하지 못하는 환자들을 돕기 위한 것이다.

설명되었던 것처럼, 이 과정은 척수손상 환자에게 가장 적절한 방법이며, 다른 장애를 가진 환자들을 위해서는 수정이 필요할 것이다.

적용에 따른 문제점(Problems with Application)

치료사는 환자의 뒤에 위치할지도 모른다. 그 결과로 환자가 안정된 자세에서 고관절 및 슬관절을 충분하게 굴곡하는데 제한이 된다. 거꾸로, 치료사는 하지가 발 뒤꿈치 위로 앉는 자세가 되도록 환자를 너무 뒤로 당길지도 모른다.

만일 환자의 하지 신전근에 과도한 긴장이 있다면, 하지의 집단굴곡으로 더 쉽게 습득할 수 있으므로 환자의 양 발은 벽에 대항하는 자세가 되도록 할 수 있다. 신전근 긴장은 머리 굴곡 또는 골반 회전의 양을 증가시키는 빠른 동작에 관한 활동 방법으로 감소될 수 있을 것이다.

31

활동(Activity): 네발기기 자세
기법(Technique): 율동적인 안정성(RS); 견갑골, 견갑골과 골반 또는 골반에 맨손접촉
손상(Impairments): 견갑골, 견관절, 상 또는 하-체간 혹은 고관절의 자세 안정성 감소

설명(Description)

만일 환자가 네발기기 자세를 유지할 수 있다면, AI는 아마도 필요치 않을 것이다. RS같은 기법은 그 자세에서 안정성을 강조하는 것 이상으로 적용될 수 있다.

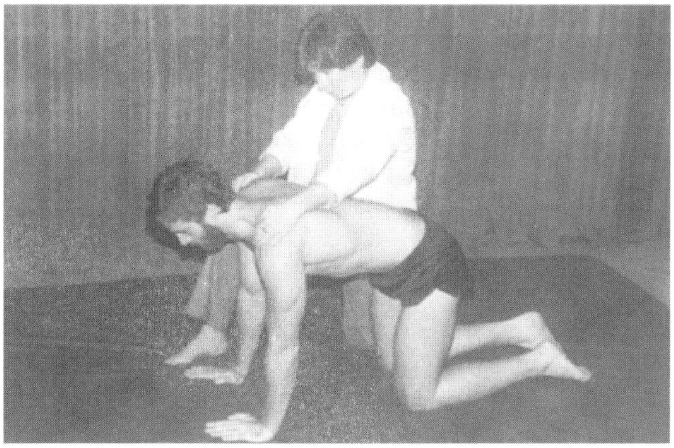

31A 상-체간의 안정성을 강화하기 위한 양 견갑골의 맨손접촉

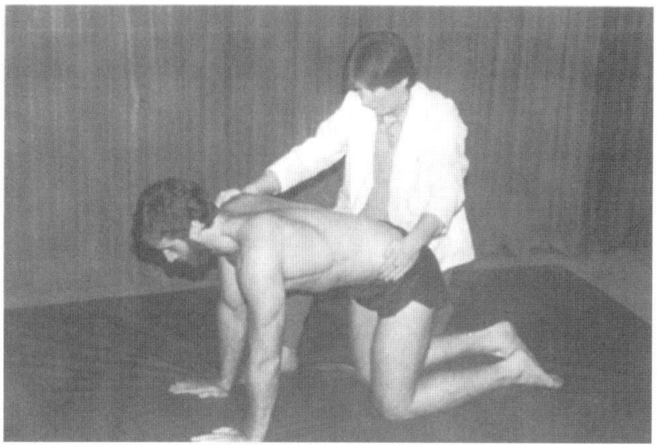

31B 한쪽 견갑골과 반대편 골반의 맨손접촉, 체간의 안정성을 강화함.

치료사는 환자의 견관절 근처에서 반 무릎 자세 또는 선 자세를 하게 된다. 세 방향에서 RS를 수행하고 동시에 저항을 제공하기 위하여, 맨손접촉은 양쪽 견갑골위에 둔다. 주관절 복와위와 유사한데, 한쪽의 맨손접촉은 C7주위에 회전 방향으로 저항을 주고 대각선 방향에서 또 다른 저항을 준다. 치료사의 수근부는 견갑골의 척추부 아래에 두고 손가락의 편평한 부분은 견갑골의 가장 윗부분 주변에 둔다(**그림. 31A**). 저항성의 힘은 체중을 지지하는 지절 주변에 동시적인 수축을 촉진하기 위하여 이완 없이 부드럽게 변경된다.

전체 체간의 안정성을 촉진하기 위하여, 맨손접촉은 한쪽 견갑골과 반대편 골반을 바꿔가면서 할 수 있다(**그림 31B**). 왜냐하면 골반 뒷면 위에는 골성의 돌출 부위가 없기 때문에, 골반에 저항을 주는 것을 조절하기는 어려우며 손이 옆으로 미끄러지기 쉽다. 회전성 저항은 T12의 극돌기 주변인 흉요추 관절 부분에 주어진다. 골반 위의 손은 일차적으로 수평면에서 회전성 저항이 적

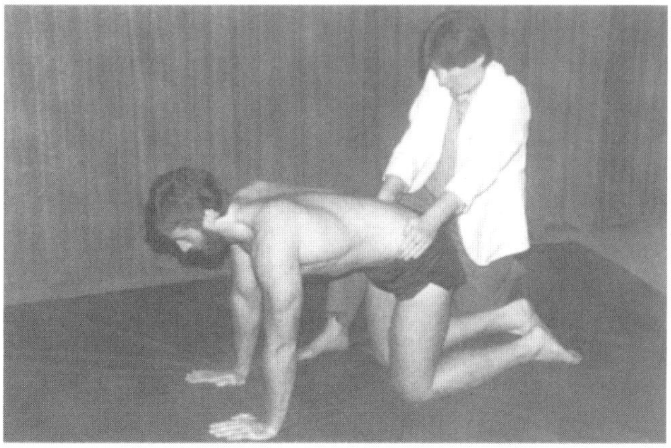

31C 하체간의 안정성을 강화하기 위한 골반의 맨손접촉

용되고 견갑골 위의 접촉면은 대각선 방향으로 저항을 주게 된다.

양 손이 골반 위에 위치하게 되면, 초점은 요추로 내려가게 된다. 맨손접촉의 배치에 따라서, 치료사의 위치 또한 대각선 방향에 저항하는 것으로부터 바람직한 생역학적 정렬을 위해 더욱 꼬리쪽으로 이동하게 된다(**그림. 31C**).

목적/치료 목표(Purpose/Treatment Goals)

이 활동의 목적은 (1) 전체 체간 근 조직의 수축을 촉진하기, (2) 견관절이 90° 굴곡하고 주관절 복와위에서 체중이 지지되도록 상지의 수축을 촉진하기, (3) 주관절 신전상태에서 안정성을 강화하기, (4) 하-체간 및 고관절 근육의 수축을 촉진하기 및 (5) 척수손상 환자에게 상체를 조절하여 하-체간의 안정성 획득하도록 가르치기 등이다.

치료사는 저항이 골반에 적용될 때, 팔에 주어지는 힘을 알아차려야 한다. 골반위의 맨손접촉은 상지 근조직의 활성을 위하여 간접적인 방법으로 사용될 수 있다.

적용에 따른 문제점(Problems with Application)

치료사는 RS로 요구되는 등척성 저항을 부드럽게 변환시키는 것이 여전히 어려울지도 모른다. 두 개의 저항력으로 함께 밀기 전에 각 손에 따로따로 저항을 주는 것은 문제를 완화시키는데 도움을 줄 수 있다. 올바른 등척성 조절을 촉진하기 위하여, 저항은 각 방향에서 점진적으로 증가 또는 감소를 시켜야 한다. 저항력이 바뀌자마자 움직임이 최소 또는 발생하지 않기 때문에 맨손접촉을 배치해 두어야 한다.

빈번하게, 치료사들은 신체의 다른 부분들이 강화될 때 그들의 위치가 바뀌지 않는데, 그 결과로서 항상 적절한 방향에서 저항이 적용되는 것은 아니다.

만일 환자가 동시적인 수축을 수행하고 하-체간의 위치를 유지하는 것이 어렵다면, 축상 복와위 또는 수정된 자세에서 신전근의 짧아진 범위에 있어서 근육의 안정성의 강화가 필요할지도 모른다.

	운동성	안정성	조절된 운동성	숙련
네발기기 자세	자세를 보조해 주는 것	율동적인 안정성	느린 반전 유지	저항이 주어진 상태에서의 진행

32

활동(Activity): 네발기기 자세; 대각선 흔들기
기법(Technique): 느린 반전 유지(SRH)를 통한 운동범위의 증가; 골반에 맨손접촉
손상(Impairments): 체간 및 지절에서 감소된 근력; 거의 90° 견관절 굴곡에서 견갑 상완의 동적인 안정성 감소; 주관절에 체중 저항을 증가시켰을 때의 안정성 감소; 요부 및 고관절 근 조직의 동적 조절력 감소

설명(Description)

체중지지 자세에서 체중의 이동 또는 흔들기(rocking)는 조절 단계에서 조절된 운동성 단계에서 촉진한다. 흔들기는 두-미측, 내-외측 및 대각선 방향에서 수행될 수 있다. 만약 각 방향에서 개별적으로 행해야 할 특별한 이유가 없다면, 흔들기는 모든 동작들에 적용되는 대각선 방향으로 수행한다.

반-무릎자세에서 치료사는 환자의 고관절 근처에서 골반에 맨손접촉을 한 자세를 취한다. 환자는 치료사가 있는 쪽의 반대쪽인 환자의 어깨쪽을 넘어서서 흔들기를 하고 다시 하지를 치료사 가까이 가도록 한다(**그림. 32A, 32B**). 지시로는 "저에게서 멀어졌다가 다시 제가 있는 쪽으로 돌아오세요" 라고 한다. 치료사는 요구되는 움직임을 위해 반대방향으로 빠른 신장을 약간 적용한다. 근 수축의 결과는 작은 범위를 통해 저항된다. "유지하세요" 라는 지시는 그 운동범위의 마지막에 주어지고 등척성 수축은 저항된다. 등척성 수축에 따른 길항성 방향에서 움직임이 촉진되기 위하여 빠른 신장과 저항이 적용된다. 각각의 수반하는 반전에 따라서, 운동범위가 더욱 늘어난다. 예를 들면, 범위의 증가를 통해 움직임은 완전한 범위가 될 때까지 획득된다.

목적/치료 목표(Purpose/Treatment Goals)

이 과정의 목적은 자세 조절 반응을 강화하는 것, 운동범위의 증가가 획득되는 것처럼 독립적으로 자세를 유지하는 능력을 발달시키기, 조절된 운동성 촉진하기, 체간 및 근위부 근육들의 동적 안정성 촉진하기 등이다. 중간자세에서 발뒤꿈치 쪽으로의 흔들기는 체간 및 사지의 굴곡근 긴장도, 신전근 긴장도를 촉진시키는데 사용될 수 있다.

이 과정에서 촉진된 근위부의 동적 안정성은 견갑골 및 견관절의 기능 이상을 가진 환자들을 포함하여 많은 환자들에게 적절하다. 두 팔 사이의 체중지지 정도와 수행된 동작은 차이가 있다. 환자가 전방으로 움직일 때 상지와 하지는 D2패턴으로 일어나고 이는 D1방향에서 움직이는 다른 지절들 보다 더 체중지지를 많이 한다. 견관절의 기능이상이 있는 환자들을 위한 치료 계획은 보통 D2 이전에 D1패턴을 강조한다. 그러므로, 흔들기의 방향이 문제 측 팔보다 더 이전에 문제가 없는 쪽을 향하도록 진행하여 이러한 환자들에게 체중지지가 점진적으로 증가될 수 있다. 견관절을 90° 굴곡하는 것은 이 범위에서 동적 안정성의 발달이 필요한 많은 환자들에게는 문제가 된다. 만일 환자가 하지나 체간의 한계로 인해 네발기기 자세를 취할 수 없다면, 상지의 90° 자세는 기립 자세를 하는 동안 상지로 벽에 대항하여 체중지지를 하는 것으로 획득될 수 있다.

배부의 기능이상이 있는 환자들을 위하여 후방 흔들기 동작은 고관절을 굴곡시키고 하-배부

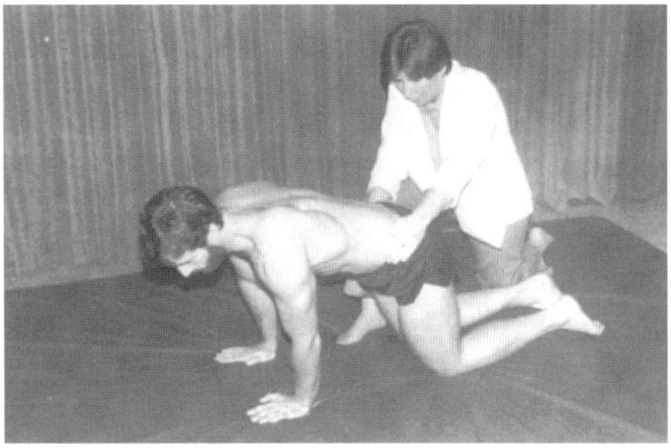

32A 흔들기(rocking): 전방

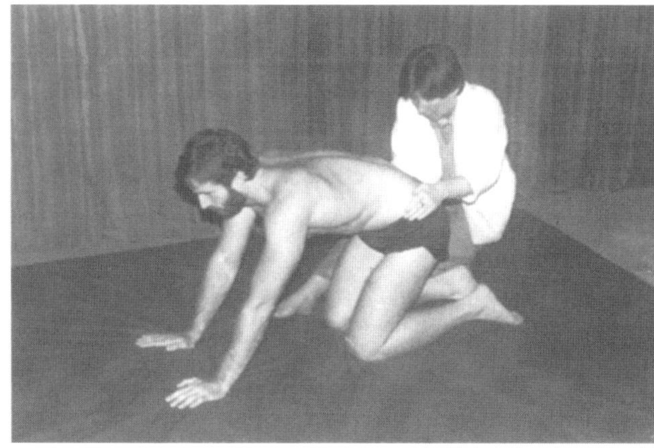

32B 흔들기(rocking): 후방

신전근을 신장시켜서 동작을 강화하는데 사용된다. 요추 문제와 관련된 어떤 환자들에게는 전방 또는 후방 흔들기를 하는 동안 요추부가 지나친 굴곡이나 신전이 되지 않는 안정된 자세를 유지하는 것이 장려되는 활동이다.

후방 흔들기를 증가시키는 것으로 슬관절 굴곡이 완전한 범위에 걸쳐서 가능하며, 대퇴사두근 건에 주어지는 압력은 대퇴사두근 반응을 감소시킬 수 있다.

비록 이 과정은 직접적인 치료를 하는 동안 획득된 운동범위의 유지를 위하여 좋은 가정 운동 프로그램이지만 ROM 증가의 효율성은 없다. 자세를 유지하기 위해서는 충분한 ROM이 필수적이다. 운동성-ROM은 관절가동(mobilization)과 이완 기법으로 제일 처음 획득된다. 네발기기에서 체중 이동은 현재 가능한 운동범위를 통해 근 조절을 강화한다.

적용에 따른 문제점(Problems with Application)

만일 치료사가 대각선으로 후방에 위치하지 않는다면, 환자의 동작을 조절하기 어려울 것이다. 너무 강한 신장은 환자의 균형을 깨고 길항근의 부드러운 반전을 방해할 수 있다. 만일 견갑골이 흉곽을 들어올리거나 과도하게 외전된다면, 이 과정은 적용하기에 너무 어려울지도 모른다. 예를 들면, 수정된 척행자세(**과정 62**)에서 체중 이동으로 상지의 체중지지를 감소시키는 것이거나 네발기기자세에서 안정성을 촉진하는 것이다.

왜냐하면 팔을 통한 체중지지의 양과 손목 및 손위의 부하가 이 자세에서 편마비 환자들에게는 적절하지 않기 때문에, 재활의 마지막 단계에서는 제외되어야 한다.

무릎에 통증이 있는 환자들에게는 이러한 체중지지 자세가 불편하다는 것을 알 수 있다. 무릎 아래에 베개가 이러한 불편함을 완화시킬 수 있다. 체중지지의 압력과 대퇴사두근 신장은 재활의 초기 단계동안에 무릎의 병리를 가진 대부분의 환자들을 위한 치료 목표에 반대되는 대퇴사두근 근력을 감소시킬지도 모른다.

33

활동(Activity): 네발기기 자세; 체중이동.
기법(Technique): 느린 반전 유지(SRH)를 통한 운동범위의 감소 〉AI 〉RS; 골반에 맨손접촉.
손상(Impairments): 감소된 자세 안정성; 중간범위에서 유지 능력의 감소.

설명(Description)

흔들기(rocking)기법을 통한 운동범위의 감소는 SHRC, AI 또는 RS 등의 기법을 통한 운동조절의 안전성 단계를 획득하지 못한 환자를 위해 적용된다. 실조형 환자 혹은 불수의 운동형 환자들은 신체의 중심선을 유지하면서 수행하는 능력을 조금 혹은 전혀 가지고 있지 못하기 때문에 움직임을 조절하지 못할 것이다.

치료사는 맨손접촉을 골반 또는 골반과 견갑골에 하면서 환자의 대각선, 후방에 위치하게 된다. 동작의 정도는 환자의 움직임이 신체의 중심선을 유지하여 완전하게 될 때까지 점차적으로 감소시킨다. 유지 기법이 먼저 맨 마지막 운동범위에서 소개되고 그런 다음 유지하기가 중심선에서 발생될 때까지 운동범위를 감소시킨다. 그런 다음 그 기법은 AI 및 진보된 RS가 된다.

목적/치료 목표(Purpose/Treatment Goals)

이 과정의 목적은 안정성을 획득할 수 없는 환자들의 안정성을 강화하고 중심선을 유지하도록 하는 것이다.

SRH 기법을 통한 운동범위의 감소는 체중의 압박이 중심선 유지의 촉진을 보조할 수 있는 네발기기의 체중지지 자세에서 적절하게 수행되거나, 수정된 척행 혹은 앉은 자세와 같은 다른 체중지지 자세에서 적절하게 수행된다.

환자는 받침대, 공 또는 발판대 등으로 제공될 수 있는 체간 지지에 대한 보조가 필요할 것이다.

34

활동(Activity): 네발기기 자세; 상지의 D1, D2; 하지의 D1, D2.
기법(Technique): 느린 반전 유지(SRH); 느린 반전(SR) 또는 능동 운동; 견갑골(어깨)과 팔에 맨손접촉; 대퇴와 족부.
손상(Impairments): 체간과 체중을 지지하는 사지에서 동적인 안정성의 감소; 조절된 동작의 감소 또는 체간 및 근위부 지절의 근력 감소; 체간근의 지구력 감소.

설명(Description)

이 과정은 체간 및 근위부 근육들의 동적 안정성을 촉진하는 것 그 이상이다. 상-체간의 조절력을 강화하기 위하여, 상지 패턴이 수행된다.

치료사는 반-무릎 자세로 환자의 옆에 위치한다. 한 쪽의 맨손접촉은 압박을 하기 위하여 체중지지 하는 팔 쪽의 견갑골 위에 두고 균형을 보조한다. 다른 쪽의 맨손접촉은 움직이는 팔의 전완 위에 둔다. 동적인(움직이는) 팔은 먼저 D1패턴으로 안내된다. 팔은 D1F에서 얼굴을 가로질러 굴곡하고 D1E에서 고관절을 향해 신전 한다. 치료사는 환자 팔의 동작에 방해를 주지 않도록 대각선으로 위치해야 한다(**그림. 34A, 34B**). 동적인 팔은 또한 D2 패턴에서 저항이 될 수 있다. D2F에서 무지는 천장을 향해 가리키고 D2E에서 반대편 무릎을 향하도록 한다(**그림. 34C, 34D**). 저항의 양은 동적 팔이 이와 관련된 정적 팔의 위치에 따라 좌우되므로, 영향을 미치지 않을 만큼 적용한다.

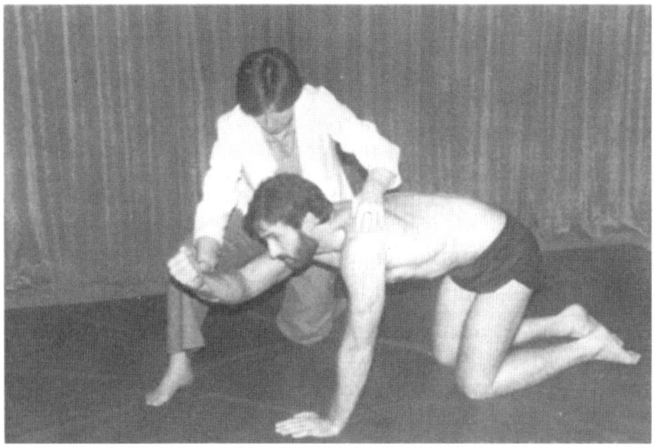

34A D1F, 상지

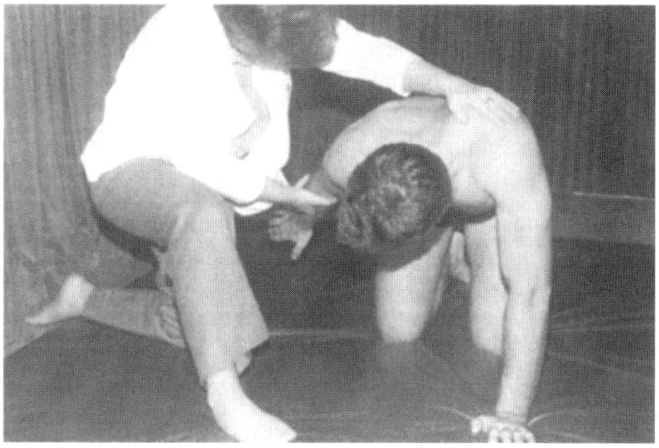

34B D1E, 상지

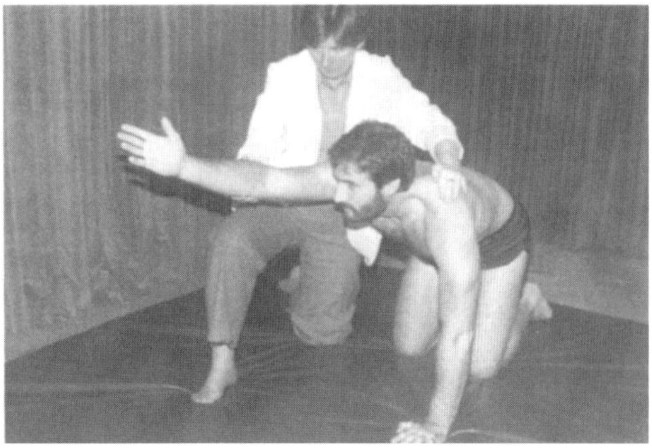

34C D2F 상지

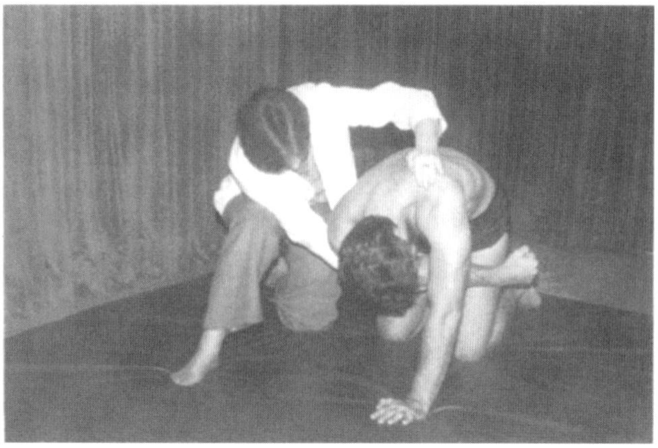

34D D2E 상지

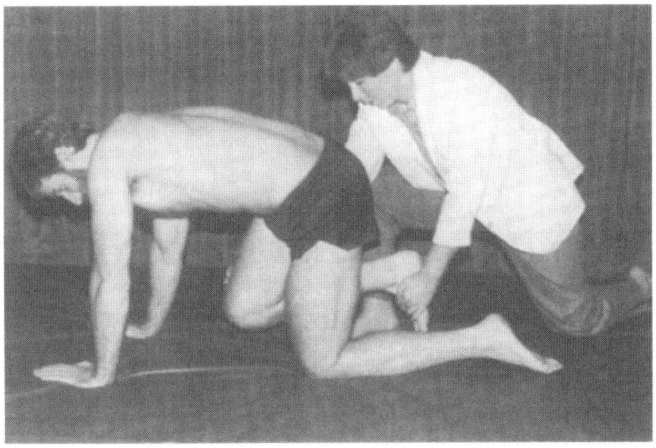

34E D1F 하지

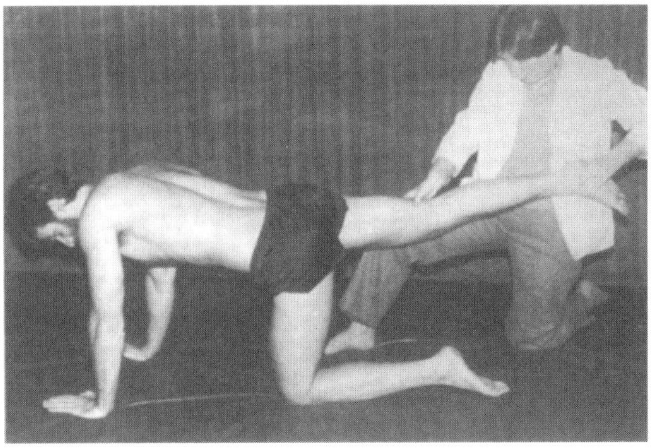

34F D1E 하지

하지 패턴을 촉진하기 위하여, 치료사는 반-무릎자세를 유지하면서 환자의 꼬리 쪽으로 이동한다. 하지 패턴은 집단 굴곡 및 신전으로 수행된다. D1굴곡 패턴에 저항을 주기 위하여, 맨손접촉은 대퇴 및 족부의 전면에 두고, 치료사는 환자의 무릎이 반대편 어깨 쪽을 향해 움직이도록 지시한다. D1신전근 패턴을 하는 동안 하지는 대퇴의 뒷부분과 족부의 바닥면에 맨손접촉을 함으로써 주어지는 저항에 대하여 천장을 향해 신전하고 외전한다(**그림. 34E, 34F**). 하지의 D2패턴은 고관절 외전을 동반한 굴곡 및 고관절 내전을 동반한 신전과 결합한다. D2패턴의 근위부 요소를 강화하는 것은 보통 필요하지 않으며 일반적으로 네발기기 자세에서 수행되지 않는다. 반대쪽 사지는 등쪽 신전근들의 조절을 증진하는 것 이상으로 동시에 들어올릴 수 있다. 동적인 자세 조절력은 이러한 동작들로 시도된다(**과정 145**).

과정에 대한 의욕은 큰 운동범위를 통하여 동적 지절이 움직이고 저항이 증가함으로써 증가한다. 체간 및 근위부 안정성은 견관절 굴곡과 하지 신전의 짧아진 범위에서 동적 지절이 유지하는 것으로 강화될 수 있고, 지절을 리드믹하게 부분적으로나 함께 움직인다면 근위부의 더 많은 동적 안정성은 더 큰 도전이 요구된다.

목적/치료 목표(Purpose/Treatment Goals)

이 과정의 목적은 체중지지 관절 주변 근육의 동적 안정성 증진, 동적 지절의 근력 강화, 흉추에서의 움직임 촉진, 균형 및 협응을 촉진하기 등이다.

이러한 정-동적 활동들은 측만증 환자 및 견관절, 흉추, 요추 또는 고관절과 관계된 문제를 가진 환자들을 위한 가정 프로그램의 한 부분으로 유용하다. 상지의 D2 패턴은 체간의 회전을 동반한 굴곡 또는 신전과 결합하고, D1 패턴은 체간 측방굴곡 또는 신장을 촉진한다. 상지 패턴을 수행할 때, 요추는 체중지지의 힘과 흉곽 부위에서 일차적으로 발생하는 동작과 비례하여 안정적이다. 하지 패턴을 수행할 때, 체간의 동작은 요추에서 근본적으로 발생한다.

견관절의 기능 이상이 있는 환자들을 위해서는 문제가 없는 쪽의 상지를 바닥에서 떨어져 들어울리는 것으로 동적 안정성을 발생시킨다. 치료계획에서 포함된 적절함은 "익상(winging)" 없는 견갑골의 동적 안정성 능력 또는 지나친 외전 또는 근육의 불안정한 피로도 등에 의해 결정된다. 흉곽에 문제가 있는 환자들을 위하여, 흉부신전은 근본적으로 D2F의 견관절 굴곡 동작으로 강화되고 흉부 굴곡은 특히 D2E의 견관절 신전으로 촉진된다.

요추와 관계된 문제가 있는 환자들을 위하여, 하-배부 및 고관절 신전은 D1E로 촉진된다. 이러한 동작은 요추 부위에서 동적 안정성을 촉진한다. 고관절 굴곡근의 단단함과 복근의 약화 등은 지나친 요추 신전의 결과를 초래한다. 이러한 근육 문제들은 완전한 범위에서 하지 동작이 적절하기 전에 교정되어야 할 필요가 있다. 반대로 만일 요추 신전근들이 충분한 반응을 보이지 않거나 고관절 굴곡의 범위가 한정적이라면, 고관절을 굴곡하는 동안 과도한 요추 굴곡이 발생한다.

만일 환자가 좋은 상지 조절력을 가지고 있다면, 네발기기 자세는 고관절 또는 하지 기능의 증진을 위해 유용하게 사용될 수 있다. 이 자세에서 중력과 긴장도는 굴곡 동작에 보조하고, 따라서 치료사는 증가된 도수저항을 제공할 수 있다. 집단 굴곡에서 동작은 더 강한 쪽의 분절로부터의 과흐름(overflow)을 강조할 수 있다. 고관절 신전은 중력과 긴장도에 의해 저항된다. 도수 저항 또는 체중은 반응을 더욱 촉진할 수 있다. 반복적인 수축(RC) 기법은 패턴의 고관절 신전 요소들을 강조하기 위하여 신전근 동작이 첨가될 수 있다.

적용에 따른 문제점(Problems with Application)

상지 패턴을 수행할 때 치료사는 동적 지절 위에서 아주 멀리 떨어진 위치의 맨손접촉을 하게 될 수 있다. 맨손접촉은 동작의 완전한 범위를 조절하기 위하여 더욱 더 주관절 근위부 근처에 위치되어야 한다. 왜냐하면 이러한 정-동적 과정의 일차적인 목적이 체간과 체중지지 지절의 조절력 증진이므로, 특정 원위부 동작들은 강조될 필요가 없다. 하지 패턴을 수행할 때 치료사는 반-무릎 자세에서 전체 운동범위를 통해 적절한 저항을 제공하기 위하여 충분히 환자의 뒤에서 있어야 한다. 커프(cuff) 무게 및 탄력 밴드는 독립적으로 수행하거나 가정 프로그램의 한 부분으로 저항을 제공하기 위하여 사용될 수 있다.

35

활동(Activity): 편측으로 지지한 네발기기 자세.
기법(Technique): 변화된 동작의 안내; 골반 또는 견갑골 및 골반의 맨손접촉.
손상(Impirments): 골반 회전의 조절 저하; 저하된 체중 이동 능력.

설명(Description)

옆으로 앉은 자세에서 네발 기기 자세로 변경하는 것은 수행될 수 있는 많은 변화된 동작들의 예가 된다. 환자는 옆으로 앉은 자세를 하고 환자는 환자의 뒤에서 골반을 맨손접촉하는 자세를 한다. 골반은 네발 기기 자세가 편측으로 지지될 때까지 가이드 한다. 비정상적인 동작을 막기 위하여, 체간의 회전을 촉진한다. 네발 기기 자세로부터 환자는 동일한 방향 또는 반대방향 위로 옆으로 앉은 자세로 되돌아갈 수 있다. 왜냐하면 치료목표는 이 과정에서 가능한 한 적은 보조를 함으로써 독립적인 동작을 하게 되는 것이기 때문이다.

목적/치료 목표(Purpose/Treatment Goals)

치료 목적 : 하나의 자세에서 또 다른 자세로 움직일 수 있는 능력을 촉진하는 것, 동작이 변경되는 동안에 요구되는 자동적인 정위 반응 및 자세반응을 촉진하는 것, 근위부의 역동적인 조절 촉진.

적용에 따른 문제점(Problems with Application)

환자들은 이 자세에서의 안정성 및 조절된 운동성 단계가 발달 된 후에 이러한 형태의 활동을 준비한다. 치료사는 동작의 조절이 강화되는 이러한 필수 단계 전에 동작의 변경을 시도할 수 있다.

36

활동(Activity): 기기(creeping).
기법(Technique): 저항이 주어진 진행(resisted progression(RP)); 족관절 또는 골반에 맨손접촉.
손상(Impairments): 숙련된 동작을 하는 동안에 요추, 골반 및 고관절 부위의 조절력 저하; 근위부의 역동적인 조절력 저하.

설명(Description)

네발기기 자세 또는 기기 자세에서 이동은 이러한 자세에서는 숙련된 조절의 단계이다. 발달적

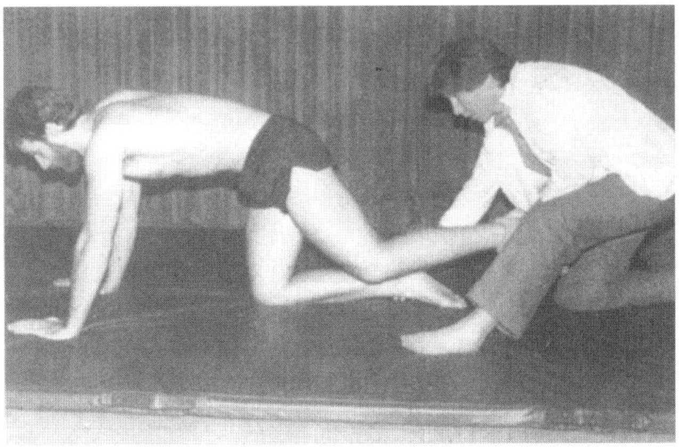

36A 굴곡근의 움직임을 위한 중간범위에서의 신장

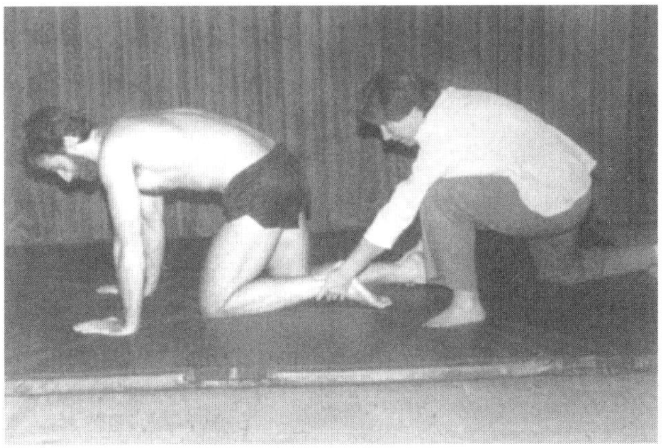

36B 사지로 지지하여 체중지지

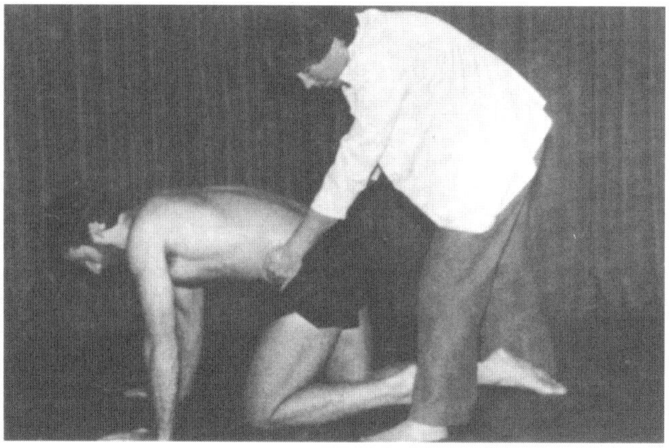

36C 체간에서 움직임 안내(guiding)

으로 향상되는 과정은 이동 패턴들 내에 존재한다. 토끼가 뛰는 것 같은 점프동작은 사지동작의 대칭적인 패턴과 체간의 굴곡-신전 동작을 결합한 것이다. 동측 패턴은 편측 체간 굴곡과 함께 몸의 같은 방향으로 사지 동작을 결합하였다. 대부분의 진보된 패턴은 먼저 연속적인 결합을 하고 그런 다음 체간의 역회전과 함께 사지의 반대쪽 동작을 자극한다. 하지의 동작을 강화하기 위해서 치료사는 환자의 뒤에서 족관절에 맨손접촉을 하는 자세를 취한다. 환자는 하나의 하지로 체중을 옮긴다. 근력은 비체중부하에서의 굴곡으로 획득(**그림. 36A**)되며 추적저항은 무릎이 체중지지 자세가 될 때(**그림. 36B**)까지 제공된다. 체중은 그 하지위로 옮겨지며 다른 쪽 다리는 신장되고 저항을 받게 된다. 환자는 상지의 동작을 독립적으로 조절하거나 구두지시의 단서로 조절하게 된다.

더욱 진보된 동작은 직선이나 대각선 방향으로 할 수 있다. 동작을 이끄는 동측 사지를 대각선 방향으로 향상시키는 것은 D2 패턴에서와 D1에서 다른 사지의 동작으로 할 수 있다. 신전 혹은 뒤로 기기를 할 때, 맨손접촉은 족관절 혹은 발바닥에 한다. 한 쪽 하지의 신전 패턴으로 신장하는 것은 추적 저항을 함으로써 잇달아 일어나게 된다.

골간의 회전 및 전인을 촉진하기 위하여, 맨손접촉은 앞으로 이동하는 동작을 하는 동안 골반 위에 한다(**그림. 36C**). 골반을 신장하기 위해서는 하지를 굴곡시켜서 골반의 회전과 후인을 촉진하기 위한 상방 신장 동작으로 적용하여야 한다. 골반 위의 맨손접촉과 함께 후방 동작은 보통 수행되지 않는다.

목적/치료 목표(Purpose/Treatment Goals)

이 과정의 목적은 특히 하지에서 숙련된 동작의 강화뿐만 아니라 사지 및 체간 동작의 결합을 촉진함으로써 이동적인 패턴을 강화할 수 있다. 전방에서 기기는 하-체간 및 서지의 굴곡과 후방에서 기기로 촉진하며 하-체간 및 사지의 신전으로 촉진한다. 이러한 과정들은 요추, 골반 및 고관절의 조절력이 손상된 아동들 혹은 척수와 관련된 불완전 마비를 보이는 성인 및 길리안-바레 또는 다발성 경화증과 같은 일반적인 약화를 보이는 성인들을 위하여 사용될 수 있다.

적용에 따른 문제점(Problems with Application)

환자는 너무 빠르게 동작을 시도할 수 있으며 치료사는 동작의 조절을 감소할 수 있다. 신중하게 하는 방식으로 느리게 동작을 수행할 때, 동작 패턴의 수정이 강화될 수 있다.

요약(Summary)

우리는 축상 복와위를 강조하는 복와위 연속 및 주관절 복와위와 네발기기의 체중지지 자세에서 활동들을 완전하게 수행하였다. 각각의 이러한 자세에서 우리는 환자가 운동 조절에서 운동성 단계에 대하여 자세를 잡도록 도와주는 것으로 시작하였다. 환자는 일정한 자세를 취하기 위해 ROM이 어느 정도 나와야하고 동작의 개시 능력이 있어야 한다. 복근의 긴장도 증가는 그 자세를 취하거나 유지할 때 발생하는 것으로 이는 보통 너무 많은 스트레스가 주어짐을 나타낸다. 만일 이러한 현상이 발생한다면, 좀 더 스트레스를 덜 받는 자세를 취해야 한다. 근육의 안정성은 그 자세가 유지되었던 것처럼 축상 복와위에서 촉진되었다. 자세의 안정성 또는 자세 유지능력은 AI와 RS 기법과 함께 체중지지 자세에서 발달된다. 조절된 운동성, 체중 이동은 균형, 동적 안정성 및 독립적으로 자세 취하기 등을 강화하기 위하여 운동범위의 증가를 통하여 SRH 기법과 함께 촉진되었다. 정-동적 활동들은 SR, SRH, RC 등으로 촉진되고, 능동 운동은 체간과 체중을 지지하는 지절들에서 조절력이 강화된다. 숙련은 상반적인 기기 동작 패턴을 위하여 RP를 적용함으로써 네발기기 자세에서 획득되었다.

하-체간의 진행
Lower Trunk Progression

활동 | ACTIVITIES

하-체간의 회전
교각자세
무릎자세
반 무릎자세

활동의 향상과 관련된 요소들 | FACTORS RELATING TO THE PROGRESSION OF ACTIVITIES

생역학적 요소들(Biomechanical Factors)

지지면의 감소
바닥으로부터 중력중심점의 상승
저항
- 하지에서 지레팔 길이의 길어짐
- 맨손접촉이 근위에서 원위로 이동
- 중력의 효과 및 체중지지의 증가

반사적인 요소들(Reflexive Factors)

바로 누운 자세에서 증가된 긴장성 작용
무릎자세에서 감소된 긴장성 작용
무릎자세에서 증가된 정위반응
갈고리 누운 자세 및 무릎자세에서 필요성이 증가된 자세 조절력

	운동성	안정성	조절된 운동성	숙련
하-체간 회전	율동적 개시 유지-이완 능동적인 동작	교차 등척성수축 율동적 안정	느린 반전 유지	

37

활동(Activity): 하-체간 회전(LTR)
기법(Technique): 율동적 개시(RI); 슬관절에 맨손접촉.
손상(Impairments): 요추관절 및 근육에서 과긴장증, 강직, 통증 및 뻣뻣함 등을 동반하는 하-체간의 ROM 감소; 능동적인 동작을 개시하는 능력의 저하.

설명(Description)

환자는 갈고리 누운 자세를 한다. 치료사는 환자의 옆에서 무릎에 맨손접촉을 한다. 이 자세에서 대부분 수행되는 과정들에는 회전동작을 포함하고 있는데, 이는 옆으로 누워서 치료사가 동작을 조절하는 것보다 더 조절이 잘될 수 있다.

앞에서 언급했던 것처럼, RI 기법은 수동적인 움직임으로 시작한다. 갈고리 누운 자세에서 하-체간의 회전은 슬관절이 양측에서 편측으로 움직여질 때 발생한다(**그림. 37A, 37B**). 환자가 이완된다면 ROM은 점차 증가하게 된다. 환자가 노력하는 양 또한 수동적인 동작에서 점차 능동적인 동작, 추적 저항동작으로 될수록 증가될 수 있다. 수동적인 동작 및 보조적인 동작 단계를 하는 동안 맨손접촉은 동작에 보조가 되기 위해 양 무릎의 옆쪽에 한다. 추적저항 단계에서 맨손접촉은 환자의 동작방향이 된다. 만일 환자가 과 긴장성을 가지고 있지 않다면, 약간의 신장은 등척성 동작을 촉진하기 위한 패턴이 근육이 가장 길어지는 범위에서 적용 될 수 있다. 여러 번 반복하기 위하여 RI는 작은 운동범위의 수동적인 동작으로 시작하여, 그 이후로는 운동범위 및 환자의 힘의 양과 움직임의 속도를 점차 증가시킨다.

목적/치료 목표(Purpose/Treatment Goals)

이 과정의 목표는 근육 및 관절의 뻣뻣함을 감소시키고 이완을 강조하여, 하-체간의 회전력 증진, 신체 중심선 교차하기, 신체 양쪽면의 상호작용 증진 및 길항근 반전 등을 촉진하는 것이다.

그 활동에는 굴곡근 및 신전근 조절을 포함하고 있다. 중간자세(midposition)에서 근육이 최대로 길어진 범위로부터 발생하는 동작은 굴곡근 단계이다. 예를 들면, 체간과 고관절 굴곡근들에 의해 수행되고 촉진되는 단계에서; 중간-짧아진 범위로부터의 동작은 하-체간 및 고관절 신전근들을 촉진시키는 신전근 단계이다.

RI는 과긴장성 환자들에게서 근본적으로 운동성을 획득하기위해 적절하지만, 하-요추부 또는 고관절이 단단한 환자들을 위해서는 이완을 획득하는데 유용할 수 있다. 만일 편마비 환자라면, 상지는 공동성 패턴을 막는 견관절의 외전을 동반한 신전, 주관절의 회외 및 수근관절 및 수지 관절의 신전 자세를 취하도록 할 수 있다.

만일 골반과 고관절 동작의 결합 보다는 오히려 특정 골반 동작이 요구된다면, 치료사는 맨손접촉을 골반위에 직접적으로 둘 수 있다. 반대로, 고관절 동작과 대퇴근막장근의 신장은 한 쪽의 맨손접촉을 골반에 두어 안정성을 촉진하고 다른 쪽은 슬관절에 두어 고관절의 동작을 촉진시킬 수 있다.

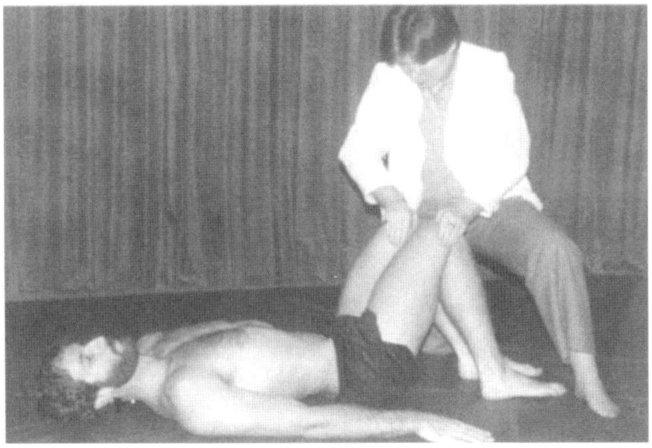

37A RI: 체간 하부 회전(LTR: low trunk rotation)

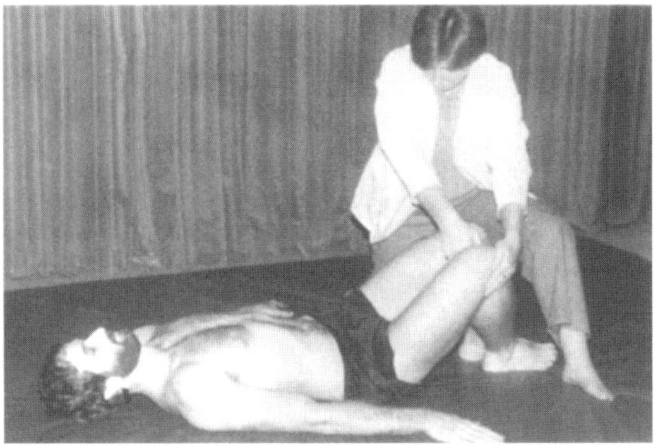

37B RI: 체간 하부 회전(LTR: low trunk rotation)

적용에 따른 문제점(Problems with Application)

치료사들은 측면에서 보다는 오히려 환자의 발쪽에서 부적절한 자세를 취할지도 모른다. 이러한 자세는 보조나 저항을 적용하기 위하여 효과적인 신체 메커니즘을 사용하려 할 때 나타날 수 있다.

이 과정은 전체 체간에서가 아닌 하-체간에서 회전 동작을 촉진하기 위하여 적용된다. 전체 체간 동작은 근조직이나 관절의 단단함, 과대긴장 및 통증 등을 야기할 수 있다. 만일 전체 신체 동작이 발생한다면, 치료사는 동작이 하-체간 영역에서 분리될 때까지 동작의 범위를 감소시켜야 한다. 흉곽 위의 맨손접촉은 이러한 경향을 감소시킬 수 있다.

왜냐하면 비정상적인 근 긴장도 또는 양성 지지 반사의 과활성화 때문에, 환자의 발은 엉덩이로부터 떨어지면서 미끄러지는 경향이 있을지도 모른다. 이러한 경향은 치료사의 발로 환자의 발을 고정시킴으로서 감소될 수 있다. 그러나, 발이 고정되었을 때, 환자의 발등 위에 부적절하게 치료사의 체중이 지지되기 때문에 내반과 외반이 제한된다. 게다가, 발바닥 위에 지나친 압력으로 집단 신전되는 경향이 증가할지도 모른다. 발뒤꿈치의 모서리 부분 위에 직접적인 압력이 주어지거나 또는 발바닥 아래로 지지되도록 변경하는 것이 더 좋다. 이러한 발에 주어지는 압력의 변화는 갈고리 누운 자세 및 교각 자세에서 모든 과정을 수행할 때 필요할 수 있다.

38

활동(Activity): 하-체간 회전(LTR)
기법(Techniques): 유지 이완 능동 동작(HRAM); 무릎에 맨손접촉
손상(Impairments): 하-체간 및 고관절 주변 근조직의 근력 감소(1-2/5); 하지 근력의 불균형

설명(Description)

이 과정은 운동조절 단계의 운동성 단계를 촉진하고 움직임을 시작하는 능력을 촉진한다. 치료

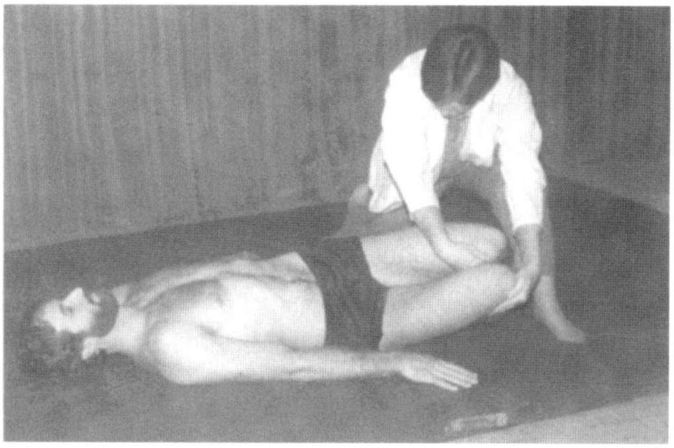

38A HARM에서 LTR: 근육이 최대한 짧아지는 범위에서 유지하기

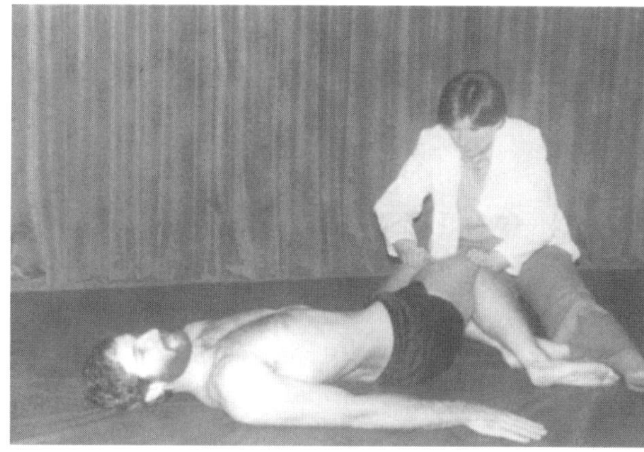

38B HRAM에서 LTR: 근육이 최대한 길어지는 범위에서 빠른 신장

사는 환자의 옆에서 강조될 움직임 방향의 반대편 옆에 위치한다. 기법이 적용되기 전에, 환자의 유연성을 평가하기 위해 하-체간의 회전 범위를 수동적으로 움직여 본다. 이 기법에 필요한 것은 동작의 길어진 범위에서 빠른 신장을 적용해 봄으로써 결정된다. 만일 환자가 동작을 시작하는 데 어려움이 있거나 수축을 유지하기 힘들어 한다면, 근육들은 액틴-마이오신 결합, 신장 감각이 불충분 하고 또는 수축을 시작하거나 유지하기위한 알파-감마 공동활성이 불충분할지도 모른다. 짧아진 범위에서 근육들이 약화된 경우에, 기법은 몇 초 동안 저항된 등척성 수축으로 시작한다(**그림. 38A**). 짧아진 범위에서 등척성 수축 이후의 이완은, 길어진 범위에서 하지가 수동적이고 빠르게 움직여진다(**그림. 38B**). 빠른 신장이 적용되고 이어서 일어나는 등장성 수축은 다시 짧아진 범위로 돌아가서 저항된다. 동작의 시작 부분을 수행하는 동안, 중력에 대항하여 하지를 움직이므로 도수적 보조가 필요할지도 모른다. 구두지시는 각 기법의 단계에 동반되어야 하는데, 짧아진 범위에서 등척성 수축을 하는 동안에는 "유지", 길어진 범위에서 치료사에 의해 수동적으로 움직이는 동안에는 "이완", 빠른 신장이 적용되는 동안에는 "자, 이제 저한테서 다리가 멀어지도록 움직이세요" 라고 해야 하고, 움직임은 저항되고 짧아진 범위에서 보조된다. 최소한의 추적 저항은 수축을 촉진하기 위한 동작을 하는 내내 적용된다. 증가된 저항은 반응 증진으로 적용될 수 있다.

목적/치료 목표(Purpose/Treatment Goals)

이 과정의 목표는 근 약화 또는 과소긴장 환자에 대한 능동 동작의 시작을 촉진하기, 운동 조절 단계의 운동성 단계 등을 촉진하는 것이다. 예를 들면, 길리안-바레 증후군 또는 근이영양증 등이 있다.

치료 목표는 움직임을 시작하고 전체 범위에서 증가된 근력으로 움직임을 촉진하는 것이다. 저항된 등척성 수축은 감마운동 신경원을 동원하기 위해서 수행되고 근방추의 신장 감수성을 발달시키기 위해 수행된다. 만일 이러한 수축이 발생한다면, 환자는 길어진 범위에서 적용된 신장

반응이 더 좋을지도 모른다. 근방추 민감성의 변경 이외에도 등척성 수축은 길어진 범위에서 수축을 촉진하기 위해 액틴-마이오신 결합을 강화할 수 있다.

적용에 따른 문제점(Problems with Application)

치료사들은 종종 환자가 등척성 수축 후에 완전하게 이완되기 전에 길어진 범위에서 동작을 수동적으로 시작한다. 비록 하지가 유지 이후에 길어진 범위로 빠르게 회복되어야 하지만, 환자가 이완할 수 있도록 충분한 시간이 주어져야 한다.

길어진 범위에서 신장은 "다리를 멀리 움직이세요" 라는 구두지시와 협응을 이루어야 한다. 이러한 감각적 자극 입력의 가중은 환자의 반응을 강화할 수 있다.

움직임의 범위는 각 환자에 따라 다양할지도 모른다. 환자는 침대에서 휴식을 취해왔거나 어떤 자연적인 단단함을 가지고 있을지도 모른다. 과도한 신장은 이 과정에서 피해야 한다. 만일 ROM의 증가가 필요하다면, HR이나 RI 같은 다른 기법들이 적용될 수 있다(**과정 37 참고**).

39

활동(Activity): 갈고리 누운 자세.
기법(Technique): 교차적 등척성(AI)에서 율동적 안정성(RS)으로 진행(AI>RS); 슬관절과 족관절에 맨손접촉.
손상(Impairments): 하복근의 근력감소; 하-체간의 안정성 결핍; 중간 범위에서 고관절 및 슬관절의 근 안정성 감소.

설명(Description)

AI과 RS 기법들은 갈고리 누운 자세에서 고관절 및 슬관절 신전근을 신장한 상태에서 하-체간과 고간절의 안정성을 발달시키는데 적용된다. 환자의 발을 하복부근과 나란하게 두고 치료사는 그 가까이 대각선 방향에 위치한다. 맨손접촉을 무릎에 둠으로써, AI는 대각선 방향에서 치료사과 가까워지거나 멀어지도록 적용했던 저항에 의해 수행된다(**그림. 39A, 39B**). AI에 의한 근 활성은 복근 및 배부 신전근에서 변경되어 진행된다. RS는 동시적으로 분절의 양측면 위에서 수축이 촉진되기 위하여 수행된다. RS를 획득하기 위하여, 저항은 양쪽 맨손접촉 부위를 변경하면서 동시적으로 적용되고, 한쪽 무릎이 치료사로부터 멀어지면 다른 쪽 무릎이 가까이 당겨진다(**그림. 39C**).

이러한 두 가지 기법들은 또한 고관절과 슬관절 주변의 근조직의 활성을 증가시키기 위하여 족관절 위에 맨손접촉을 적용시킬 수 있다. AI의 경우에서, 양쪽 맨손접촉은 치료사쪽으로 당겨지던지 멀리 떨어지게 된다(**그림. 39D, 39E**). RS에서는 맨손접촉이 반대 방향에서 저항한다.
근육들이 활성화되는 운동범위로 변경하기 위하여, 하지는 더욱 더 신전된 자세가 될 수 있다(**그림. 39F**). 하지는 또한 따로 떨어지게 할 수도 있는데, 이는 고관절 근육들의 활성을 증가시키거나 편측으로 하지를 촉진시킬 수도 있다(**그림. 39G**).

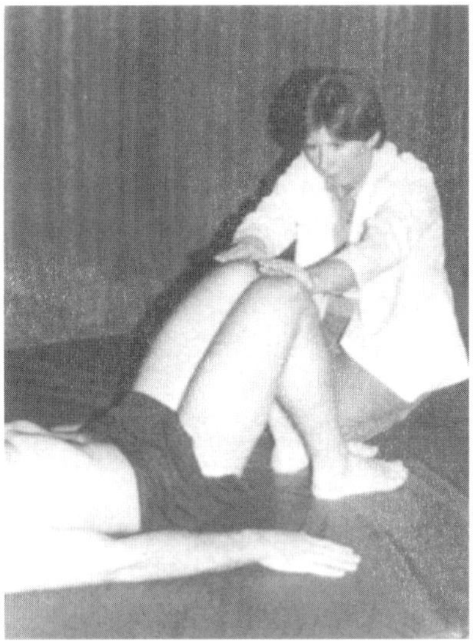

39A AI: 신전에 대한 저항

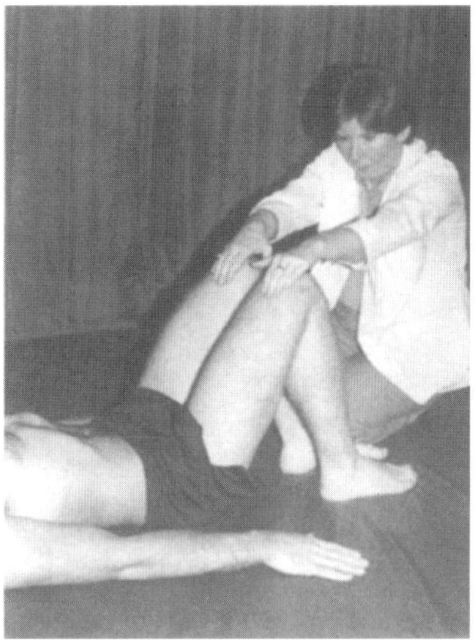

39B AI: 골곡에 대한 저항

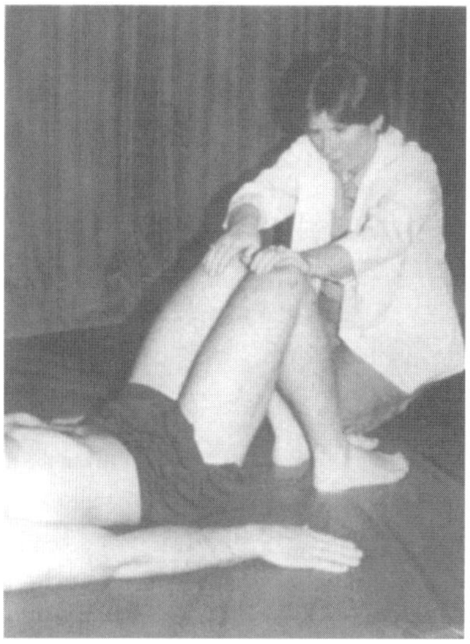

39C RS

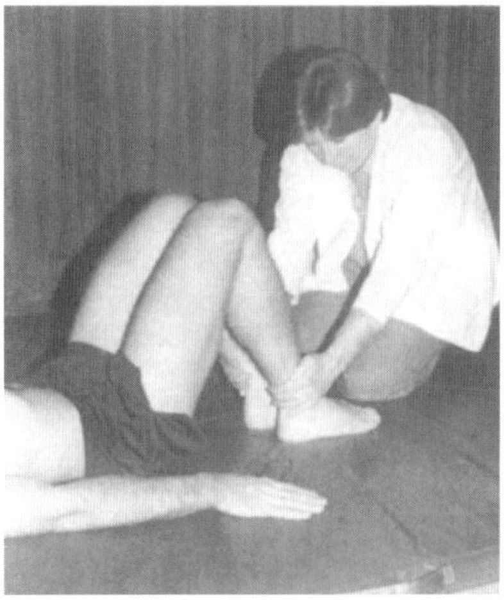

39D AI: 굴곡에 대한 저항

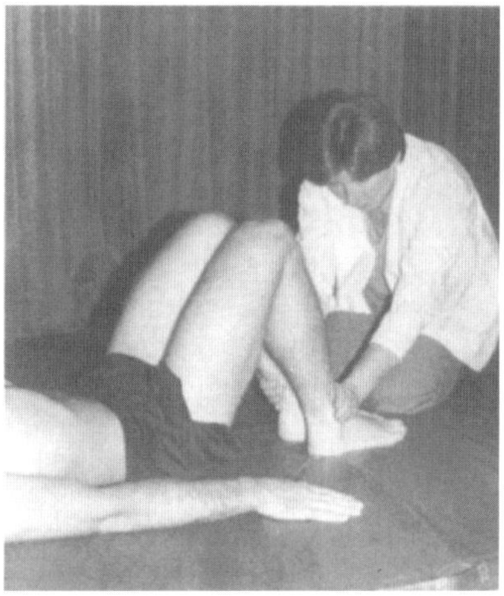

39E AI: 신전에 대한 저항

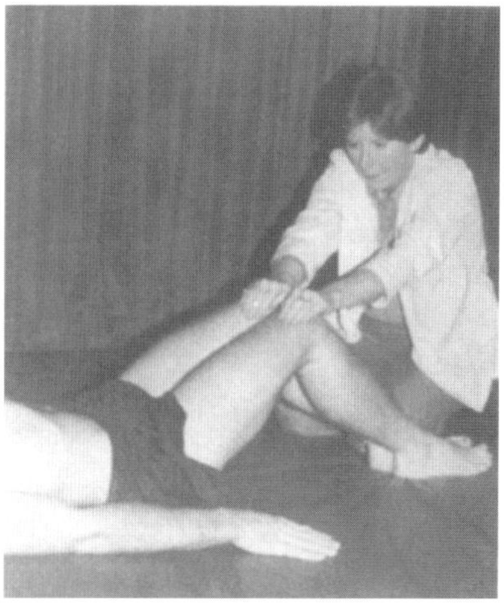

39F 고관절과 슬관절의 굴곡 각도를 줄임

목적/치료 목표(Purpose/Treatment Goals)

이 과정의 목적은 체간, 고관절 및 슬관절 주변 근육들의 등척성 수축을 변경하거나 동시적으로 일어나도록 강화하는데 있다.

이 과정은 하-배부 기능이상을 가진 대부분의 환자들에게 적절하다. 갈고리 누운 자세는 디스크 사이의 압력 및 자세성 안정성에 필요한 요추 관절위에 압박력을 최소화 한다. AI 및 RS 기법의 안정성은 체중지지 자세를 유지할 필요 없이 근 안정성 증진에 초점을 둘 수 있다. 특별한 진단에 개의치 않고 일반적으로 하-체간 근육들 특히 하-복근들의 지구력 및 근력을 증가시키게 된다. 낮은 강도의 등척성 수축은 치료 초기에 수행될 수 있는데, 등척성 수축이 불편함을 최소한으

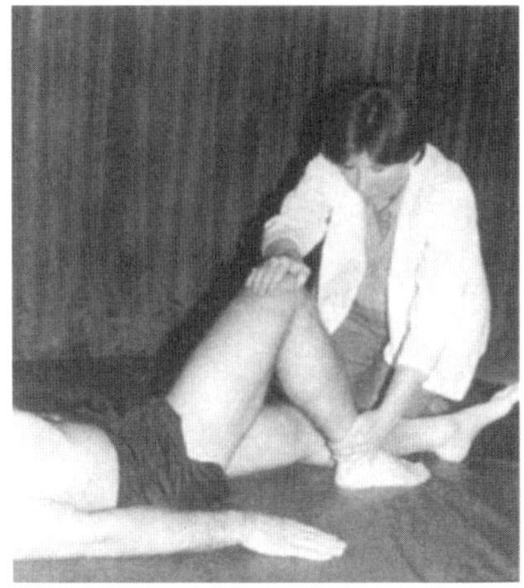

39G 편측 고관절 및 슬관절 굴곡

로 야기시키기 때문에 정상 호흡패턴이 유지될 수 있다. 복근을 더욱 촉진시키고 똑바로 선 자세를 자극하기 위하여, 하지는 더욱 신전시키고 기법들을 재적용 시킨다. 족관절 위에 위치한 맨손접촉은 지레팔의 길이를 증가시킬 것이다. 증가된 신전과 맨손접촉의 원위 배치는 점진적으로 부하를 증가시키거나 하·복부에 저항을 증가시킴으로써 과정의 난이도를 증가시킬 것이다.

편마비 환자 및 하지에서 신전근의 긴장도가 증가된 다른 환자들은 또한 하지근의 긴장도 균형을 촉진시키는 이러한 과정으로부터 이익을 얻을 수 있다. 이는 경직성 반응을 유도하지 않고 느리게 점차적으로 등급화 된 대퇴사두근의 수축에 따른 슬괵근의 활성에 의해 획득될 수 있다. 이러한 길항근 수축의 율동적 반전 및 부드러운 근육 반전들은 보행을 하는 동안에 필요하다. 과대긴장성 환자들은 경직성 근육의 수축을 점진적으로 이완하고 이어서 길항근을 활성화 시키는 것이 어렵다. 이 과정은 이러한 문제를 완화시키는데 도움을 주기 위해 고안되었다. 편마비 환자를 위해서는 관절 및 슬관절의 굴곡의 양을 감소시킴으로써 편마비측 하지로의 편측 유지에서 체간이나 양측 자세(bilateral posture)로까지 진행될 것이다. 수축의 속도 및 등척성 저항의 양은 점진적으로 증가된다.

슬관절 주변의 안정성은 다양한 범위에서 슬관절에 의해서 촉진될 수 있다. 예를 들어, 만일 증진된 슬괵근 안정성이 요구된다면, AI 및 RS는 슬관절을 점진적으로 더욱 신전시켜서 촉진될 수 있다.

안정성은 네발기기 및 앉은 자세에서도 비교되었지만, 갈고리 누운 자세에서 더욱 쉽게 발달될 수 있다. 왜냐하면 이 자세에서 신전근이 덜 신전됨으로써 체중지지를 덜 하게 되기 때문이다. 그러나 만일 환자가 신전근의 긴장도가 증가되었거나 양성지지 반사가 지나치게 강조되었다면 앙와위에서 갈고리 누운 자세는 더욱 어려운 자세가 될지도 모른다.

적용에 따른 문제점(Problems with Application)

치료사는 부적절하게 대각선 방향 보다는 오히려 환자의 전방에서 위치를 하게 될지도 모른다.

만일 저항이 수직선상에서 적용된다면 일차적으로 자세성 부분을 덜 차지하는 복근인 복직근이 활성 될 것이다. 슬관절에서 적용된 저항으로 대각선 방향에서 고관절과 슬관절의 굴곡 또는 신전을 시도해야 한다.
맨손접촉을 고관절 및 슬관절 신전을 촉진하기 위해 족관절에 두게 될 때, 저항은 직접적으로 후방의 엉덩이 쪽으로 주지 발뒤꿈치 아래쪽으로 주지 않는다.

요약(Summary)

이 과정은 (1) 활동 : 더욱 신전시킨 자세의 하지, 하지를 서로 떼기 또는 편측으로 수행하기, (2) 기법 : 속도와 저항을 증가시키는 AI에서 RS 및 슬관절과 족관절에 맨손접촉 위치하기 등을 변경시켜서 진행시킬 수 있다.

40

활동(Activity): 하-체간 회전(LTR)
기법(Technique): 반복수축(RC)를 통한 느린 반전 유지(SRH); 슬관절에 맨손접촉
손상(Impairments): 체간 회전의 감소; 신체 측면의 상호작용 감소; 근위부 근조직의 약화

설명(Description)

이 과정은 체간 회전 방향에서 체간 및 고관절 근조직의 조절된 근 수축을 강화하기 위하여 고안되었다. 치료사는 환자의 약한 쪽의 반대편에 반 무릎 자세를 한다. 현재의 운동범위를 결정하기 위해 그리고 환자에게 동작을 가르치기 위해 환자는 수동적으로 움직이게 된다. SRH는 빠른 신장과 함께 길어진 범위에서 시작한다(**그림. 40A**). 등장성 수축은 마지막 범위에서 등척성 수축에 의해 가능한 범위 전체에 걸쳐 방해된다(**그림. 40B**). 길항근 동작은 같은 방법에서 빠른 신장과 방

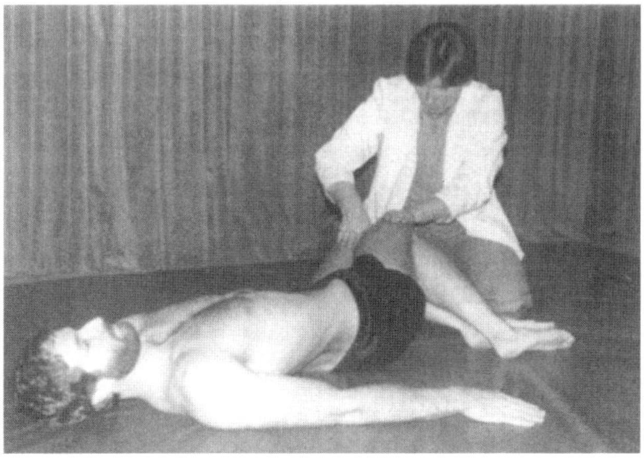

40A LTR: 근육이 최대한 길어지는 범위에서 빠른 신장

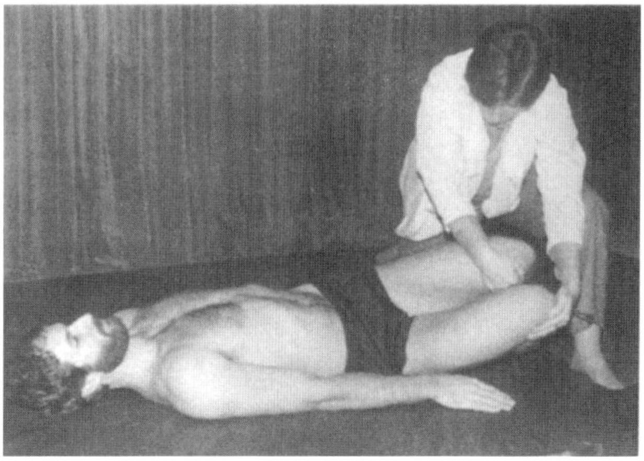

40B LTR: 근육이 최대한 짧아지는 범위에서 유지

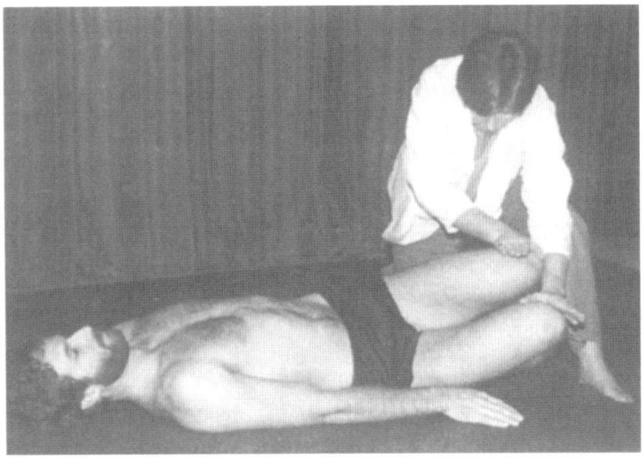

40C LTR: 길항근에 대한 빠른 신장

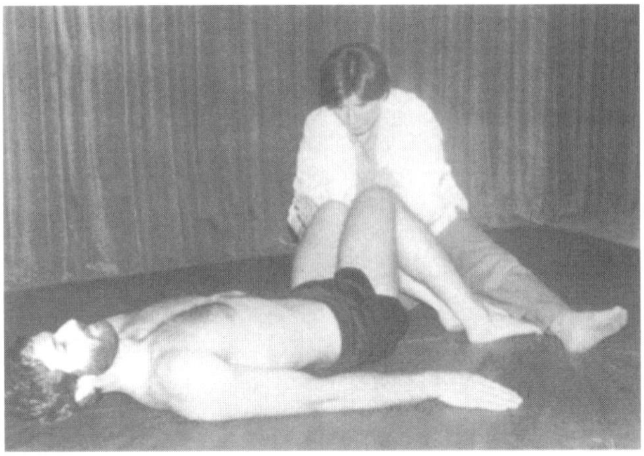

40D LTR: 근육이 최대한 짧아지는 범위에서 길항근의 유지

해되는 반전 동작으로 촉진된다(**그림. 40C, 40D**). 이러한 동작의 반전은 이완 없이 또는 수축의 감소 없이 부드러운 형태로 유지된다. 저항은 가능할 때마다 각 반전과 함께 증가되어야 한다. 한쪽의 맨손접촉은 하-체간의 전방 회전을 강화하기 위해 골반에 둘 수 있다(**그림. 40E**).

만일 약화가 운동범위의 그 어느 부분에 존재한다면 반복수축(RC) 기법이 첨가되어야 할 지도 모른다. 반복수축은 등장성 수축 위에 빠른 신장으로 수축 근력을 강화할 수도 있다. 만일 약화가 시작범위에서 가장 명백하거나 환자가 동작을 시작하는 것에 어려움을 보인다면, 반복수축이 수축을 촉진하기 위한 길어진 범위에서 적용될 수 있다. 만약 약화가 운동범위 전체에 걸쳐서 나타난다면, 약화가 느껴지는 곳 어디에라도 빠른 신장이 등장성 운동을 통하여 부가될 수 있다. 가장 일반적으로 신전근들에서, 짧아진 범위에 약화가 일차적으로 나타나면, 환자는 약한 지점

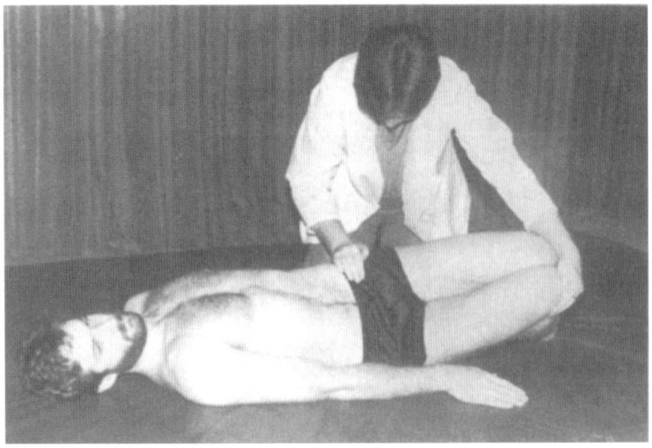

40E 슬관절과 골반의 맨손접촉

에 저항을 받고 그 지점에서 근방추 활동의 강화가 촉진되도록 등척성 수축이 수행된다. 이는 반복수축으로 운동범위가 유지되면 뒤이어서 수행된다.

목적/치료 목표(Purpose/Treatment Goals)

하-체간 회전 활동은 신체 중심선을 교차하고 굴곡근 및 신전근의 상호작용으로 하-체간의 회전을 촉진할 것이다. 느린 반전 유지 기법은 근력강화와 길항근의 부드러운 반전을 촉진할 것이다. 반복수축 기법은 동작의 시작지점과 전체 운동범위 또는 짧아진 범위 그 어느 지점에서라도 근수축력 강화를 촉진하는데 사용된다. 수의적 또는 반사적인 근수축이 가중된 반복수축 기법은 운동단위의 활성(firing)을 더욱 촉진시켜야 한다.

디스크 환자를 위해서, 하-체간 회전의 범위는 주의깊이 모니터링 되어야 한다. 비록 중간범위에서의 작은 움직임이라도, 그 어떠한 큰 회전 동작도 적응증이 될 수 없는 환자에게는 허용되지 않을지도 모른다.

적용에 따른 문제점(Problems with Application)

강하고 특정한 구두지시들은 반복수축 기법에 필요한 부분이다. 빈번하게 환자는 신장 방향에서 이완하거나 움직일 것이다. 환자의 반응을 촉진하기 위하여, 도수 신장은 능동적인 근 수축 위에서 조직이 부드럽게 결환된 팽팽한 상태(superimpose)가 되어야 한다. 신장에 이어서 근 수축을 위한 저항의 적용 양은 신중하게 단계적으로 변화시켜야 한다. 너무 적은 저항은 근 수축을 유지시키지 못하고 너무 많은 저항은 근육의 반응을 지나치게 할 것이다. 치료사는 근 수축에 실패하지 않을 정도의 저항을 유지하면서 적용하는 방법을 배워야 한다.

41

활동(Activity): 교각 자세(bridging)
기법(Technique): 교차성 등척성 수축(AI)에서 율동적인 안정성(RS)으로 진행(AI>RS); 골반에 맨손접촉.
손상(Impairments): 하-체간, 고관절, 슬관절, 및 족관절 등의 안정성 및 근력 감소; 중둔근과 대둔근의 동시수축력 감소; 슬괵근의 근력감소; 하지에서 비정상적인 공동패턴의 우세.

설명(Description)

하-체간 회전의 짧아진 운동 범위에서 등척성 수축을 수행하는 동안 고관절이 바닥에서 떨어지며 신전할 때, 환자는 교각자세로 진행할 준비가 되었을 것이다. 환자는 그 자세에서 보조가 필요하겠지만, 그 자세를 유지하는 것이 기법들을 적용하기 전에 독립적으로 수행해야 할 필요는 없다.

치료사는 환자의 엉덩이 옆에 위치하게 된다. 골반 위에 맨손접촉을 함으로써, 교각자세에서의 안정성은 먼저 AI 기법으로 강화된다. 맨손접촉을 하-요추 및 고관절 신전근들을 일차적으로

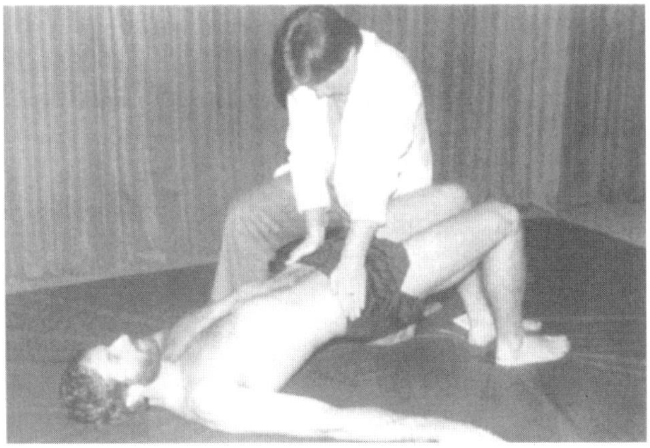

41A AI: 체간 신전에 대한 저항

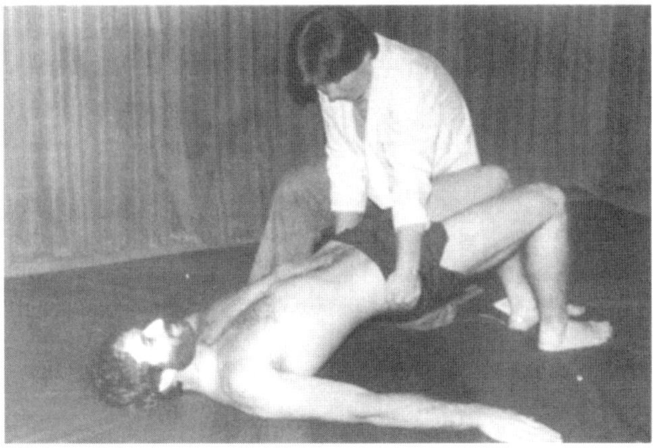

41B AI: 굴곡에 대한 저항

촉진하기 위해 골반의 앞부분에서 뒷부분으로 미끄러지듯이 움직여 저항을 전-후 방향(A-P)으로 적용할 수 있다(**그림. 41A, 41B**). 골반의 측면에 맨손접촉을 함으로써, AI는 복근들, 고관절 외전근 및 내전근들을 촉진하기 위해 중앙-외측방향(M-L)으로 적용할 수 있다(**그림. 41C, 41D**). 골반의 회전성 동작을 위하여 AI는 대부분의 체간 및 고관절 주변 근육들을 번갈아가면서 강화할 것이다. 다른 쪽 맨손접촉을 골반을 전방으로 회전하기위해 골반 뒤쪽에 두는 동안 한쪽 맨손접촉은 골반을 하방으로 회전시키기 위해 골반의 전방에 두어 회전성 저항은 수평면에서 적용된다(**그림. 41E**). 저항을 변경하기 위해, 맨손접촉은 이완과 수축의 중간으로 허용되지 않도록 한 면에서 다른 면으로 미끄러지듯이 옮긴다.

RS는 대각선 및 회전 방향에서 교각자세와 저항을 결합하고 하-체간 및 고관절 주변 근육들의 동시적 수축을 강화하기 위하여 골반에 적용된다. 한 쪽 맨손접촉은 일차적으로 대각선 방향으

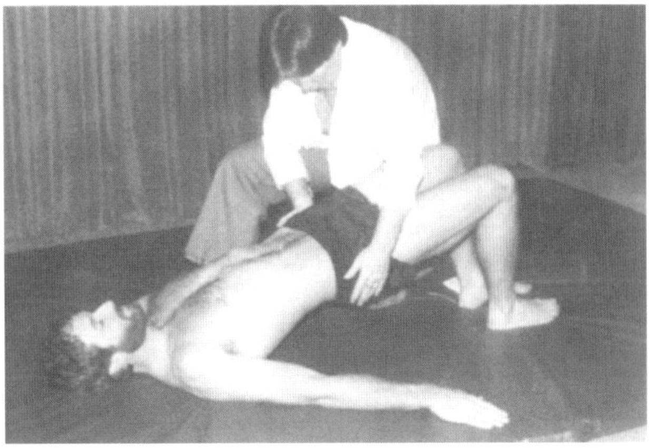

41C AI: 중앙, 외측 방향에 대한 저항

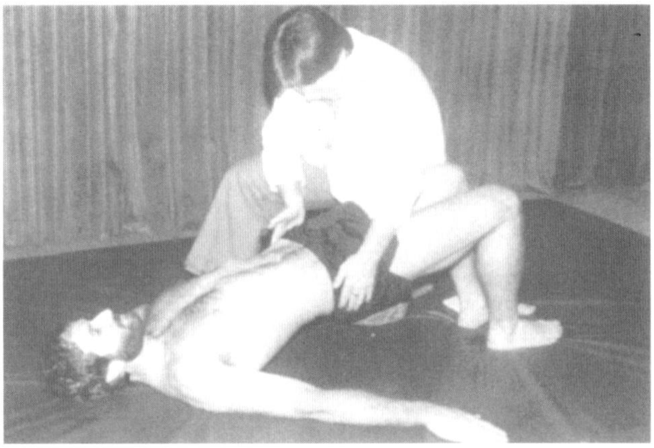

41D AI: 중앙, 외측 방향에 대한 저항

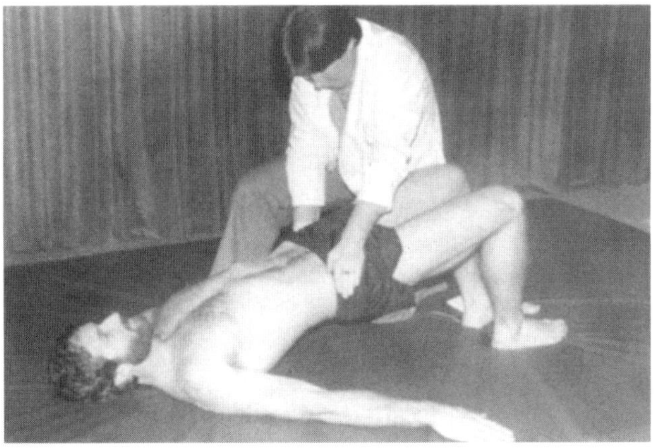

41E AI: 회전에 대한 저항

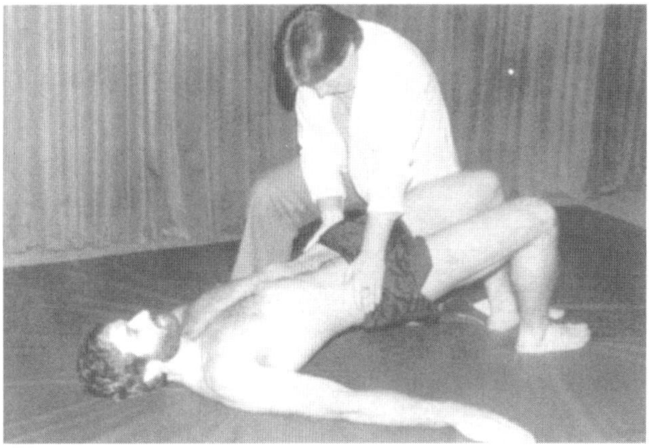

41F RS: 모든 세 방향에서 저항

로, 다른 쪽 맨손접촉은 회전을 위한 저항을 제공한다(**그림. 41F**).

슬관절을 굴곡함으로써, 슬괵근은 능동적 불충분 자세가 되고, 고관절 신전은 근본적으로 대둔근과 함께 수행된다. 슬관절 신전 범위는 증가될 수 있으며 이는 슬괵근의 활동을 증가시킬 것이다. 하-체간을 위한 노력은 증가될 수 있고 동적 안정성은 공 아래로 대퇴, 하지 및 발을 두는 자세로 촉진된다. 상지를 바닥에서 들어올리거나 상-체간을 공 위에 둘 수 있는데, 이는 상-체간으로 제공되는 안정성을 감소시킬 것이다.

목적/치료 목표(Purpose/Treatment Goals)

이 활동의 목적은 (1) 근육들의 짧아진 범위에서 하-체간 및 고관절의 안정성 강화, (2) 하지의 고급 패턴 촉진, 예를 들면, 고관절 신전 및 슬관절 굴곡, (3) 앙와위에서 슬관절 굴곡을 유지하기 위해 환자가 노력하기, (4) 대둔근 및 중둔근의 동시 수축 촉진하기, (5) 슬관절 신전 범위의 증가와 같은 슬괵근의 활동 강화 등이다.

환자는 앙와위 자세에서 슬관절 굴곡을 유지하는데, 이는 대칭성 긴장성 미로반사가 운동 반응이 우세하지 않다는 작용을 필요로 한다. 환자가 하-체간 및 고관절 자세를 유지하는 것은 보행의 입각기를 준비할 때 대둔근과 중둔근의 동시 수축하는 것과 같다. 맨손접촉은 외전에 대한 저항을 증가시키기 위해 무릎에 둘 수 있고 혹은 가정 프로그램으로 탄력밴드를 사용할 수도 있다.

적용에 따른 문제점(Problems with Application)

치료사가 환자의 발에서 부정확한 자세를 취한다면 이는 좋지 못한 신체 역학을 사용하게 되는 결과를 가져온다. 환자 옆에서 정확한 자세를 취한다면, 치료사는 상-체간을 이용하여 저항을 적용할 수 있다. 만일 환자가 아주 큰 골반을 가진 경우, 특히 회전성 동작에 대한 저항을 주는 동안에 맨손접촉 또는 저항을 부드럽게 변경시키는 것이 어려울지도 모른다.

전-후 방향에서 골반에 대한 AI를 하는 동안, 전방으로 향한 저항은("제가 당신을 들지 못하도록 하세요.") 교각자세에서 치료사가 적용하기 어렵다. 굴곡근에 대한 저항은 네발기기 자세와 같은 다른 자세에서 더욱 쉽게 적용될 수 있다(**과정. 31**).

만일 하-요추 및 고관절 신전근들이 강하다면, 하-체간 신전과 같이 부하가 덜한 다른 활동으로 돌아가는 것은 신전근들의 근 안정성을 강화하기 위해 필요하게 될지도 모른다. 이는 신전의 짧아진 범위에서 하지의 자세잡기 및 수축 유지를 촉진하기 위한 신전근들에 대한 압박으로써 등척성 저항을 적용하는 것으로 실행될 수 있다. 환자는 무릎 아래에 베개를 놓거나 대퇴사두근 및 둔근들을 사용함으로써 독립적으로 근 안정성 운동을 연습할 수 있다. 일단 환자가 SRHC을 지속적으로 할 수 있다면, 근육들은 교각자세에서 체중 저항에 대항하는 능력이 더 좋아질지도 모른다.

	운동성	안정성	조절된 운동성	숙련
교각 자세		변경되는 등척성 율동적인 안정성	느린 반전 유지 주동근 반전	능동적인 움직임

42

활동(Activity): 교각 자세; 골반의 전-후, 중앙-외측, 및 회전운동
기법(Technique): 느린 반전 유지(SRH); 골반에 맨손접촉
손상(Impairments): 하-체간에서 동적 균형력 감소; 하나의 하지로 체중을 지지하는 능력의 감소; 대둔근 및 중둔근의 근력 약화; 편측지지 시간의 감소

설명(Description)

일단 자세 안정성이 교각 자세에서 확립되면, 체중지지 또는 조절된 안전성이 운동이 일어나는 세 가지 면에서 촉진될 수 있다. 환자의 옆에 치료사가 위치함으로써, 맨손접촉은 골반의 전방에 위치되어 환자는 교각 자세의 갈고리 자세로부터 엉덩이를 들어올리도록 지시받게 된다. 저항은 짧아진 하-체간과 고관절의 신전범위에서 적용되고 강화된다. 그런 다음 맨손접촉은 골반 후방으로 바꾸고 저항은 길항성 동작을 위해 적용되거나 매트로 엉덩이를 내리기위해 적용된다. 이전에 언급되었듯이, 이러한 내려가는 굴곡 동작은 환자가 중력의 도움을 받으므로 치료사가 저항을 적용하기가 어렵기 때문에 강조되지 않는다. 골반 회전에 SRH를 수행하기 위해, 한 쪽의 맨손접촉은 골반의 전방에 두고, 다른 쪽은 반대쪽 골반의 뒤쪽에 둔다. 빠른 신장은 회전 동작을 위해 그리고 짧아진 범위에서 유지를 하기 위해 저항에 의해 적용된다. 그런 다음 맨손접촉은 골반의 반대쪽으로 변경되고, 회전은 다른 방향에서 저항된다(**그림. 42A**).
강조는 항상 "왼쪽 엉덩이를 앞으로 들어올리세요. 그런 다음에 오른쪽 엉덩이를 앞쪽으로 돌리세요." 라는 구두지시와 함께 골반을 앞쪽으로 회전시키도록 전방에 위치한다. M-L 방향에서의 SRH는 맨손접촉의 위치를 골반의 측면으로 변경해가면서 한다(**그림. 42B**). 만일 과정의 초점이 보행 동안에 편측으로 이동하는 환자의 능력을 증진시키는 것이라면, 치료사는 골반과 고관절을

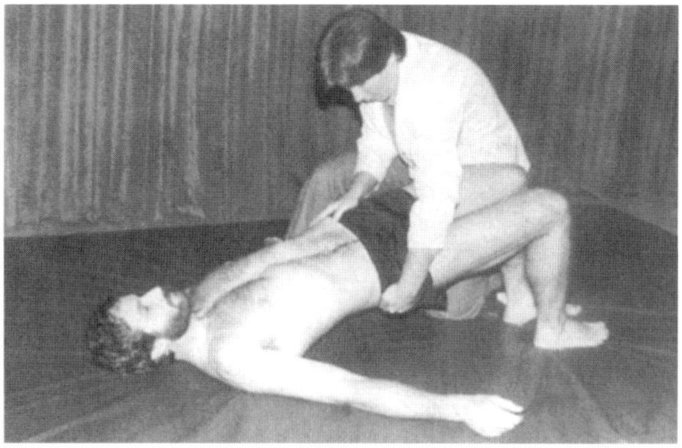

42A SRH: 회전 동작

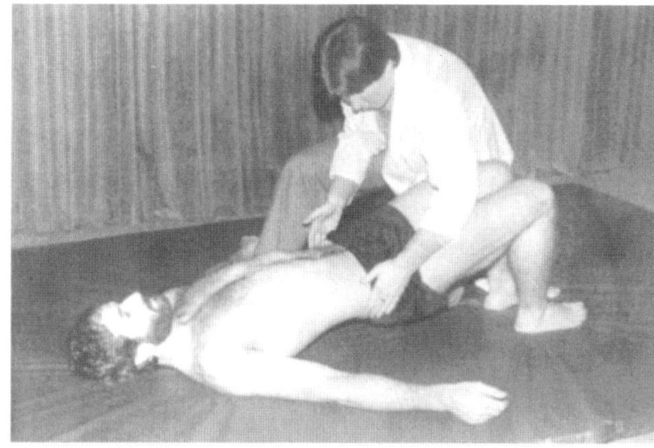

42B SRH: 외측 동작

편측 동작에 한계를 두어야 하고 슬관절 및 족관절의 과도한 편측 동작을 막아야 한다.

그러나 만일 이 과정이 족관절에서 동작의 개선을 위해 수행된다면, 신체 전체의 편측 동작이 요구될지도 모른다.

목적/치료 목표(Purpose/Treatment Goals)

이 과정의 목적은 (1) 자세에서 조절된 움직임 강화하기, (2) 보행에서 골반의 한정적인 움직임 개선, (3) 하-체간 신전근의 동적인 근력 증진, (4) 하지의 체중 지지력 증진 등이다.

골반 동작은 동작들이 결합되기 전에 개별적으로 수행된다. 결합된 동작은 교각 자세에서 뿐만 아니라 수정된 척행자세 및 한걸음 앞으로 한 기립자세와 같은 바로 선 자세에서도 수행될 수 있다.

슬관절은 환자의 요구에 따른 BoS의 증가를 위해 감각성 피드백을 증가시키는 자세를 할 수 있다.

이러한 과정들이 편마비 환자들에게 수행된다면, 상지의 위치는 연합 반응을 방해하기 위해 모니터링 된다.

하-배부의 기능이상을 가진 환자들을 위하여, 편측 동작은 회전성 동작으로 진행시키기 전에 강화될 수 있다.

적용에 따른 문제점(Problems with Application)

회전성 동작을 하는 동안 전체 골반은 거상 자세에서 유지되어야지 하강하거나 굴곡되어서는 안 된다. 보행에서 요구되는 조절을 촉진하기 위하여, 하-체감 및 고관절은 전체 과정을 수행하는 동안 신전상태를 유지하야 한다.

저항이 A-P 및 회전성 방향에서 적용될 때, 치료사는 맨손접촉을 미끄러지듯이 다른 쪽으로 이동시켜야 하며 들어올려서는 안된다.

43

활동(Activity): 교각 자세; 골반 거상
기법(Technique): 주동근 반전(AR); 골반에 맨손접촉
손상(Impairments): 요추와 고관절 신전근 및 슬괵근의 원심성 조절의 약화; 기립 자세에서 앉기자세로의 동작 조절 능력 감소

설명(Description)

교각자세에서 활성된 주요 근육 그룹들은 하-배부 및 고관절 신전근들이다. 신전근 그룹들의 원심성 조절을 강화하기 위해, AR 기법이 수행된다. 이 기법으로 신전근의 구심-원심성 수축들을 변화시키게 된다. 치료사는 골반의 전면에 맨손접촉을 하고 환자가 골반을 들어올리는 동안 구심성 근 수축에 저항을 준다. 맨손접촉을 전면에 유지시킴으로써, 골반의 구심성 내리기는 "아래로 밀어내려 보세요" 또는 "당신 스스로 매트 쪽으로 천천히 내려보세요" 라는 구두지시와 함께 저항을 결합시킨다. 환자가 작은 범위를 통해 골반을 아래로 내린 다음(**그림. 43A**), "자, 이제는 엉덩이를 들어보세요" 라는 구두지시와 함께 구심성 수축을 한다. 기법은 보통 환자가 움직임을 허용하는 증가된 범위를 통해 수행되고, 구심성-원심성 수축의 각 반전동작들로 수행된다. 짧아진 범위에서 신전근들의 구심성 수축은 연속적인 원심성 조절을 증가시키기 위해 수행된다.

목적/치료 목표(Purpose/Treatment Goals)

이 활동의 목적은 하-요추 및 고관절 신전근의 원심성 조절을 강화하는 것이다. 이는 특히 기립자세에서 앉기 자세로의 조절을 그들 스스로 하는데 어려움이 있는 환자를 위하여 적용한다.
하-요추 기능 이상을 가진 환자들을 위하여, 하-요추 및 고관절 신전근들의 원심성 조절은 중요한 것이다. 관절 및 근육을 덜 긴장시키는 교각자세에서, 원심성 조절은 바로 선 자세와 비교하여 조절하기가 덜 어려울 것이다. 운동범위의 증가를 통한 원심성 조절은 특히 신전근 긴장도가 증가된 환자들에게 중요하다. 환자는 능동적인 근수축을 범위를 점진적으로 증가시키면서 배우게

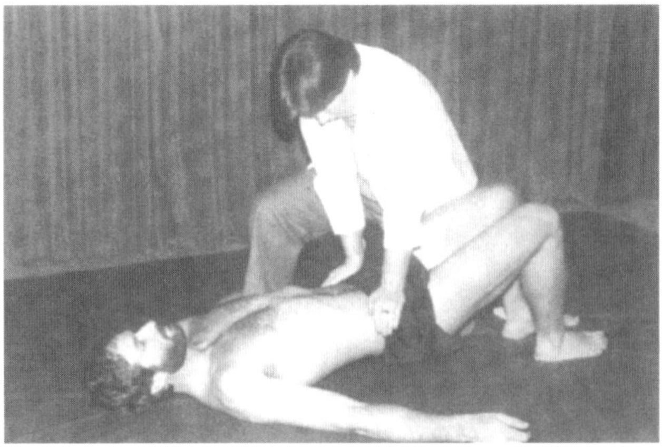

43A AR: 신전근들의 원심성 근수축

된다. 슬괵근의 원심성 조절은 신전의 정도가 큰 슬관절로 촉진시킬 수 있다. 이러한 자극은 보행을 하는 동안에 필요한 부분이다.

적용에 따른 문제점(Problems with Application)

원심성 수축으로 저항하는 것 대신에, 치료사는 등척성 수축을 부정확하게 요구하거나 환자가 조절력을 잃을 때 까지 저항을 증가시킬지도 모른다. 신중하게 적용된 정확한 구두지시와 결합된 저항은 알맞은 연속적인 근 수축을 하도록 한다. 왜냐하면 신전근들은 길어진 범위에 도달 될수록 더 억제될 것 같으므로, 기법은 운동범위의 증가를 통해 적용된다.

44

활동(Activity): 교각 자세; 진보된 치료 과정.
기법(Technique): AI 〉RS 〉SRH, 능동 운동; 슬관절과 족관절에 맨손접촉.
손상(Impairments): 대둔근 및 중둔근, 슬괵근의 근력 감소와 족관절부 근육의 조절력 감소; 신속한 시작과 교차반응을 하기 위한 능력의 감소; 보행의 입각기 패턴의 조절력 감소; 하-체간의 동적 안정성 감소.

설명(Description)

이러한 운동의 연속은, 보통 재활 과정의 최종 결과를 향하여 수행되고, 진보된 기능적인 단계로 회복하려는 환자들에게 적절할지도 모른다. 다른 과정들에서처럼, 각 과정의 단위는 과정의 초점을 바꾸거나 다르게 하여 증가되도록 변경될 수 있다.

활동을 바꾸기 위하여, 지지면(BoS)은 엉덩이로부터 그 이상으로 양 발의 움직임에 따라 바뀔 수 있는데, 이는 슬괵근의 활성을 증가시키고(**그림. 44A**), 환자가 편측으로 체중지지를 하는(정-동적) 활동들을 수행할 수 있으며, 모든 근육들의 활성이 증가된다(**그림. 44B**).

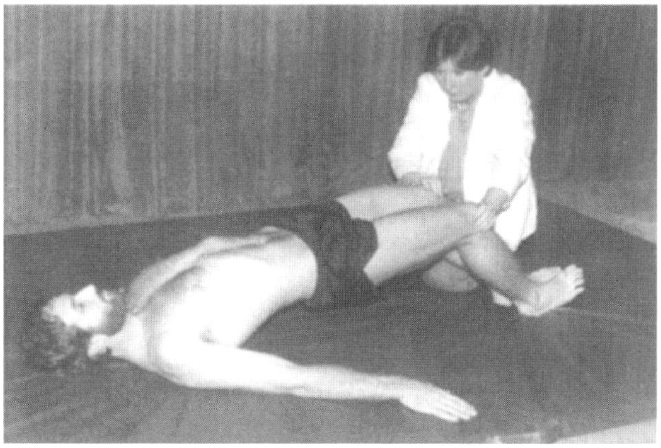

44A 슬관절의 맨손접촉으로 슬관절의 신전 강화

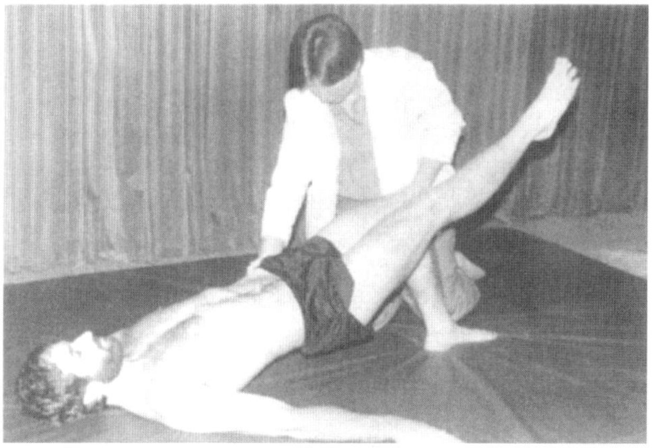

44B 골반과 슬관절의 맨손접촉으로 인한 편측으로 체중지지

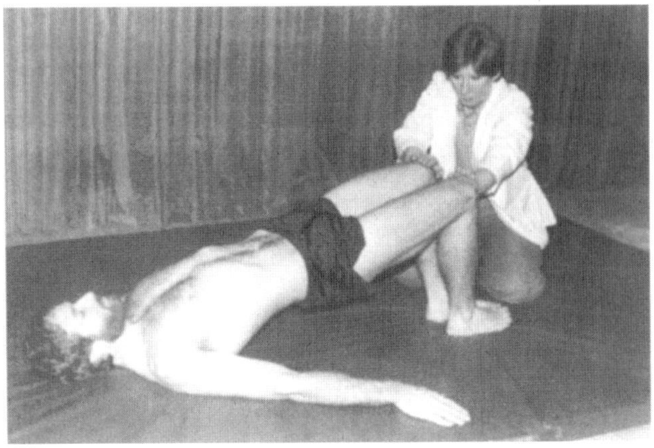

44C 슬관절의 맨손접촉

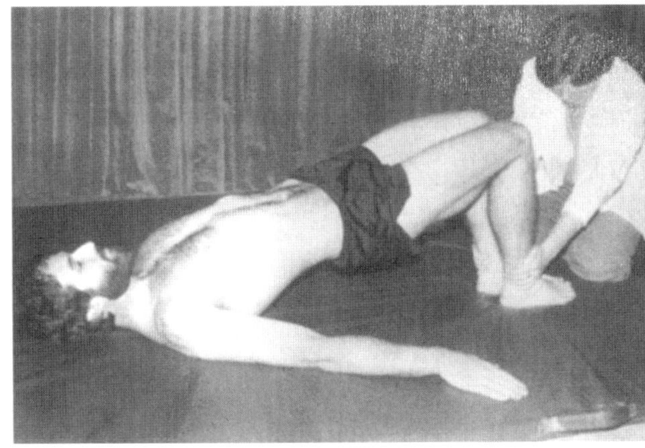

44D 족관절의 맨손접촉

AI와 RS에서 SRH와 AR 등의 기법들은 안정성을 촉진시키는 것에서부터 진보되어 조절된 운동성이 강화될 수 있을 것이다. 근 수축은 또한 교각 자세에서 환자가 처음에는 걷기를 하다가 그 다음에는 달리기를 하도록, 움직임들을 빠르게 변화시키기 위하여 진보될 수 있다. 이러한 신속한 동작들은 슬관절의 각도가 더욱 신전 쪽으로 변경시켜 결합시킬 수 있다. 달리기 동작을 하는 동안에 환자가 더욱 외측으로 옮기기 때문에, 외측인대들이 이런 조절된 상황에 스트레스를 받을 수 있게 된다.

맨손접촉의 위치는 골반에서부터 시작하여, 무릎으로, 그런 다음 족관절로 옮기는데(**그림. 44C, 44D**), 이는 지레팔의 길이를 증가시킴으로 인해 근 활동량이 증가하게 된다. 빠르게 변경시키는 동작을 하는 동안 맨손접촉은 감각적인 자극 입력의 촉진 없이 환자가 과정을 수행하도록 변경된다. 이 과정 내에서 이러한 단위들의 진행은 모두 중복될 수 있다.

목적/치료 목표(Purpose/Treatment Goals)

이 과정의 목적은 편측 체중지지를 강조함으로써 진보된 보행 훈련활동들을 보완하는 것, 골반, 슬관절, 족관절의 안정성 및 대둔근과 중둔근의 활성을 촉진하는 것, 슬괵근 조절력 증진, 보행에 필요한 동적 안정성 촉진 및 환자들이 체육활동을 회복하기 위한 빠른 근육 활성을 촉진하는 것 등이다.

적용에 따른 문제점(Problems with Application)

치료사는 특히 환자가 편측 체중지지를 하고 있을 때, 원위에 위치하는 맨손접촉을 이용하여 너무 많은 저항을 주게 될 수 도 있다. 그 자세를 유지하는 것은 어떤 환자에게는 충분히 스트레스가 된다. 슬관절을 완전 굴곡함으로써, 슬괵근은 능동불충분의 위치에 놓이게 되므로, 이 자세에서의 과도한 저항은 슬관절 굴곡근을 꽉 조이게 한다.

45

활동(Activity): 무릎 자세.
기법(Technique): 등척성 수축에서 율동적 안정, 그런 다음 느린 반전 유지(AI 〉 RS 〉 SRH); 골반 또는 골반과 견갑골 또는 양 견갑골에 맨손접촉.
손상(Impairments): 하-체간 및 고관절의 안정성의 감소와 체중이동의 감소; 슬관절 주위 근 활성의 불균형.

설명(Description)

안정성을 강화하기 위하여, 치료사는 환자의 앞에서 반-무릎 자세를 취한다. AI 및 RS는 이전에 설명되었듯이 네발기기 및 교각 자세 활동과 비슷한 방법으로 적용된다. 이런 적용의 독특함은 무릎자세와 관련이 있다. 무릎 자세에서 지지면(BoS)은 크고 후방으로 치우쳐지지만 전방으로 치우침은 최소가 된다. 그러므로, 전방에서 주는 저항은 아주 많이 줄여야 한다. 자세를 유지하기 위하여 환자는 좋은 체간 조절력이 필요하다. 안정성에 대한 보조를 위해서, 환자의 손은 치료사의 무릎이나 어깨 위에 올려둘 수 있다. 맨손접촉을 골반 위에 함으로써, 전-후방향에서의 AI가 수행된다(**그림. 45A**). 지지면의 전방치우침이 줄어들었기 때문에, 환자는 전방에서 저항이 주어질 때 체간과 고관절 신전근들, 슬괵근 및 족관절 근육들이 자세성 반응들을 보일 것이다. 내-외측방향에서의 AI는 맨손접촉을 외측 골반 위에 하여 수행된다. 환자의 양 무릎은 기립 자세를 촉진하기 위하여 충분히 멀리 떨어지도록 한다. AI가 회전에 적용될 때, 맨손접촉은 골반의 반대편에 위치하도록 한다.

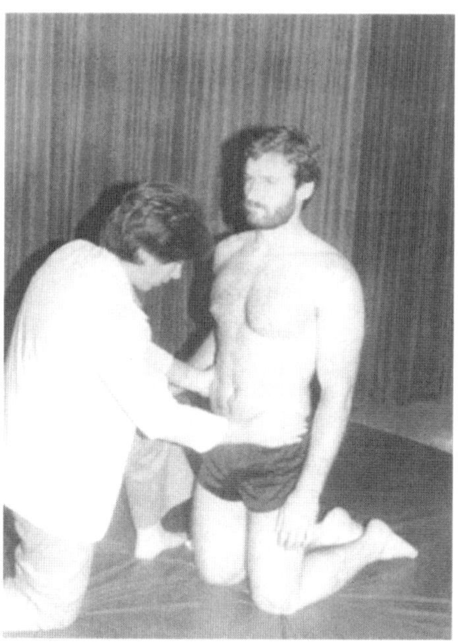

45A AI: 골반의 맨손접촉

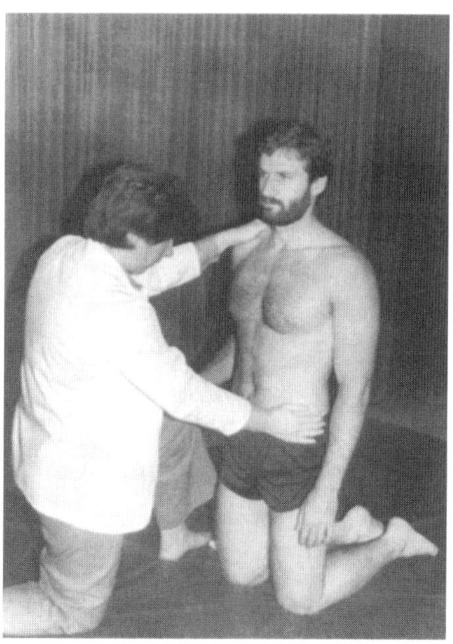

45B 견갑골과 골반의 맨손접촉

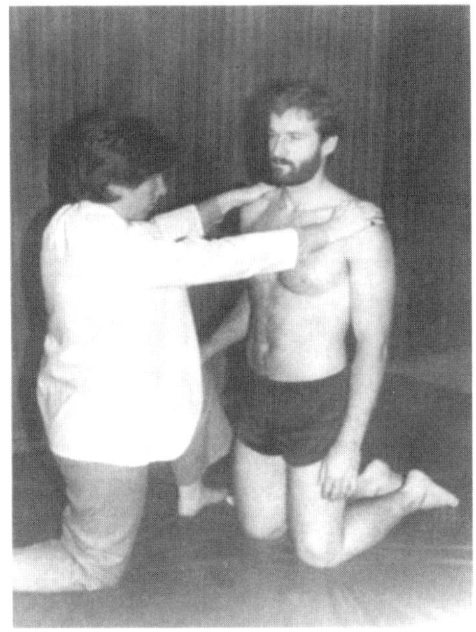

45C 견갑골의 맨손접촉

RS를 위하여 치료사는 대각선상에 위치하고 대각선-회전성 저항으로 압박을 결합할 수 있다. 맨손접촉은 강조되고자하는 신체의 부위에 따라서, 양쪽 골반 위에 두게 되든지 골반과 어깨에 둘 수 있으며(**그림. 45B**), 양 어깨 또는 머리와 어깨 위에 둘 수 있다.

SRH는 보통 직접적으로 골반 위에 맨손접촉을 함으로써 골반 동작이 수행된다. 전-후 방향에서, 동작은 길항근의 상호작용 균형을 촉진하기 위하여 작은 범위를 통해 발생한다. 이 동작은 고관절 굴곡과 같은 상-체간의 전방 굴곡으로 슬관절과 고관절 둘 모두에 발생한다. 교각 자세에서 수행될 때, 굴곡 동작에 대한 저항이 어려우므로 완전범위로 시도되지 않는다. 교각자세와 비슷한, 전-후방, 내-외측 및 회전성 방향에서의 동작은 보행에 필요한 골반 운동을 촉진할 것이다. 체간의 체중지지 쪽을 향한 측방굴곡은 내-외측 방향으로 체중을 이동하는 것에 결합되어 사용될 수 있다.

목적/치료 목표(Purpose/Treatment Goals)

이 과정의 목적은 (1) 하지가 똑바르게 정렬된 상태에서 고관절 신전 및 슬관절 굴곡을 결합하여 등척성 및 등장성으로 골반의 조절력을 강화하는 것 (2) 체중을 지지하는 동안에 자세반응의 강화 (3) 체간 및 고관절 주위 근육들의 근위부 동적 안정성의 발달 등이다.

이 과정에서 대퇴사두근은 체중이나 건으로 체중을 지지하는 것 그리고 늘어난 신장 등으로 인한 저항의 양으로 억제될 수 있을 것이다. 대퇴사두근에 과도한 긴장이 있는 환자들에게 이와 같은 것이 요구될 것이다. 이러한 억제가 대퇴사두근에 영향을 미치므로, 이런 무릎 자세는 대퇴사두근 약화 환자의 재활 마지막 부분에 포함된다. 만일 무릎에 주어지는 압박이 불편하다면, 무릎아래에 베개나 쿠션 등을 받쳐두고 할 수 있다. 무릎자세에서는 발의 바닥이 지지면에 접촉하지 않기 때문에, 어떤 환자들에게는 갈고리 자세나 교각자세에서의 활동보다도 자세를 유지하기가 더 쉬울 것이다.

발뒤꿈치 위에 앉은 자세에서 무릎자세로 촉진하기 위하여, 내려치기의 체간 굴곡 패턴(시작범위)과 체간의 신전 패턴, 들어올리기(마지막 범위) 등은 도움을 줄 것이다.

적용에 따른 문제점(Problems with Application)

치료사는 전-후방 방향으로 등급에 따라 증가하는 저항 및 신장을 어려워 할 것이다.

왜냐하면 환자의 상-체간이 움직이는데 자유로워서, 특히 측방 및 회전 동작을 하는 동안 전신의 동작보다는 오히려 하-체간의 움직임이 빈번하게 발생한다. 환자의 손을 치료사의 어깨 위에 올려두면서 자세를 잡는 것은 상-체간의 안정성 및 동작 수행을 도울 것이다. 만일 환자가 하-체간의 동작을 분리시키지 못한다면 비록 상-체간이 안정화 되었더라도, 옆으로 누운 자세, LTR 및 교각 자세 등과 같은 하지 수준의 자세로 되돌아가게 될 수도 있을 것이다.

46

활동(Activity): 발뒷꿈치 위에 앉은 무릎기기 자세.
기법(Technique): 주동근 반전(AR); 골반에 맨손접촉.
손상(Impairments): 고관절 및 슬관절 신전근들의 원심성 조절의 감소.

설명(Description)

주동근 반전(AR)은 무릎 자세에서 수행되어 대퇴 사두근 및 적은 양의 고관절 신전근들에서 일차적으로 조절이 강조될 것이다. 치료사는 환자의 앞에 위치를 하며 저항을 후방으로 준다면 그것은 운동의 방향을 가리키는 것이 될 수 있으므로, 맨손접촉은 골반의 전방에 둔다. 이 기법은 근육이 가장 늘어난 범위에서 발생하는 점진적인 대퇴사두근의 억제 작용 및 운동범위의 증가로 적용된다. 대퇴사두근의 긴장성 증가 및 체중의 저항에 의한 체중지지에 부가적인 억제성 영향은 이 과정의 어려움을 더 가중시킬 것이다. 발뒤꿈치 위에 앉아서 원심성 동작을 하는 동안 환자의 상체는 중력 중심을 전장으로 바꾸고 대퇴사두근 위의 스트레스를 줄이기 위해 전방으로 굴곡해야 한다. 치료사의 맨손접촉은 골반의 앞쪽 면에 유지하면서 구두지시는 "자, 제가 이끄는 데로 엉덩이를 아래로 밀어보세요. 이제는 반대로 올려서 무릎자세로 돌아오세요. 이제 천천히 당신의 발뒷꿈치에 앉아보세요." 라고 한다(**그림. 46A, 46B**).

대퇴사두근의 활성을 증가시키기 위하여 고관절은 동작을 하는 내내 신전을 유지해야 할지도 모르며, 이는 중력 중심선을 후방으로 이동시키고 이 과정에 스트레스를 매우 증가시킬 것이다. 이 과정에서 더욱 어려운 동작은 운동선수 및 아주 활동적인 생활을 하는 다른 회복기 환자들에게 적용될 수 있다.

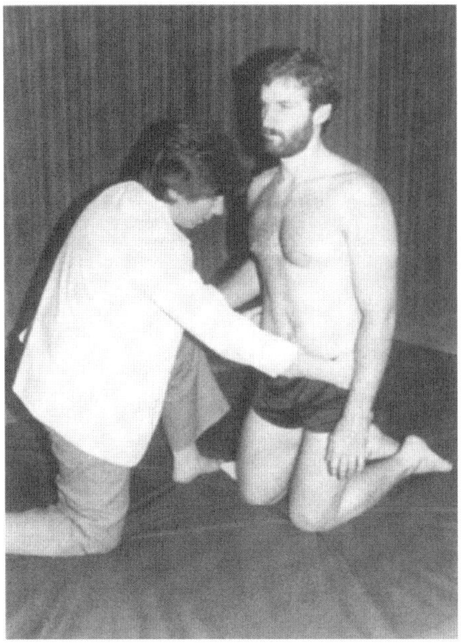

46A AR: 신전근들의 구심성 수축

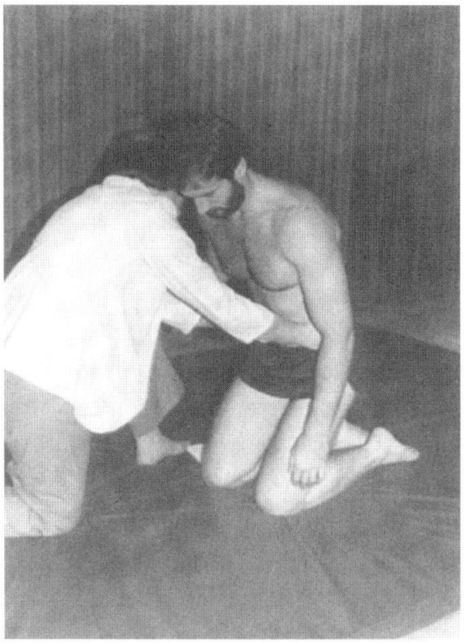

46B AR: 신전근들의 원심성 수축

목적/치료 목표(Purpose/Treatment Goals)

이 과정의 목적은 하지의 신전근 중에서도 우선은 대퇴사두근의 원심성 조절을 증가시키는 것이다. 왜냐하면 대퇴사두근에 다수의 억제성 영향이 주어지므로, 이 과정은 슬관절에 기능이상이 있는 환자의 재활 치료의 단계 동안에는 보통 포함시키지 않는다. 이 과정은 대퇴사두근의 원심성 조절이 약해서 계단을 내려가기가 어려운 환자에게 적절하다.

적용에 따른 문제점(Problems with Application)

발 뒤꿈치에 앉기를 습득하는 것 같이, 완전범위가 초기에 시도되거나 상체가 전방으로 굴곡이 되지 않는 환자에게는 너무나도 큰 도전이 될 것이다.

47

활동(Activity): 네발기기로부터 무릎 자세.
기법(Technique): 변화되는 안내된 동작들; 필요한 만큼의 맨손접촉.
손상(Impairments): 하-체간 및 하지들 사이이의 굴곡과 신전 동작에 협응의 어려움; 동적 안정성 감소; 넓은 범위로 인한 체중이동 능력의 감소.

설명(Description)

다양한 자세들 사이에서 동작은 보통 그 자세 내에서 체중이동을 한 다음에 일어나게 된다. 무릎 자세는 네발기기자세로부터 자주 나타나게 된다. 대부분 자세의 완성은 굴곡 및 신전으로 이루어진다. 환자는 초기에 발뒤꿈치 위 자세를 향해 굴곡하고 그런 후 다음 단계에서 무릎기기 자세를 취하기 위해 상-체간을 신전한다. 상-체간 위의 맨손접촉은 이러한 두 단계를 수행하는 동안 환자를 보조하거나 가이드 할 수 있다. 만일 환자에게 대칭성 패턴이 우세하게 나타난다면, 회전 동작이 이러한 두 단계에 부가될 수 있다.

목적/치료 목표(Purpose/Treatment Goals)

이 과정의 목적은 네발기기 자세에서 무릎자세로 이동되는 동작에서 환자를 보조하는 것이다.

적용에 따른 문제점(Problems with Application)

무릎 꿇어 뒷꿈치 위에 앉은 이 과정은 사실 환자에게 굴곡을 과도하게 강조하는 단계가 된다. 중력중심(CoG)이 너무 후방으로 치우쳐 지는 자세이기 때문에 환자가 신전의 초기단계를 수행하기가 어렵다. 그러나, 만일 환자가 굴곡을 충분하게 수행하지 못한다면, 중력중심은 여러 자세들 사이에서 부드럽게 전방으로 옮겨지도록 할 수 있다.

48

활동(Activity): 무릎 자세에서 반 무릎 자세.
기법(Technique): 안내된 동작을 변화시킴; 상-체간에 맨손접촉.
손상(Impairments): 지지면을 감소시키고 중력중심을 옮겨가면서 수행하는 체간의 균형 및 회전 조절을 하기 어려운 환자.

설명(Description)

무릎 자세에서 반 무릎 자세로 가기 위한 동작은 편측 체중지지, 체간의 역회전 및 고관절 굴곡 등과 결합하여 수행될 수 있다. 이러한 동작들을 촉진하기 위하여 치료사는 환자의 뒤에 위치하고 상-체간에 맨손접촉을 할 수 있다. 만일 환자에게서 사지에 연합 반응들을 보인다면, 맨손접촉의 위치는 이러한 사지에서 고관절을 조절하기 위해 공급되는 부가적인 도움을 주거나 수정하여 할 수 있다.

동작을 변화시키는 것은 움직이지 않는 하지 쪽으로 편측 체중 이동을 하는 것으로 시작한다. 그런 다음 상-체간은 회전되고 하-체간은 고관절 굴곡을 동반한 회전 동작 이후에 잇달아 일어난다. 발이 바닥에 접촉할 때, 체중은 발 위의 전방으로 이동된다.

목적/치료 목표(Purpose/Treatment Goals)

이 과정의 목적으로는 환자가 무릎자세에서 반 무릎 자세로 옮기는데 보조하기, 체중이동 및 동작을 변화시키는 것을 강화하기 등이다.

적용에 따른 문제점(Problems with Application)

환자에게는 체간의 체중 이동 및 회전성 자세 조절을 보다 하지를 들어올리기 위한 촉진이 될 수 있다. 만일 환자가 동작을 변화시키는데 대한 어느 특정 단계에 어려움을 보인다면, 치료사는 조절된 운동성 단계의 과정을 하는 동안에 설명되었던 전체 패턴(total pattern)의 특정 요소들을 치료하도록 해야 한다. 예를 들면, 편측 체중이동 및 회전은 이런 동작의 변화와 결합되기 전에 개별적으로 수행될 수 있다.

49

활동(Activity): 반-무릎 자세
기법(Technique): 율동적인 안정성(RS); 느린 반전(SR); 골반에 맨손접촉
손상(Impairments): 하지에 체중부하 시 자세 안정성의 감소; 슬관절 및 족관절 굴곡의 조절력 감소

설명(Description)

대부분의 환자들에게 반-무릎 자세는 모든 매트 활동들 중에서 가장 큰 과제이다. 따라서, 저항 및 동작에서의 움직임의 양은 신중하게 단계적으로 변화시켜야 한다. 후방에 위치한 하지로 체중을 지지하는 양이 많고 지지면이 좁은 경우에 반-무릎 자세는 어렵다. 무릎기기 자세에서 지지면은 대칭적이고, 반-무릎 자세에서의 지지는 대각선 방향이다. 저항 및 치료사의 모든 동작은 환자의 지지면 방향에 따라야 한다. 환자의 자세유지 능력은 등척성의 AI와 RS 기법으로 강화된다. SR을 통한 운동범위의 증가는 조절된 운동성으로 촉진할 수 있다(**그림. 49A, 49B**). 골반이 후방으로 움직이는 동안 환자가 상-체간을 굴곡하는 것은 무릎자세에서의 전-후방 운동과 유사하다.

목적/치료 목표(Purpose/Treatment Goals)

이 활동의 목적은 반-무릎자세에서의 안정성 및 조절된 운동성 촉진, 대퇴사두근 조절력의 강화, 후방에 있는 하지의 정적 및 동적인 체중 지지력 개선, 및 전방에 위치한 하지의 슬관절 및 족관

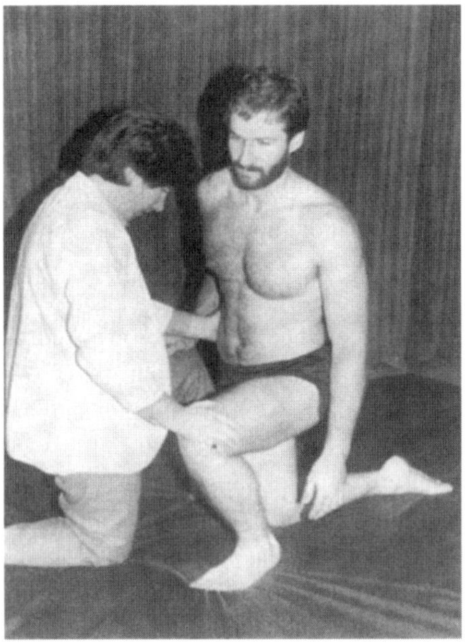

49A 전방으로의 체중이동

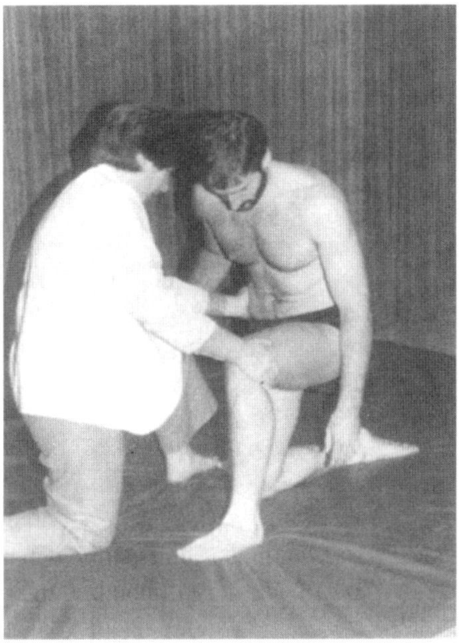

49B 후방으로의 체중이동

절의 전 운동범위에서의 움직임 촉진 등이다.

체중의 세 가지 억제적인 영향은 대퇴사두근건 위를 저항하고, 대퇴사두근을 조절하도록 근 신장이 유지된다. 이러한 억제 영향은 후방에 위치하는 하지에서 최대가 될 것이다.

이 과정은 전방에 위치하는 하지의 움직임 촉진을 위한 치료계획 내에서 결합될 수 있다. 전방으로 흔들기를 할 때 족관절은 배측굴곡된다. 이 동작은 거-경골 동작의 증가를 촉진하는데 도움이 될 수 있는데, 왜냐하면 비복근이 무릎에서 느슨하기 때문이다. 전방에 위치하는 하지의 무릎은 후방에 위치하는 하지에 비하여 억제 영향을 적게 받기 쉽다. 무릎으로 체중을 지지할 때 통증을 호소하는 환자들을 위하여, 이러한 전방에 위치한 하지로 체중을 지지하는 자세는 거의 90° 로 슬관절을 굴곡시켜 조절력을 발달시킬 수 있다.

반-무릎 자세는 또한 환자에게 누운 자세에서 기립 자세 또는 앉은 자세를 취할 수 있는 방법을 가르칠 때 유용하다. 반-무릎 자세로부터, 환자는 의자로 옮길 수 있거나 기립 자세를 취하기 위해 전방에 있는 하지보다 더 전방으로 굴곡할 수 있다.

적용에 따른 문제점(Problems with Application)

치료사들은 지지면 상에 있지 않은 대각선 방향에서 부적절한 저항을 주거나 환자에게 움직임을 시도하게 될지도 모른다.

흔들기 동작에서 너무 많은 도수 저항이 빈번하게 적용된다. 체중에 의한 저항은 대부분의 환자에게 충분한 도전(과업)이 된다.

직립자세의 진행
Upright Progression

활동 | ACTIVITIES

앉은 자세(sitting)
수정된 척행자세(modified plantigrade)
기립 자세(standing)

활동들의 진보를 위해 관련되는 요소들 | FACTORS RELATING TO THE PROGRESSION OF ACTIVITIES

생체역학적인 요소들(Biomechanical Factors)

지지면의 감소
중력중심점의 상승
저항
- 하지의 지레팔 길이 연장
- 맨손접촉이 교차될 수 있음
- 중력 및 체중지지 증가의 영향

반사적인 요소들(Reflexive Factors)

긴장성 영향들의 최소화
자세 조절을 위해 요구되는 것을 증가시킴.

50

활동(Activity): 상지의 지지가 있거나 혹은 없는 상태에서의 앉은 자세
기법(Technique): 교대로 하는 등척성에서 율동적 안정성으로 진행하기(AI 〉 RS); 견갑골에 맨손접촉(견관절; 견갑골과 머리)
손상(Impairments): 체간, 목, 머리 및 상-체간의 자세 안정성 감소; 견갑골, 견갑상완, 주관절 및 손목관절들의 안정성 감소; 체간 및 상-체간 근육들의 근력 약화

운동성	안정성	조절된 운동성	숙련
앉은 자세	교대로 하는 등척성 수축 율동적인 안정성		

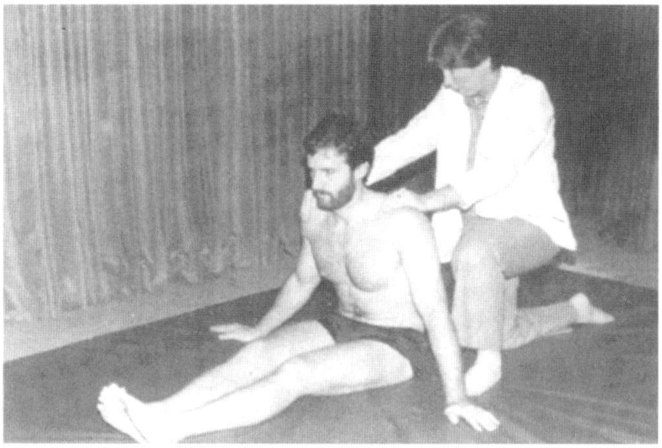

50A 다리 펴고 앉은 자세

설명(Description)

이 과정은 체간 또는 상지 양쪽 모두의 안정성을 강화하기 위해 수행될 수 있다. 만약 체간의 조절이 목표라면, 진행은 상지의 지지부터 시작한다. 보조는 증가된 지지면으로 주며, 점차 감소시킨다. 만약 이 과정이 상지의 안정성을 강화하기 위한 것이라면, 팔을 통해 체중지지가 유지된다.

치료사는 저항력을 주는 선상에서 환자의 앞 또는 뒤에 위치할 수 있다. 환자는 길게 앉은 자세(**그림. 50A**) 또는 치료대 위에 앉은 자세 또는 발을 바닥에 닿게 하고 의자에 앉은 자세 또는 안정성이 보조된 상태로 등받이 없는 의자에 앉은 자세 등을 할 수 있다. AI 기법은 안정성을 강화하기 위해 중등도의 율동적 저항으로 전-후방, 중앙-외측, 및 회전 방향에서 적용할 수 있다.

율동적 안정성은 자세 안정성을 강화하기 위하여 대각선과 회전성 저항을 결합한다. 맨손접촉은 견갑골의 상부에 위치한다. 대각선 저항은 하나의 맨손접촉과 역회전성 힘을 적용하여 전-후 및 중앙-외측 방향을 결합하는 다른 부위의 맨손접촉으로 한다.

목적/치료 목표(Purpose/Treatment Goals)

이 활동의 목적은 머리, 목, 체간, 견관절 복합체, 및 상지 주변 근육들의 자세성 안정성을 촉진하기, 머리의 정위반응 촉진과 정적인 균형반응 발달시키기, 고관절과 슬관절 주변 근육들을 위해 일차적으로 하지에 과흐름(overflow)을 강화하기 등이다. 자세 조절력은 시각, 전정감각, 고유수용성 감각 및 촉각 등을 포함한 다양한 감각자극들로 인한 머리, 목, 체간 및 상·하지의 운동 반응들로 이루어진다. 정적 균형, 안정성은 보통 동적 균형, 조절된 운동성의 단계 이전에 촉진된다. 자세에서 기능적인 독립 또는 숙련 단계에서는 동적인 균형과 방어성 신전 조절 등이 요구된다.

만일 앉은 자세에서 발이 바닥에 닿지 않는다면, 하지에 대한 과흐름은 더욱 분명해지고 정상적인 연합운동으로 보이게 될 것이다. 이러한 간접적인 활성은 그 과정의 목적이 될지도 모른다.

체간을 똑바른 자세를 함으로써, 긴장성 반사들의 효과들은 최소한이 되고 중력의 힘들은 균형이 잡혀진다. 따라서, 앉은 자세는 복와위 진행(progression)보다 우선하여 초기에 머리와 목을 강화하기 위한 효과적인 자세이다. 머리와 목의 안정성은 연하와 섭식의 생명유지 기능을 위하여 필요한 부분이다. 종종 환자들은 그들이 독립적으로 그 자세를 유지하는 능력을 가지기 전에 앉은 자세를 취하게 된다. 이러한 안정성 기법들은 체간과 머리에 적용되는데, 이는 환자에게 독립적인 앉은 자세라는 목표를 향한 보조로 제공할 수도 있다.

이러한 안정성 기법들을 수행하기 이전에, 적절한 앉은 자세 정렬이 획득되어야 할 필요가 있다. 골반은 중앙선상에 위치하게 되고 요추 및 흉추의 정렬 또한 증진할 수 있도록 약간 전방경사를 이루게 된다. 머리는 지나치게 전방으로 위치하지 않도록 중간 자세를 취한다. 하지는 회전 및 내-외전에 관하여 중립 자세가 된다. 척추 압박에 따른 통증을 가진 환자들에 대해서는 체간의 체중지지가 증상을 증가시킬지도 모른다. 만일 이러한 일이 발생한다면, 정렬을 변경하거나, 골반경사에 의한 체중지지 확산, 요추 커브의 변화, 스티로폼 패드 또는 공위에 앉기 등을 이용하여 초기 단계에 통증을 완화시킨다. 후만이 지나친 환자들을 위하여, 직립 자세에서의 안정성은 상-배부 신전근들의 지구력을 증진시킨다. 전-흉부 근육들에 대한 유지 이완은 정렬을 개선시키기 위한 이러한 안정성 기법들 이전에 사용될 수 있는 호흡의 흡기를 강조하는 패턴과 결합된다.

앉은 자세에서, 견관절은 거의 굴곡 0°로 통증이 가장 적은 자세이다. 팔을 이용한 체중지지의 양을 적게 하는 것은 견갑골의 안정성을 촉진하는데 효과적이고, 견관절에 기능이상을 가진 환자들을 위한 치료의 초기단계에서 회선근개 근육을 촉진하는데 효과적이다. 상지의 체중지지는 체중지지 및 자세유지에 따른 환자의 고관절에 따라 전방, 후방 및 측방에 위치할 수 있다.

신전의 짧아진 범위에서 주관절로 체중지지를 하는 것은 편마비 환자들을 위한 중요한 자세이다. 손은 수지 굴곡근의 영향을 억제할 수 있도록 지지면에 접촉하도록 한다,

앉은 자세에서, 상-체간의 안정성 훈련이 수행될 수 있다. 상지가 비-체중지지 및 D1E 자세 또는 D1 움츠리기 패턴에 위치하게 됨으로써, 흉곽의 신전은 견갑골 내전, 하강 및 견관절 신전과 결합될 수 있다. SHR 수축은 도수적으로 저항되지만 도르래나 탄력밴드로도 가능하다. 이 과정은 과도한 후만증, 약화, 흉부 근육의 피로 또는 견갑골 주변 근육들의 안정성 저하 등을 가지고 있는 환자들에게 적절하다.

길게 앉은 자세는 척수손상 환자들의 재활에 중요한 자세이고, 길게 앉은 자세에서의 안정성 발달은 다른 기능적인 활동에 필요한 부분이다.

적용에 따른 문제점(Problems with Application)

치료사는 쉽게 환자를 압도할지도 모른다. 모든 자세에서처럼, 저항은 적절하게 맞추기 위하여 점진적으로 적용될 필요가 있으며, 환자에 의해 과도하게 유지될 필요는 없다.

51

활동(Activity): 앉은 자세; 상-체간 동작.
기법(Technique): 운동범위를 증가시켜 느린 반전 유지(SRH): 견갑골에 맨손접촉.
손상(Impairments): 역동적인 균형 감소; 길항근 반전 능력의 감소; 비정상적인 굴곡근 및 신전근의 긴장성 우세; 신체 한쪽 면의 체중지지력 감소; 감소 또는 비대칭적이 된 체간의 감각성 피드백.

운동성	안정성	조절된 운동성	숙련
앉은 자세에서의 체간 동작		느린 반전 유지 (SRH)	

설명(Description)

앉은 자세에서 체간의 운동 조절을 위한 조절된 운동성 단계에는 체중이동 또는 상-체간의 회전을 동반한 굴곡 및 신전 등이 있다. 치료사는 환자의 전방에 대각선으로 서고 맨손접촉은 체간의 회전을 동반한 굴곡을 촉진하기 위하여 상-체간의 전방에 위치하도록 한다. 구두지시는 "자, 아래를 보세요, 몸을 돌리면서 아래로 구부려서 오른쪽 어깨를 왼쪽 무릎 쪽으로 내려 보세요." 라고 한다. 회전을 동반한 체간 굴곡의 결합 동작은 양 맨손접촉 부위로 저항을 주는 것이다. 이 동작의 근육이 가장 짧아지는 범위에서 등척성 근수축이 수행되는데(**그림. 51A**), 길항적 신전근들의 부드러운 신장이 잇따라 일어난다. 이때 구두지시는 "위로 보세요. 어깨를 반대로 위로 올리

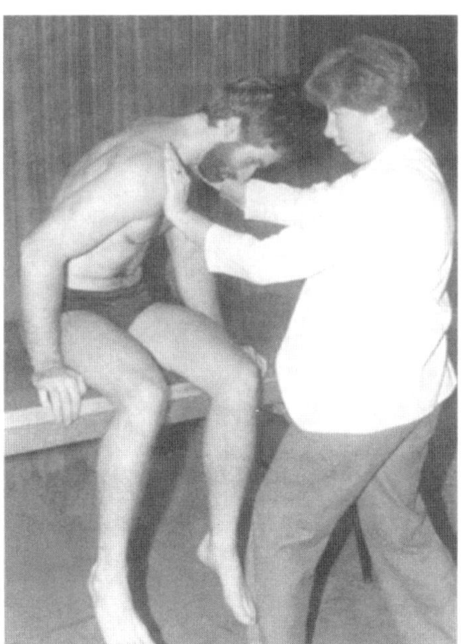

51A SRH: 굴곡에 대한 저항

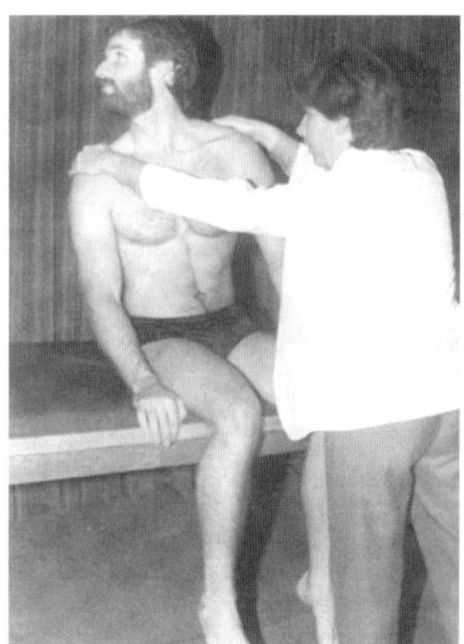

51B SRH: 신전에 대한 저항

면서 똑바로 앉으세요" 라고 하며, 저항은 회전을 동반한 신전에 적용된다(**그림. 51B**). 구두지시는 체간 동작을 이끌기 위한 머리의 움직임을 확실히 하는데 아주 중요하다.

능동적인 동작은 체 중심에서 어떻게 변화를 조절할 것인지를 환자에게 가르쳐주는 역할을 할 수 있다.

목적/치료 목표(Purpose/Treatment Goals)

이 과정의 목적은 (1) 앉은 자세에서 조절된 운동성 및 체중이동 촉진, (2) 정위 반응 및 역동적인 균형반응의 촉진 (3) 운동범위의 증가를 통한 앉은 자세에서 환자의 움직임 능력 강조 등이다.

만일 환자가 자세조절 반응에 어려움이 있다면, 치료사는 감각 및 운동신경 체계를 구별하여 평가해야 한다. 균형에 도움이 되는 감각에는 시각, 전정감각, 고유수용성 감각 및 촉각 등이 있다. 감소된 감각 입력은 동작의 인식을 바꿀 수 있고 감소된 운동 반응들을 일으킬 수 있다. 정적 및 동적 운동 반응 둘 모두는 평가를 해야 한다.

앉은 자세에서, 작은 지지면(Bos)과 높은 중력중심점(CoG)은 동작에 있어서 긴 운동범위가 어렵다는 것을 통하여, 동작의 정도를 위해 자세 반응들을 자극할 수 있을 것이다. 체간 굴곡에는 중력이 보조를 하는데, 따라서 이 활동은 복근의 근력이 poor인 환자에게 적절하다. 파킨슨 질환 환자를 위한 회전 동작은 맨손접촉의 위치를 반대편 체간 위에 하여서 분리시킬 수 있다. 환자의 양 손과 양 발은 마치 공과 같은 지지면에 접촉하게 함으로써, 사지뿐만 아니라 체중지지를 옮기는 동작에 적은 양의 동작을 촉진할 수 있다. 이것은 지절에 과도한 통증이 있는 환자들을 위해 유용한데, 예를 들면, 반사적 교감성 이영양증이 있다.

적용에 따른 문제점(Problems with Application)

치료사는 체간의 대각선 굴곡과 결합한 체간 회전 동작을 적절하게 촉진하지 못할 수 있다. 다른 과정들에서처럼, 치료사의 위치가 중요하다. 굴곡 패턴을 하는 동안, 치료사는 환자와 충분히 가까이 있어야 하는데, 특히 치료대 위에 있을 때 안전함을 느끼게 해야 한다. 체간의 신전 동작을 하는 동안에, 환자의 다리는 치료대 모서리쪽으로 미끄러지는 것을 감소하기 위하여 무릎에서 고정되어 있어야 한다.

52

활동(Activity): 앉은 자세; 골반 운동.
기법(Technique): 동작 안내 혹은 느린 반전(SR); 골반에 맨손접촉.
손상(Impairments): 앉은 자세의 비정상적인 정렬 상태; 기립 자세를 하기가 어려울 것이라는 가정; 오래 앉아 있을 때 통증 호소.

설명(Description)

하-체간은 앉은 자세에서 체중지지를 하므로, 골반 또는 하-체간 동작들은 결합된 동작 패턴들에

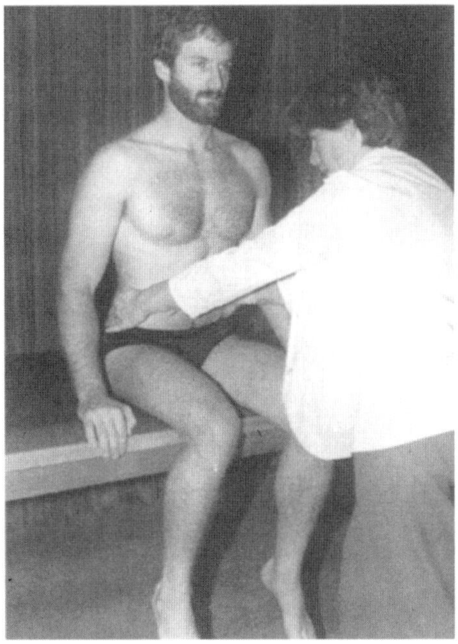

52A 골반 운동의 안내(guiding)

서 보다 개별적으로 촉진하는 것이 더 쉽다. 골반의 동작에는 전-후방 경사, 둔부 들어올리기 및 회전 등이 있다. 맨손접촉은 골반의 동작을 안내하도록 골반 위에 둔다(**그림. 52A**).

목적/치료 목표(Purpose/Treatment Goals)

이 과정의 목적은 기립 자세를 준비하기 위해 중력 중심점을 전방으로 이동시키기 위한 골반의 전방경사를 수행하는 것인데, 여기에는 요추의 신전 증가, 앉은 자세의 자세 조절력 및 정렬 상태의 인식을 증가시키는 것 등을 포함한다.

환자들은 흉추 후만의 증가와 변경된 머리 및 경부의 정렬로 인해서 골반의 후방 경사와 요추 굴곡으로 부정확하게 앉을지도 모른다. 증진된 앉은 자세는 고관절 굴곡의 증가, 골반의 전방경사 및 흉· 요추의 신전 등으로 시작될 수 있다. 동측으로 압박을 증가해야 하는 환자들은 외측으로 체중을 이동할 수 있거나 측방굴곡 및 통증 감소라는 부가적인 결과에 포함되지 않는 들어올리기를 추가할 수 있다.

엉덩이 들어올리기나 체간의 측방굴곡은 한 쪽으로의 체중 지지하는 양에 변화를 주고 체중 지지하는 쪽 체간근의 신장 또는 늘이는 것을 촉진할 수 있을 것이다. 회전은 기립을 준비하고 비정상적인 대칭성 패턴을 감소시키기 위해 의자의 모서리 가까운 부분에서 골반을 움직이는 것으로 환자를 보조하여 수행되도록 한다. 한쪽면 체간근의 신장과 체중지지를 증가시키기 위하여, 반대쪽 사지는 관련 사지를 지나 교차될 수 있다. 이것은 체중을 지지하는 쪽의 상지를 통해 체중지지와 결합되어 수행될 수 있다. 정확한 앉은 자세는 대부분의 환자들에게 중요한 고려사항이다. 만일 환자의 하-체간이 안정되고 정확한 자세를 취할 수 있다면, 상-체간 및 머리부분의 정렬 상태는 더 좋을 것이다.

적용에 따른 문제점(Problems with Application)

자세는 단지 환자가 운동성(ROM)과 안정성(길항근의 등척성 균형)을 충분히 가지고 있을 때 유지될 수 있다. 이러한 필수 단계는 반드시 자세의 정렬이 이루어진 상태에서 성공적인 변화가 예상되는 치료단계에서 추가되어야 한다. 많은 환자들에게서 고관절, 슬괵근 또는 하-체간의 뻣뻣함 또는 팽팽함이 나타날 것이다. 이러한 제한들은 자세를 유지하기 위한 내적인 저항을 제공한다. 만일 고관절 굴곡각도가 90°를 넘거나 요추 신전 동작에 문제가 있다면, 앉기를 유지하는 것이 어려울 것이다. 불충분한 근육의 안정성은 고유수용성 인식을 감소시키고 자세 안정성을 유지하는 능력을 감소시킬 수 있을 것이다. 이러한 조절 단계에는 적절한 과정들을 이용하여 개선되어야 할 것이다(**과정 17, 41, 120**).

53

활동(Activity): 앉은 자세; 한 쪽 상지의 대각선 운동.
기법(Technique): 느린 반전(SR), 동작의 안내 또는 능동 운동; 견갑골지지 및 움직이는 상지에 맨손접촉.
손상(Impairments): 체간에서의 자세 조절력 감소; 근위부의 동적 안정성 감소, 체간 회전의 조절력 감소; 체간 및 둔부에서 체중 이동 조절력의 감소.

	운동성	안정성	조절된 운동성	정적-동적	숙련
앉은 자세 사지 동작				느린 반전, 동작의 안내 또는 능동 운동	

설명(Description)

동적(움직이는) 사지의 동작은 D1 또는 D2 패턴 혹은 체간의 조절력을 적절하게 자극하는 그 어떤 방향에서라도 수행될 수 있다(**그림. 53A**). 저항의 양은 동적 사지에 따라 제공되고, 운동 범위의 양은 팔의 동작들이 고정된 부분들의 조절에 좌우된다. 치료사는 환자의 전방 또는 후방 어디든지 위치할 수 있으며, 가장 잘 조절할 수 있는 위치라면 어디라도 가능하다. 동적 사지 위의 맨손접촉은 전완에 두지만, 보통 동적 사지의 특별한 조절이 이 과정의 목표는 아니므로 더 멀어서는 안 된다. 환자는 탄력밴드, 체중(weight) 및 무게감이 있는 물건 등을 사용하여 독립적으로 이 과정을 수행할 수 있다.

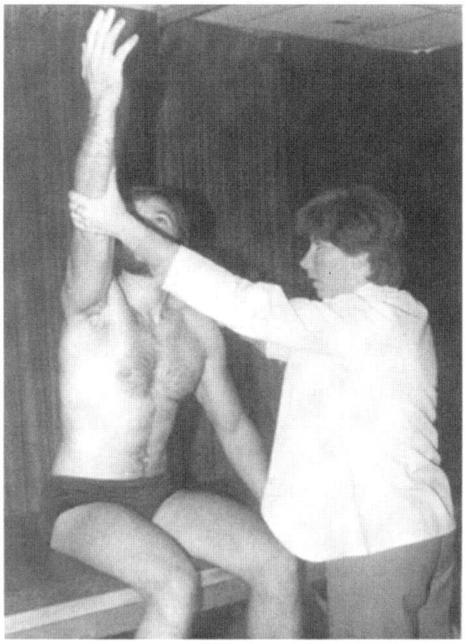

53A 정-동적 활동(static dynamic activity)

목적/치료 목표(Purpose/Treatment Goals)

이 과정의 목적은 체간의 더 나은 자세 반응의 발달, 체중이동의 강화, 그리고 체간, 동적 사지 및 체중지지 견갑골과 견관절의 동작을 촉진하는 것 등이다.

정-동적 활동들은 지지면(BoS)을 감소함으로써 더 나은 체간의 조절을 수행할 수 있게 되거나 정적이고 체중지지 견갑골의 근위부 조절을 촉진하는데 사용될 수 있을 것이다.

이 과정은 반신마비 환자들 혹은 통증을 동반하는 견관절의 기능 이상을 보이는 환자들을 위하여 적용된다. 동적-안정성 조절은 문제가 최소한이 되는 자세에서 체중지지의 사지로 촉진된다. 견갑골 주위 근육들의 약화가 있는 환자들은 이 과정이 유용하다는 것을 알 수 있을 것이다. 체중지지 견갑골과 흉곽 사이의 동작은 상대적으로 고정된 견갑골의 바로 아래 체간의 능동적인 동작으로 수행된다. 이 능동적인 움직임은 통증이 있는 부분의 동작 초기에 간접적으로 적용 할 수 있는 방법이다.

사지 패턴을 동반하는 체간의 동작은 측만증 또는 다른 체간의 이상을 가진 환자들에게 유용할 수 있다.

적용에 따른 문제점(Problems with Application)

치료사는 동적 사지에 너무 많은 저항을 적용해서는 안 된다. 체간과 정적 사지의 반응을 관찰하는 것은 치료사에게 동적 사지에 적용되는 저항의 양을 적절하게 평가하기 위한 피드백으로 제공될 것이다.

54

활동(Activity): 앉은 자세; 동적 균형.
기법(Technique): 능동적인 안내된 동작; 견갑골 또는 상지의 원위부에 맨손접촉.
손상(Impairments): 동적 균형 능력 감소; 감각 정보 입력의 감소; 빠른 길항근 반전 능력의 감소.

	운동성	안정성	조절된 운동성	숙련
앉은 자세				능동적인 안내된 동작

설명(Description)

정위 반응 및 자세 조절 반응들은 환자가 매트에서 일으켜 앉게 되거나 의자에 앉게 되는 동안에 환자의 중력중심(CoG) 또는 지지면(BoS)을 부드럽고 느리게 변화됨으로써 촉진될 수 있다. 부가적인 보조를 제공하거나 체간 조절을 위한 시도를 증가시키기 위하여 양발로 지지될 수 있다. 환자는 다양한 방법으로 중력중심(CoG)을 스스로 바꿀 수 있다. 그 방법들로는 모든 방향에서 상지를 이용한 손 뻗치기(reaching)가 있는데 예를 들면, 발쪽으로 뻗치기 위해 전방으로 굴곡 하는 것이 있다. 그리고, 반대편 사지들을 들어올리기를 하거나 불안정한 표면 위에 앉기가 있는데, 예를 들면 공위에 앉기가 있다. 치료사는 맨손접촉 지점에 변화를 주면서 적용할 수 있는데, 먼저 어깨에 두다가 그 다음으로 지레팔의 길이를 늘이고 관련 분절의 수를 늘이기 위하여 더 멀리 떨어진 상지 또는 하지에 둔다. 자세 조절력은 정-후방, 내-외측, 대각선 및 회전 방향에서 장애가 될 수 있다. 체간 회전은 외측으로 이동하기와 연합될 수 있고 이동하기 전 또는 후에 발생될 수도 있다. 이러한 변수들은 복근 또는 체간 신전근의 활성화와 하지들의 반응들을 바꿀 수 있다. 요구된 반응들에는 머리의 정위반응과 방향배치에 따른 체간과 사지들에서의 적절한 자세반응 등이다.

목적/치료 목표(Purpose/Treatment Goals)

이 과정의 목적들에는 앉은 자세에서의 정위반응 촉진 및 동적 자세 반응, 자세와 관련된 상지들의 기능적 동작 촉진 등이다.

적용에 따른 문제점(Problems with Application)

치료사들은 재활 과정에서 이 과정이 너무 일찍 시도될 수 있다. 중력중심 또는 지지면에 대한 장애 성공적인 반응을 위하여, 자세 조절 및 충분한 근력에는 중심의 변화에 따른 감각 인식뿐만 아니라 감각 자극의 존재가 필요하다. 만일 환자가 반응에 대해 어려움을 가지고 있다면, 치료사는 결함 부위를 결정하기 위하여 반드시 감각 및 운동 시스템 둘 다의 평가를 해야 한다.

요약(Summary)

만일 치료 목표가 체간 조절력을 발달하기 위한 것이라면, 양 상지 및 하지를 지지하기 위하여 넓은 지지면에서 시작한다. 지지면은 정-동적인 활동들이 수행될 때 감소된다. 자가 배치 활동들, 예를 들면, 사물을 향해 손 뻗치기 등은 앉은 자세에서 환자에게 필요한 기능적인 조절력을 자극한다. 이러한 활동들은 균형 판 또는 공과 같은 불안정한 표면 위에서 균형을 잡는 것으로 이어질 수 있다.

활동(Activity): 앉은 자세; 아기를 받치고 있는 듯한 자세와 함께 상-체간 운동. 55

기법(Technique): 느림 반전 유지(SRH), 느린 반전(SR) 또는 안내된 동작; 주관절에 맨손접촉.

손상(Impairments): 체간에서의 자세 조절력 감소; 상지의 근위부에서 동작의 개시 능력의 감소 및 뻣뻣함.

설명(Description)

앉은 자세에서, 상-체간 또는 상지의 근위부 동작들은 아기를 받치고 있는 듯한 자세에서 양쪽 상지를 교차하여 촉진할 수 있다. 체간 및 사지의 동작은 환자와 마주 보고 앉은 치료사에 의해 안내된다. 맨손접촉은 주관절에 둔다. 동작은 체간의 굴곡-신전 및 회전에 대한 각각의 운동면에서 수행될 수 있거나 이러한 체간의 동작들이 결합되어 수행될 수 있다. 치료 목표가 좌우되는 치료의 초점은 체간 동작 혹은 근위부 견갑골 및 견관절 동작들이 될 수 있다.

목적/치료 목표(Purpose/Treatment Goals)

이 과정의 목적은 앉은 자세에서 체중 이동을 촉진하고 견갑골 및 견관절의 근위부 동작을 촉진하는 것이다. 지레팔의 길이는 상대적으로 짧고, 다른 체간 패턴들과 비교할 때 약간의 관절 동작이 이 활동에 포함되어 있다(역 내려치기 및 기도하는 동작). 따라서 이 과정은 상지의 운동성을 촉진하기 시작할 때 적절할 것이다.

적용에 따른 문제점(Problems with Application)

아기를 받치는 듯한 자세는 휴식 시 반신마비 된 사지의 비정상적인 자세와 비슷하다. 반신마비 환자들을 위해서, 이 자세는 통증이 있거나 다른 수의적인 조절에 제한이 있는 패턴의 초기 단계 동안에만 적당할 것이다.

56

활동(Activity): 앉은 자세; 상-체간 신전 패턴(들어올리기).
기법(Technique): 느린 반전 유지(SRH); 율동적인 안정성(RS).
손상(Impairments): 동적 균형 감소; 근위부 상지의 조절력 감소; 체간의 회전 및 신전력 감소.

설명(Description)

환자의 두 상지가 비-체중지지 상태이고 원위 지절이 자유롭기 때문에, SRH 기법으로 이 활동을 수행하는 것은 움직임 조절단계에서 숙련 단계로 생각된다. 들어올리기 패턴은 체간의 신전과 회전을 촉진한다. 과정은 대부분 의자에 앉은 자세에서나 매트 위에서 두 발로 지지한 상태에서 쉽게 조절된다.

치료사는 패턴의 대각선 방향으로 환자의 뒤에 위치하게 된다. 한쪽 맨손접촉은 머리위에 그리고 다른 쪽 맨손접촉은 D2F 전완의 손목 위에 둠으로써, 환자는 저항이 적용되기 전에 들어올리기 패턴을 수동적으로 수행하게 된다.

SRH 기법을 수행하기 위하여, 신장이 환자의 길어진 운동범위에서 적용되고(**그림. 56A**), 그 다음으로 등척성 유지가 짧아진 범위에 적용됨으로써 전체 운동 범위에 저항이 주어진다(**그림. 56B**). 신장은 견인력으로 강화되고 짧아진 범위에서의 유지는 압박으로 촉진될 수 있다. 그 후 길항근 패턴은 신장되고 단지 약간 저항된다. 이 과정을 강조하는 것은 들어올리기이지 역으로 들어올리기는 아니다.

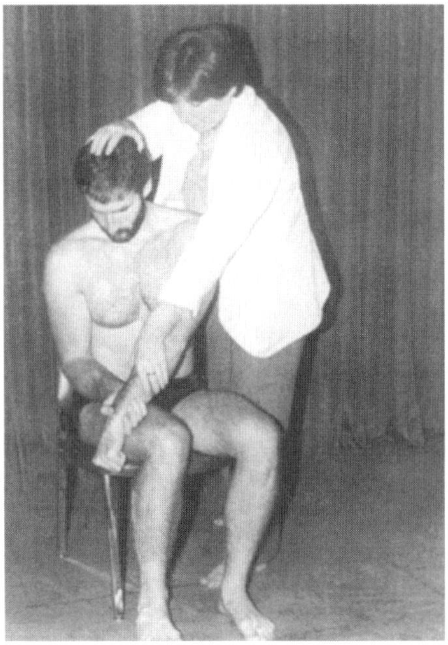

56A Lift: 근육이 최대한 길어지는 범위에서 신장

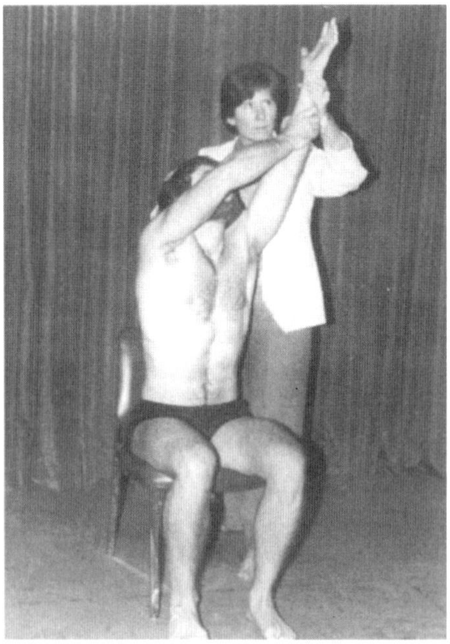

56B Lift: 근육이 최대한 짧아지는 범위에서 등척성 근수축

근위부 상지나 상-체간의 안전성을 촉진하기 위하여, RS는 운동범위의 다양한 지점에서 적용될 수 있다. 이 기법을 수행하기 위하여, 저항은 운동범위가 RS에 도달할 만큼 강화될 때까지 들어올리기 패턴이 적용된다. 이 범위에서 등척성 저항은 반대방향에서 동시적으로 적용되거나, 머리 및 손목 위에 저항의 방향을 변경하는 것으로 길항근 그룹에 적용된다. 이 등척성 저항은 어느 정도의 강도를 획득하는 중간 단계까지 변경된다. 이 지점에서 양쪽 맨손접촉은 등장성 수축을 넘어서 더욱 범위를 허용하기 전에, 들어올리기 동작의 방향에서 다시 등척성으로 저항한다. RS가 전체 운동범위에 적용될 수 있는 것처럼 연속적인 지점에서도 적용될 수 있다.

환자는 도르래, 탄력밴드 및 그 어떤 무거운 물건으로도 저항을 주어서 동작을 수행할 수 있다.

목적/치료 목표(Purpose/Treatment Goals)

이 과정의 목적은 (1) 운동 조절의 숙련 단계를 위해 필요한 근위부의 동적 안정성을 촉진하기, (2) 머리와 체간의 신전과 함께 상-체간의 비대칭성 패턴을 결합한 회전을 증진시키기, (3) 호흡 증진(들어올리기로 흡기, 역-들어올리기로 호기 증진), (4) 지지면을 감소시킴으로써 더욱 더 체간의 조절력을 요구하기 등이다. RS 기법은 상지의 운동범위 및 안정성을 촉진하기 위하여 사용된다.

겨드랑이 부분에 화상을 입은 환자들은 견관절의 동작에 제한이 있을 수도 있는데, 그럴 경우에는 D2F가 발생한다. 보조는 들어올리기와 RS 기법이 짝이 되어 다른 쪽 팔에 의해 제공되는데 이는 등척성 수축을 촉진하고, 만일 동작에 통증이나 제한이 있으면 운동범위에 대한 조절이 더욱 중요하게 된다. 등척성 수축은 근육들이 피부 아래에서의 움직임을 야기할 수 있다. 이들 두 면들 사이가 서로 유착된다면, 근 수축이 일어나는 동안 약간의 미끄러짐이 발생하게 되어 유익하게 될 수도 있다.

체간의 신전 및 회전 동작들은 특히 파킨슨 환자들에게 적절하다. 들어올리기 동작은 가정 프로그램의 한 부분으로 독립적으로 수행할 수 있다.

회선근개의 약화 또는 견관절의 안정성이 약한 환자들을 위하여, RS는 이 어려운 동작을 하는 동안에 필요한 근 조절력을 강화할 수 있는 운동범위의 증가를 통하여 수행된다.

적용에 따른 문제점(Problems with Application)

치료사는 잘못된 자세를 취하게 될 수 있는데, 그로 인하여 정확한 대각선 방향에서의 동작은 어려워지게 될 것이다. 저항은 RS를 하는 동안에 머리와 양쪽 상지 둘 모두에 제공되어야 한다. 그러나 주의를 요해야 하는데, 이는 각 부분이 노력하도록 적용되어야 하는 것이지 지나친 부하를 주어서는 안 되기 때문이다. RS와 함께 저항력의 연속동작은 어려울 수 있는데, 이는 즉, 치료사는 주동근 방향에서 저항과 함께 지시를 시작하도록 연습해야 하고 그런 다음 방향을 변경하고, 패턴이 완벽해지는 동작을 하기 전에 주동근 방향에서 마무리가 되어야 함을 말한다.

57

활동(Activity): 앉은 자세; 체간 굴곡 패턴(내려치기)
기법(Technique): 강조를 위한 타이밍(TE); 느린 반전 유지(SRH); 머리와 손목에 맨손접촉
손상(Impairments): 체중을 측방 및 전방으로 옮기는 능력 감소; 상-복근 근육들의 근력 감소; 체간의 회전을 동반한 굴곡 감소.

설명(Description)

이 과정 또한 운동조절의 숙련 단계를 촉진하고 체간의 회전을 동반한 굴곡을 촉진하기 위해 고려될 수 있다. 이러한 상-체간 동작은 먼저 환자의 상지에 체중 지지를 하고 체간 위에 치료사의 맨손접촉을 한 앉은 자세에서 조절된 운동성 과정을 하는 동안에 촉진 되었다. 내려치기 동작의 상-체간 활동은 하지가 바닥에 닿지 않으면 더욱 어렵고 그 결과 균형에 도움을 주지 못하게 된다. 게다가, 치료사의 맨손접촉은 더욱 원위부로 이동되어 포함되는 관절의 수가 증가되고 지레팔의 길이가 더욱 길어지게 된다. 이러한 상-체간 과정의 이점은 약한 상-복부근 및 하지근을 상대적으로 강한 머리 및 상지 근육들로 과흐름을 촉진하는 것이다.

환자는 의자나 치료대 위에서 양 발이 지지될 수 있는 앉은 자세를 취하게 된다. 치료사는 치료대의 전방 또는 환자의 옆에서 대각선 방향으로 환자 가까이에 위치한다. 일단 맨손접촉은 D1 상지가 되도록 한쪽은 머리 위, 다른 한쪽은 손목위에 둔다. SRH를 하는 동안, 저항은 예를 들어, 내려치기(**그림. 57A**) 및 역-내려치기(**그림. 57B**)와 같이 굴곡 및 신전의 양 방향으로 주어진다. 그러나, 강조는 체간의 굴곡 동작에 두게 된다. 구두지시는 "턱을 당기고 손을 펴면서 팔을 무릎 쪽

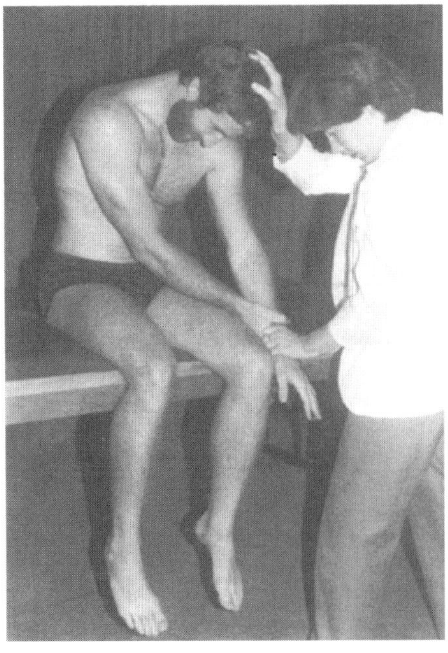

57A 체간 굴곡(chop)에 대한 저항

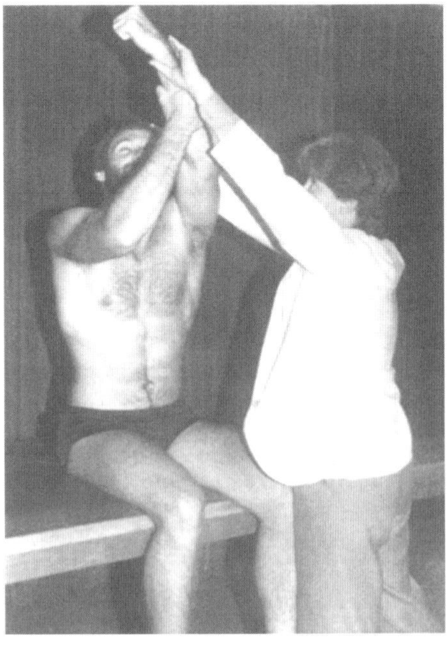

57B 체간 신전(reverse chop)에 대한 저항

으로 내리세요. 유지하세요. 이제 위를 보면서 팔을 천정을 향해 올리세요." 라고 한다.

만일 치료 목표가 복근의 강화라면, 강조를 위한 타이밍(TE)은 내려치기의 짧아진 범위에서 수행될 수 있다. TE를 수행하기 위하여, 강한 쪽 머리와 상.하지에는 등척성 저항 및 압박력과 함께 상지가 "잠기는(lock)" 지점에 저항이 주어진다. 일단 유지가 강한 쪽 분절(머리와 상·하지)에서 지속될 수 있다면, 초점은 복근의 수축이 신장과 저항에 의해 촉진되는 지점인 체간으로 변경된다. 신장 및 저항의 방향은 상-복근에서 반대 쪽 어깨를 향하도록 한다.

목적/치료 목표(Purpose/Treatment Goals)

이 활동의 목적은 체중이동 및 상-복근의 근력강화를 촉진하는 것이다.

왜냐하면 체간 굴곡은 중력으로 도움을 받고, 앉은 자세에서 체간의 굴곡은 거의 근력이 3/5등급 이하이기 때문이다. 그러나 저항은 중력의 영향에 반대되는데 충분해야한다. 이러한 앉은 자세로의 진행은 복근이 중력에 대항하여 체간을 굴곡하게 되는 앙와위로 진행될 것이다.

이 과정은 부전마비 환자들에게 적절하다. 앉은 자세의 균형이 결핍되어 있다면, 체간 굴곡 패턴은 옆으로 누운 자세나 앙와위에서 수행되어야 하고 저항은 중력에 반대되도록 조절되어야 한다.

이 과정은 편마비 환자들을 위해서도 사용될 수 있다. 목표는 중앙선을 교차하는 것을 포함하여 상지의 동작이 공동성 패턴에서 벗어나고 문제 쪽 사지를 넘어서는 체중이동이다. 저항은 비정상적인 동작을 강조하지 않도록 신중하게 단계적으로 주어져야 한다.

이 과정에서 하지로의 과흐름(overflow)이 다루어져야 하는데 이는 이 과정의 목표가 될 수도 있다. 또한 저항은 도르래나 탄력밴드로 적용될 수 있다.

적용에 따른 문제점(Problems with Application)

치료사는 대각선 방향에서 저항을 적용해야 하는 것이 어려울 수 있다. 만일 내려치기의 시작이나 중간범위에서 너무 많은 저항이 주어진다면, 환자는 상지가 회전성의 "풍차" 동작을 하는 경향이 생길 것이다. 치료사는 복근의 주행방향인 사선으로 정확한 패턴에 따라 상지가 움직이도록 가이드 해야 한다.

TE 기법을 수행하는 동안 머리와 상지는 "잠기게" 되기 전에 짧아진 범위에서 저항해야 한다. 그런 다음 체간 굴곡 동작이 강화된다. 빈번하게도 치료사는 시작하기 전에 지나친 체간을 굴곡하도록 허용하기도 한다. TE는 고관절 굴곡을 촉진한다.

환자는 치료대에 걸터앉아 있으므로, 치료사는 역 내려치기의 짧아진 범위를 조절하기 어려울 것이다. 왜냐하면 이것은 보통 이 과정을 하는 동안 강조되는 방향이 아니기 때문에, 이 범위에서의 움직임은 계획적으로 제한된다.

58

활동(Activity): 앉은 자세; D1 밀기 보조, BS D1 밀기 및 움츠리기 패턴.
기법(Technique): 단축자세에서 저항 수축(shortened held resisted contraction(SHRC)); 느린 반전 유지(SRH); 안내된 동작; 손목에 맨손접촉.
손상(Impairments): 저하된 견갑골의 안정성; 전거근, 승모근 중부, 능형근, 삼각근의 전부섬유 및 후부, 회선근개(rotator cuff) 근육, 상완 이두근 및 상완 삼두근 등의 약화; 흉부 신전근들의 근력 약화 및 지구력 부족; 견갑-상완 관절 동작의 개시 감소.

설명(Description)

치료사는 환자를 마주 보고 앉아서 환자의 손목에 맨손접촉을 한다. 앉은 자세에서 양측으로 수행된 움츠리기 패턴은 수정된 축상 복와위-복와위 신전 활동으로 사용될 수 있다(**그림. 58A**). 움츠리기 패턴의 짧아진 범위에서 SHRC는 체간 및 견갑골 근육의 안정성을 촉진하기 위해 사용된다. 일차적으로 촉진된 근육들은 상-체간 신전근, 승모근 중부, 능형근, 삼각근 후부 등이다. SRH기법의 경우, 패턴의 양측으로 저항할 수 있다.

목적/치료 목표(Purpose/Treatment Goals)

이 과정의 목적은 상-체간 및 근위 상지의 근 안정성을 촉진하는 것이다. 이러한 자세는 축상복와위 자세를 취할 수 없는 환자들에게 적절하다. 반전하는 동작을 수행할 때, 근위부 조절을 촉진하는 과정, 체간 균형 등은 앙와위에서 수행된 동작에서 진보된 것이다. 앙와위에서 견갑골이 축이

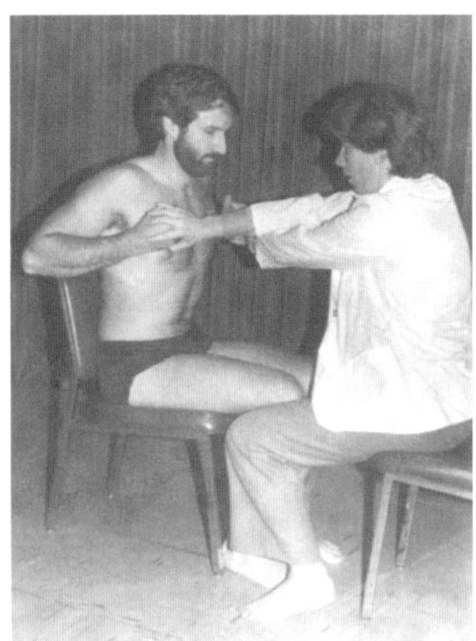

58A BSD1 움츠리기

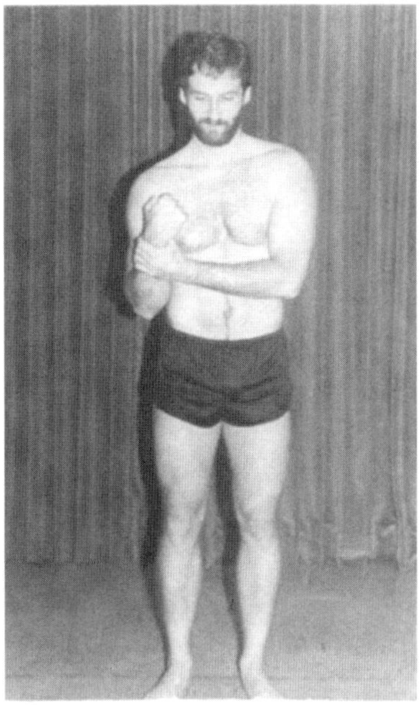

58B D1 근육이 최대한 길어지는 범위에서 밀기 보조(trust-assisted)

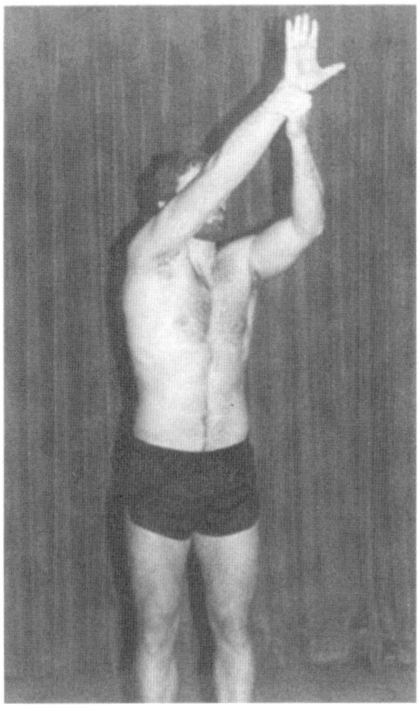

58C 근육이 최대한 짧아지는 범위

되어 지지하는 것을 앉은 자세에서 수행할 때에는 동작의 어려움을 증가시키지 않는다. 밀기는 또한 체간 패턴에서 수행될 수 있고(**그림. 58B, 58C**) 90° 이상 팔을 벌리는 것을 촉진하기 위해 사용될 수 있다. 두 동작은 견관절에 기능이상을 가진 환자를 위한 가정 프로그램의 일부로 쉽게 수행할 수 있다.

적용에 따른 문제점(Problems with Application)

밀기 패턴의 짧아진 범위에서, 견관절은 90° 이상 굴곡해야 한다. 치료사는 이 범위에서 부적절하게 제한하거나 그에 따라 수평으로의 내·외전을 지나치게 강화할지도 모른다.

59

활동(Activity): 앉은 자세; 상지, 양측 대칭성 D2F(UE BS D2F).
기법(Technique): 느린 반전 유지; 양 팔에 맨손접촉.
손상(Impairments): 흉추 혹은 요추의 신전 감소 또는 과도한 흉추 후만; 흡기량의 감소; 승모근 하부 섬유, 삼각근 중부 섬유 및 회선근개 근육들의 약화, 체간의 자세조절력 감소.

설명(Description)

양 상지는 각기 다른 부위들과 서로 접촉하지 않기 때문에 이 과정은 종종 들어올리기와 내려치

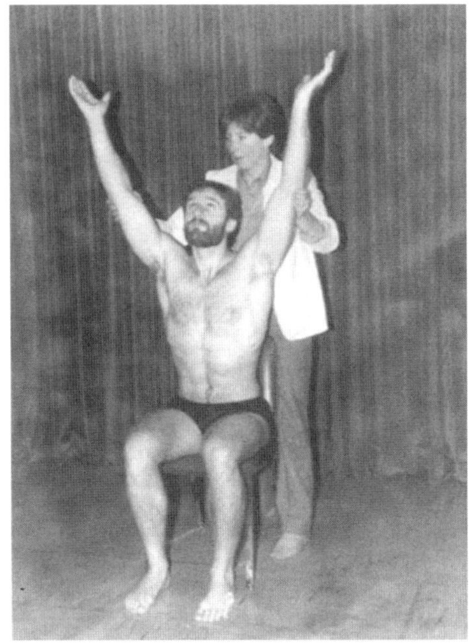

59A D2F에서 유지하기

기의 체간 패턴보다 더 어렵다. 견관절 굴곡 패턴은 체간의 신전 및 흡기와 연합되며, 견관절 신전은 체간의 굴곡 및 호기와 결합된다. 치료사의 위치는 환자의 앞쪽이나 뒤쪽 어느 쪽 이든지 가능하다. 치료사가 환자의 앞에 위치할 때는 근육이 최대한 길어진 범위의 D2F나 최대로 짧아진 범위의 D2E으로 조절하는 것이 가장 좋다. 또한 환자의 뒤에 위치할 경우에는, 근육이 최대한 짧아지는 범위의 D2F나 길어진 범위의 D2E로 조절하는 것이 가장 좋다(**그림. 59A**). 맨손접촉은 전완의 근위부 또는 상완에 하도록 요구되는데, 이는 견갑골의 더 큰 범위 및 견관절의 움직임이 이 동작에 저항이 될 수 있기 때문이다. 저항은 또한 도르래, 탄력밴드 또는 그 어떤 종류의 무게가 있는 물체를 사용하여 줄 수 있다.

목적/치료 목표(Purpose/Treatment Goals)

이 과정의 목적은 체간 및 산지 근위부의 근 골격계 조절의 숙련단계로 촉진하는 것이며, 체간의 굴곡 및 신전 동작의 촉진, 호흡 패턴들의 촉진 등이다. 과도한 후만을 보이는 환자는 이 과정을 수행함으로써 상-체간의 신전을 증진시킬 수 있다.

적용에 따른 문제점(Problems with Application)

맨손접촉이 원위 쪽으로 부적절하게 위치하게 되어, 근위 동작의 완전 범위가 방해될지도 모른다. 견갑골 동작에 제한이 있거나 회선근개 근육 조절이 감소된 환자들은 견관절 측면에서 통증을 경험할지도 모른다. 동작과 조절은 D2F 이전에 D1F에서 촉진되어야 할 필요가 있을 것이다.

60

활동(Activity): 앉은 자세; D2 밀기(굴곡근 및 신전근 synergy-노젓기 동작); 양측 또는 편측.
기법(Technique): 느린 반전 유지(SRH); 타이밍 강조(TE); 손목에 맨손접촉.
손상(Impairments): 상지의 그 어떤 동작을 일으키는 능력 부족; CVA 후에 따라오는 이완성이 연장될 때.

설명(Description)

앉은 자세에서, 상지의 공동성 패턴들은 덜 침범된 사지로부터의 과흐름(overflow)을 강조함으로써 촉진될 수 있다. 견관절 동작의 근위부 요소들은 D2 밀기 및 공동성 패턴 둘 모두와 비슷하다. 만일 동작이 양측 결합으로 수행된다면, TE는 하나의 사지에서 다른 사지로의 과흐름 강조에 사용될 수 있다. 만일 특정 패턴(예를 들어, 주관절 신전)의 요소를 촉진하는 것이 치료의 목표라면, 편측 패턴을 선택하는 것이 더 좋을 것이다. 편측 패턴을 수행하는 동안 치료사 사지와 관련하여 맨손접촉을 하게되고, 따라서 특별한 지절을 강화하기 위해 사용하는데 더욱 좋을 것이다.

치료사는 환자의 앞에 앉는다. 만일 패턴이 근위부 활동의 초기에 양측으로 수행된다면, 맨손접촉은 양 손목에 둔다(**그림. 60A, 60B**). 만약 편측 패턴이 주관절 동작을 강화하는데 선택되었다면, 맨손접촉은 전완과 손목에 둔다(**그림. 60C**).

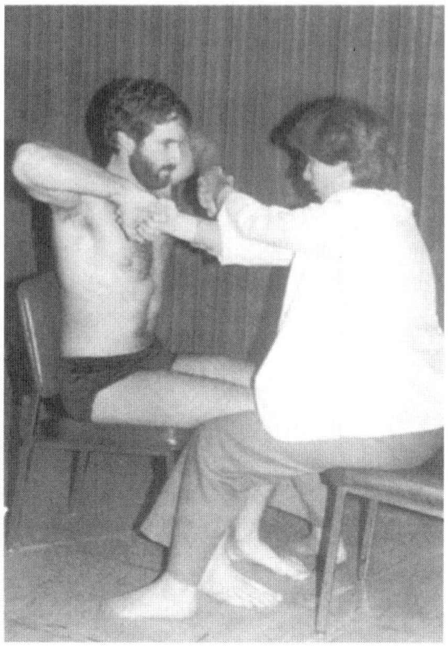

60A 신전 패턴의 개시

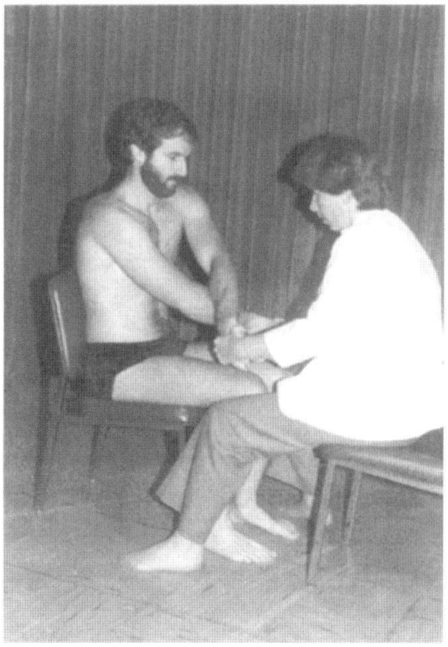

60B 근육이 최대한 짧아지는 범위에서의 신전 패턴 유지하기

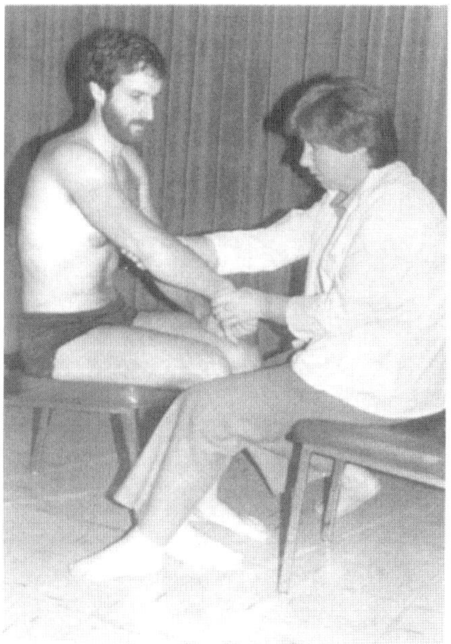

60C 상완 삼두근 반응의 촉진

목적/치료 목표(Purpose/Treatment Goals)

이 과정의 목적은 이완성 단계의 연장 상태가 유지되는 반신마비 환자를 위한 상지의 공동 패턴을 촉진하는 것이다. 굴곡근 공동 패턴이 우세한 이러한 환자들은 신전근 패턴의 촉진이 유익할 것이다.

적용에 따른 문제점(Problems with Application)

노젓기 패턴은 공동성 패턴들을 강조할 것이다. 만일 환자가 공동성 동작의 초기에 독립적으로 할 수 있다면, 치료의 목표는 이전에 설명되었듯이 강조된 D1F 및 D2F로 결합 동작을 재결합하는 것이 될 것이다. 치료사는 굴곡근 단계보다는 오히려 견관절의 외회전을 동반한 굴곡 및 외전을 촉진하는 동안에 견관절의 신전 동작을 부정확하게 안내할 것이다.

61

활동(Activity): 앉은 자세; 편측 하지 굴곡.
기법(Technique): 보조 동작; 자세잡기 이후에 유지하기; 능동적인 동작의 유지 이완; 대퇴 및 족부에 맨손접촉.
손상(Impairments): 하지에서의 그 어떤 굴곡 동작을 시작하기 어려움; 하퇴에서의 신전근 긴장의 우세.

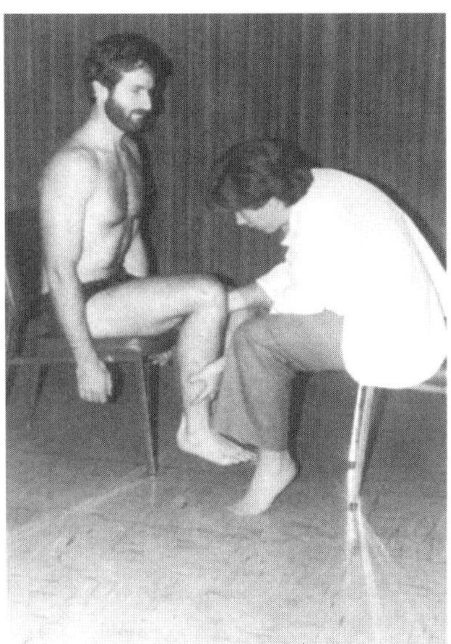

61A 고관절 굴곡

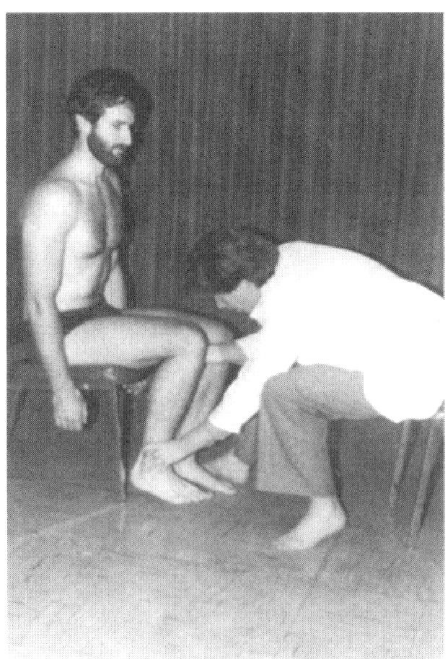

61B 슬관절 굴곡

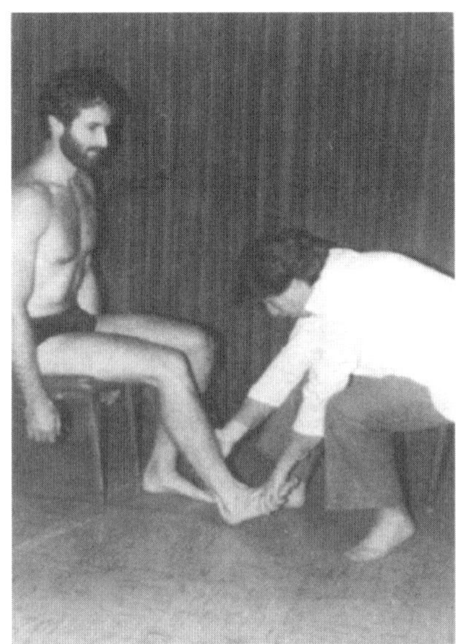

61C 족관절의 배측굴곡

설명(Description)

앉은 자세에서 하지는 집단굴곡 위치를 취한다. 하지의 굴곡을 촉진하기 위하여 치료사는 하지를 더욱 굴곡된 자세로 안내할 수 있으며, 그런 다음 위치잡기 후에 유지 기법과 함께 근육이 최대로 짧아지는 범위에서 유지를 촉진한다. 일단 고관절의 굴곡이 획득되면(**그림. 61A**), 슬관절 굴곡(**그림. 61B**)은 환자의 발이 의자 아래로 안내되는 것으로 촉진된다. 족관절의 굴곡은 이 과정을 고관절과 슬관절을 신전함으로써 더욱 어렵게 만들기 전에, 이 집단 굴곡 위치에서 촉진될 수 있다(**그림. 61C**). 능동 동작의 유지 이완을 통해서, 동작은 근육이 가장 짧아진 범위가 강조된 후에 약간 신장된 자세에서 촉진된다.

목적/치료 목표(Purpose/Treatment Goals)

이 과정의 목적은 신전근의 긴장도가 우세한 환자에게서 고관절, 슬관절 및 족관절 굴곡을 개시하도록 하는 것이다. 이러한 굴곡근 동작을 수행하는 것은 앙와위에서 진보된 앉은 자세에서 수행하는 것이 더 쉬울 것이다.

적용에 대한 문제(Problems with Application)

고관절 후방의 구조들에 단단함이 있는 환자들은 운동범위를 획득하기 어려울지도 모른다.

62

활동(Activity): 수정된 척행자세; 한 걸음 앞으로 나간 자세에서 하지의 대칭성 자세
기법(Technique): 교대성 등척성(AI); 율동적인 안정성(RS); 느린 반전 유지(SRH)(AI 〉 RS 〉 SRH); 정-동적 활동; 골반, 골반과 견갑골, 견갑골과 팔, 무릎 등에 맨손접촉
손상(Impairments): 체간, 고관절, 슬관절, 견관절 및 주관절에서 안정성 및 동적 안정성의 감소; 굴곡근 및 신전근의 불균형; 슬관절 또는 주관절의 과신전되는 경향; 비복근-가자미근의 원심성 조절 약화; 체간 또는 상지의 골다공증 또는 골감소증.

설명(Description)

모든 상·하지가 체중을 지지하여, 그 결과 안정성 및 조절된 운동성을 모든 체중지지 관절에서 수행할 수 있다. 이러한 논의의 초점은 많은 다른 자세들에서 이전에 연습해왔던 기법들처럼 이러한 과정들의 임상적인 적용에 있다.

하지는 슬관절을 신전한 상태에서 고관절 굴곡을 결합하는 것으로 진행된다. 진보된 결합은 과정의 목표가 대칭성 동작을 재결합 하는 것일 때 편마비 환자들에게 적절하다. 이 자세에서 슬관절 굴곡은 먼저 고관절을 더욱 굴곡하여 촉진될 수 있고, 이는 조절이 증진될 때 점차적으로 감소될 수 있다.

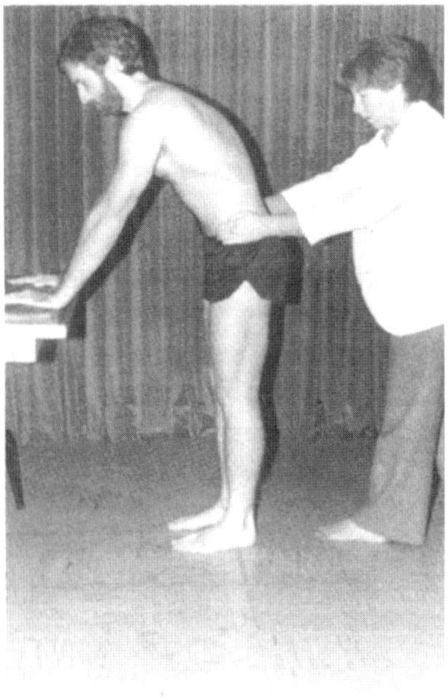

62A 골반 맨손접촉을 동반한 AI, RS

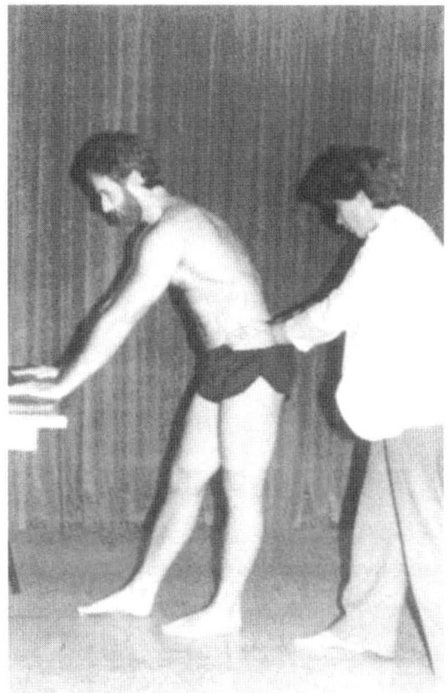

62B 뒤쪽 하지에 체중지지를 한 상태에서 SRH: 근위 상지의 ROM 촉진

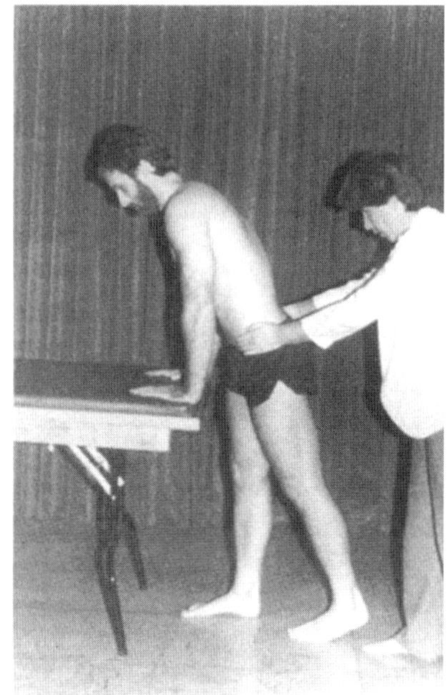

62C 앞쪽 하지에 체중지지를 한 상태에서 SRH: 상지의 체중지지 촉진

체중지지는 족관절에 나타난다. 자세조절 능력이 저하된 환자들을 위하여, 특히 보행의 입각기 동안에, 이 기법의 진행은 발과 족관절에서 안정성과 조절된 안정성 모두 촉진할 수 있다. 저항이 적용될 수 있고 동작은 모든 방향에서 발생할 수 있다. 한걸음 내딛은 자세에서 발로 인한 체중지지는 보행의 입각기 동안에 요구되는 원위부 조절이 자극될 것이다. 비복근-가자미근에서 과대긴장성을 환자들을 위해, 체중지지는 이러한 후방 근육들에 필요한 원심성 조절을 촉진할 수 있고 따라서 입각기에 슬관절이 과신전되는 경향을 줄이는데 도움이 될 수 있다. 족관절 근육에 주어지는 부하는 양측 체중지지자세에서 편측 체중지지까지 문제가 있는 쪽 사지위로 발전될 수 있다. 또한 균형판위에 체중지지를 양측으로 하다가 그 다음에는 편측으로 하도록 발전될 수 있다. 체중지지는 발뒤꿈치(족관절 배측굴곡) 또는 전족부(족관절 저측굴곡) 모두에서 구심성으로 이루어질 수 있다. 이러한 진행 사이에 안정성은 다른 방향에서 체중이동에 대한 등척성 저항(**그림. 62A**) 및 조절된 운동성(**그림. 62B, 62C**)으로 도전하게 된다.

슬관절은 신전의 짧아진 범위에서 유지되는데, 이는 대퇴사두근이 약한 환자들에게 적절하다. 체중이 더욱 문제 쪽 하지위로 주어진다면 약간의 슬관절 굴곡이 추가될 수 있다. 맨손접촉은 슬괵근과 대퇴사두근의 안정성 및 조절된 운동성을 직접적으로 촉진하기 위하여 무릎의 위 또는 아래쪽에 둘 수 있다. 슬괵근에 약화가 있는 환자들을 위해 슬관절 신전 상태를 유지시키지만, 과신전 되어서는 안 된다는 것이 중요하다. 무릎에서 맨손접촉과 함께 AI는 이 범위에서 안정성을 강화할 수 있고 또한 자세 인식을 증가시킬 수 있다. 대퇴사두근 및 슬괵근 운동의 짧은 호(short arc)는 도르래나 탄력밴드로 저항을 줄 수 있다(**과정 147**).

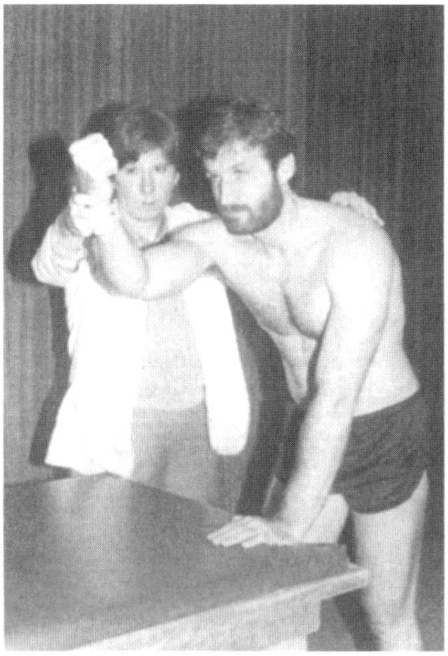

62D 체중지지 및 자세반응 증가를 위한 정-동적(static-dynamic) 활동

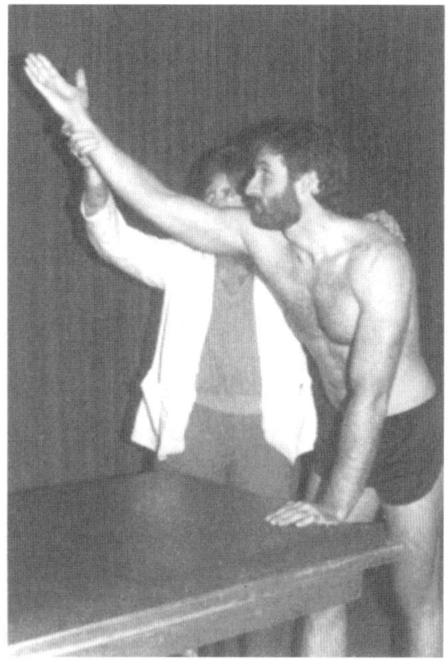

62E D2F 및 흉부가 신전된 상태의 움직임

하-배부는 굴곡 및 신전 모두가 극단적으로 나타나지 않는다. 하-배부의 기능이상을 가진 많은 환자들은 양치를 하거나 면도를 하는 동작과 같이 일상생활 동작을 수행할 때 이 자세를 취할 것이다. 하-체간에서의 자세 안정성은 RS기법으로 촉진될 수 있다. 모든 방향에서 부드러운 동작이 SRH로 촉진된다. 척추관협착과 관련된 요통환자들이 이 자세를 취하면 증상이 완화되는 것을 느낄 것이다. 치료는 통증 경감 그 이상으로 분절 동작 개시를 조성할 수 있다. 한 쪽 하지 들어올리기 다음에 반대쪽 하지는 체간 안정성을 촉진할 것이고 네발기기 자세에서 수행된 유사한 활동들보다 덜 어려울 것이다.

견갑골 및 견관절의 동적 안정성은 견관절을 약 45~60° 굴곡함으로써 촉진될 수 있다. RS에 의한 등척성 안정성은 D1 또는 D2 패턴에서 동작을 촉진하고 동적 안정성을 촉진하는 대각선 방향 흔들기로 수행된다. 맨손접촉은 상지 조절을 직접적으로 하기 위하여 상체위에 위치하도록 한다. 견관절의 기능이상을 가진 환자는 D1 패턴에서 문제 쪽 하지가 처음 움직이기 때문에 움직여야 하고, 그 다음 D2로 진행된다. 이러한 진행은 하지 및 하지가 움직이는 범위에 주어지는 체중지지의 양에서 점차 증가되도록 촉진한다. 정-동적 활동들은 지지하는 문제가 있는 쪽 하지위의 체중지지가 증가할 것이다(**그림. 62D, 62E**). 증가된 체중지지 저항은 근위부 근육들의 동원을 더욱 증가시킬 것이다.

주관절에서 상완삼두근은 짧아진 범위에서 등척성으로 수축하는데, 이는 근 약화 또는 편마비 환자들을 위한 중요한 고려사항이다. 손목 및 수지 굴곡근은 이러한 근육들의 억제성 영향이 고려되는 표면에 접촉이 유지된다. 이러한 억제는 수지 굴곡근에 경직이 있는 환자들에게 중요하다. 손목 및 수지 신전 범위의 양은 환자에게 너무 많은 긴장을 주므로, 손은 치료대의 모서리 위에 위치할 수 있다. 손목 안정성을 촉진하기 위하여 주먹 쥔 손을 통한 체중지지가 대신될 수 있다.

손목을 통한 체중지지는 손목 굴곡근 및 신전근의 수축을 촉진한다. 이는 "테니스 엘보" 로 인해 손목 골절을 입은 환자의 회복시에 적절하다. 체중지지는 또한 손가락 위에서 또한 가능한데, 이는 손의 내재근 조절을 증진시킬 것이다.

안정성을 촉진하기 위한 수정된 척행자세 기법들인 SRH 및 AI는 조절된 운동성을 촉진 시키는 SRH 및 AR로 이어진다. 체중지지 및 근위성 동적 안정성을 증가시키기 위해, 정-동적 과정들이 수행된다. 하지는 대칭성 패턴 또는 한 걸음 내딛은 자세가 될 수 있다.

만일 주관절, 손 또는 손목으로 체중을 지지하는데 문제가 있다면, 자세는 주관절 위로 체중지지가 되도록 변경될 수 있다. 그러나, 주관절지지 자세에서 상완 삼두근은 신장되고 이는 건 위에 체중지지가 되어 상완삼두근에 억제성 영향을 미치는 결과를 가져온다.

기억해둬야 할 중요한 사항은 관절 위의 체중지지는 자세를 취하기 위한 운동성을 요구하지만, 관절을 통한 체중지지는 관절 자세를 유지하도록 근 조절이 요구된다.

목적/치료 목표(Purpose/Treatment Goals)

이 과정의 목적은 모든 체중지지 분절들에서의 안정성 및 동적 안정성을 촉진하는 것, 정-동적 자세가 유지되도록 체간근의 지구력 강화 등이다.

적용에 따른 문제점(Problems with Application)

만일 환자의 슬괵근 및 대퇴사두근이 약하거나 족관절 또는 비복근-가자미근의 단단함 또는 자세감각이 저하되었다면, 슬관절이 과신전 되는 현상이 발생될 것이다.

전거근, 승모근 또는 능형근의 약화가 있다면, 견갑골이 과도하게 흉곽위로 거상되거나 외전될 수 있다.

63

활동(Activity): 앉은 자세에서 기립 자세
기법(Technique): 자세에 대한 보조; 필요한 부분에 맨손접촉
손상(Impairments): 독립적으로 앉은자세에서 기립 자세를 취하는 능력이 없는 경우; 배부, 고관절 및 슬관절 신전근들의 근력 감소

	운동성	안정성	조절된 운동성	숙련
기립 자세	자세에 대한 보조			

설명(Description)

이 과정의 목적은 기립 자세에서 환자를 보조해 주고 보통 휠체어나 등받이 의자에서 환자와 함께 수행되거나 평행봉 치료대나 다음 단계로 침대와 같은 어떤 지지면에서 수행된다. 의자의 모서리를 향해 환자를 보조하기 위하여 치료사는 환자의 앞에 서고, 맨손접촉은 환자의 등 주변에 하며, 환자가 한쪽 고관절로 체중을 이동할 수 있도록 편측으로 움직인다. 다른 쪽 맨손접촉은 체중지지를 하지 않는 쪽 하지의 대퇴부 아래에 위치하도록 한다. 그런 후 치료사는 다른 쪽 체간으로 체중을 지지하고 다른 쪽 하지가 앞으로 나가도록 보조하기 위하여 맨손접촉을 이동시킨다. 구두시지는 "무릎을 앞으로 밀거나 엉덩이를 앞으로 비틀어보세요." 라고 골반의 전방 회전을 촉구시킨다. 몇 번의 반복 후에는 환자가 의자의 모서리 가까이에 앉게 되어야 한다.

가장 체중지지를 많이 하게 되는 쪽 하지는 다른 쪽 보다 약간 후방으로 위치하게 된다. 체중지지 무릎은 치료사에 의해 앞으로 나가지 못하도록 막히고 한 쪽 맨손접촉은 골반의 측후방에 위치하게 된다. 하-체간은 전방으로 기울어지게 된다. 다른 쪽 맨손접촉은 반대편 어깨 위에 있다. 율동적인 체간의 굴곡 및 신전 동작은 모멘트를 일으키기 위해 시작된다. 환자는 치료사의 무릎 블로킹에 의해 안정화되고, 환자의 무릎과 골반위의 맨손접촉은 골반이 전방으로 이동하도록 가이드 한다. 치료사의 상-체간 위 맨손접촉은 환자의 체중을 체중지지하지를 넘도록 가이드 한다. 만일 환자에게 더 강한 쪽이 있다면, 그 쪽을 향한 체중 지지는 초기에 수행된다. 문제가 있는 쪽으로의 체중지지는 일단 문제가 덜한 쪽을 확인한 다음 촉진되어야 한다. 치료사의 안전이 보장되도록, 치료사의 자세는 지지면을 증가시키기 위해 한쪽 하지를 후방으로 하는 자세를 한다.

목적/치료 목표(Purpose/Treatment Goals)

이 과정의 목적은 스스로 자세를 유지할 수 없는 환자들을 보조하는 것이다. 많은 환자들은 기립 자세를 유지할 수 있는 능력이 있지만, 보조 없이 그 자세를 획득할 수는 없다.

적용에 따른 문제점(Problems with Application)

치료사는 의자의 모서리를 향해 움직이려는 첫 움직임 없이 환자를 세우려고 시도할지도 모른다. 만일 환자의 중력중심점이 너무 후방으로 가 있다면 기립 자세를 시도하기가 매우 어려워 질 것이다. 게다가, 환자의 체중지지 하지는 환자가 기립하기 더 쉽도록 지지면이 중력중심점에 더욱 가까워야 하므로 약간 후방으로 위치되어야 한다. 치료사는 종종 환자의 무릎을 막기 위해 양 하지를 사용한다. 치료사의 지지면을 좁게 하는 것은 환자가 전방으로 넘어지는 것을 치료사가 막는데 어렵게 할 것이다.

64

활동(Activity): 기립 자세; 골반 운동.
기법(Technque): 교차적 등척성; 율동적인 안정; 느린 반전 유지(AI, RS, SRH); 필요한 만큼 골반에 맨손접촉.
손상(Impairments): 체간, 골반, 고관절, 슬관절, 및 족관절 등의 안정성 및 동적 안정성의 감소.

설명(Description)

환자는 양발을 약간 벌리고 대칭 되도록 선다. 골반 위의 맨손접촉으로, AI는 세 방향에서 수행된다. RS는 체중지지 분절 주위에서 근수축을 동시에 자극하기 위하여 세 방향에서 저항과 결합한다(**그림. 64A**). 이러한 안정성 기법들과의 결합에서, 압박력이 부가된다. 맨손접촉은 또한 앞에서 설명되었듯이 신체의 다른 부분, 견갑골과 골반(**그림. 64B**), 견갑골, 머리와 견갑골 또는 무릎 등에 둘 수 있다. SRH는 운동면의 수직에서 수행된다(A-P, M-L, 및 회전)(**그림. 64C**). 보행을 하는 동안 요구되는 골반 조절을 자극하기 위하여, 양발은 한 걸음 내딛는 위치에 두고, 골반의 움직임은 모든 세 가지 운동면에서 결합된다. 맨손접촉을 골반의 전방에 함으로, 뒤에 있는 하지 쪽의 골반은 전방으로 안내되고, 체중지지 사지는 전방을 지나 외측으로 옮겨지고 전방으로 회전된다. 유각기 쪽의 골반이 전방으로 회전되는 동안, 입각기 쪽(전방에 있는 사지)의 골반은 후방으로 회전될 수 있도록 해서는 안 된다. 골반을 흔들어 전신이 전방으로 회전될 때, 한 방향이기보다는 오히려 역회전으로 회전하는 경향이 있을 것이다. 만일 이런 "통나무 구르기" 가 발생한

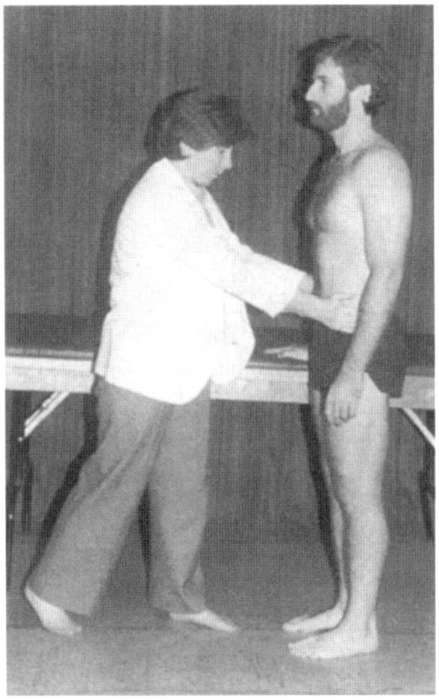

64A 골반의 맨손접촉을 동반한 AI, RS

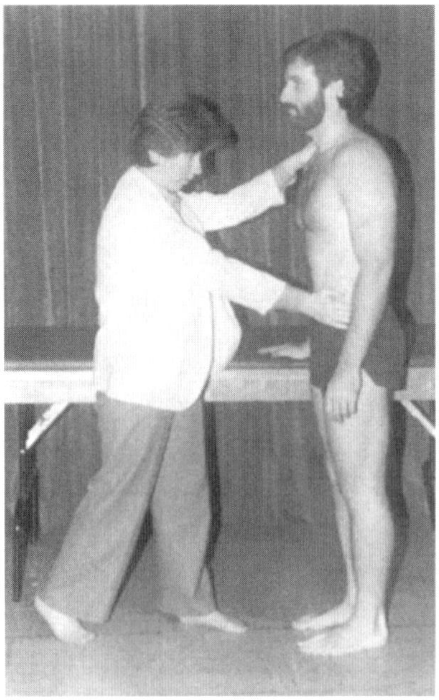

64B 견갑골과 골반의 맨손접촉을 동반한 AI, RS

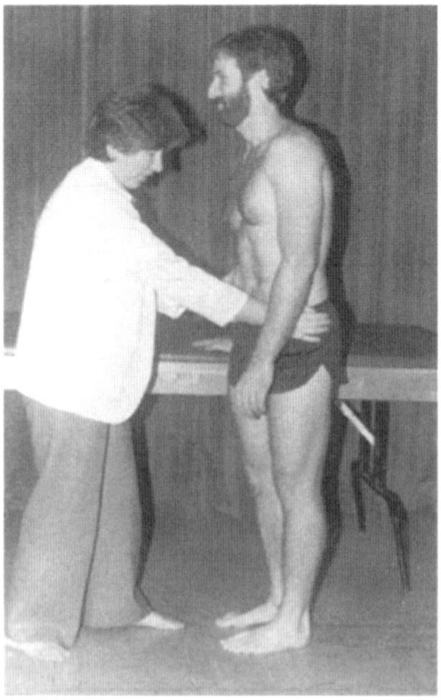

64C 골반 회전에 대한 SRH

다면, 분리된 골반 전방 회전을 촉진하기 위한 골반의 개별적인 동작에 더욱 강조를 해야 한다.

목적/치료 목표(Purpose/Treatment Goals)

이 활동의 목적은 보행을 하는 동안에 필요한 골반의 동작을 촉진하고 체중 이동 및 이동을 위한 준비에서 근위부 근육들의 동적 안정성을 강화하는 것이다.

이러한 과정을 하는 동안에, 입각기 및 유각기를 조절 할 수 있다. 보행의 이러한 두 단계는 다음의 방법들에서 운동조절의 단계와 관련될 수 있다. 먼저, 입각기 하지를 지나 전방으로 움직이는 것과 고정된 원위 족부를 지나 체중 이동을 조절하는 것은 조절된 운동성과 유사하고, 유각기 동안에 이루어지는 원위 분절의 움직임은 숙련 단계를 대신한다. 이러한 이유 때문에 먼저 보행의 입각기 단계에서 유각기 단계로 조절 하는 것을 강조하게 된다.

이러한 과정들은 절단, 편마비 또는 고관절, 슬관절 및 족관절의 기능 이상 등 여러 부분에 문제를 가진 환자들에게 적당하다. 만일 자세 유지를 힘들게 하는 한 쪽 하지의 슬관절 또는 족관절의 조절이 매우 약하다면, 골반 조절을 위하여 환자는 문제가 있는 쪽 지절을 의자나 매트위에 둔 채 무릎을 꿇고 이 활동을 수행할 수 있다.

적용에 따른 문제점(Problems with Application)

환자가 체중 지지를 할 때 슬관절이 과굴곡 또는 과신전 될지도 모른다. 치료사는 골반과 슬관절의 자세가 보행을 하는 동안에 발생되는 자세로 유지되도록 해야 한다.

활동(Activity): 입각기 기립 자세; 천천히 신중하게 걷기 위한 전방 전진. 65
기법(Technique): RP; 골반에 맨손접촉.
손상(Impairments): 비정상적인 타이밍 및 골반동작의 연속; 입각기 동안의 체중이동 또는 체중지지 능력의 감소.

	운동성	안정성	조절된 운동성	숙련
기립 자세		교차적 등척성 율동적인 안정	느린 반전 유지	저항이 주어진 진행 (resisted progression)

설명(Description)

설명되었듯이 이 과정의 처음 부분은 보행의 초기 유각기 후의 입각기 동안에 골반의 움직임이 강조된다. 관련 사지는 입각기 내내 체중을 받아들이고 근위 조절을 연습한다. 유각기 동안에 동작의 타이밍 및 연속은 다음에 이어서 촉진된다.

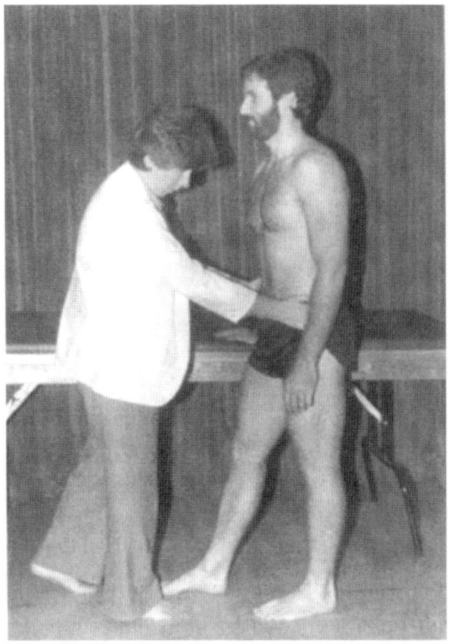

65A 골반 움직임의 개시

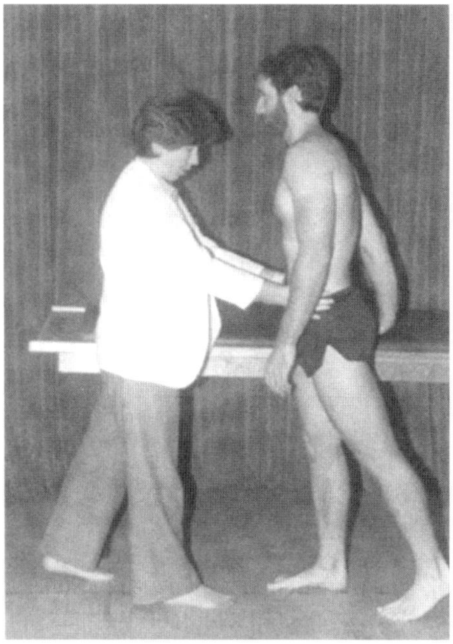

65B 골반의 전방밀기 강화, 회전 및 편측 이동 동작

계속 진행하기 위하여, 환자의 하지는 문제가 있는 쪽의 하지를 더욱 전방으로 하여 앞 과정에서와 같이 보행 자세가 되도록 한다. 골반위에 맨손접촉을 함으로써, 입각기 하지를 지나 전방 및 측방으로의 골반 동작이 촉진된다(**그림. 65A, 65B**). 이것은 유각기에서의 골반 전방 회전과 결합된다. 이러한 골반 동작은 유각기 지절이 회전으로 시작하는 것처럼 입각기 쪽의 조절에 빈번하게 문제가 있는 환자들에게 강조된다. 압박은 체중이 입각기 하지 위에 떨어지게 될 때 적용된다. 이런 전방으로 진행하는 부분은 골반의 동작이 정확해질 때까지 반복된다.

유각기에 초점을 두기 위하여 문제가 있는 쪽의 지절은 후방으로 움직이게 된다. 유각기 골반은 발이 여전히 바닥에 지지를 하고 있을 때까지 전방으로 회전된다. 그런 다음 유각기 하지는 발뒤꿈치 닿기(heel strike) 자세가 될 때까지 전방으로 굴곡한다. 체중이 하지 위에 떨어지게 되면 하지의 신전을 촉진하기 위하여 압박력이 적용된다.

찬찬히 걷기는 다음 단계 있고 이는 평행봉 내에서 수행될 수 있거나 치료사와 함께 걷기는 필요에 따라 지지가 제공된다. 맨손접촉은 골반 위에 위치하게 된다. 추적하기, 가이드된 저항은 동작의 적절한 타이밍과 연속성을 촉진하기 위해 적용된다. 과정은 발을 내밀어 한걸음 내딛는 자세로 시작한다. 체중은 전방에 있는 하지를 지나 이동된다. 스윙하는 하지의 골반은 하지가 스윙하는 동안 전방으로 회전한다. 체중은 전방으로 이동하고 새로운 입각기 하지를 지난다(전방 및 측방). 진행은 계속된다. 지시는 "좌측 하지를 지나 체중을 앞으로 옮기세요. 자 이제 우측 엉덩이를 전방으로 회전하세요(회전에 대해 신장). 그리고 우측 다리를 옮기세요.", "그 다리로 체중을 지지하고(골반에 압박) 전방으로 이동한 다음 그 다리를 지나도록 하세요" 약간 신장하고, 발뒤꿈치 닿기에서 압박 및 추적하기, 가이드된 저항은 동작을 촉진하는데 적용된다.

목적/치료 목표(Purpose/Treatment Goals)

이 과정의 목적은 전방으로 진행하는 동안에 필요한 골반 및 하지의 조절을 촉진하는 것이다. 그 절차는 먼저 하나의 하지를 전방 및 후반으로 움직이는 것을 수행한다. 그것이 조절되면, 전방으로의 진행이 허용된다. 입각기 조절은 보통 유각의 조절에 의해 처음 촉진된다.

적용에 따른 문제점(Problems with Application)

치료사는 너무 많은 저항을 적용할지도 모른다. 이 과정에서 조절의 숙련 단계는 지지면이 매우 작고 중력중심점이 높은 자세에서 촉진된다. 그러므로, 저항은 단지 동작의 타이밍과 연속성을 촉진하지 근력이나 동작을 강화하지는 못한다. 근력강화가 요구된다면, 자세 조절이 덜 복잡한 위치에서의 덜 어려운 과정으로 돌아가는 것이 필요하다. 치료사는 전체 신체의 움직임을 관찰해야한다. 환자에게는 만일 보행이 너무 힘들다면, 신체의 다른 부분을 비정상적으로 과장되도록 보상하는 경향이 있을지도 모른다. 부적절한 패턴은 이른 단계에서 억제되어야 하고, 만일 그렇지 않으면 나쁜 패턴으로 발달될지도 모른다.

슬관절의 적절한 자세가 고려된다. 과신전도 비정상적으로 과장된 굴곡도 허용되어서는 안 된다. 과신전은 비정상적인 신장 또는 족관절이나 슬관절 주변 근육들의 긴장성 뿐만 아니라 배측굴곡의 범위를 제한을 야기시킬 수 있다.

유각기 동안 골반 및 하지의 적절한 연속 동작이 강화된다. 골반은 전방회전 동작으로 유도되고 고관절과 슬관절의 굴곡이 허용되기 전에 골반이 약간 기울어진다. 만일 골반과 하지의 동작이 동시적으로 발생한다면, 하지는 원회전(circumduct)하는 경향이 생길 것이다. 반대로, 하지가 골반동작 전에 스윙이 시작된다면, 하지는 고관절을 내전한 상태로 스윙할지도 모른다. 이를 "게걸음(crab walking)" 패턴이라고 한다. 동작의 적절한 타이밍과 연속성을 촉진하는 것으로 이러한 비정상적인 패턴들이 차단될 수 있다.

어떤 환자들에게는 연속동작 요소에 초점을 맞추기 위해 내전에서 보행의 정상속도를 자극할 필요가 있을지도 모른다.

활동(Activity): 뒤로 걷기; 옆으로 걷기.
기법(Technique): RP; 골반에 맨손접촉. 66
손상(Impairments): 고관절 신전 능력 및 체중을 이겨내는 능력 감소; 체중을 지지하는 동안에 편측 골반 조절력 감소; 대둔근 및 중둔근의 약화.

설명(Description)

뒤로 걷기에 저항을 주기 위하여 치료사는 환자의 앞에 또는 뒤에 위치하고 맨손접촉은 골반에 한다. 약간의 신장은 골반동작 및 고관절 신전을 촉진하기 위하여 골반을 회전할 때 적용된다. 비정상적인 신전근 패턴들의 강화를 방해하기 위하여, 고관절 신전은 슬관절 굴곡과 결합된다

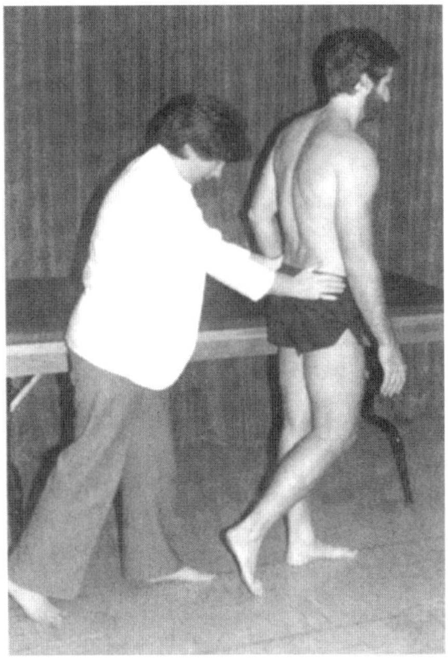

66A 뒤로 걷기: 슬관절 굴곡을 동반한 고관절 신전

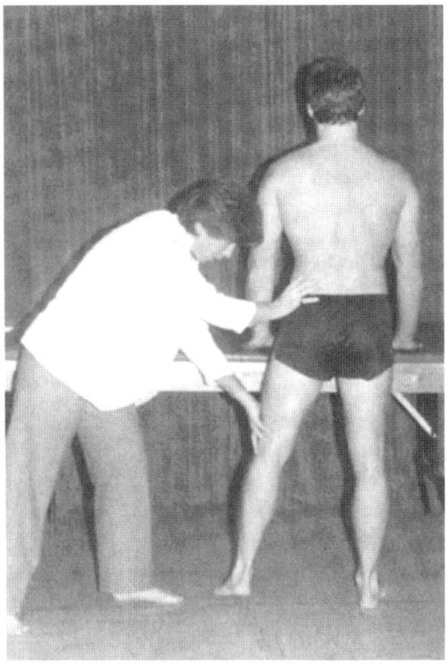

66B 옆으로 걷기: 고관절 외전

(**그림. 66A**).

옆으로 걷기는 양 방향에서 수행될 수 있다. 치료사는 환자의 옆에서 한 쪽은 골반에 또 다른 한쪽은 외측 대퇴부에 맨손접촉을 한다(**그림. 66B**). 입각기 하지의 외전근들은 신체를 안정되도록 하는 반면, 유각기 하지의 외전근들은 숙련단계에서 동작을 유도하는 사지가 된다. 운동조절에 결함을 보이는 환자들을 위하여, 조절의 진행은 앞에서 설명한 것과 비슷하게 입각기에서 유각기로 진행하기로 시작한다.

목적/치료 목표(Purpose/Treatment Goals)

이 과정의 목표는 환경에서 환자의 동작을 향상시키는 데에 있으며, 진보된 운동 패턴들을 촉진하는 것이다. 예를 들면, 슬관절 굴곡과 함께 고관절 신전 또는 체간 외측 굴곡에 의존하지 않은 고관절 외전 등이 있다.

적용에 따른 문제점(Problems with Application)

환자들이 가장 바라는 동작이 되지 않을 수도 있지만, 가장 쉽게 이용할 수 있는 패턴으로 과정이 수행될 수 있도록 촉진될 것이다. 예를 들면, 옆으로 걷기 동작에서 환자는 둔부를 들어 올리거나 중둔근의 약증을 대신하기 위해 고관절을 외회전 및 굴곡을 수행할 것이다.

활동(Activity): 다리 꼬기(braiding).
기법(Technique): SRH; RP; 골반에 맨손접촉.
손상(Impairments): 신체 중심선 교차의 저하; 골반 회전.

67

설명(Description)

이 과정에서 환자는 평행봉 또는 약간의 지지가 가능한 곳에서 수행할 수 있으며, 이 때 치료사는 환자의 옆에 위치하게 된다. 이 동작은 보행 활동 중에서 가장 어려운 동작이다. 과장된 하-체간의 회전과 결합한 대각선 패턴에서 하지를 신체 중심선을 교차하게 된다. 한 쪽 하지는 D1F 패턴으로 앞쪽으로 교차시키고(**그림. 67A**), 다른 쪽 다리는 D2F로 상 외측으로 옮긴다. 하지가 뒤쪽으로 교차되려면, 한쪽은 D2E에서 내전을 동반한 신전(**그림. 67B**)이 되고 다른 한쪽은 D1E에서 외전을 동반한 신전이 된다. 그 과정은 전체적으로 RP기법으로 수행될 수 있거나, 느린 반전유지와 함께 한쪽이 분리되고 강조되도록 수행될 수 있다. 예를 들면, D1F 패턴은 고관절의 굴곡 및 내전과 함께 골반의 전방회전을 강화하기 위해 강조될 수 있다. RP를 수행하기 위해, 맨손접촉은 골반에 둔다. 아주 약간의 신장은 동작을 안내하기 위한 추적 저항으로 골반의 움직임에 따라서 적용된다.

목적/치료 목표(Purpose/Treatment Goals)

이 과정의 목적은 (1) 골반 및 고관절 동작의 각기 다른 패턴을 결합, (2) 이 높은 수준의 활동에

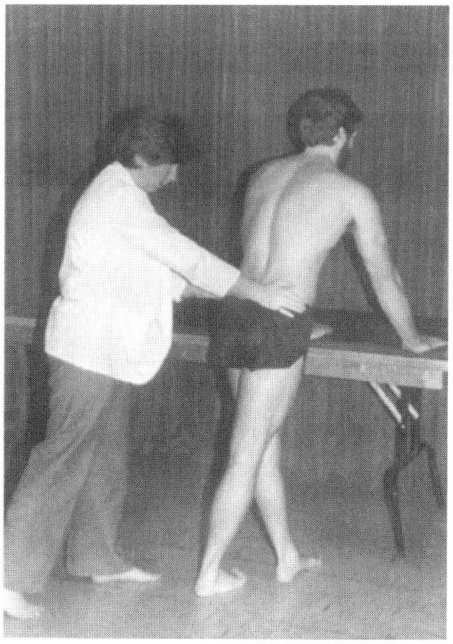

67A 다리 꼬기: D1F

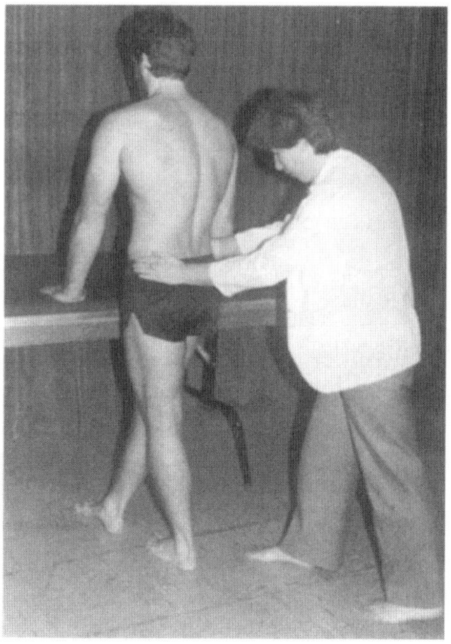

67B 다리 꼬기: D2E

서 하-체간의 회전을 촉진, (3) 신체 중심선을 교차하도록 촉진, (4) 자세조절 반응을 촉진, (5) 입각기 사지에서 정-동적 활동을 강조, (6) 족관절의 내-외반 및 조절력 강화 등이다.

적용에 따른 문제점(Problems with Application)

환자들은 동작의 결합을 학습하기가 어려울 것이다. 치료사를 잘 흉내내는 환자는 종종 성공적으로 수행 할 것이다. 대각선 패턴을 하는 동안 정확한 고관절 회전을 하기 위하여 양 발은 신체의 정렬선상에 있어야 하고 똑바른 위치에 있어야 한다.

다리꼬기 동작은 곧은 자세에서 수행하기 가장 어려운 동작이며 반드시 재활치료 과정에서 마지막까지 시도되어야 하는 것은 아니다. 많은 다른 과정들은 이 높은 수준의 조절이 수행되기 전에 먼저 일어나야 한다.

연구 문제 | Study Questions

1. 주관절 복와위 자세와 네발기기자세를 비교하라. 비교할 때 다음 사항을 포함하여 하라. 지지면, 중력중심, 체중지지 관절에 포함된 관절의 수, 지레팔의 길이, 맨손접촉 위치에 대한 효과.

2. 다음 기법들을 조절 단계와 연결시키시오.

A. 운동성(mobility)	1. 느린 반전 유지(SRH)
	2. 교차성 등척성(Alternating isometrics)
B. 안정성(stability)	3. 유지 이완 능동 동작(hold relax action motion)
	4. 느린 반전(slow reversal)
C. 조절된 운동성(controlled mobility)	5. 율동적 개시(RI)
	6. 단축자세에서 저항 수축 (shortend held resisted contraction)
D. 숙련(skill)	7. 저항이 주어진 진행(Resisted progression)
	8. 율동적 안정성
	9. 주동근 반전

3. 동적 안정성을 정의 내리시오. 활동들 및 기법들의 연속을 포함하여 더욱 진보된 과정들을 통해 어떻게 상지를 발달시킬 것인지 설명하시오.

3 장

상·하지 과정

Extremity Procedures

개 요

체간, 양측, 편측 패턴 • Trunk, Bilateral, Unilateral Patterns
상-체간 • Upper Trunk
양측 상지 패턴 • Bilateral Upper Extremity
편측 상지 패턴 • Unilateral Upper Extremity
머리와 목 패턴 • Head and Neck Patterns
안면 및 혀 동작 • Facial and Tongue Motions
하-체간 패턴 • Lower Trunk Patterns
양측 하지 패턴 • Bilateral Lower Extremity Patterns
편측 하지 패턴 • Unilateral Lower Extremity Patterns
요약 • Summary
연구 문제 • Study Questions
작업활동표 • Worksheets

핵심 용어

체간 패턴 • Trunk patterns
양측 패턴 • Bilateral patterns
편측 패턴 • Unilateral patterns
집단 패턴 •Mass pattern
고급 패턴 •Advanced pattern
간접 접근 •Indirect approach
범위의 증가 • Increment of range
기법들 • Techniques
수축 이완 • Contract relax(CR)
유지 이완 Hold relax(HR)
정상적인 타이밍 • Normal timing(NT)
율동적인 회전 • Rhythmical rotation(RR)
강조를 위한 타이밍 • Timing for emphasis(TE)
과흐름 • Overflow

체간, 양측, 편측 패턴 | TRUNK, BILATERAL, UNILATERAL PATTERNS

사지 패턴은 체간을 강조하는 패턴과 결합하거나 양측 혹은 편측과 결합하여 수행될 수 있다. 체간패턴이 수행되는 동안 사지에는 각각 닫힌 운동 연쇄가 일어나게 된다. 체간에 초점을 둔 활동을 강조하도록 한다. 체간패턴 동안 상·하지들은 비대칭적으로 움직인다: 하나는 D1 방향으로 다른 하나는 D2 방향으로 움직인다. 몸과 몸(body-on-body) 접촉은 감각저하, 한쪽 사지 무시 또는 사지를 독립적으로 움직일 수 없는 환자에게 유용하게 사용된다. 왜냐하면 각기 다른 지절들은 체간패턴들과 관련되기 때문인데, 이러한 활동들은 신체의 한쪽 부분에서 다른 쪽 부분으로 과흐름을 촉진하기 위해 사용될 수 있다. 예를 들면, 머리, 양쪽 상지 및 상-체간 또는 하 체간 및 양쪽 하지들 등이 있다.

체간 및 양측 패턴은 근위부 근육들에 초점을 둔다.

양측 패턴(bilateral patterns)은 다음의 4가지 결합요소들 중 하나에서 수행될 수 있다.

1. **대칭성(symmetrical):** 양쪽 상.하지가 같은 패턴 및 같은 방향으로 움직이는 것. 예) 양측 대칭성(BS) D1 굴곡.
2. **상반(reciprocal):** 양쪽 상.하지를 같은 패턴으로 하지만 반대방향에서 수행하는 것. 예) 양측 상반(BR) D2; 한쪽 사지는 D2F에서 움직이고 다른 한쪽은 D2E에서 움직이는 것.
3. **비대칭성(asymmetrical):** 사지가 각기 다른 대각선으로 움직이나 같은 방향으로 수행하는 것. 예) 오른쪽으로 양측 비대칭성(BA) 굴곡; 오른쪽 사지는 D2F에서, 왼쪽 사지는 D1F에서 굴곡.
4. **교차 대각선 또는 비대칭성 상반(cross diagonal or reciprocal asymmetrical):** 사지가 각기 다른 대각선으로 움직이고 다른 방향으로 수행되는 것. 예) 다른 쪽 사지가 D1E에서 움직이는 동안 한쪽 사지는 D2F에서 수행되는 것.

체간패턴과 유사한 양측 결합 패턴으로 체간의 운동을 촉진하거나 한쪽 사지에서 다른 쪽 사지로 과흐름을 촉진할 수 있다. 패턴의 초점은 주로 근위부에서 한다는 것이다. 예를 들면, 견갑골 패턴 및 견관절 패턴 또는 골반패턴 및 고관절 패턴. 주관절이나 슬관절 같은 중간 관절은 일반적으로 신전을 유지한다.

편측 패턴은 근위, 중간, 원위 근육들에 초점을 둔다.

편측 패턴(unilateral patterns)은 각기 다른 위치에서 중간관절과 함께 수행될 수 있다.

1. 동작을 하는 줄곧 신전하기.
2. 근위부 관절이 굴곡하는 동안 신전하기 또는 신전을 하는 동안 굴곡하기는 제각기 하지에서의 집단 굴곡 또는 신전이라고 명칭하기.
3. 근위부 관절이 굴곡 하는 동안 신전하기 또는 근위부 관절이 신전하는 동안 굴곡하기를 하지의 진보된 결합(advanced combination)이라고 명칭하기.

치료사의 도수접촉을 하는 양손은 편측 패턴을 수행하는 동안 하나의 사지 위에 두어서, 사지의 움직임을 아주 잘 조절할 수 있도록 한다.

치료에서 과정의 연속은 보통 체간의 양측에서 시작하여 편측을 결합하는 절차로 발전된다. 이런 연속된 과정은 각각의 사지 패턴을 수행하는데 가장 쉬운 것부터 가장 어려운 절차로 이어지게 된다. 각 개인을 위한 특별한 과정이나 패턴은 과정을 설명하는 부분에 포함되어 있다.

이러한 패턴들을 가장 잘 촉진할 수 있는 조절 단계들에는 운동성, ROM이나 동작의 개시, 안정성 또는 숙련, 동작의 정상 타이밍 등이 있다. 근력강화를 위한 과정은 모든 단계에서 수행될 수 있다.

상-체간
(Upper Trunk)

68

활동(Activity): 앙와위; 상-체간 굴곡(내려치기)
기법(Technique): 느린 반전 유지(SRH); 머리와 손목에 맨손접촉.
손상(Impairments): 복근의 약화; 제한된 체간의 회전; 신체의 좌, 우측 상호작용의 저하; 한쪽 상지의 근 약화 또는 통증 및 하지의 극심한 약화 또는 근육 억제(muscle inhibition).

내려치기는 체간 굴곡과 함께 양측 상지의 신전을 결합한다.

설명(Description)

이 활동은 우측뿐만 아니라 좌측으로도 수행될 수 있다. 그러나 여기에서는 체간의 우측 굴곡 및 내려치기에 대해서만 설명되어 있다. 치료사의 위치는 환자의 동작에 충분한 안내 및 저항을 줄 수 있도록 치료대의 가장자리에서 환자와 가까운 곳에 선다. 그리고 치료사는 환자 쪽에 위치하도록 한다. 이 과정은 몸과 몸(body-on-body) 접촉과 함께 비대칭성 패턴에서 상-체간과 결합하여서 수행할 수 있다. 환자의 우측 팔은 유도하는 팔로 D1에서 움직이고, 좌측 팔은 보조하는 팔로 D2에서 움직인다. 환자의 D2(좌측) 손으로 D1 팔의 전완을 잡도록 한다. 치료사의 우측 손은 환자의 우측 손목 위에 그리고 좌측 손은 환자의 두정부 위에 얹은 좌측손 위에 둔다. 환자에게 동작을 가르쳐주기 위하여, 치료사는 환자의 팔을 들어 얼굴을 교차하여 굴곡시키고 다시 역 방향으로 신전 또는 역 내려치기 시킨다. 그런 다음 치료사는 체간 굴곡 동작에서 방향을 바꾼다. 예를 들면, 머리는 회전을 동반하여 굴곡되고 사지는 우측으로 신전된다. 동작은 대각선 방향에서 발생하지만 동작이 일어나는 선은 직선이어야 한다. 견관절 외전 또는 내전이 과도하게 강화되는 순환동작은 피해야 한다.

동작에 저항을 주기 위하여, 치료사는 내려치기의 최대한 근육이 길어지는 범위에 위치한다(역 내려치기의 경우 팔을 올려 얼굴을 교차한다)(**그림. 68A**). 들어올리기 동작은 사지를 굴곡, 내전(상지를 leading) 및 회전방향에서 견인력을 결합하여 빠른 신장을 적용한다. 머리에는 조금 또는 전혀 신장을 적용해서는 안 된다. 상지에 신장을 줄 때, 상-체간의 굴곡과 회전을 일으킬 복근도 동일하게 신장된다. 빠른 신장에 이어서 저항은 팔이 아래로 신전되고 신체를 교차하며 머리 및 상-체간의 회전을 동반한 굴곡 동작에 적용된다. 환자가 내려치기에서 근육이 최대한 짧아지는 범위에서 뻗을 때 모든 패턴의 구성요소들은 등척성으로 저항되는 그 이상의 압박력으로 촉진된다. 이러한 최대한 근육이 짧아진 범위에서 저항은 반대편 어깨방향으로 주어진다(**그림. 68B**). 빠른 신장 및 저항은 체간의 회전을 동반한 신전 및 상지의 굴곡에 대한 길항성 동작으로 적용되는데 그 예로 역 내려치기가 있다. 구두지시로는 "당신의 팔을 옆으로 내리며 머리를 굽히고 체간을 구부리세요(내려치기), 자, 이 자세를 유지하세요, 이제 당신의 팔을 얼굴을 가로지르면서 올리세요, 그러는 동안 눈은 당신의 팔을 따라 지켜보고 머리는 신전하세요." (역 내려치기)(**그림. 68C, 68D**). 느린 반전의 연속은 각 반전을 증가시키는 적은 양의 저항으로 시작한다. 왜

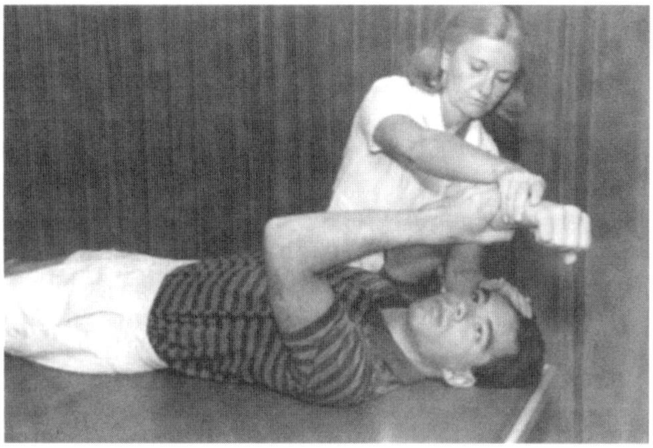

68A 내려치기-근육이 최대한 길어지는 범위

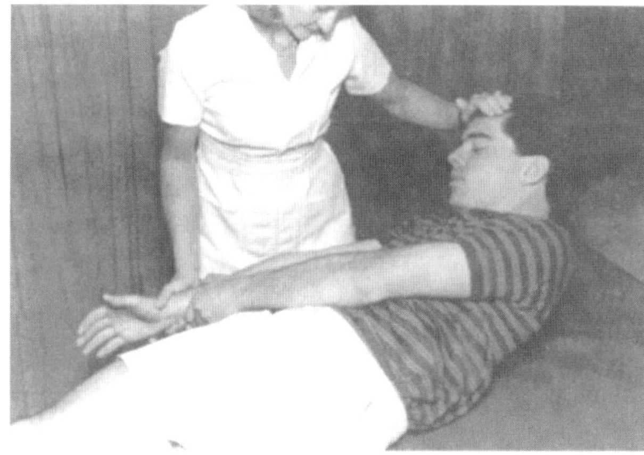

68B 내려치기-근육이 최대한 짧아지는 범위

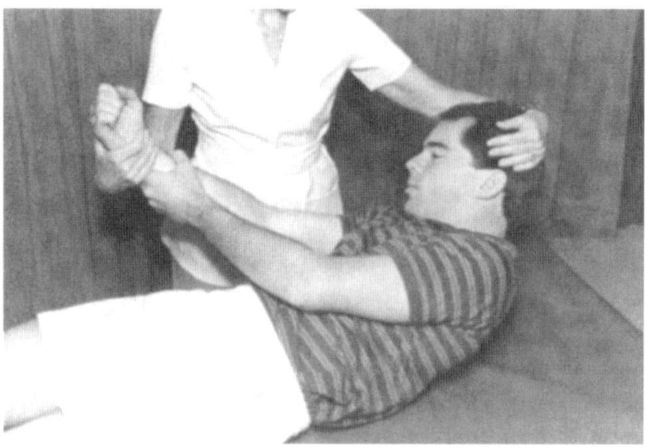

68C 역 내려치기-근육이 최대한 길어지는 범위

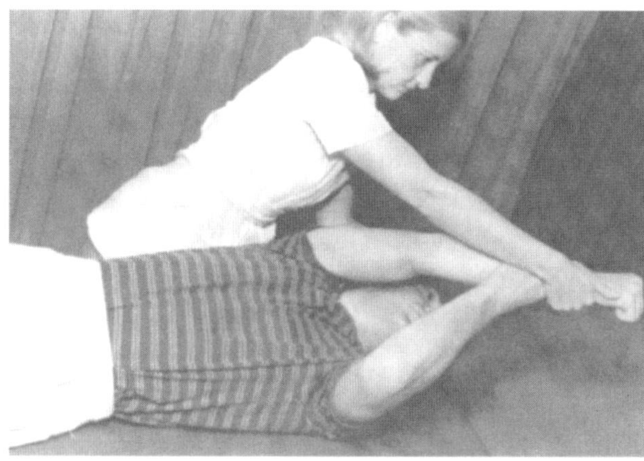

68D 역 내려치기-근육이 최대한 짧아지는 범위

냐하면 경부 굴곡근의 근력은 강하지 않아서 내려치기(chopping) 동작이 진행되는 동안 머리에 주어지는 저항은 최소한이 되어야 하기 때문이다. 머리에 주어지는 보조뿐만 아니라 저항은 두정 부위의 맨손접촉을 유지하는 것으로 주어질 수 있다. 머리 및 상지는 체간 동작을 촉진하는 하나의 단위로 작용한다.

목적/치료 목표(Purpose/Treatment Goals)

이 활동의 목적은 회전에 의한 체간 굴곡을 촉진하기 위한 것, 복근, 즉 일차적으로 상-복근의 근력강화, 신체의 양 측면 사이의 상호작용을 촉진하기 위해 중심선 교차를 강화하는 것, 구르기를 촉진하기, 하나의 상지에서 다른 쪽 상지 및 하지로의 과흐름을 촉진하는 것, 길항근 반전을 촉진하는 것 등이다.

우측으로 내려치기에서 일차적으로 활동하는 체간근들은 좌측 상-복근과 우측 하-복근들이다.

내려치기 동작을 하는 동안, 특히 내려치기의 짧아진 운동범위에서 유지하는 동안 하지로의 과흐름이 나타나게 될지도 모른다.

마비가 있는 환자들을 위하여, 구르기는 내려치기의 방향에서 촉진되고 상지는 구르기 동작의 운동량을 강화시키기 위해 사용될 수 있다.

편측의 결함이 우세한 편마비 환자들은 더 쉬운 역 내려치기의 방향에서 마비가 없는 쪽을 향한 구르기를 할 수 있다. 게다가, 마비측 상지는 D1F에서 움직이고 이는 공동동작(synergistic movements)의 범위 밖에 있다.

내려치기는 일차적으로 하복근을 촉진하고 D1, D2 신전 패턴의 상지 근육들을 촉진한다.

적용에 따른 문제점(Problems with Application)

치료사는 환자의 동작을 가장 잘 촉진하기 위한 대각선 패턴에서 정확하게 자세를 잡아야 한다.

손목 위의 맨손접촉은 체간 패턴을 강조하는 목적을 위해 상지에 저항을 제공하는 것이지 단지 손의 동작을 위한 것이 아니다. 내려치기의 짧아진 범위에서, 치료사는 체간의 회전을 동반한 굴곡을 저항하기 보다는 오히려 부적절하게 유도하는 팔(D1E에서)을 과도하게 저항할지도 모른다. 체간 저항은 반대편 어깨를 향해 직접적으로 한다.

이러한 앙와위에서 내려치기를 수행할 때, 체간은 도수저항 뿐만 아니라 중력에 대항하여 굴곡한다. 환자가 과도하게 힘을 주지 않도록 주의해야 한다.

치료사는 환자가 내려치기를 시작할 때 즉, 얼굴을 가로질러 올려진 팔을 펴려고 시작할 때 너무 많은 저항을 적용하는 경향이 있다. 길어진 범위에서의 등장성 동작 또는 전체 동작에 너무 많은 저항을 주는 것은 환자가 패턴의 "나선" 또는 대각선 방향을 유지하기 보다는 오히려 원형 방향 또는 "풍차" 방향으로 움직이게 될 것이다. 치료사는 환자가 정확한 동작을 하도록 가이드 해야 한다.

69

활동(Activity): 앙와위; 상-체간 굴곡(내려치기)
기법(Technique): 강조를 위한 타이밍(TE)과 함께 느린 반전 유지(SRH); 머리와 손목에 맨손접촉
손상(Impairments): 상-복근의 약화; 상지의 신전근 패턴 근육들의 약화; 신체의 양 측면의 상호작용 감소; 하지의 심한 근력약화 또는 억제

내려치기를 위한 TE 기법은 대퇴사두근의 수축력을 촉진시킬 것이다.

설명(Description)

상-체간 굴곡, 내려치기 등의 활동은 이전에 설명했었던 것과 똑같다. 강조를 위한 타이밍 기법의 목적은 패턴 사이에 특정 근육의 근력 강화시키고 근력의 불균형을 개선시키는 것이다. 이 과정에서는 체간보다 머리와 팔의 근력이 더 강한 환자들이 있다고 가정한다. 예를 들면, T10 수준에 손상이 있는 마비성 환자의 경우가 있다. 머리, 목 및 상지의 더 강한 근육들에는 그들이 가장 잘 유지할 수 있는 운동범위 내에서 저항이 주어진다. 그런 다음 약한 복근에 과흐름을 촉진하기 위한 등척성 수축이 적용된다. 일반적인 규칙과 마찬가지로, 신전근들은 짧아진 범위에서 가장 잘

유지하고 굴곡근들은 거의 90° 에서 유지를 가장 잘 한다. 이러한 예시에서, 등척성 유지는 내려치기의 짧아진 범위에서 목과 견관절로 수행된다. 짧아진 범위에서 더 강한 요소들인 머리와 팔은 "잠긴 자세" 가 되는데, 이는 압박을 수행함으로써 강한 등척성 수축이 촉진됨을 의미한다. 그런 다음 약한 복근은 "추축(pivoted)" 이 되거나 신장 및 등장성 저항으로 촉진되는데, 예를 들면, 반복 수축이 있다.

전체 과정은 다음과 같다. 이 과정의 시작 부분에서, SRH기법은 치료사와 환자 둘 다 동작을 정확하게 하도록 여러 번 반복된다. 그런 다음 TE 기법은 이러한 분절들이 저항을 받아서 등척성 수축을 하는 짧아진 범위에서 먼저 머리와 사지에 먼저 저항을 주어서 수행된다. 더 강한 부분에 저항을 유지하는 동안, 체간 근육에 빠른 신장은 압박을 적용하고 있는 팔로 적용 시키고 머리는 반대편 어깨 방향으로 대각선으로 움직인다. 왜냐하면 팔이 체간 근육들에서 신장이 실제로 발생하여 "잠긴 상태(locked in)" 가 되기 때문이다. 그런 다음 체간은 저항을 받지만 굴곡이나 회전은 계속적으로 허용하는 정도이다. 환자의 노력이 감소할 때, 신장은 체간 근육들을 수축하기 위하여 적용되고 이어서 일어나는 움직임이 다시 저항을 받게 된다. 환자는 회전을 동반한 짧은 범위에서의 체간 굴곡에서 움직임을 완전하게 하기 위하여 이러한 반복된 근수축을 3, 4회 연속적으로 수행해야할지도 모른다. 환자의 머리와 상지는 체간의 계속적인 굴곡과 회전을 하는 동안 상대적으로 같은 자세를 유지해야한다. 하지만, 그것은 환자가 중력에 대항하여 굴곡하고 도수 저항이 견관절 촉진을 위하여 주어져야 하기 때문이지 전체적으로 수축을 하기 위해서가 이니라는 것을 기억하라. 마지막의 반복 수축 또는 복근에 대한 축(pivot)운동 이후에, 등척성 유지가 짧아진 범위의 운동 패턴에서의 모든 구성요소에 적용되고 반대 운동(역방향), 역 내려치기 등이 신장에 의해 촉진된다.

구두명령은 "당신의 팔과 머리를 옆으로 내리세요."(더 강한 부분의 전체 운동범위에 걸쳐서 등장성 저항이 주어짐), "자, 이제 그대로 유지하세요."(더 강한 부분이 잠긴상태가 되도록 등척성 저항이 주어짐), "몸통을 둥글게 하세요." 또는 "반대편 어깨를 치료대 바닥에서 들어 올려 계속 움직임을 유지하세요."(체간 굴곡근에 대한 반복 수축), "자, 이제 전체 패턴을 유지하세요."(등척성 수축)라고 하고 마지막으로 "당신의 팔을 들어 반대편 얼굴쪽으로 움직이세요."(반대 운동(역방향)이 신장 및 저항됨)라고 한다.

강조를 위한 타이밍은 강한 쪽에서 약한 근육 쪽으로 방사(irradiation) 효과를 유도한다.

목적/치료 목표(Purpose/Treatment Goals)

이 과정의 목표는 더 강한 상-체간 부분으로부터의 과흐름을 촉진하여 상부 복근의 근력을 강화하고 하지에 과흐름을 제공하는 것이다.

반대방향(역) 동작은 내려치기를 통해서 연속적인 유도를 촉진하고 강화된 근육들의 지속적인 수축으로 인해 야기된 피로를 감소시키기 위해 수행된다. 연속적인 유도는 상반되는 움직임 또는 패턴을 수행하기 이전의 근육이나 운동 패턴의 촉진을 의미한다.

적용에 따른 문제점(Problems with Application)

치료사들은 이 과정을 환자가 완전한 범위로 움직이도록 하고, 빠른 신장에 이어 많은 저항을 주어서 환자의 노력을 넘어서게 한다거나, 환자의 동작을 보조하려고 하기 보다는 오히려 적은 범위에서 복근이 반복적으로 수축하도록 수행하는 경향이 있다. 운동 범위 전체에 걸친 수축을 촉진할 만큼 적절한 양의 저항을 제공하기는 어렵다. 이러한 매뉴얼에 포함된 다른 TE의 예들은 치료사들이 매우 유용한 근력강화 기법들을 연습할 수 있도록 충분한 기회를 제공할 것이다.

왜냐하면 최대한의 노력은 TE 기법에 요구되는 것이고, 이 기법을 조금만 반복하는 것이 적절하기 때문이다.

치료사들은 더 강한 부분을 충분하게 "잠기도록"하면 안 될 것이고, 더 약한 근육들의 반복 수축을 부적절하게 몰아세워서는 안 될 것이다. 환자에게는 더 강한 부분으로 약한 근육에 과흐름이 발생하도록 최대 등척성 수축이 발전되도록 충분한 시간이 주어져야한다. 필요한 전체 시간은 환자의 근력 정도와 치료사의 기술 정도에 따라 다르다. 압박을 추가하는 것은 이러한 등척성 수축을 촉진하는데 도움이 될 지도 모른다.

70

활동(Activity): 앙와위; 내려치기 및 역 내려치기.
기법(Technique): 느린 반전 유지(SRH); 견갑골 위에 접촉.
손상(Impairements): 견갑골의 전인 및 후인의 약화; 견갑-상완 리듬의 감소; 공동성 활동의 우세.

도수접촉은 견갑골의 조절력을 증가시키기 위하여 원위부 쪽으로 위치하게 된다.

설명(Description)

환자에 의해 수행되는 이 활동은 이전 과정과 동일하며, 단지 지금은 견갑골의 동작에 초점을 둔다. 패턴의 특정한 한 부분이 강조될 때, 패턴의 다른 부분을 조절하는 것이 희생된다. 이 과정에서 환자는 치료사의 맨손접촉으로 인한 보조 없이 능동적인 동작처럼 패턴을 수행할 능력을 가진다.

정확한 패턴이 수행되는 것을 확실하게 하기 위해서, 처음에는 환자에게 동작을 하는 내내 안내를 해 주어야 한다. 역 내려치기동작을 하는 동안 견갑골의 움직임을 강조하기 위하여, 깍지를 끼던지 혹은 양 손을 서로 겹치게 하는 맨손접촉은 어깨의 근위부 전방 부위에 위치하도록 한다. 만일 손가락 끝으로만 접촉시킨다면, 손가락으로 "찔러버리는" 효과가 생기게 될 것이다. 한 쪽의 맨손접촉은 환자의 몸과 팔의 사이에 두고 다른 한쪽은 환자의 외측 팔에 둔다. 견갑골의 움직임은 역 내려치기가 전인하는 동안에 촉진된다. 내려치기를 수행하고 견갑골의 후인을 촉진하기 위하여, 치료사의 양손은 견갑골의 등쪽 내측면으로 옮겨진다. 외측 손은 동작을 시작할 때 처음 주어지는 저항으로 옮겨둬야 하고, 그런 다음 다른 쪽 맨손접촉은 견갑골의 아랫부분에 위치된다. 치료사는 구두 지시로 환자의 상지가 치료사의 어깨 위로 움직여지도록 안내한다. 치료사는 비록 주요 초점이 근위부에 남아있어야 하지만 환자의 사지 동작을 저항할 수 있다.

목적/치료 목표(Purpose/Treatment Goals)

이 과정의 목적은 견갑골의 동작과 견갑-상완 리듬을 촉진하기 위한 것이며 수술 후에 움직임을 촉진하기 위한 것이다.

게다가 SRH, RC 기법은 근위부 근육들을 강화하는데 사용될 수 있다. 전거근은 역 내려치기를 하는 동안에 D1F으로 상지를 이끄는 움직임의 주요 근육이며, 능형근은 내려치기를 하는 동안에 D1E 패턴이 수행되도록 촉진되는 근육이다.

적용에 따른 문제점(Problems with Applications)

치료사는 반전을 하는 동안에 맨손접촉의 위치잡기 및 변경하기를 수행하는데 어려움이 있을 것이다. 외측 맨손접촉을 먼저 움직이고, 그런 후 환자의 팔과 몸 사이로 다른 쪽 맨손접촉을 뒤따라 옮긴다.

71

활동(Activity): 앙와위; 역 내려치기.
기법(Technique): 유지 이완(HR) 또는 율동적인 안정성(RS); 전완에 맨손접촉.
손상(Impairments): 견관절 신전근 또는 내회전근의 팽팽함; 견통; 감소된 견갑골의 안정성.

설명(Description)

역내려치기는 D1에서 견관절의 움직임을 직접적으로 촉진한다.

유지 이완 및 율동적인 안정성 기법은 수축성 조직의 신장성을 증가함으로써 ROM을 획득하는데 사용된다. 체간 패턴을 하는 동안에 발생하는 지절의 동작은 이전의 과정들이 체간근을 강조하는 것과는 대조적으로 과정에 초점을 두고 있다. 이 체간 패턴에서 발생하는 몸과 몸(body-on-body) 접촉은 환자가 조절하도록 할 것이고 관련 지절, 동통 혹은 약한 지절의 동작을 도울 것이다.

치료사는 환자의 옆에서 대각선 패턴 방향 혹은 근육이 가장 짧아지는 범위에서 환자의 머리를 강조할 수 있는 위치에 선다. 치료사가 환자의 전완에 맨손접촉을 함에 따라, 환자는 상지를 얼굴을 가로지르면서 굴곡하고 운동범위의 제한지점까지 역 내려치기를 한다. 관련 상지는 D1F 패턴에서 움직이며 그 다음으로 유지 이완이 적용된다. 등척성 수축은 주동근(희망했던 운동범위 내에서 사지를 움직이는 근육들)이거나(**그림. 71A**), 길항근(운동범위에 제한이 있는 근육들)(**그림. 71B**)에 적용될 수 있다. HR은 적절한 수축이 획득될 때까지 느리게 증강되는 등척성 힘을 포함한다. 수축의 느린 이완은 새로운 운동범위에서 추적저항에 의한 능동동작에 따라서 수행된다. 구두지시는 "유지하세요, 이완하세요, 이제 얼굴을 가로들러 올려보세요" 라고 한다. 반복되는 기법은 부가적인 범위가 없을 때 까지 획득된다. 효율적인 기법이 되기 위해서은 저항이 천천히 쌓여 통합되어야 하고 지지가 잘 되어야 하지만 맨손접촉은 부드럽고 편안해야하며 구두지시도 부드러워야 한다. 능동동작은 새로운 범위에서 주동근의 근수축으로 촉진하고 길항근에는 상반적인 억제를 한다.

RS 또한 운동범위를 증가시키는데 사용될 수 있다. 이전의 과정에서 RS는 안정성을 촉진하는데 사용되어 왔다. 운동범위를 획득하거나 운동성을 증가시키기 위해 기법은 약간 다른 방법으로 적용된다. 치료사의 맨손접촉을 전완에 둠으로써, 환자는 동작의 제한지점에서 최소한의 저항으로 역 내려치기를 한다. 이 범위에서 등척성 유지는 주동근에 적용된다. 그 어떠한 이완을 허용하지 않고 치료사의 맨손접촉을 한 방향에서 다른 방향으로 바꾸면서 저항을 준다. 왜냐하면

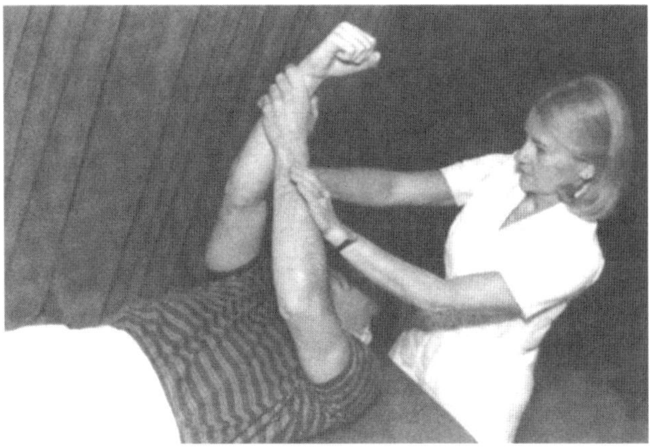

71A 역 내려치기(chop)-주동근에 대한 유지-이완(hold relax)

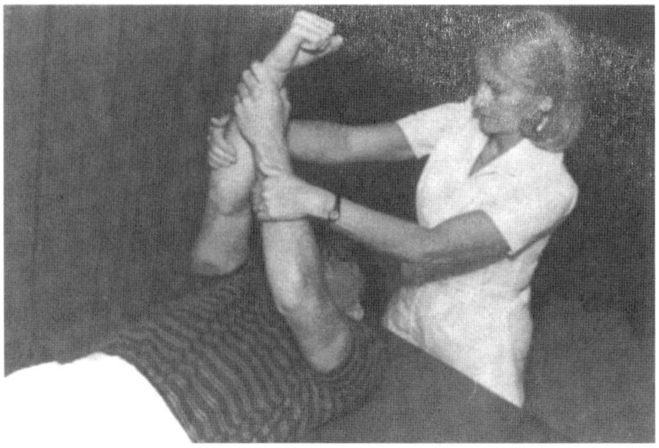

71B 역 내려치기(chop)-길항근에 대한 유지-이완

저항은 동시적으로 한 쪽 상지의 길항근에 다른 쪽 상지의 주동근에 적용되기 때문이다(**그림. 71C**). 따라서 저항은 동시에 반대방향에서 양쪽 상지에 적용된다. 한쪽 상지는 굴곡을 유지하고 다른 쪽은 신전을 유지한다. 그런 다음 양 맨손 접촉의 저항력은 동시적으로 반전되고 등척성 수축은 점차적으로 증가된다. 이러한 저항의 변경은 몇 번 반복된다. 등척성 저항은 결국 주동근(굴곡근)에 대한 양 맨손접촉에 의해 적용되고, 좀 더 굴곡을 시킴으로써 약간 저항된 동작으로 이어진다. 새로운 운동범위가 획득되었을 때, 등척성 수축의 주기(cycle)는 반복된다. 즉, 반대 방향에서 등척성으로 저항한 다음에 주동근에 대해 저항하고 새로운 범위에서 등장성으로 움직인다.

만일 견관절 굴곡 보다는 오히려 주관절 신전이 제한되었다면, 양 맨손접촉은 문제가 있는 쪽 팔의 주관절 위 또는 아래에 위치할 수 있다. HR 또는 RS와 같은 이러한 두 기법들이 수행된다. 요구된 주관절 신전을 할 때, 상완 삼두근은 주동근 근 그룹이다. 주관절에서 이러한 기법들을 수행하기 위하여, 견관절은 60도 및 90도 사이의 굴곡을 유지하고 주관절은 신전의 짧은 범위를 유지한다. 이러한 운동성 과정을 수행하는 동안에 강조된 주관절 신전근의 등척성 수축으로 상완 삼두근의 반응은 강화하고 상반적으로 주관절 굴곡이 억제된다. 반대로, 주관절 굴곡이 제한되었다면, 기법은 주동근인 굴곡근의 활동으로 수행된다.

목적/치료 목표(Purpose/Treatment Goals)

등척성 기법들은 통증이 나타날 때 운동성을 촉진하기 위해 사용된다.

이 과정의 목적은 수축성 조직의 신장성을 증가시켜 **운동성**, 견관절 굴국, 내전 및 외회전의 ROM, 주관절 신전 등을 증가시키는 것이다.

이러한 이완 기법들은 수축성 조직에 작용하도록 계획되었다. 비수축성 조직의 신장성을 증가시키기 위한 관절의 관절 가동(mobilization) 과정은 완전한 범위가 확실하게 획득되는 과정을 수반할 필요가 있을지도 모른다.

주동근에 대해 수행된 HR은 우선시 되는 기법이다. 이러한 방법이 적용될 때 주동근의 등척성 수축 및 길항근의 상반적인 억제가 동시적으로 발생한다. 게다가, 치료사의 저항은 통증이 없는

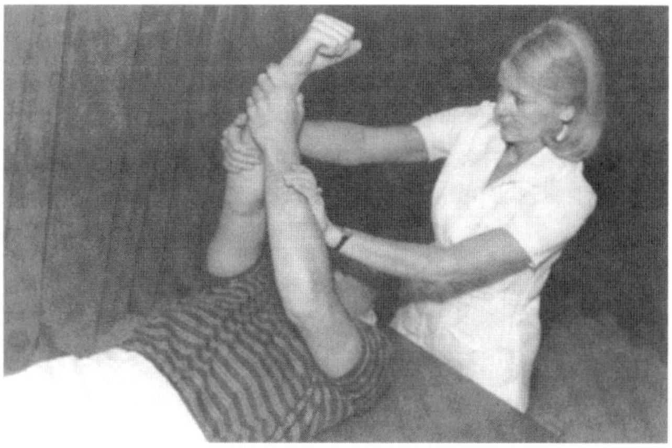

71C 역 내려치기(chop)-유지-이완.

범위에서 이루어지고, 이는 환자가 더욱 협조하도록 유도할 수 있다. 만일 상지에 통증이 있다면, 치료사는 환자가 이완할 수 있도록 신속하게 이완을 적용해야 통증을 경감시킬 수 있다.

RS 기법은 비록 HR에 비하여 다소 더 어렵지만 통증(예를 들어, 타는 듯한 느낌의 통증)으로 인해 근육의 찢어짐을 보이는 환자를 위해서는 매우 효율적이다. 이러한 경우에 운동 범위는 수축성 조직뿐만 아니라 피부까지도 단단해져서 제한될 수 있다. 이 기법의 결과로 운동범위가 증가되면 중간정도의 근 수축 및 이완을 하는 동안 근육과 피부 사이에 약간의 전단력을 야기시킬 수 있다.

근위부의 안정성이 저하된 환자 또는 체중지지 자세를 유지할 수 없는 환자들(예를 들어, 상지 골절 후)을 위해, RS 기법은 견갑골 및 견관절 주변 근육들의 기능적인 안정성을 증진시키기 위해 수행될 수 있다.

손과 손목 근육의 등척성 수축 또한 이러한 기법들을 수행하는 동안에 발생한다. 설명되었듯이 HR 및 RS 둘 모두는 원위부와 관련된 경우에서 직접적인 접근 방법으로 사용될 수 있다.

적용에 따른 문제점(Problems with Application)

치료사는 수축 유지하기를 하는 동안에 환자가 팔을 당기고 교차할 때 부정확한 요구로, 등척성으로 "유지하세요" 라고 말하기 보다는 등척성으로 "미세요" 라고 유도할지도 모른다. "유지하세요" 라는 지시는 치료사가 수축의 정도를 조절할 수 있도록 한다.

언급했었듯이, 수축에 대한 느린 이완은 통증이 있는 환자에게 아주 중요하다. 수축이 너무 빠르게 이완되면 불수의적인 유지를 하게 되거나 분열되는 결과를 가져올지도 모른다.

이 두 가지 기법에서, 새로운 운동범위에서의 능동 동작은 수동적인 신장과 종종 연합되는 통증 및 불안을 감소 할 뿐만 아니라 주동근 수축 및 길항근 억제를 지속시킬 것이다.

72

활동(Activity): 누운 자세; 상체 신전(들기)
기법(Technique): 강조를 위한 타이밍(TE)을 하면서 느린 반전으로 유지(SRH); 맨손접촉 머리와 손목
손상(Impairments): 상체 신전근 약화; 상지 굴곡 패턴의 근육 약화; 몸의 양쪽 상호 작용 감소; 체간의 회전 제한

들어올리기는 체간신전과 함께 양측 상지 굴곡을 결합한다.

설명(Description)

체간을 회전하면서 신전하면 비대칭성 굴곡 패턴에서의 지절 움직임처럼 들어올리기가 유발된다. 오른쪽으로 들어올리기 동안 환자의 오른 팔은 D2F에서 운동을 야기한다. 왼쪽 팔은 D1F를 하고 오른쪽 손목 또는 전완에서 유지에 의해 보조한다.

치료사는 대각선 방향으로 침대의 꼭대기에 선다. 목과 체간의 신전을 위해서 환자의 머리는 침대에서 들어야하나 모든 시간 동안 치료사에 의해 지지되어야 한다. 치료사는 환자의 오른쪽 손목과 환자의 머리에 각각의 다른 손으로 잡고 자세를 취한다. 운동은 반대편 엉덩이를 가로질러 신전한 팔과 함께 들어올리기의 늘어난 범위에서 시작한다. 머리는 굴곡하고 왼쪽으로 회전한다. 환자에게 운동 패턴을 가르치기 위해 팔은 머리를 늘이는 동안 팔의 외전을 야기함(D2F)과 함께 어깨의 굴곡을 안내한다.

환자는 운동 동안 머리의 참여를 유도하도록 손을 보도록 지시한다.

환자의 움직임이 익숙해지면 패턴에 저항을 줄 수 있다. 움직임은 들어올리기의 늘어난 범위에서 빠른 신장을 이용하여 촉진시킨다(**그림. 72A**). 신장은 주로 체간과 사지에 견인과 회전의 힘을 적용한다.; 머리와 목에서는 신장을 적용하지 않는다. 들어올리기는 등척성 유지를 수행하는 곳의 짧아진 범위에서 저항을 준다(**그림. 72B**). 유지를 촉진하도록 치료사는 환자의 반응에 따라 접촉하는 힘이나 견인을 추가해서 할 수 있다. 그런 다음 빠른 신장은 길항근 운동의 촉진을 위해 적용한다. 어깨 굴곡의 이 범위에서의 빠른 신장은 단지 견인과 회전의 힘만을 사용해야 하고 좀 더 많은 어깨 굴곡 운동은 주지 말아야 한다. 신장 다음에 운동은 들어올리기의 반대로 저항을 주고 짧아진 범위 안에서 접근으로 등척성 유지를 적용한다. 머리 신전에 저항을 할 때는 전완을 회외로, 머리 굴곡에 저항을 할 때는 전완을 회내로하여 머리 주위를 축으로 하고 머리의 정수리에 한 손을 접촉한다. 양손은 목을 굴곡에 저항을 증진시키고 지나친 목의 움직임은 피한다.

만일 환자의 팔이 상부 체간보다 매우 강하다면, TE의 기술은 더 약한 상부 체간 신전을 강화하기 위해 적용한다. TE의 실행에서 상지(UE)가 더 강하면 들어올리기 패턴의 등척성 수축을 수행하는데서 굴곡의 짧아진 범위에 저항을 준다. 머리와 팔은 이간이나 접근하는 힘에서 "잠김"시킨다. 그런 다음 반복된 수축은 체간 신전 운동을 촉진하기 위해 요부 신전근에 적용한다. 짧아진 범위를 달성하게 될 때, 전체 패턴의 등척성 수축에 저항을 주고, 그런 다음 반전 패턴의 촉진을 한다.

목적 / 치료 목표(Purpose / Treatment Goals)

목적은 상부체간 회전과 함께 신전 강화시키는 것이다. D2F패턴에서 상지의 운동을 강화하기 위

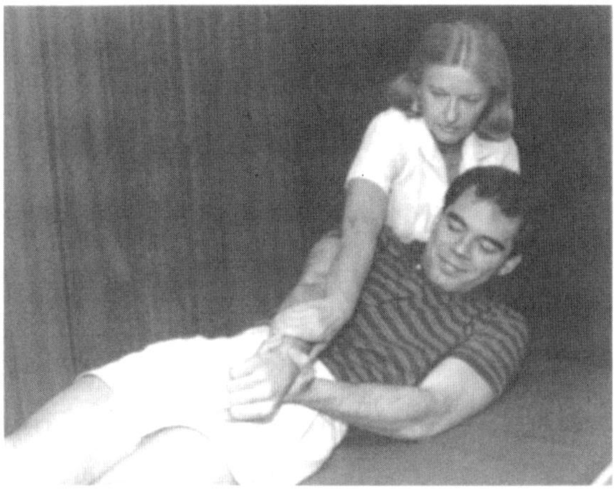

72A 들어올리기(lift)-근육이 최대한 길어지는 범위

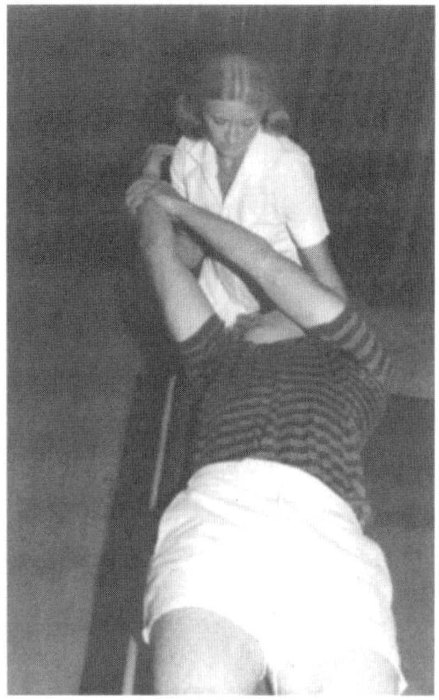

72B 들어올리기- 근육이 최대한 짧아지는 범위

해; 체간과 하지에서 상지로의 과잉을 촉진하기 위해; 그리고 몸의 양측의 상호작용을 촉진시킨다.

이 활동에서 요부 신근은 중력에 의해 보조된다. 그러므로 치료사는 운동에서 충분한 저항을 제공해야 하며, 아마도 비교적 큰 환자에게서는 그것이 힘들 것이다. 요부 상부의 신근은 중력을 이길 수 있는 충분한 근력을 얻을 때 앉기와 엎드리기 같은 자세에서 좀더 큰 변화를 적용한다.

적용에 따른 문제점(Problems with Application)

치료사는 환자와 함께 대각선 방향에서 적절한 자세와 움직임이 필요하다. UE는 들어올리기의 짧아진 범위 가까이에서 치료사는 적절한 저항 운동으로 무릎을 구부리는 것이 필요하다. 몇몇 치료사들은 실험에서 파트너가 크고 정상적인 근력을 가지고 있다면 TE는 누워서 들어올리기가 매우 어렵다는 것을 알게 될 것이다. 그러나 체간 신근이 낮은등급 이하일 때 환자는 중력 보조 자세에서 이점은 있을 것이다.

반전 들어올리기 신장은 우선 이간 힘에서부터 시작된다. 더 큰 어깨의 굴곡과 외전, 외회전 움직임을 시도할 때, 관절와상완관절은 전방 탈구가 발생되는데 이것의 발생을 피해야 한다.

들어올리기는 일차적으로 상체간 신전근을 촉진하고 D1, D2 굴곡패턴의 근육들을 촉진한다.

73

활동(Activity): 누운 자세; 체간 신전(들어올리기)
기법(Technique): 유지와 이완(HR) 또는 율동적 안정성(RS); 맨손접촉은 전완 위
손상(Impairments): 어깨의 신근이나 내회선근의 긴장; 견통; 견갑골의 안정성 감소

들어올리기는 직접적인 D2에서 견관절의 운동성을 촉진한다.

설명(Description)

이 과정은 D2F에서 견관절의 굴곡, 외전, 외회전에서의 관절가동범위의 증가를 향상할 수 있다. 반전 내려치기가 익숙해지면 보조는 UE를 그대로 둔 상태에 의해 제공된다. HR과 RS의 기술은 역방향으로 바꾸는 것에 대해 전에 기술된 것과 같은 방법에서 이 패턴이 적용될 수 있다. 어깨의 외전과 함께 굴곡이나 들어올리기는 주동적 움직임이다.; 어깨의 외전과 함께 신전이나 역방향의 들어올리기는 길항적 패턴으로 범위를 제한시킨다.

치료사는 대각선 패턴에서 침대의 꼭대기에 위치한다. 왜냐하면 목표는 견관절의 움직임을 증가시키는 것이다. 맨손접촉은 양쪽 전완이나 양쪽 UE에 위치시킬 수 있다. 간단하게 기술하면 양팔은 주동근에서 얻어진 등척성 저항이 천천히 일어나는 제한된 부분에서는 최소한의 저항을 가한다. HR의 기술과 함께 등척성 수축을 그 다음에는 느린 이완을 그리고 나서 새로운 범위에서 능동 운동을 가한다(**그림. 73A**). 구두 지시는 "유지하시오, 이완하시오, 지금 머리 위로 팔을 올리시오." 등척성 저항은 또한 주동적 범위에서 능동 운동에 의해 유도된 길항근 그룹에 적용할 수 있다.

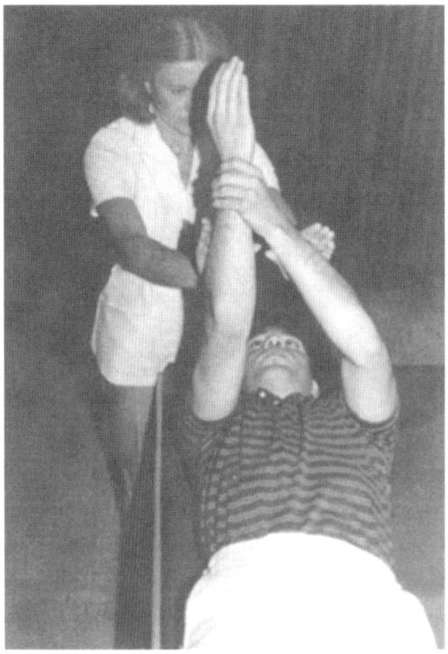

73A 들어올리기-주동근에 대한 HR

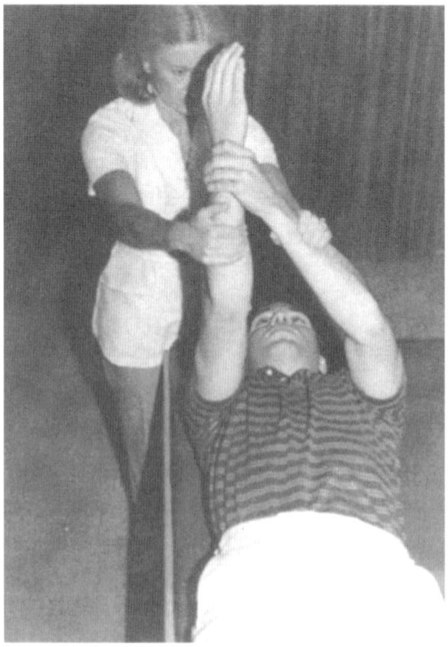

73B 들어올리기-유지-이완

ROM증가를 위해 RS를 수행하기 위해서는 패턴의 제한 부분에서 저항을 준다. 이 범위에서 주동근의 등척성 저항을 주고 그 다음에 반대 방향으로 동시적 저항을 주는데 몇 번 동안 반복하고 반전을 준다(**그림. 73B**). 양쪽 맨손접촉을 주동근에 저항을 주고 그 다음에 새로운 범위에서 등장성 저항을 준다. 부가적 범위가 없을 때까지 계속해서 얻을 수 있다(**반복 과정 71**).

목적/ 치료 목표(Purpose/Treatment Goals)

직접적인 D2에서 견관절 굴곡범위는 직접적인 D1에서 보다 더 크다.

목적은 운동성을 증가하기 위해서이다. 즉, 견관절의 굴곡과 외전 그리고 외회전에서의 가동범위의 증가이다(D2F).

D2F에서 일어나는 움직임의 결합은 굴곡, 외전, 그리고 외회전이라는 견관절의 관절낭 패턴에서 일어나는 제한된 것과 똑같다. D1패턴에서의 움직임은(반전 내려치기) 항상 환자에게 약간의 통증과 어려움이 있고 치료 경과에서 D2F에서의 움직임은 우선시 되어야 한다. 수축성 조직의 길이의 증가를 위해 이러한 기술을 첨가할 뿐만 아니라 관절의 유동성 경과와 온도의 양상에서 비수축성 조직의 신장성을 증가하기 위해 사용한다. 범위와 운동성이 얻어진 후 조절의 다음 단계 즉, 안정성은 치료와 결합할 수 있다.

HR과 RS는 또한 앉은 자세에서 들어올리기를 수행할 수 있다. 왜냐하면 견갑골의 움직임은 침대에 의해 제한되는 것이 아니다. 쇄골 거상은 아마도 이 자세에서 좀더 쉽게 성취될 것이다.

견갑골의 안정성은 중부와 하부의 승모근에서 조절을 포함한 많은 요소에 의해 좌우된다. 승모근은 D2F패턴에서 주로 움직이는 견갑골의 근육이다. RS는 앉거나 서기에서 들어올리기를 적용하여 견갑골의 안정성 증가에 대한 중요한 목표를 성취할 것이다.

적용에 따른 문제점(Problems with Application)

상-체간 패턴들은 능동 운동 또는 체중을 실어서 하는 것 같이 독립적으로 수행될 수 있다.

치료사는 너무 많은 저항을 줄 수 있고 환자도 새로운 범위에서 너무 빨리 움직일 수도 있다. 통증 없이 근육을 이완하고 운동하는 목표를 성취하기 위해서 치료사는 환자의 반응을 민감해져야 함에 틀림없다.

요약 - 상부 체간 과정 | SUMMARY - UPPER TRUNK PROCEDURES

체간 패턴은 설명된 것과는 다른 목적을 위한 치료와도 혼합할 수 있다. 반전 내려치기(reverse chopping)는 누운 자세에서 엎드린 자세로 구르기를 촉진할 수 있고 편측 무시나 한쪽 지절의 움직임이 무능을 가지는 환자에서 이점이 있다. 누운 자세에서 구르기는 비록 빈번한 문제는 아니지만 들어올리기(lift)를 가지고도 향상시킬 수 있다. 이러한 체간 패턴 강화를 위해 앉은 자세에서 수행할 수 있고 상지 근육을 이용해서 체간의 안정성을 향상하고 또는 앉은 자세의 균형을 자극하기 위해 사용한다. 내려치기(chop)는 무릎 서기의 초기에 들어올리기는 말기에 보조할 수 있다. 양측 체간 패턴은 하지에서의 과잉으로 촉진할 수 있는데 하지 근육 활동의 이차적 방법이 될 수 있다. 견갑골 또는 어깨의 ROM을 향상하기 위해 환자는 팔굽에서 팔을 포함하여 떠받치는데 이것은 지레팔의 길이를 감소하고 과정의 어려움을 감소할 것이다. 마지막으로 이 패턴은 가정 프로그램으로 쉽게 결합할 수 있고 능동 또는 저항 운동으로써 수행할 수 있다.

양측 상지 패턴
(Bilateral Upper Extremity)

체간의 굴곡과 신전 패턴은 치료가 진행되어지는 동안 이러한 양측, 편측 패턴에서의 과정이다. 양측 패턴은 대칭성, 상반, 비대칭성 그리고 대각선을 가로지르는 4가지의 결합으로 수행될 수 있다. 편측 패턴은 전체 운동을 통해서 주관절의 굴곡이나 신전한 채 수행할 수 있다. 치료사는 환자가 대칭적 되는 상반적 강화의 패턴이나 근력의 패턴에서 손상이나 처리의 목표에 기초하여 적절하게 결합하여 선택해야 한다.

74

활동(Activity): 누운 자세; 양측 대칭성 양쪽 대각선 굴곡(BS D2F)
기법(Technique): 율동적 안정성(RS)과 강조를 위한 타이밍(TE) 상태에서 느린 반전 유지(SRH); 맨손접촉은 손목위
손상(Impairments): 협조된 방법으로의 반전 운동이 어려움; 견갑골 또는 상부 체간 안정성 감소; 양측 또는 편측 어깨 약화

설명(Description)

환자를 침대 위쪽 가장 자리에 위치시키고 치료사는 환자의 머리 위에 선다. 치료사의 발은 치료

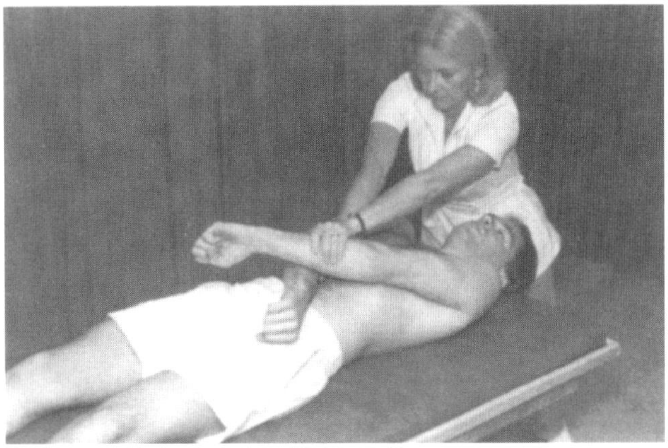

74A BS D2F(bilateral symmetrical diagonal 2 flexion)-근육이 최대한 길어지는 범위

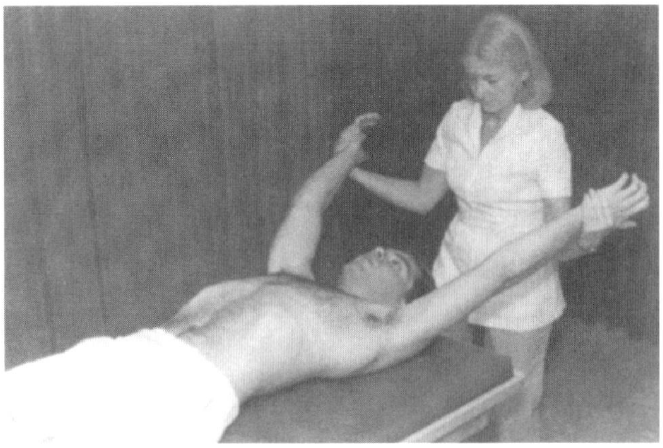

74B BS D2F- 근육이 최대한 짧아지는 범위

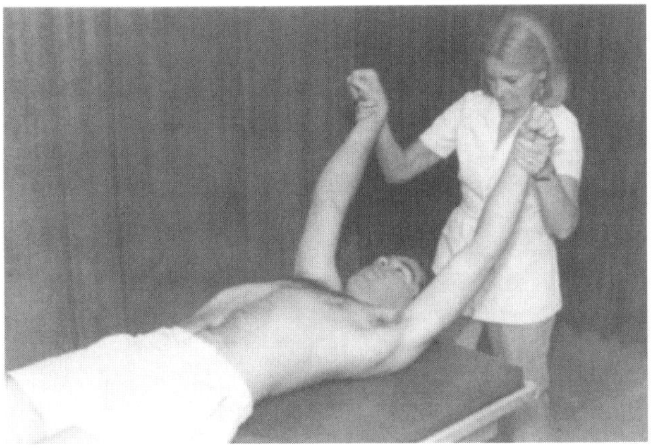

74C BS D2E-근육이 최대한 길어지는 범위

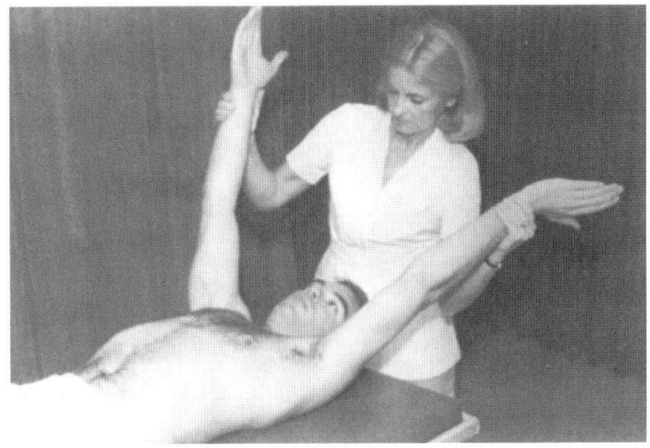

74D BS D2F-왼쪽 상지에 대한 TE(timing for emphasis; 타이밍을 위한 강조)

많은 기법들은 운동 조절 또는 근력 강화를 촉진하기 위해 양측 또는 상반 패턴들과 함께 결합하여 적용될 수 있다.

사가 환자의 상지 굴곡과 신전의 전후방향으로 운동을 허락하기 위해 다른 발 앞에 하나를 위치시킨다. 시작을 위해 환자의 팔은 D1E에서 반대쪽 엉덩이로 엄지가 가지도록 몸을 건너서 가로지른다. 치료사의 맨손접촉은 환자의 상지 패턴을 통해 가로지르면서 환자의 손목이나 원위부 전완에 둔다. 패턴은 D2F의 늘어난 범위에서 저항으로 시작한다(**그림. 74A**). 패턴을 촉진하기 위한 신장은 주로 이간(distraction), 회전력이다. 전완 회외와 함께 손목과 손가락 신전의 원위부 성분은 치료사의 등척성 수축을 수행하는 D2F의 짧아진 범위에서의 저항 팔에서 운동이 야기된다(**그림. 74B**). 이간이나 접근 힘의 유리를 촉진하기 위해서 사용한다. 길항근 D2E 패턴의 이간, 회전 신장에서 초기 운동을 위해 근육의 D2E 수행이 적용된다(**그림. 74C**). 치료사는 이 자세에서 어깨의 전방 관절낭이 과신장되지 않게 주의해야 한다. 이 신장 다음에 저항은 D2E 패턴에서 적용하고 짧아진 범위에서 유지는 접근과 함께 강화할 수 있다. 치료사는 운동의 각 방향을 통해서 환자의 전완과 어깨에 회전의 발생을 허락해야 한다. 그러므로 맨손접촉이 너무 단단해서는 안 된다.

환자는 이 팔에서 존재하는 긴 지레 팔 때문에 거의 90° 정도의 어깨 굴곡에서 기능적 제한과 상지 운동의 부드러운 협조가 어렵다고 설명한다. 그 결합은 근위부 근육의 나쁜 동적 안정성이 되게 한다. 근위부 견갑골과 어깨에서의 안정성 증가는 90° 범위에서의 RS 기술 수행에 의해 증가할 수 있다. 이 과정에서 양측 D2F 패턴을 수행하기 위해 RS를 적용하여 90°에서 저항을 준다. RS는 D2F에서 양쪽 상지에 동시에 적용하는 등척성 저항과 함께 시작한다. 하나의 맨손접촉에서 저항의 적용을 한쪽 전완의 다른쪽에서 교대로 한다. 그리고 저항은 D2E 패턴에서의 지절에 적용하고 다른것은 D2F에서 저항을 준다. 다시 말하면, 상반적 결합에서 유지한다. 등척성 긴장이 이른 후 치료사는 전완의 반대쪽에서 변화된 압력에 의해 반대 방향으로 점차적이고 동시적 변화된 저항을 이루 수 있다. 등척성 저항의 반전은 강한 유지 수축이 발생할 때까지 몇 번 반복하는 동안 계속한다. 끝 범위에서의 유지는 대칭성 D2F패턴에서 적용할 수 있고 그 다음에 나머지 범위에서는 등장성 저항을 준다.

몇몇 환자는 불안정하고 부드러운 등척성 반전의 협조가 어려우므로 상반적인 방법에서 최고로 강화할 수 있다. 그런 경우 AI의 기술에서 등척성 수축의 교차는 D2 패턴에서 동시적으로 적

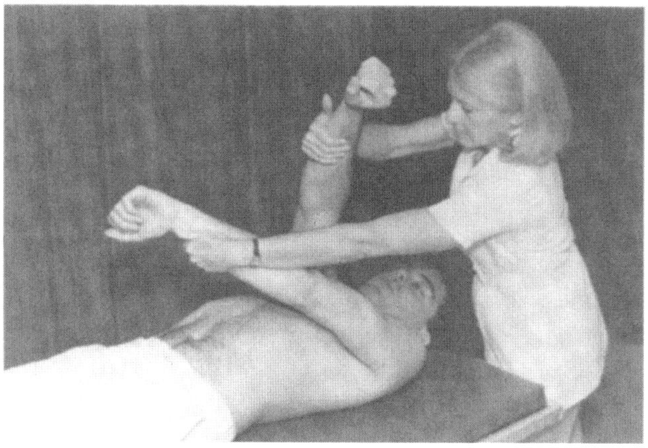

74E BS D2E-왼쪽 상지에 대한 TE

용하면 더욱 이롭다.

TE는 한쪽 상지가 다른 쪽 보다 약하거나 과정의 목표가 한 개 지절의 근위부 성분을 강화하기 위해 적절한 기술이다. D2F에서 TE는 환자가 약한 지절에 비하여 강한 지절의 위치에서 힘을 야기할 수 있도록 패턴의 늘어난 범위에서 시작했다. 양쪽 상지를 신장시키고 D2F에서 저항을 준다. 강한 지절이 90° 정도에 이르렀을 때, 등척성 수축과 함께 고정한다. 약한 지절은 D2F 범위를 통해서 축이 된다(**그림. 74D**). 짧아진 범위에서 등척성 저항을 준다. 양쪽 지절은 D2에서 반전이 된다. 강한 팔은 90°에서 유지를 한 상태에서 각도의 방향을 반전할 수 있다. TE는 RS나 AI 기술과 결합할 수 있다. 예를 들면, 90°에서 등척성 유지의 몇 번 반복 후(AI 또는RS), 등척성 저항은 강한 지절에서 유지되고 반면에 다른 지절은 D2F에서 앞서서 축이 된다.

TE가 대흉근의 흉골부를 강화 하는 것이 목표일 때, D2E에서 유사하게 수행할 수 있다. D2E를 움직일 때, 강한 지절은 90°~70° 상태에서 등척성 저항을 주고 약한 지절은 D2E에서 축이 된다(**그림. 74E**).

목적/치료 목표(Purpose/Treatment Goals)

목적은 길항근의 부드러운 반전을 촉진하기 위해서이다(SRH); 어깨와 상부 체간의 안정성 강화(AI 또는 RS); D2F에서 승모근과 중부 삼각근을 D2E에서 소흉근과 대흉근의 흉골부의 강화를 위해(TE) 호흡 패턴에서 이 움직임으로 흡기를 쉽게 할 수 있다.; D2F와 함께 흡기를 D2E와 함께 호기를 한다. 대칭성 지절 패턴은 또한 체간의 굴곡이나 신전을 강하게 한다.

RS는 회선근계를 활성화하고 관절와에서 상완골두의 위치를 향상시키는 방법으로 상지에 적용할 수 있다. 또한 체간근의 수축을 촉진하기 위한 이차적 접근으로 사용할 수 있다. 접근은 90°로 유지하거나 D2F의 짧아진 범위에서 촉진을 위해 적용한다.

근위부 견갑골과 어깨 근육에서 동적 안정성 향상의 목표는 체중 지지 활동을 통해 성취할 수 있다.

적용에 따른 문제점(Problems with Application)

치료사는 어깨나 전완이 너무나 단단하고 제한된 회전이 있으면 손목 위에서 유지해야 한다. 비록 저항 회전이 중요하다 할지라도 치료사는 이미 발생된 움직임을 방해해서는 안 된다.

치료사가 운동에서 전, 후방으로 움직일 수 없다면 환자의 팔 움직임은 제한됨에 틀림이 없다. 뿐만 아니라 어깨의 수평 외전, 내전은 괘도하게 강조될 것이고, 지절 운동은 패턴의 적절한 대각나선으로 수행될 수 없을 것이다.

75

활동(Activity): 누운 자세; 양측 상반, BR D2
기법(Technique): 강조를 위한 타이밍(TE)이나 율동적 안정성(RS)에서의 느린 반전 유지(SRH);맨손접촉은 손목 위
손상(Impairments): 반전 운동이 어려울 때; 근위부 어깨 근육의 양측 또는 편측에서 약화; 상부 체간의 회전 감소

설명(Description)

양측 상반 D2동안 한 팔은 굴곡 패턴(D2F)으로 움직이고 다른 팔은 신전 패턴(D2E)으로 움직인다. 환자나 치료사의 맨손접촉은 위의 과정에서 설명한 것과 같은 위치다. 환자의 상지는 패턴을 통해 환자가 주지한 것을 동시적으로 우선 움직인다. 한 팔은 반대 방향으로 반전하고 양팔은 상반적 패턴으로 안내한다(**그림. 75A, 75B**). 한 팔은 D2F로 다른 팔은 D2E로 움직이도록 환자의 하지는 환자의 운동과 함께 움직인다. 예를 들면 환자의 팔이 신전되면 치료사의 발은 앞으로 가고 굴곡 되면 치료의 발은 뒤로 간다. 구두지시는 패턴의 각 부분에 어울리는 특별한 지시를 주는 것을 시행하기 보다는 "손을 바꾸시오" 또는 "손을 교환하시오" 라고 간략하게 말한다.

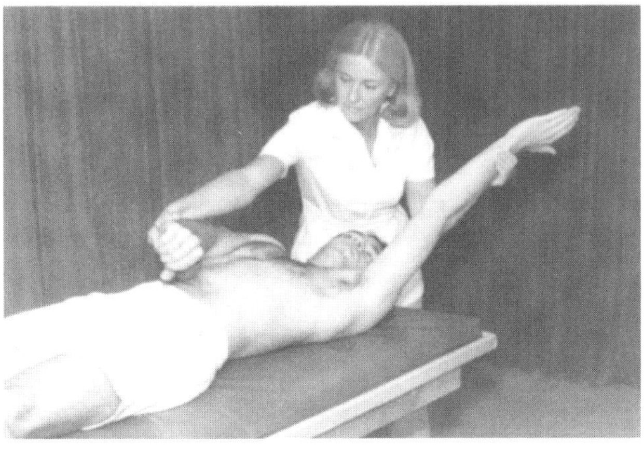

75A 상반적인 D2

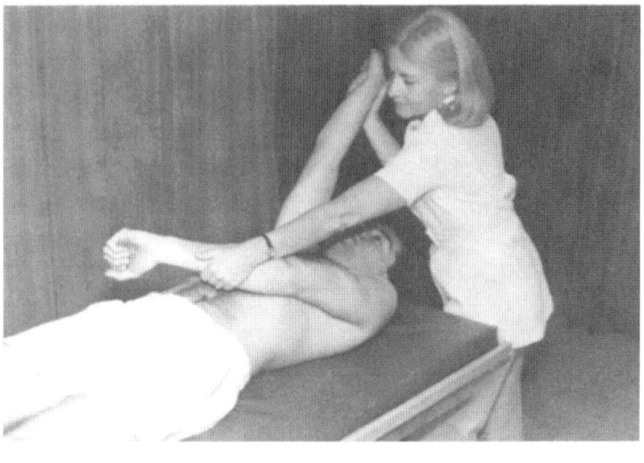

75B 상반적인 D2

대칭성 패턴을 했을 때, 다른 기술은 TE 나 RS 같은 것을 첨가할 수 있다. 특별한 근 그룹의 힘을 향상하기 위한 목표인 TE에서 환자는 상반적 근육에서부터 과잉을 사용하여 강화한다. 예를 들면 한쪽 지절에서 중부 삼각근이 강하면 반대쪽의 약한 대흉근의 흉골부에서의 과잉을 사용할 수 있다. 근위부 안정성을 향상하기 위한 RS는 대칭성 결합에서 설명된 유사한 방법으로 수행한다.

목적/치료 목표(Purpose/Treatment Goals)

목적은 (1) 상지에서 상반적 운동을 강화(SRH 또는 SR), (2) 다른 지절의 과잉을 증가하여 한 지절을 강화(TE), (3) 근위부를 강화하고 어깨와 체간의 안정성을 향상(RS), 그리고 (4) 상부 체간의 회전과 상반적 지절 운동을 촉진하기 위해서이다. 이 상반적 패턴은 만약 환자가 양측 보다 편측 결합이 보다 강하다면 우선적으로 선택한다.

적용에 따른 문제점(Problems with Application)

위의 과정에서처럼 치료사는 너무 단단하고 회전 운동의 제한으로 환자의 팔목이나 전완 위에 유지하는 경향이 있다. 원형의 "바람개비" 형태의 지절 움직임을 만든다. 환자의 팔이 길다면 치료사는 맨손접촉을 더욱 근위로 움직이거나 환자의 움직임 범위를 제한하는 것이 필요하다.

76

활동(Activity): 누운 자세; 양측 비대칭성, BA
기법(Technique): 강조를 위한 타이밍(TE)에서의 느린 반전 유지(SRH); 맨손접촉은 손목이나 전완 위
손상(Impairments): 반전 운동의 어려움 ; 편측 약화; 체간 회전의 감소

설명(Description)

비대칭성 패턴은 한 지절에서 D1F, 다른 지절에서는 D2F를 결합한다. 이 결합에서 예를 들면 환자의 패턴은 중부 삼각근에서 반대측의 전부 삼각근에 과잉을 제공하거나 대흉근의 흉골부에서 반대측의 후부 삼각근의 활동을 강화하려 할 때 적절하다. 치료사는 어깨 굴곡 움직임을 강조하기 위해 패턴의 대각선 방향 환자의 머리 위에 위치한다. 치료사는 손목이나 전완에 맨손접촉을 하고 패턴을 통해 환자를 안내한다. 한 팔은 D1에서 움직이고 다른 팔은 D2에서 움직인다(**그림. 76A**). 구두 지시는 "손을 위로 가져가라. 그리고, 왼손은 위로 오른손은 아래로 만들어라." 이다. 치료사는 어깨 굴곡을 강조하기 위해 침대의 머리에 위치하여 신전의 짧아진 범위에서 조절과 범위를 제한함에 틀림없다(**그림. 76B**). TE는 예를 들면, 한 지절의 강한 중부 삼각근(D2F)을 고정하고 반대쪽 약한 전부 삼각근(D1F)을 축으로 하여 이 패턴을 적용할 수 있다(**그림. 76C**). 신전 패턴의 TE에서는 약한 대흉근의 흉골부(D2E)를 강화하기 위해 강한 후부 삼각근(D1E)에서 사용할 수 있다(**그림. 76D**). 치료사가 강조를 신전에 한다면 환자의 엉덩이 쪽에 위치한다.

목적/치료 목표(Purpose/Treatment Goals)

목적은 (1) 비대칭성 패턴을 향상, (2) 길항근의 부드러운 반전(SR)을 강조, (3) 한 지절에서부터 다른 지절로 과잉을 통해 강화(TE), 그리고 (4) 체간 회전을 향상시키기 위해서이다.

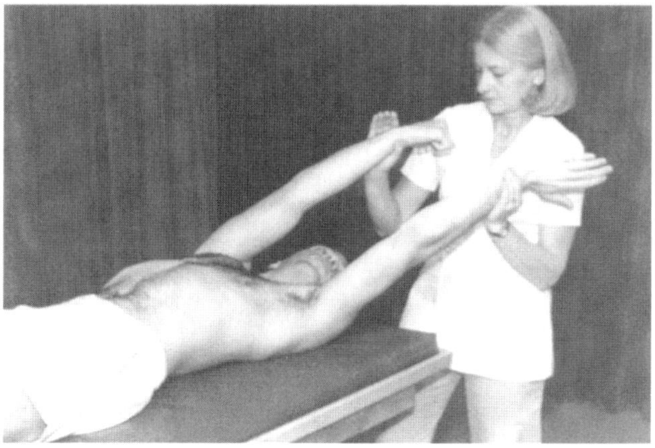

76A 왼쪽으로 상지의 양측 비대칭성 굴곡

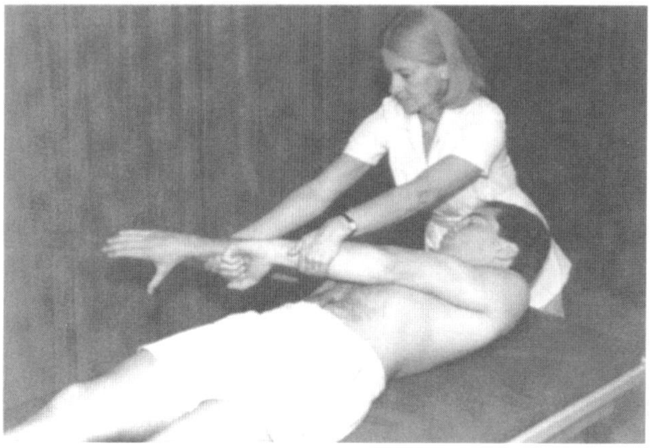

76B 오른쪽으로 상지의 양측 비대칭성 신전

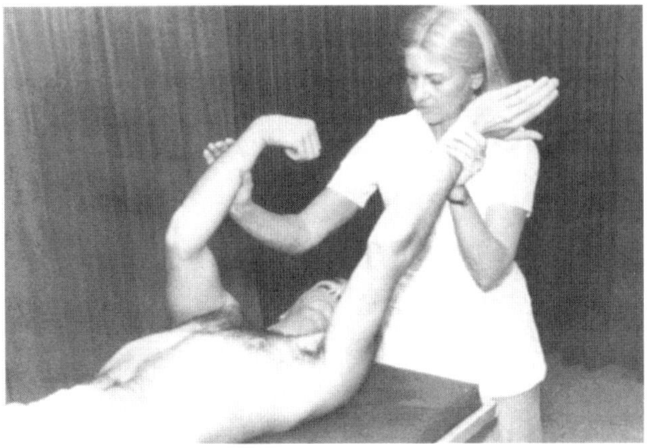

76C 왼쪽으로 상지의 양측 비대칭성 굴곡-TE D1F

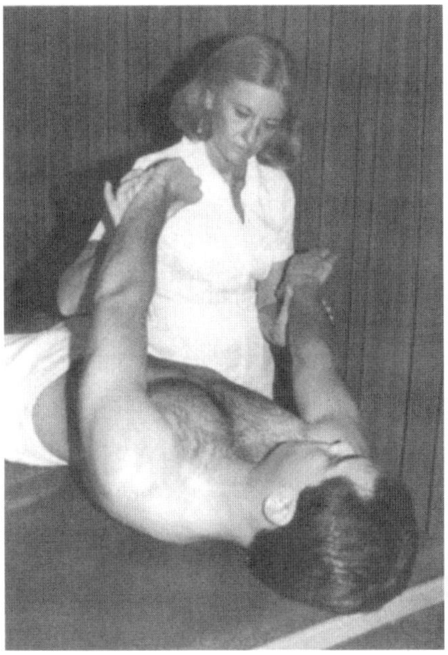

76D 오른쪽으로 상지의 양측 비대칭성 신전-TE D2E

적용에 따른 문제점(Problems with Application)

치료사가 패턴의 대각선 방향에 위치하지 못한다면, 운동이 옳지 않게 되고 내전 · 외전 성분이 과도하게 강조될 것이다. 과정의 초점이 근위부 조절의 향상이라면 보다 적은 원위부 운동을 줄 것이다.

치료사는 종종 어깨의 운동에서 적절한 회전을 조절하고 안내하는 것이 어렵다. 양쪽 지절은 어깨 굴곡과 외회전, 어깨 신전과 내회전이 된다. 느린 패턴의 수행은 패턴의 적절한 대각선 방향으로 움직이는데 확실한 도움이 될 것이다.

77

활동(Activity): 바로 누운 자세; 교차 대각선; 또는 상반 비대칭성.
기법(Technique): 느린 반전(SR), 율동적 안정(RS), 강조를 위한 타이밍(TE); 원위부 전완에 맨손접촉.
손상(Impairments): 근위부 안정성 감소; 동작의 협응성 감소; 편측 약화.

설명(Description)

이 과정에서 사지는 반대방향에서 두 방향의 대각선으로 움직인다. 치료사는 비대칭적으로 팔을 가이드 하여 동작을 시작한다. 환자는 상반 비대칭성 동작 또는 교차-대각선 패턴으로 수행해야 하기 때문에 한 쪽 팔은 역방향으로 둔다. 구두지시는 "손을 펴고 양팔을 따로 움직이세요, 이제 손을 움켜쥐고 양팔을 교차하세요." (그림. 77A).

목적/치료 목표(Purpose/Treatment Goals)

이 과정의 목적은 어깨와 체간의 근력강화인데(SR); 강한 반대측 사지로부터 과흐름을 촉진하여 근위 견갑골 및 견관절 주위 근육의 근력을 강화하는 것(TE); 상-체간 및 상지의 근위부 안정을 촉진하는 것(RS) 등이다.

왜냐하면 양팔을 반대 방향까지 동시에 움직여서 체간 굴곡 및 신전근들 모두가 근위부 안정을 강화하는데 촉진되기 때문이다. RS의 적용은 이러한 안정성 이상으로 강화할 수 있다.

앞에서 모두 설명되었던 양측 패턴을 위한 맨손접촉은 손목과 전완의 원위부에 한다. 특별히 몇몇의 사지마비 환자들을 위해서. 맨손접촉은 견갑골과 견관절을 적당하게 저항하도록 주관절에 더욱 가까이로 옮겨야 한다.

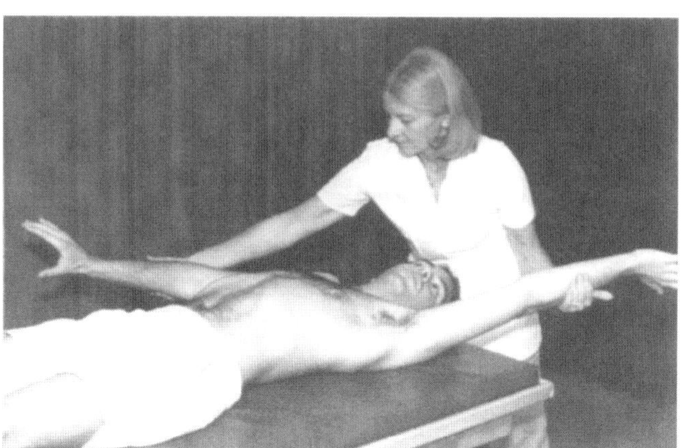

77A 대각선 또는 상반 비대칭성 패턴을 교차하여 수행

78

활동(Activity): 바로 누운 자세; BS D1 밀기.
기법(Technique): 강화를 위한 타이밍(TE)을 동반한 느린 반전 유지(SRH); 양손에 맨손접촉.
손상(Impairments): 견갑골, 견관절, 주관절 또는 수지 근육들의 약화; 공동패턴들에서의 동작을 위해서.

설명(Description)

치료사의 위치로는 한 쪽 다리는 치료대의 머리부분에, 다른 한 쪽 다리는 환자에게 더 가까운 약간 옆으로 둔다. 환자의 양쪽 상지는 견관절 신전, 외전, 내회전, 주관절 굴곡, 전완 회외, 수근관절 요측편위를 동반한 굴곡 및 수지의 굴곡 등을 결합한 D1 움츠리기 패턴의 자세를 취하게 한다. 치료사의 양팔은 교차되며 환자의 손등(수근관절 신전 방향) 위에 맨손접촉을 한다(**그림. 78A**). 환자의 팔은 위로 올리고 D1 밀기에서 얼굴을 가로지르는데, 이는 견관절 굴곡, 내전, 외

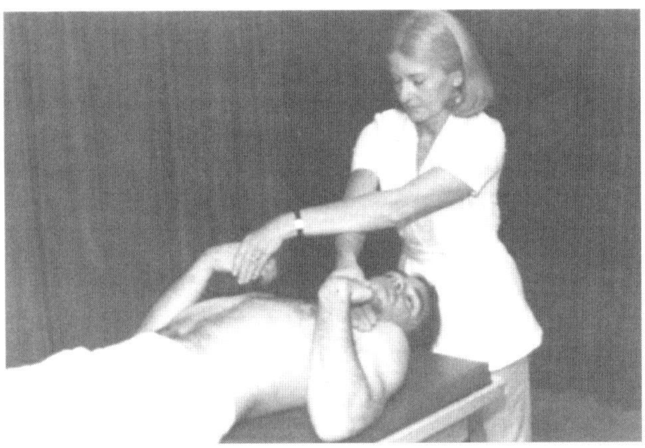

78A 양측 대칭성 D1 밀기-근육이 최대한 길어지는 범위

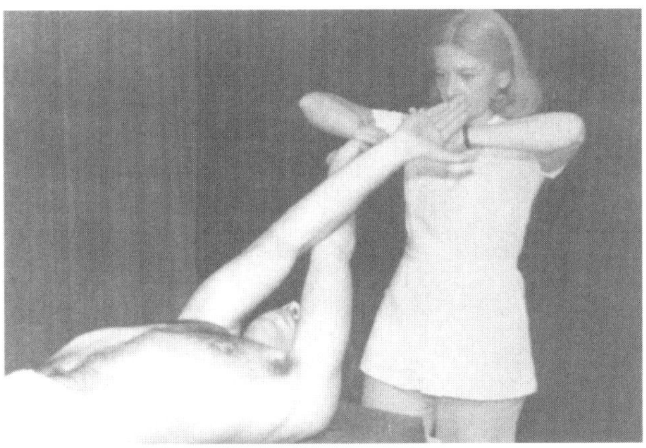

78B 양측 대칭성 D1 밀기-근육이 최대한 짧아지는 범위

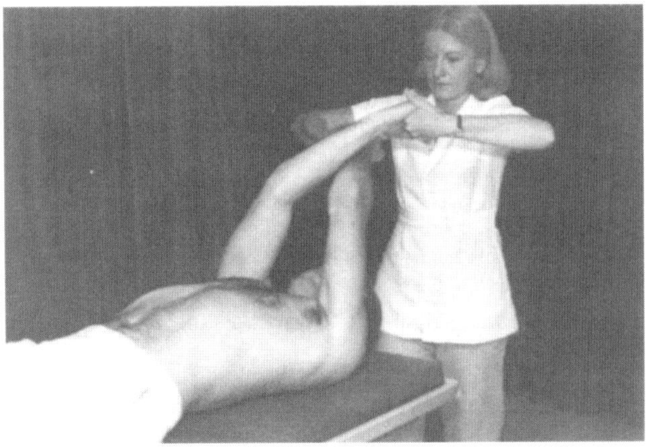

78C 양측 대칭성 D1 움츠리기-근육이 최대한 길어지는 범위

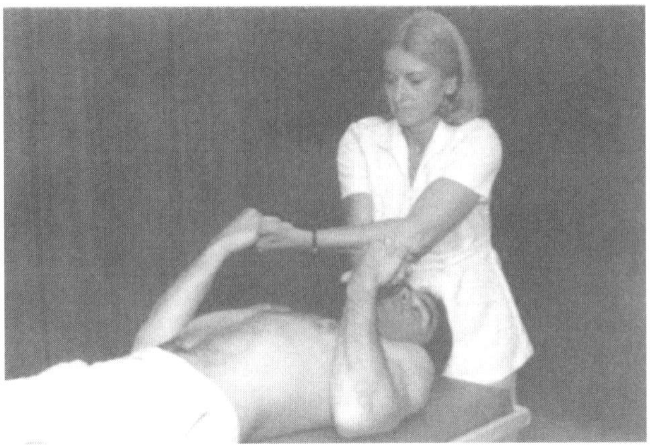

78D 양측 대칭성 D1 움츠리기-근육이 최대한 짧아지는 범위

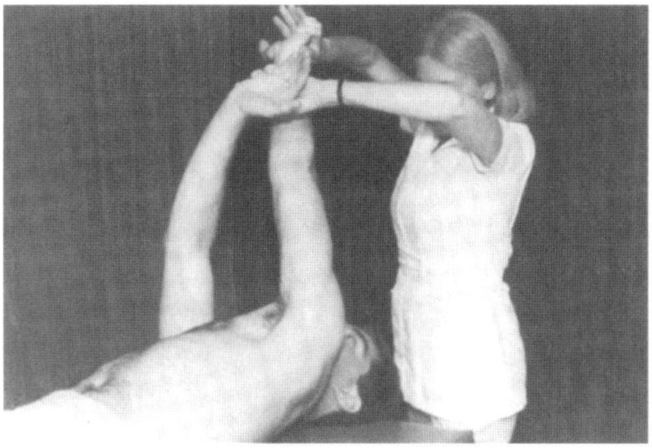

78E 양측 대칭성 D1 밀기-왼쪽 상지의 밀기 TE

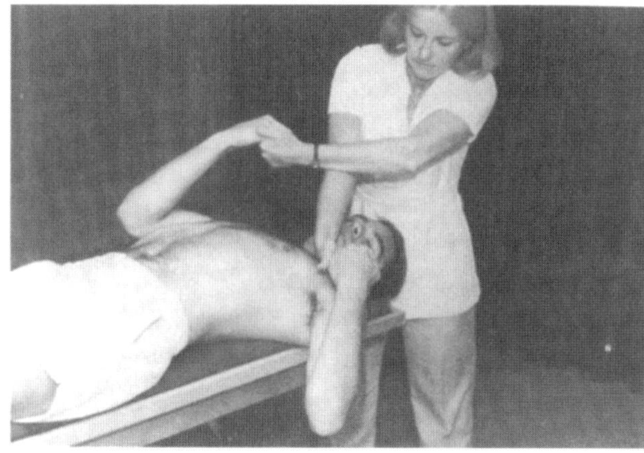

78F 양측 대칭성 D1 움츠리기-왼쪽 상지의 움츠리기 TE

회전, 주관절 신전, 전완 회내, 수근관절의 척측 편위를 동반한 신전 및 수지 신전 등과 결합된다(**그림. 78B**). 치료사의 맨손접촉 지점은 손등에서 손의 척측 면으로 옮기는데, 이로써 손바닥이 신장되고 움츠리기를 촉진하거나 역 밀기를 할 수 있게 된다(**그림. 78C, 78D**).

패턴에 저항을 주기 위해서 양팔은 설명했던 것처럼 근육이 최대한 길어진 범위에서 밀기 하는 위치로 하고, 치료사의 맨손접촉 위치는 손등(수근관절의 신전방향) 위로한다. 왜냐하면 상완이 치료대 위에 있어서, 신장이 모든 밀기 요소에 저항을 줌으로써 그에 따라 손목 및 주관절 요소에 일차적으로 적용되기 때문이다. 상지를 밀기의 최대한 근육이 짧아지는 범위로 움직일 때 치료사의 다리는 후방으로 한 걸음 옮긴다. 이는 환자의 상지가 모두 신전되기 때문이며, 이때 치료사의 팔은 주관절이 굴곡되는 자세가 된다. 내려치기의 짧아진 범위에서, 유지는 팔에 직접적인 압력이 주어짐으로써 촉진된다. 반전 동작을 위한 맨손접촉은 환자의 손바닥을 미끄러지듯이 바꾸고, 신장, 견인 및 저항이 적용된다(**그림. 78C**). 움츠리기 패턴의 짧아진 범위에서 환자가 움직일 때, 치료사는 전족부로 무게를 이동하고 치료사의 팔과 주관절은 신전되고 교차된다(**그림. 78D**). TE는 내려치기나 움츠리기 패턴 등에서 한쪽 팔이 잠기게 되는 것으로 수행될 수 있다. 양측 내려치기를 하는 동안에 강조될 수 있는 동작들은 견갑골의 전인 및 견관절의 내전을 동반한 굴곡이며(**그림. 78E**), 움츠리기를 하는 동안에는 견갑골 후인 및 견관절의 신전이 강화될 수 있다(**그림. 78F**). 양측 패턴은 상반적으로 수행될 수 있다.

목적/치료 목표(Purpose/Treatment Goals)

이 과정의 목적은 내려치기와 움츠리기 패턴을 하는 동안에 발생하는 동작들의 결합을 촉진하고, 특히 전거근, 승모근 하부, 삼각근 전부 및 상완 삼두근(내려치기)과 승모근 중부, 능형근, 삼각근 후부 및 손목과 수지 굴곡근(움츠리기) 등의 근력을 강화시키는 것이다.

밀기와 움츠리기는 근위부와 원위부 동작의 결합이 중요하다.

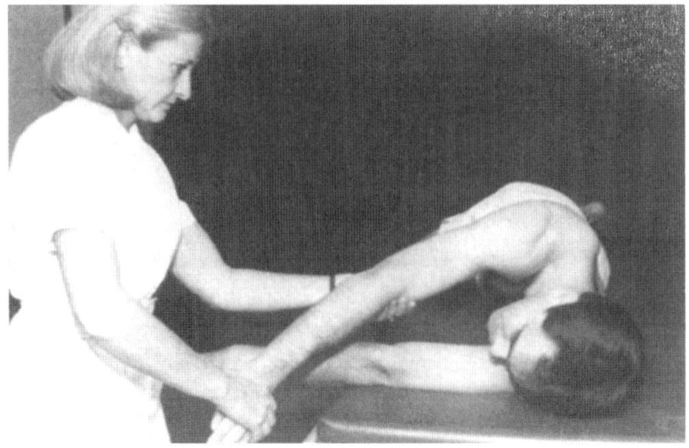

78G 편측 밀기-근육이 최대한 짧아지는 범위

내려치기에서 발생하는 동작들의 결합은 골동성 패턴을 재결합하므로, 상지의 공동성 패턴이 우세한 환자들에게 적절하다. 이 패턴에서 편마비 환자들을 돕기 위하여, D1 내려치기는 약한 쪽 상지의 손목에 대한 강한 쪽 팔의 유지를 통해 수정된 체간 패턴으로 수행될 수 있다. 손목과 수지의 신전은 견관절의 90° 이상 굴곡으로 촉진된다(Souque 현상). 내려치기 동작은 또한 중력의 영향을 극복하지 못하는 환자들을 위해 옆으로 누운 자세에서 평측으로 수행될 수 있다(**그림. 78G**).

많은 외과적으로 견관절의 기능이상을 가지고 있는 운동선수 및 환자들을 위해서는 견갑골 전인 및 후인 조절이 중요하다. D1 내려치기를 하는 동안 전거근 및 승모근 하부는 강화될 수 있다. 움츠리기의 짧아진 범위에서 유지하기는 능형근과 승모근 중부를 강화한다. 모든 이러한 견갑골 주변 근육들은 지나친 익상의 경향을 감소시키거나 견갑골 내전 및 근위부의 안정성을 강화할 필요가 있다.

움츠리기 동작은 축상 복와위에서의 상지의 동작과 유사하다. 앙와위 자세에서 움츠리기 동작은 중력에 의해 보조되고, 복와위 보다는 "수정된 축상복와위" 에서 수행하는 것이 많은 환자들에게 어려움이 덜하다.

적용에 따른 문제점(Problems with Application)

내려치기 패턴에 저항을 가할 때, 치료사는 환자의 동작과 함께 움직이지 않을 수도 있다. 견갑골과 견관절 동작의 양은 굴곡의 거의 90° 및 견관절 내전을 지나치게 강조하는 범위에서 제한된다.

치료사가 완전한 회내가 되어야 한다면 내려치기를 조절하기가 어려울 수 있다. 모든 패턴에서도 마찬가지로, 회전 요소들에서 모두 완전한 범위가 나타나야 하는 것은 아니다.

79

활동(Activity): 앙와위; BS D1F
기법(Technique): 느린 반전 유지(SRH); 손목위의 맨손접촉.

설명(Description)

이러한 앙와위 자세에서 BS D1 패턴은 조절을 위한 환자들에게는 어렵다. 맨손접촉을 손목위에 둠으로써, 신전의 완전 범위는 도달될 수 없다. 게다가, 치료사는 환자의 팔이 교차하여 내전되는 것처럼 굴곡 동작을 하는 동안 조절력을 잃는다. 왜냐하면, 이 패턴의 근위부 요소들은 수행하기 쉬운 내려치기 패턴과 동일하고, 이는 보통 우선시 된다.

편측 상지 패턴
(Unilateral Upper Extremity)

이러한 편측 상지 과정을 수행하는 동안, 치료사는 맨손접촉의 위치를 주의 깊게 살펴야 하는데, 특히 원위부 접촉이 그러하다. 왜냐하면 손은 만지기에 매우 민감하기 때문에, 적절한 접촉은 수지 굴곡 또는 신전 내에서 적절하게 촉진하기 위하여 필요하다. 맨손접촉은 하지에 대한 방법이 상지에서 다른 방법으로 변경된다. 하지 패턴의 경우, 각 접촉지점이 반전 동작을 하는 동안 원위 또는 근위쪽의 위치에서 유지하였다. 그러나, 상지패턴에서 근위 및 원위 접촉은 보통 반전 동작 시에 서로 교대시킨다. 이러한 일반적인 규칙에 몇 가지 예외가 있는데, 이는 이러한 패턴들이 논의된 것처럼 이에 관해서도 언급될 것이다. 모든 패턴에서 마찬가지로 맨손접촉은 저항을 부가하기에 앞서 환자의 동작을 안내하는데 중요한 역할을 한다. 우측 상지의 D2 패턴에 따른 모든 것들이 예를 들어 사용될 것이다.

80

활동(Activity): 앙와위; 주관절 신전 상태에서의 D2F.
기법(Technique): 느린 반전 유지(SRH); 팔과 손에 맨손접촉.
손상(Impairments): 반대 동작을 하는데 어려움; 굴곡근 또는 신전근 패턴 근육들의 약화; 각 지절들의 부적절한 타이밍.

설명(Description)

환자는 치료사 쪽 치료대 모서리 가까운 곳에 위치한다. 사지는 환자의 무지를 고관절 쪽으로 향하게 하여 근육이 가장 길어진 범위의 D2F 위치에 둔다. 치료사의 왼손은 환자의 손목에서 신전근이 지나가는 표면인 손등 위에 둔다. 이 원위부 접촉은 손 바닥에 접촉하지 안도록 무지를 5번째 중수골 위에 두고 나머지 손가락은 첫 번째 중수골 위에 두는 "룸브리칼잡기(lumbrical grip)" 자세로 한다. 오른손은 상완과 가까운 곳에 둔다. 치료사의 근위부 접촉 부분의 전완은 회외 상태로 하고 저항은 그 손의 물갈퀴 부분(web space)에 처음 주어진다(**그림. 80A**). 근위부 손에 적용된 신장은 주로 견인

각각의 근조절은 편측 패턴들로 얻어질 수 있다.

과 회전력이며, 원위부 접촉에는 모든 원위부 요소들을 위하여 신장이 적용된다. 빠른 신장 후에, 저항은 D2F의 전 범위에 걸쳐서 적용된다. 환자의 상지가 D2F로 움직일 때, 치료사의 전완(근위부 접촉)은 손 전체가 견관절이 90° 도를 넘어서 굴곡하면 저항이 될 수 있으므로 회외 상태를 유지한다. 근육이 최대한 짧아진 상태에서, 유지하기는 압박이나 견인력 중 어느 쪽 이든지 촉진된다 (**그림. 80B**).

D2F의 역 패턴을 위하여, 근위부 접촉은 환자의 손목과 수지의 굴곡에 저항을 줄 수 있는 위치로 옮긴다. 이 패턴의 원위부 접촉은 견인 회전력으로 신장한다(**그림. 80C**). 일단 동작을 시작하면, 이전 패턴에서의 원위부 접촉은 팔의 내측을 따라 주관절을 향해 아래로 옮겨 새로이 근위부 접촉이 된다(**그림. 80D**). 근육이 가장 짧아지는 범위의 D2E에서 유지는 압박력으로 촉진된다(**그림. 80E**). D2F의 역 패턴을 위하여 근위부 손은 다시 손목의 신전근쪽 표면 위에서 원위부 접촉이 된다. 신장과 저항이 적용되도록 새로운 근위부 접촉은 상완을 회외 하여 원위치로 돌아가게 된다. 이러한 역 패턴을 하는 동안 치료사의 체간은 환자의 상지 패턴이 대각선을 유지하기 위하여 회전하게 된다. 구두지시는 "손을 펴고 손목을 들어 올려서 팔을 옆으로 펴세요" (D2F), "유지하세요, 자, 이제는 제 손을 움켜쥐고 팔을 몸을 가로질러 당신의 반대편 고관절쪽으로 당겨 내리세요." (D2E).

목적/치료목표(Purpose/Treatment Goals)

이 과정의 목적은 상지의 숙련단계 조절력을 촉진하기, 원위부에서 근위부 까지 동작의 타이밍을 강화하기, 길항근의 반전을 촉진하기 및 동작을 위한 근력 강화 등이다.

편측 D2F 패턴에서 발생하는 동작의 결합에 대한 조절력은 많은 환자들을 위한 치료 목표이다. 견관절 굴곡, 외전 및 외회전은 일반적으로 제한(관절낭 패턴)되므로, 전 범위에 걸쳐 협응된 부드러운 동작으로 수행 되도록 요구된다.

신경학적 손상이 있는 환자들을 위하여, 이 패턴은 주관절을 신전한 상태에서 견관절을 굴곡하고 외전하는 공동성 동작들과 재결합된다. 이는 많은 반신마비 환자들이 동작을 수행하기에 가

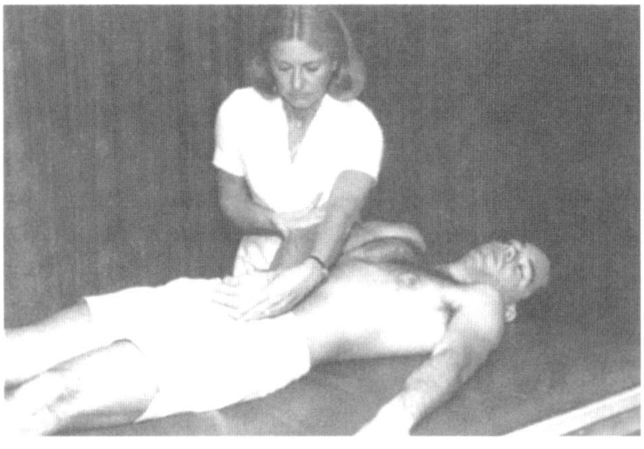

80A D2F-근육이 최대한 길어지는 범위

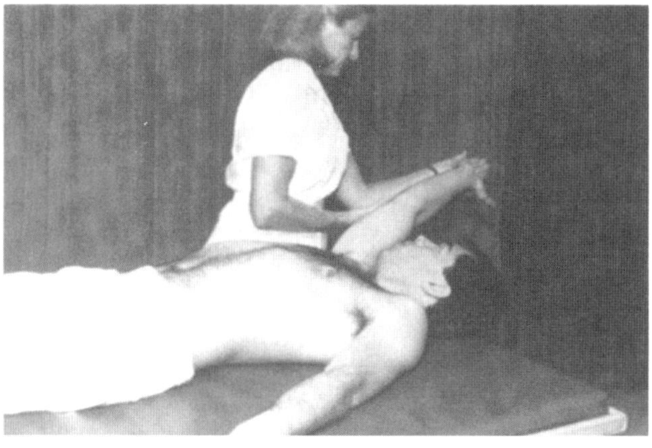

80B D2F-근육이 최대한 짧아지는 범위

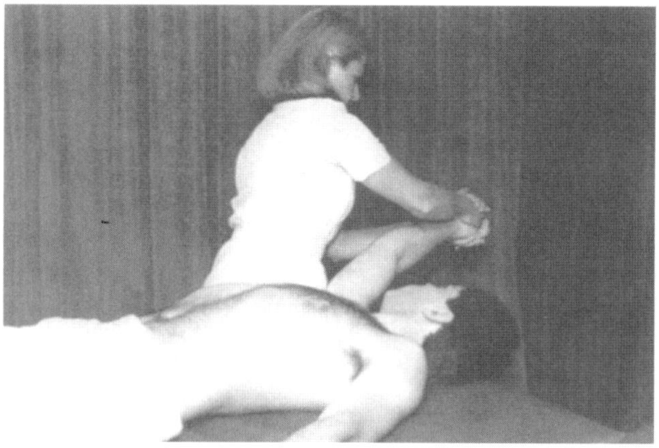

80C D2E-근육이 최대한 길어지는 범위

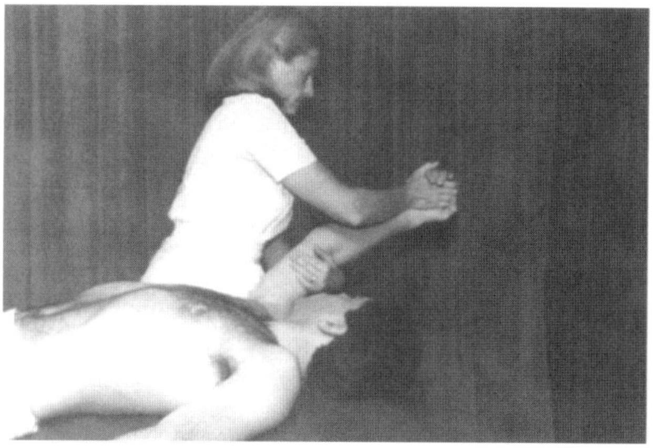

80D D2E-중간범위에 대한 길어진 운동범위

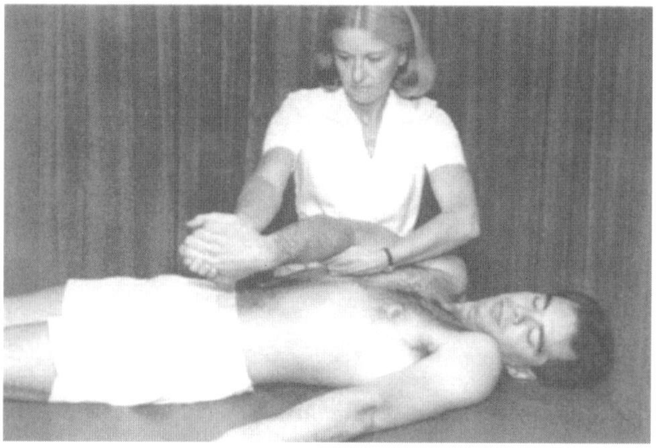

80E D2E-근육이 최대한 짧아지는 범위

장 어려운 동작의 결합이다. 특히 주관절 및 손목을 신전 상태로 유지하는 이 패턴 이상의 정상적인 조절력은 재활 과정에서 마지막까지 기대되어서는 안 된다.

이 패턴에서 회선근개 근육들은 상완골과 관절와 사이의 움직임과 안정성 둘 모두를 조절해야 한다. 게다가, 견관절이 완전한 굴곡을 할 수 있도록 견관절의 상방회전이 요구된다. 따라서, 편측 동작이 숙련되기 위하여, 견갑골과 견관절에 근위부의 동적 안정성이 요구된다. 더 나은 환자의 도전을 위하여, 이 패턴은 지지면이 줄어들고 중력의 영향이 바뀌는 앉은 자세에서 수행된다.

적용에 따른 문제점(Problems with Application)

치료사들이 근위부 접촉을 너무 빠르게 원위치로 돌리려 한다면, 그 때문에 길항근의 원활한 반전이 줄어들 것이다. 치료사의 동작이 원활하고 율동적이어야 한다. 왜냐하면, 이 편측패턴의 목표가 숙련단계를 조절하고 연속적인 동작의 타이밍과 적절함이 강화되도록 촉진하기 위한 것이기 때문이다. 모든 근육의 근력강화 또는 패턴의 특정 요소들이 치료의 목표라는 것을 제외하면 저항은 최소한이 되어야 한다.

81

활동(Activity): 앙와위; 주관절 굴곡 상태에서의 D2F.
기법(Technique): 느린 반전 유지(SRH); 팔과 손에 맨손접촉.
손상(Impairments): 견갑골과 견관절의 약화.

주관절 굴곡하기는 지레팔이 짧아지고 근위부 근육들에 요구되는 것이 줄어든다.

설명(Description)

이 활동에서 주관절은 견관절을 굴곡과 함께 굴곡하고 견관절 신전과 함께 신전한다. 환자의 자세 및 맨손접촉은 이전의 과정과 같은 자세로 시작한다. 그러나 치료사의 자세는 패턴의 더욱 대각선 방향이며 치료대의 머리부분에 가까이 선다.

패턴은 D2F의 길어진 범위에서 신장된다. 신장은 주관절 굴곡근을 강화한다(**그림. 81A**). 주관절을 굴곡한 상태에서 D2F 내에서의 환자의 동작은 저항되고 손은 머리 위로 가이드된다(**그림. 81B**). 주관절 굴곡에 대한 저항을 유지하기 위하여, 치료사의 네 번째와 다섯 번째 손가락으로 환자의 손목 아래를 만다. 치료사의 원위부 접촉은 환자 손의 신전근 표면위에 유지하는 것으로 손목과 손가락 신전을 저항한다. D2E에서의 반전을 위하여, 근위부 접촉은 환자의 손에서 이동하고 치료사의 손과 전완은 환자의 전완에 접촉한다. 원위부 접촉은 패턴을 신장한다(**그림. 81C**). 다른 과정에서 신장을 할 경우에는 견관절의 전방에 부하가 주어지지 않도록 주의해야 한다. 주관절을 신전하여 동작을 시작하는 방법으로 D2E 반전을 할 때, 근위부 접촉은 환자의 주관절 근처에 위치하게 된다(**그림. 81D**). 근위부 접촉은 근본적으로 근위부 요소들을 저항하고, 원위부 접촉은 전완과 원위부 요소들을 저항한다. D2E의 짧아진 범위에서, 주관절 신전에 대한 저항은 압박력으로 강화된다(**그림. 81E**). 구두지시는 "손을 펴세요, 팔굽을 구부리세요, 그리고 당신의 손을 머리위로 가져가세요." 라고 할 수 있다. "자 이제 나의 손을 틀어쥐고 팔을 펴서 반대편 엉덩이 쪽으로 내리세요."

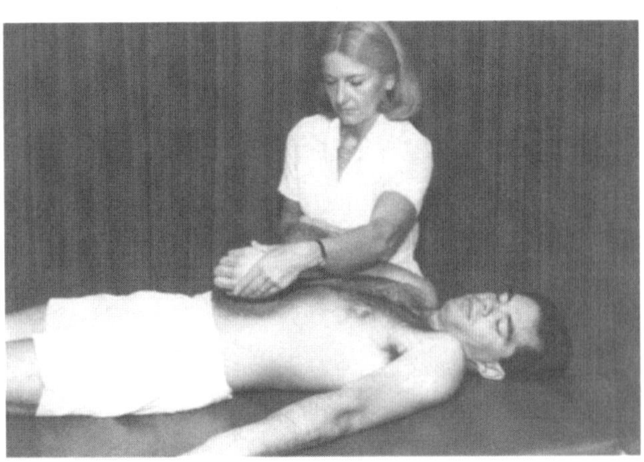

81A D2F, 주관절 굴곡-근육이 최대한 길어지는 범위

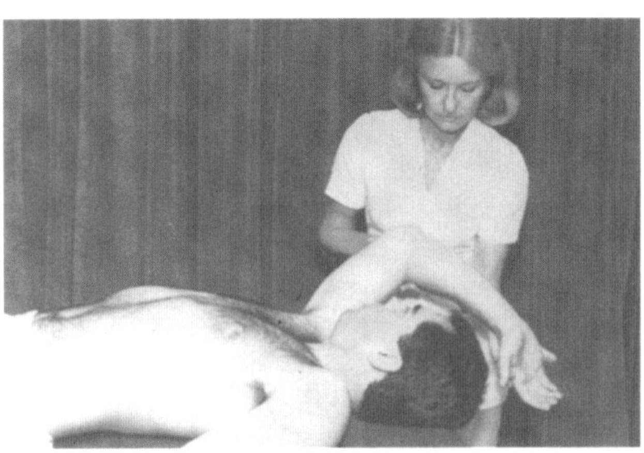

81B D2F, 주관절 굴곡-근육이 최대한 짧아지는 범위

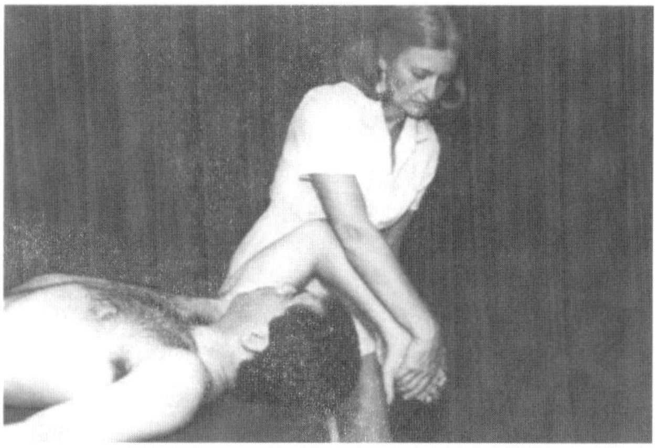

81C D2E, 주관절 신전-근육이 최대한 길어지는 범위

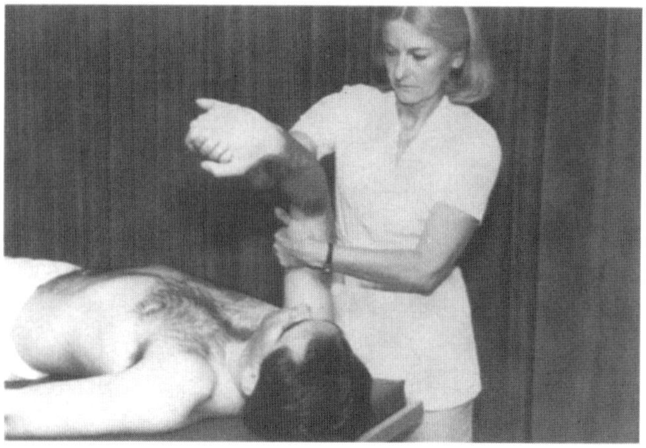

81D D2E, 주관절 신전-중간범위

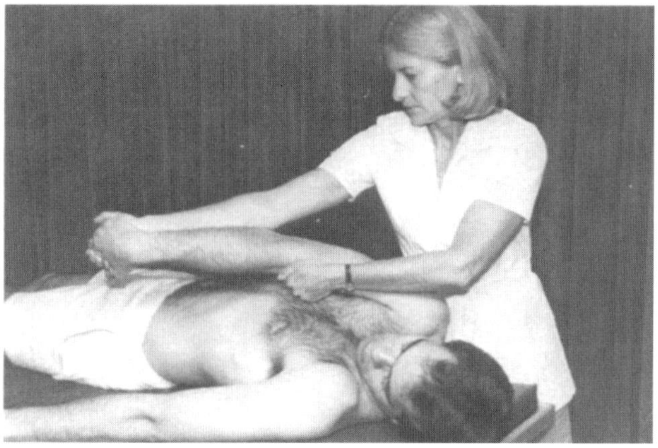

81E D2E, 주관절 신전-근육이 최대한 짧아지는 범위

목적/치료 목표(Purpose/Treatment Goals)

이 과정의 목적은 D2F에서 삼각근 중부 및 상완 이두근, D2E에서 대흉근의 흉골부분 및 상완 삼두근의 근 활성을 결합하는 것이고, 짧아진 지레팔에 의한 극상근 및 극하근의 활성을 강화하는 것이다. 이 패턴은 공동성 동작이 우세한 환자들에게는 피해야 한다.

적용에 따른 문제점(Problems with Application)

치료사는 주관절 굴곡을 충분하게 혹은 운동범위 전체에 걸쳐서 저항하게 될지도 모른다. 견관절 동작의 90° 이후에, 만일 치료사가 주관절 굴곡을 저항하기 위해 원위부 전완위에 적절한 접촉을 하지 않는다면, 굴곡 대신에 주관절 신전을 저항하려는 경향이 나타나게 된다.

D2E에서 신장은 치료사가 조절하기 어렵다. 신장은 주관절 굴곡근에 잘못 주어지게 되거나 견관절 회전동작을 지나치게 강조할 수도 있다. 힘이 들어가지 않아야 하는 정확한 신장은 대흉근의 흉골 부분 및 상완 삼두근 양쪽에 한다.

82

활동(Activity): 앙와위; 주관절 신전 상태에서의 D2F
기법(Technique): 느린 반전 유지(SRH); 팔과 손에 맨손접촉
손상(Impairments): 견갑골, 견관절 및 상완삼두근의 약화

설명(Description)

이 패턴에서 주관절은 견관절 굴곡과 함께 신전하고 견관절 신전과 함께 굴곡한다. 동작을 시작하기 위하여 환자는 D2E에서 팔과 함께 위치하게 되고 굴곡된 손이 반대편 견관절 위에 있기 때문에 주관절이 굴곡된다. 치료사의 좌측 손은 환자의 우측 손목의 신전근 표면위에 두고 근위부 우측 접촉은 상완 위에 둔다(**그림. 82A**). 신장은 직접적으로 견관절 신전근들 그 이상으로 주관절과 손목의 굴곡에 적용된다. 그런 다음 환자는 주관절을 신전하여 D2F를 전 범위에 걸쳐 움직인다. 이 동작은 주관절 신전 요소가 저항과 압박으로 강화되는 패턴의 짧아진 범위에서 저항된다(**그림. 82B**). 길항성 D2E 패턴을 반전하기 위하여, 원위 접촉은 원위부에 그대로 유지되고 근위 접촉은 근위에 그대로 유지한다. 원위 접촉은 다섯 번째 중수골 또는 손의 척측 주변이 축을 이루는 것으로 인해 손목 신전근 면에서 이동된다. D2E에 대한 신장은 일차적으로 견인 회전성 힘으로 수행된다. 근위부 맨손접촉은 손바닥으로 환자의 주관절 아래에 두고, 주관절 굴곡을 저항함으로써 견관절 신전 동작이 반전된다(**그림. 82C**). 이 패턴의 유지에 이어, 원위 접촉은 다시 손을 신장하기 위해 신전근 면 위로 이동하고, 반전 동작을 저항한 다음 근위 맨손접촉을 상완으로 옮긴다. 구두지시는 "손을 펴고 팔을 머리를 향해 쭉 펴세요" (D2F), "자, 이제는 제 손을 틀어 쥐고 팔굽을 구부려 손을 반대쪽 어깨로 가져가세요" (D2E) 라고 한다.

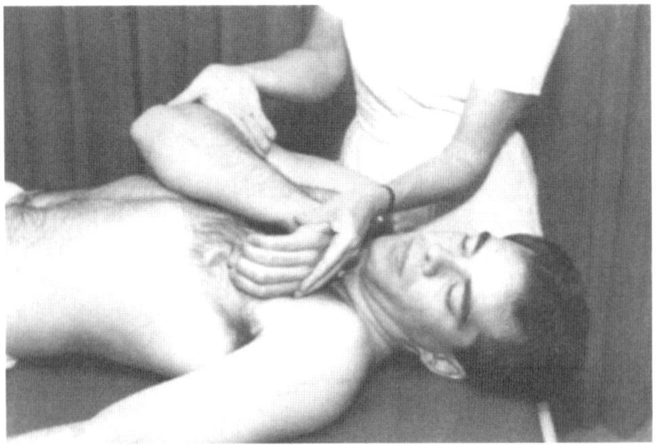

82A D2F, 주관절 신전-근육이 최대한 길어지는 범위

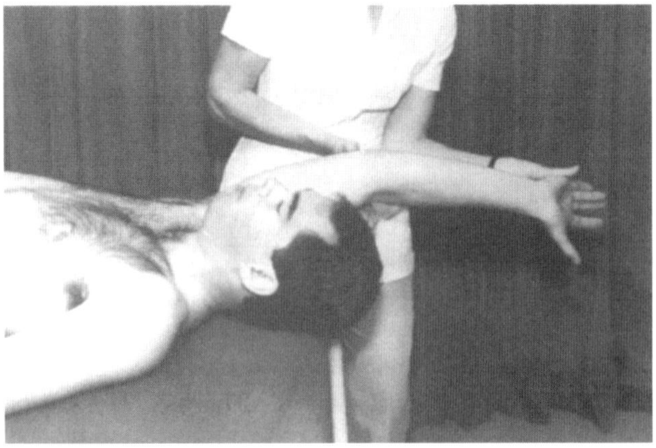

82B D2F, 주관절 신전-근육이 최대한 짧아지는 범위

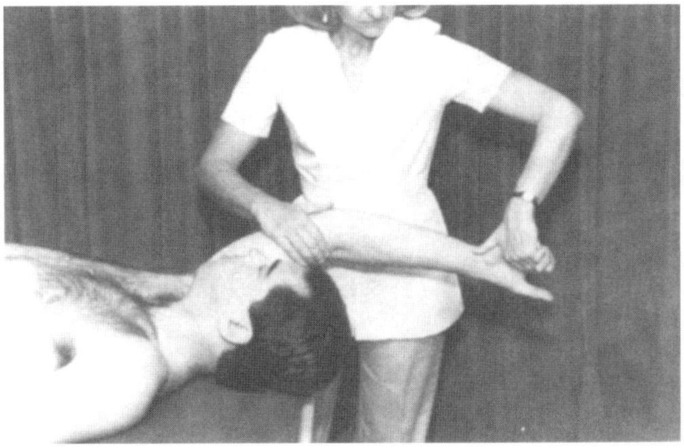

82C D2E, 주관절 신전-근육이 최대한 길어지는 범위

목적/치료 목표(Purpose/Treatment Goals)

이 과정의 목적은 상완 삼두근과 삼각근 중부근 및 상완이두근과 대흉근의 흉골부분의 근 활동을 결합하는 것이다.

주관절 신전 상태에서의 견관절 굴곡 동작은 공동성 패턴으로 재결합하고 이는 편마비 환자 재활의 마지막 단계에 적절하다. 사지마비 환자들을 위해서, 이러한 결합은 상완 삼두근의 근력을 최대로 증가시킬 수 있다.

적용에 따른 문제점(Problems with Application)

신전 패턴을 하는 동안, 환자는 신체를 교차하여 팔을 내전하기 보다는 오히려 옆으로 팔을 내리는 경향이 있다. 적절한 신장, 저항 및 맨손접촉의 위치와 짝을 이룬 구두지시는 정확한 동작을 촉진하기 위해 사용되어야 한다. 이는 견관절 내전근의 근력이 저하된 대부분의 척수손상 환자들에게서 명백하게 나타난다. 만일 이 과정이 특정 근육의 활성을 강조하기 위해 계획된 것이라면, 패턴의 내전요소가 강조되어야 한다.

83

활동(Activity): 앙와위; D1F, 주관절 신전
기법(Technique): 느린 반전 유지(SRH); 팔과 손에 맨손접촉
손상(Impairments): 반전동작을 하기 어려움; 굴곡 및 신전 패턴 근육들의 약화; 분절의 부적절한 타이밍.

설명(Description)

D1 패턴에 따른 모든 것들을 위하여, 좌측 팔을 예를 들어 사용하게 될 것이다.

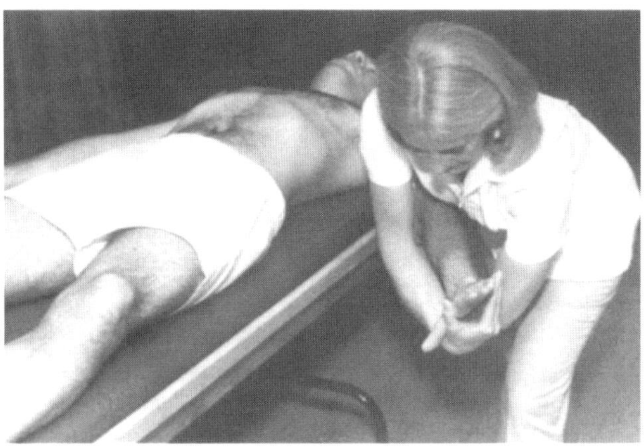

83A D1F-근육이 최대한 길어지는 범위

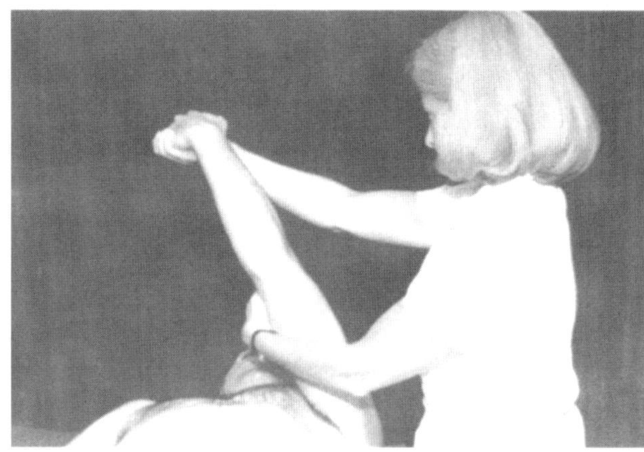

83B D1F-근육이 최대한 짧아지는 범위

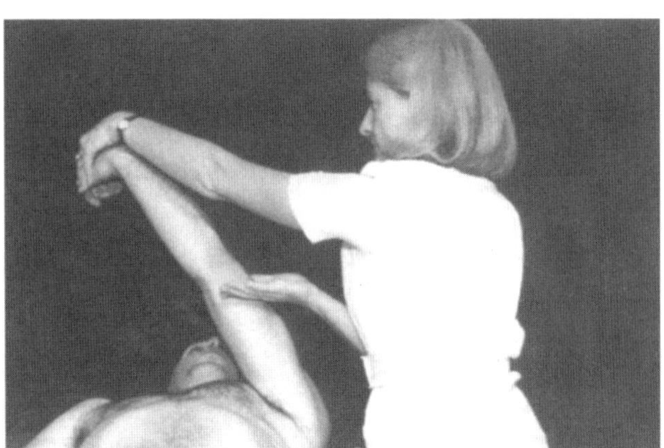

83C D2E-근육이 최대한 길어지는 범위

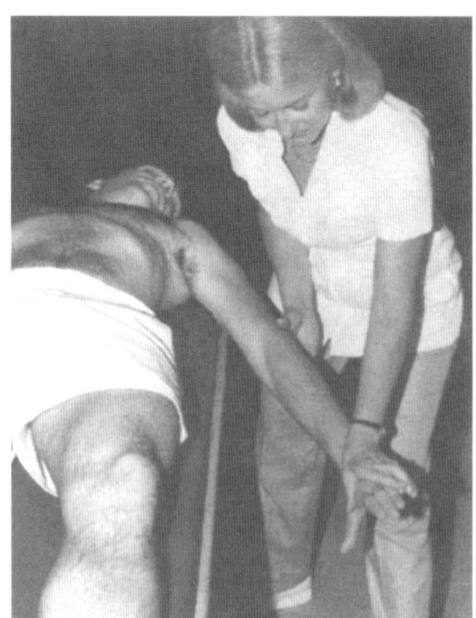

83D D2E-근육이 최대한 짧아지는 범위

환자는 좌측 팔을 D1E로 한 상태에서 치료대의 모서리 가까이에 위치하게 된다. 치료사의 우측 손은 환자의 손바닥에 있고, 엄지 가까이에 엄지를 둔다. 근위부 접촉은 견관절의 내전을 촉진하기 위해 내측으로 접근하여 상완부위에 둔다(**그림. 83A**). 동작을 시작하는 동안에 치료사는 환자의 팔을 감아쥔다. 굴곡 패턴에 대한 신장은 근위부 요소들에는 견인 및 회전을 통합하여 수행하고 모든 원위부 요소에는 신장으로 수행된다. 팔은 "제 손을 틀어쥐고 팔을 들어 올려 얼굴을 가로질러 보세요" 라는 구두지시와 함께 D1F의 짧아진 범위에서 저항된다. 치료사는 D1F의 시작 동작에서처럼 환자의 얼굴 주변을 축으로 움직인다. 등척성 수축은 D1F의 짧아진 범위에서 수행된다(**그림. 83B**). 그런 다음 근위부 접촉은 손목의 신전근 표면 위로 움직이고 견인 및 회전을 결합한 신장을 적용한다. D1E 패턴이 개시될 때, 원위부 접촉은 굴곡 동작을 하는 동안에 근위쪽으로 이동되고, 측면에서 상완의 뒷면으로 위치하게 된다(**그림. 83C**). 구두지시는 "손을 펴고 팔을 돌려서 당신 옆으로 내려 놓으세요" 라고 한다. D1E의 짧아진 범위에서의 유지는 압박력 뿐만 아니라 패턴의 모든 요소들에 대한 저항을 결합한다(**그림. 83D**). 그런 다음 근위부 맨손접촉은 손으로 돌아가고, 원위부는 일단 다시 D1F 패턴을 신장 및 저항하면 근위쪽으로 이동한다. 비록 이것이 "팔을 쭉 편 상태" 에서의 패턴이지만, 주관절은 D1F 동작을 하는 동안 굴곡하는 경향이 있을 것이다.

목적/치료 목표(Purpose/Treatment Goals)

이 과정의 목적은 운동 조절 단계의 숙련 단계를 촉진하기, 적절한 동작의 원위에서 근위로의 타이밍 강화하기, 길항근 반전을 촉진하기, 전거근, 삼각근 전부, 상완 이두근, 손목 및 수지 굴곡근(D1F) 그리고 승모근 중부, 능형근, 삼각근 후부, 손목 및 수지 신전근(D1E) 등을 포함한 주요근 그룹들의 근력강화 등이다.

적용에 따른 문제점(Problems with Application)

만일 환자가 D1E 패턴의 시작 지점에서 전완을 완전하게 회내한다면, 치료사는 조절력을 잃을 것이다. 또한, D1E의 짧아진 범위에서, 견관절 및 전완의 너무 많은 회전력은 적절한 맨손접촉 유지하기 및 모든 요소들에 대해 저항하기를 방해할 것이다. 모든 패턴에서처럼, 패턴의 개별 요소들은 항상 완전한 범위에서 움직여야 하는 것은 아니다.

84

활동(Activity): 앙와위; D1F, 주관절 굴곡한 상태
기법(Technique): 느린 반전 유지(SRH); 팔과 손에 맨손접촉
손상(Impairments): 견갑골, 견관절, 주관절, 손의 근력 약화; 공동성 동작들의 우세.

설명(Description)

이 패턴은 방금 설명되었던 과정과 유사하며 치료사의 자세 및 맨손접촉의 위치도 동일하다. 그러나 이 활동에서, 주관절 요소는 운동범위 전체에 걸쳐서 저항된다. 굴곡 패턴에 신장이 적용될 때, 주관절 굴곡근에 대한 신장이 강조된다(**그림. 84A**). 주관절 굴곡에서의 동작은 굴곡 패턴의 시작범위에서 개시되고, 견관절 동작의 짧아진 범위에 도달될 때 완전해진다(**그림. 84B**). 이러한 짧아진 범위에서 모든 요소들은 저항된다. 그런 다음 D1E 패턴은 신장 및 저항된다. 이러한 동작에서 주관절 신전은 근위 및 원위의 신전 동작과 함께 동시적으로 발생한다(**그림. 84C**). 구두지시는 "제 손을 틀어쥐세요, 팔굽을 구부리고 얼굴을 지나도록 팔을 올리세요(D1F)", "자 이제 손을 펴고, 팔굽을 쭉 편 다음 팔을 당신 옆으로 내리세요(D1E)" 라고 한다.

목적/치료 목표(Purpose/Treatment Goals)

목적은 주관절을 굴곡 한 상태에서 견관절 굴곡 및 내전을 결합하고, 패턴에서의 모든 근육들의 근력 강화를 위해 주관절 신전 상태에서 견관절의 신전 및 외전을 결합하는 것이다. 동작의 전체 범위에 걸쳐서 수축하는 상완 이두근 및 상완 삼두근에 대한 강조가 증가된다.

적용에 따른 문제점(Problems with Application)

치료사는 패턴을 정확하게 연속적으로 조절하는 것이 어려울 것이다. 환자는 견관절을 굴곡한

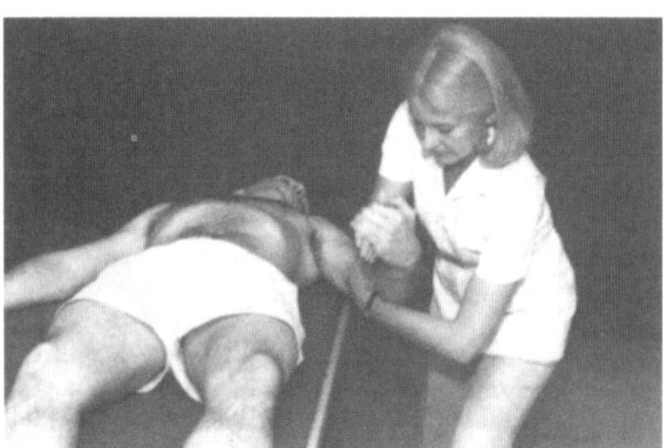

84A D1F, 주관절 굴곡-근육이 최대한 길어지는 범위

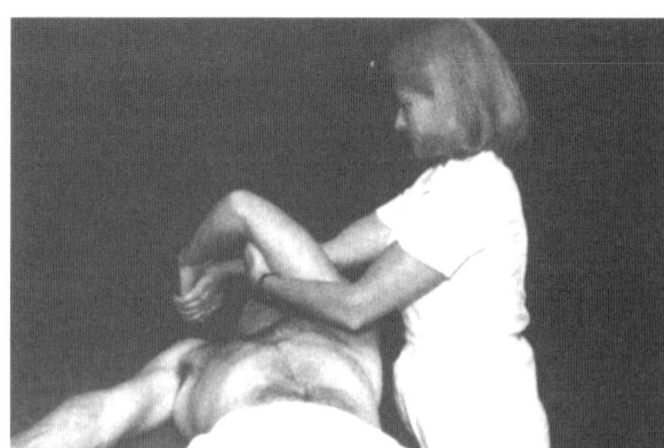

84B D1F, 주관절 굴곡-근육이 최대한 짧아지는 범위

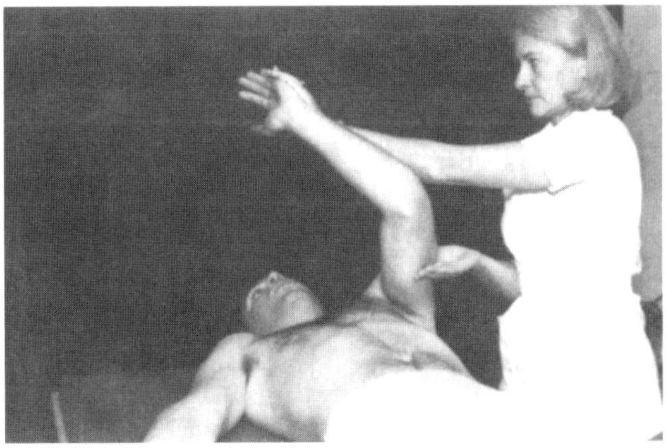

84C D1E, 주관절 신전-근육이 최대한 길어지는 범위

후 주관절을 굴곡하며, D1E에서 주관절 신전한 다음 견관절을 신전하는 경향이 있다. 근위부 및 중간 관절들은 동시적으로 움직여야 한다. 게다가, 치료사는 견관절 굴곡 및 내전이 거의 체간을 가로지를 만큼 유도해야 한다. 환자는 일반적으로 중간범위 위치에서 주관절을 얼굴을 향해서 굴곡하고 어깨를 지나간다.

D1E의 길어진 범위에서 치료사는 신전 패턴의 신장하기가 어려울 지도 모른다. 왜냐하면 상완삼두근은 이미 양 관절에서 길어졌기 때문에, 부가적으로 주관절에서 외부적인 신장이 필요하지 않을지도 모른다.

활동(Activity): 앙와위; D1F, 주관절 신전상태에서 85
기법(Technique): 느린 반전 유지(SRH); 팔과 손에 맨손접촉
손상(Impairments): 견갑골, 견관절, 주관절 및 특히 손목 신전근의 약화.

설명(Description)

이 패턴에서주관절은 견관절 굴곡과 함께 신전하고 견관절 신전과 함께 굴곡한다. 환자는 치료대의 옆쪽으로 위치하도록 하고 치료사는 환자의 머리쪽 치료대의 옆에 서서 패턴의 대각선 방향으로 선다. 패턴을 시작하기 위하여 상지는 치료대 모서리에서 떨어지도록 과신전되고, 전완을 회내하여 주관절을 굴곡하며 손목 및 수지는 신전된 자세를 한다. 환자의 손등은 어깨 가까이에 있다. 치료사의 좌측 손은 환자의 좌측 손바닥에 위치하고 우측 맨손접촉은 팔의 앞면쪽 주관절 바로 위에 위치하게 된다(**그림. 85A**). 신장은 패턴의 모든 요소에 적용된다. 환자는 손목과 손가락을 굴곡하고 주관절을 신전한 다음 견관절을 굴곡하여 얼굴을 가로지르게 된다. 등척성 저항이 짧아진 범위에서 양 접촉 지점에 적용되듯이, 원위부 접촉은 상지를 통해 주관절 신전 요소가 저항되고 압박되도록 강화한다(**그림. 85B**). 반전 패턴을 위하여, 근위부 접촉은 원위부로 이동하

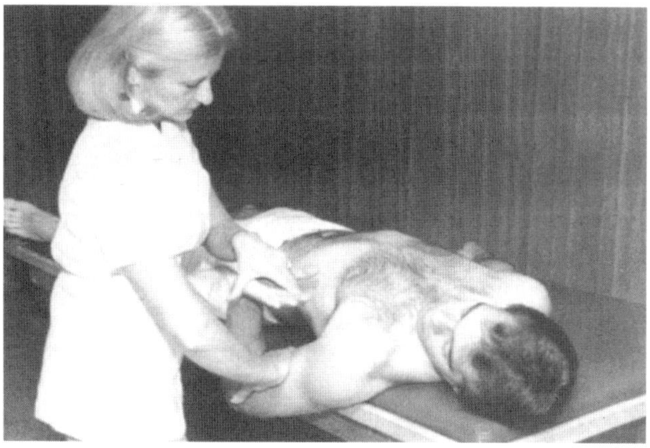

85A D1F, 주관절 신전-근육이 최대한 길어지는 범위

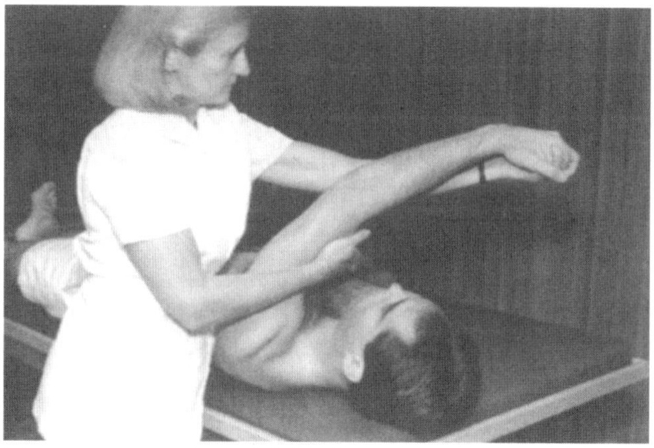

85B D1F, 주관절 신전-근육이 최대한 짧아지는 범위

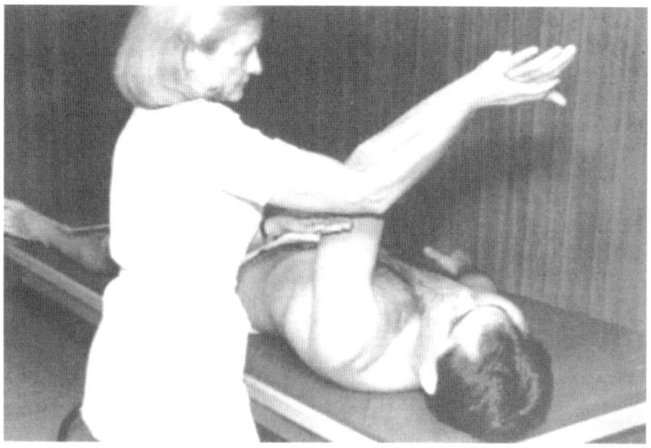

85C D1E, 주관절 굴곡-근육이 최대한 길어지는 범위

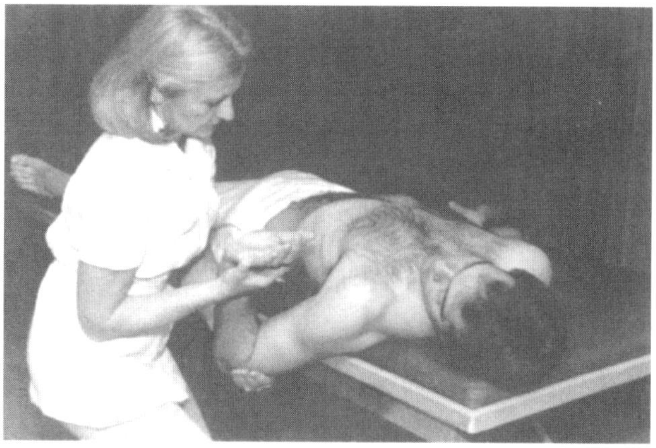

85D D1E, 주관절 굴곡-근육이 최대한 짧아지는 범위

고 손목 신전근 면 위로 위치하게 된다. 원위부 접촉은 상지의 뒷면 쪽으로 근위부로 이동한다(**그림. 85C**). 신장은 주관절을 굴곡한 D1E의 짧아진 범위에서의 저항에 이어서 견인력으로 주어진다(**그림. 85D**).

손목관절신전은 견관절과 주관절 굴곡이 결합되었을 때 더욱 쉽게 촉진된다.

목적/치료 목표(Purpose/Treatment Goals)

이 과정의 목적은 주관절을 신전한 상태에서의 견관절 굴곡을 결합하는 것(상완 삼두근과 함께 삼각근 전부) 및 손목 굴곡, 주관절을 굴곡한 상태에서 견관절을 신전(상완 이두근과 함께 삼각근 후부) 및 손목 신전을 결합하는 것과, 패턴에서의 모든 근육들의 근력강화이다. 특히 손목 신전근은 이러한 동작의 결합들에 의해서 쉽게 촉진될 수 있다.

비록 대부분의 경우, 이전에 설명된 밀기 패턴은 환자가 수행하기 쉽고 치료사가 조절하기 쉬운데, 특히 척수손상 사지마비 환자들에게 더욱 적절한 활동이다.

움츠리기과 유사한 이 패턴에서, 견관절의 과신전 및 내회전이 강화될 수 있다. 사지마비성 환자들을 위해 이 동작은 근력강화를 위해 중요한데, 이는 주관절로 지지한 앙와위 자세를 취하는데 도움이 될 것이다.

적용에 따른 문제점(Problems with Application)

굴곡 패턴을 하는 동안, 주관절 신전과 결합한 손목 및 손의 굴곡에 대해 저항을 주는 것은 어려울지도 모른다. 그러나, 이 방향에서 원위부 요소보다는 오히려 주관절이 보통 강화되는 동작이다.

86

활동(Activity): 앙와위; 편측성 D1 밀기, 짧아진 혹은 길어진 범위에서 강조하기.
기법(Technique): 강조를 위한 타이밍(TE)과 함께 느린 반전 유지(SRH); 팔과 손에 맨손접촉.
손상(Impairments): 밀기 또는 움츠리기 둘 중 어느 한 가지 패턴에서 짧아진 또는 길어진 범위에서의 근 약화.

설명(Description)

치료사는 패턴의 마지막 자세의 위치에서 시작할 수 있다. 즉, 치료대의 머리 부분에서 밀기의 짧아진 범위 및 움츠리기의 길어진 범위에 최대의 저항을 줄 수 있고 치료대의 옆에서 움츠리기의 짧아진 범위 및 밀기의 길어진 범위에 최대의 저항을 줄 수 있다.

치료사는 치료대의 머리 부분에 서고, 환자의 팔이 밀기의 길어진 범위인 견관절 신전, 주관절 굴곡, 손은 주먹을 쥔 상태로 견관절의 전방에 두는 자세를 취하도록 한다. 치료사의 오른쪽 맨손접촉은 환자의 왼쪽 손의 신전근 면에 두고 왼쪽 맨손접촉은 환자의 주관절 근위부인 팔의 전면에 둔다(**그림. 86A**). 신장은 짧아진 범위에서 밀기 동작을 할 수 있도록 패턴 동작에서 저항을 받는 모든 요소들에 적용된다. 이 동작을 하는 동안 치료사의 동작은 뒤쪽에 있는 발을 패턴을 하는 동안 움직여주어서 환자의 견관절 동작 시 환자의 얼굴을 가로질러 굴곡 할 수 있도록 한다. 짧아진 범위에서의 유지(hold)는 팔에 "갑자기 힘이 빠짐(collapse)"을 시도하는 일차적인 압축력이다(**그림. 86B**). 이 패턴의 반전을 위해서, 원위부 접촉은 원위에 두어야 하지만, 손목 및 수지 굴곡근을 저항하기 위하여 손바닥에서 손의 척골연(ulnar border) 주변으로 움직인다. 움츠리기 동작에서 신장은 큰 견인력이 된다. 움츠리기 패턴이 시작되면, 근위부의 손은 근위부 요소들을 저항하기 위하여 상완의 뒷면으로 움직인다(**그림. 86C, 86D**). 양측성 밀기를 할 때, 치료사는 환자의 동작에 따라 움직여야 하는데, 만일 그렇지 않으면 밀기를 하는 동안에 견관절 내전 요소들이 과도하게 강조되거나 견관절 굴곡의 범위가 한정될 것이다.

치료사의 알맞은 위치는 운동범위의 약한 부분에서 적절한 저항을 주기위해 필요하다.

밀기패턴을 하는 사이에 근력의 불균형이 나타난다면, TE기법을 사용할 수 있다. 예를 들면, 전

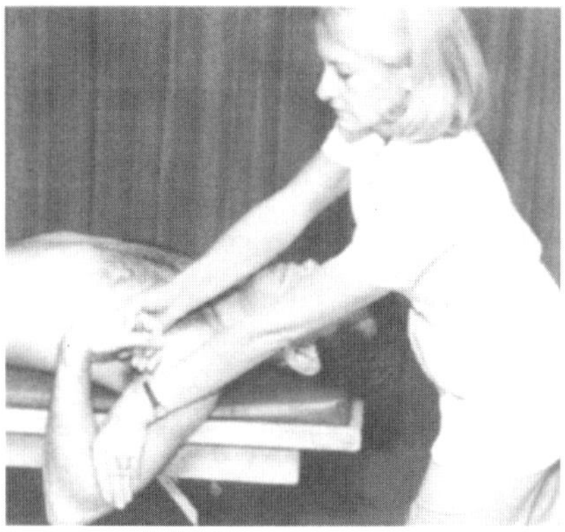

86A D1 밀기-근육이 최대한 길어지는 범위

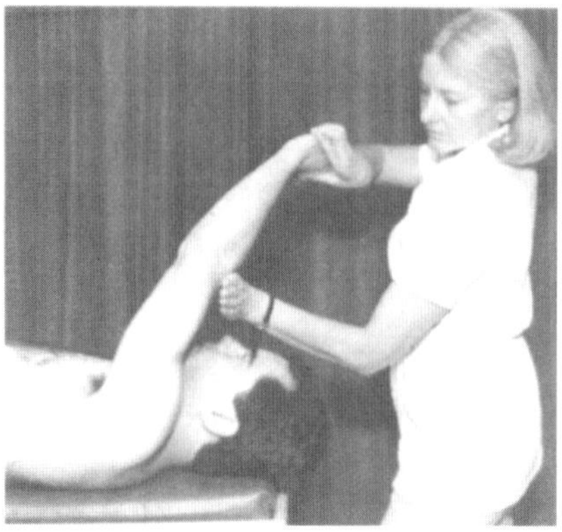

86B D1 밀기-근육이 최대한 짧아지는 범위

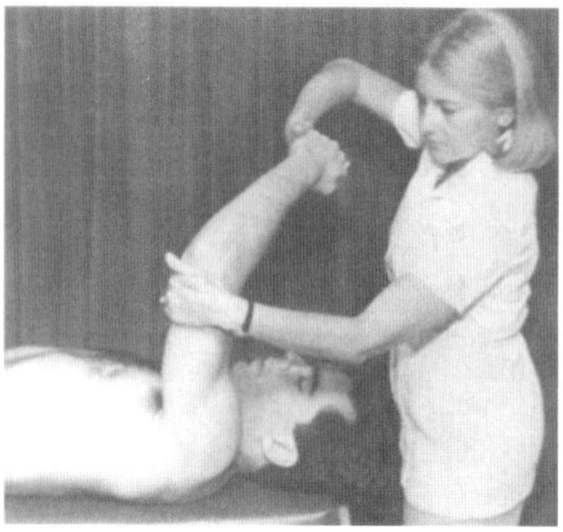

86C D1 움츠리기-근육이 최대한 길어지는 범위

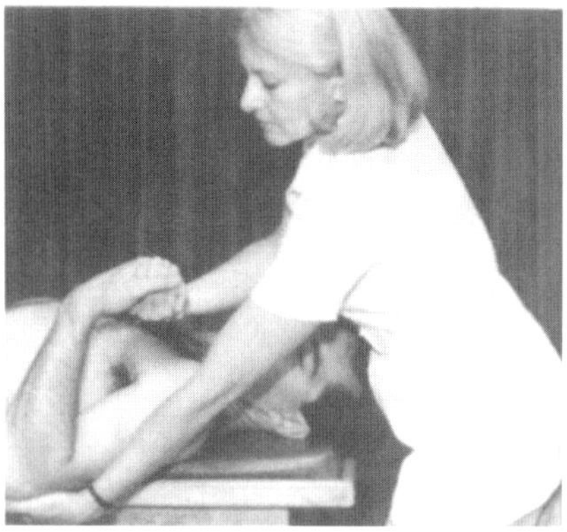

86DD1 움츠리기-근육이 최대한 짧아지는 범위

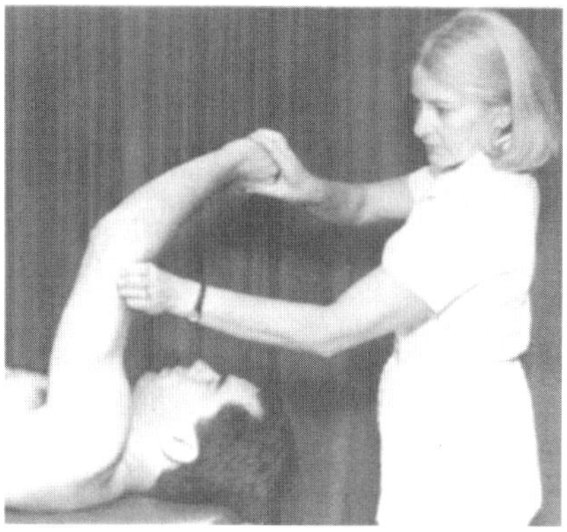

86E D1 밀기-주관절 신전에 대한 TE

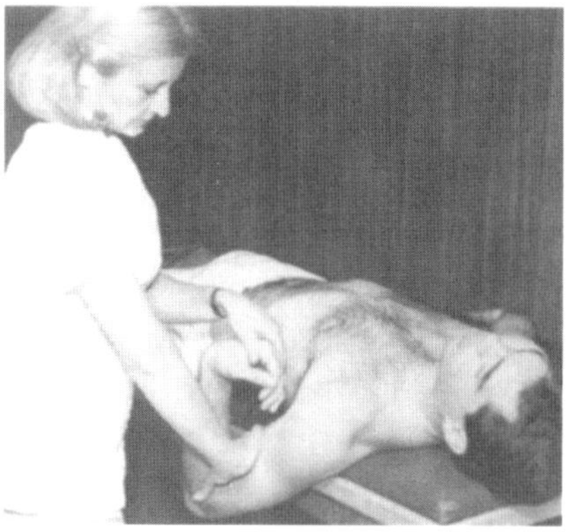

86F D1 밀기-근육이 최대한 길어지는 범위

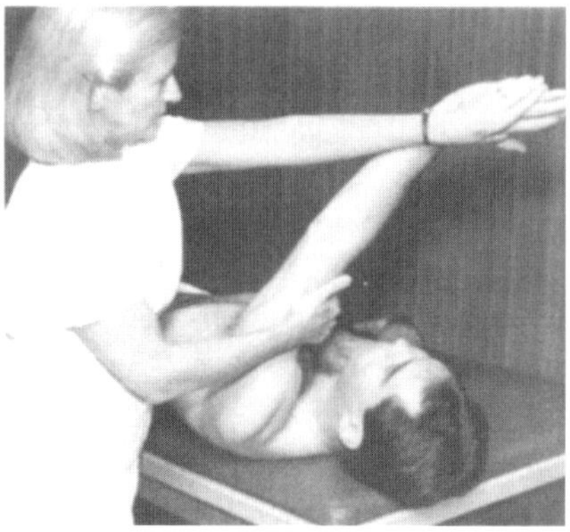

86G D1 밀기-근육이 최대한 짧아지는 범위

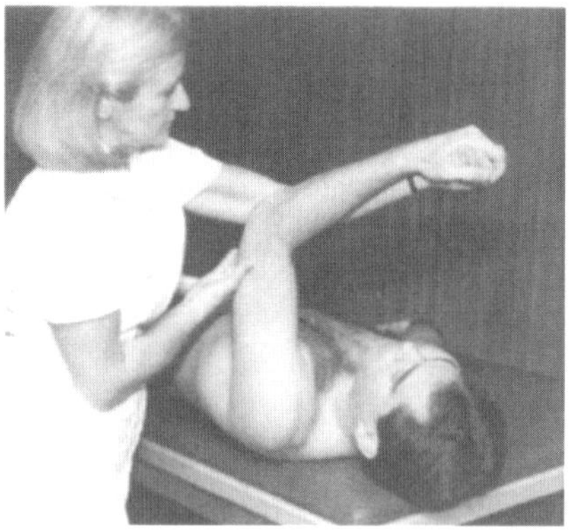

86H D1 움츠리기-근육이 최대한 길어지는 범위

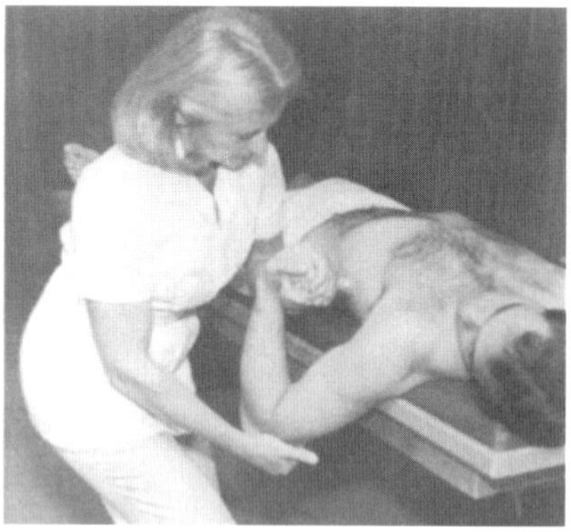

86I D1 움츠리기-근육이 최대한 짧아지는 범위

거근을 강조하거나 견갑골 전인 및 상방회전 동작을 강조하기 위해서 밀기패턴이 견관절 굴곡의 짧아진 범위 내에서 저항된다. 더 강한 요소들은 등척성 수축에 압축을 첨가함으로써 고정된다. 견갑골 전인은 견갑골이 치료대에서 떨어지면서 축이 되어 강조된다.

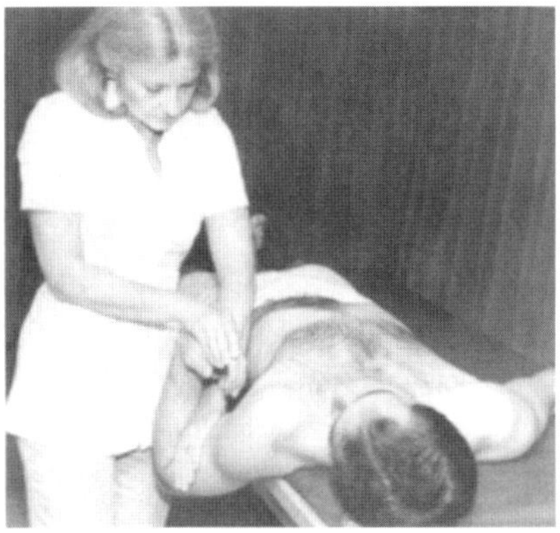

86J D1 밀기-근육이 최대한 길어지는 범위

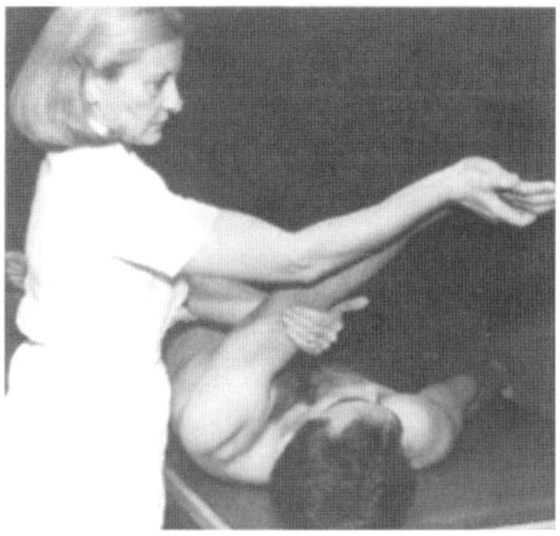

86K D1 밀기-근육이 최대한 짧아지는 범위

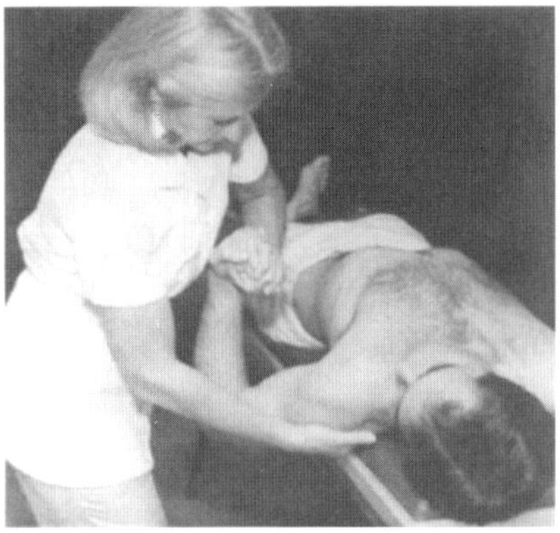

86L D1 움츠리기-견갑골 후인에 대한 TE

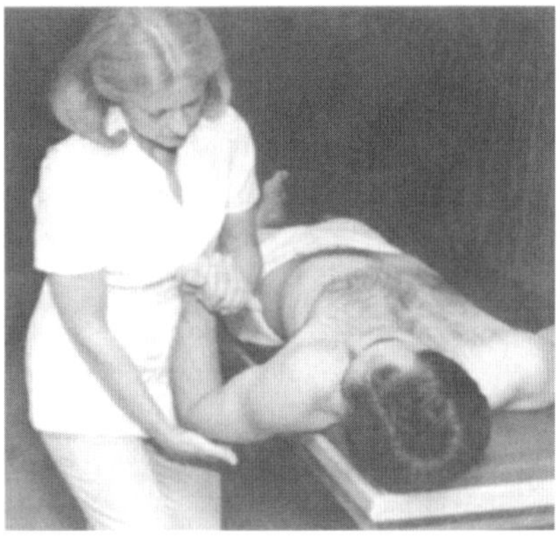

86M D1 움츠리기-견갑골 과신전에 대한 TE

구두지시로는 "팔을 위로 들어 올리세요(밀기에 대해 저항), 그 상태를 유지하세요(더 강한 요소들이 고정됨)." 및 "천정을 향해 팔을 뻗으세요(견갑골 전인에 대한 반복된 근 수축 첨가)." 등이다. 삼각근 전부 및 견관절의 굴곡, 내전 및 외회전을 강조하기 위해서 팔은 더욱 강한 상완 삼두근의 약한 지점까지 굴곡 되고 원위부 요소들이 고정된다. 그런 다음 견관절 동작들이 중점적으로 이루어진다.

상완 삼두근은 또한 중간 부분의 주관절이 축이 되어 원위부 및 근위부 요소들을 고정시킴으로써 근력이 강화된다(**그림. 86E**).

치료사는 이 활동의 강조가 움츠리기 패턴의 짧아진 범위나 밀기의 길어진 범위에서 이루어질 때 치료대의 옆에 위치하게 된다. 치료사의 왼쪽 원위부 접촉은 환자 손의 신전근 표면에 위치하게 되고, 근위부 접촉은 환자 팔의 근위부에서 주관절까지의 전면에 위차하게 된다(**그림. 86F**). 패턴 전체에는 밀기의 짧아진 범위 내에서의 신장 및 저항이 적용된다(**그림. 86G**). 움츠리기 패턴의 반전동작을 위하여, 원위부 접촉은 원위쪽에 머무르고 손의 바닥면에서 움직인다(**그림. 86H, 86I**). 맨손접촉을 교대하거나 균등하게 하는 것은 밀기 패턴을 수행하는 동안에 근위 및 원위 접촉들을 반전하기 위해서이다(**그림. 86J, 86K**).

짧아진 범위에서 능형근 및 삼각근 후부의 근력 강화는 이 자세에서 치료사와 함께 움츠리기 패턴을 함으로써 이루어질 수 있다. 능형근을 촉진하기 위하여, 치료사의 근위부 손은 견갑골 후인에 대한 저항을 가하기 위해 견갑골의 후면위에 둔다. 원위부 접촉은 근위부 접촉이 견갑골 후인의 축이되는것과 같이 견관절, 주관절, 및 손의 요소들에서 저항하고 고정시킨다(**그림. 86L**).

삼각근 후부를 강화하기 위하여, 주관절, 손목관절 및 수지 굴곡근들은 원위부 접촉에 의해 고정된다. 근위부 손은 견관절 과신전에 대한 움직임을 저항하기 위하여 상완의 후면위에 위치시킨다 (**그림. 86M**).

목적/치료 목표(Purpose/Treatment Goals)

이 활동의 목적은 밀기 또는 움츠리기 패턴 둘 중 어느 한 가지 패턴 사이에서 길어진 또는 짧아진 범위 중 어느 한 가지 범위의 특정한 근육을 강화시키기 위한 것이다.

원위부 요소들은 또한 이러한 패턴들을 하는 동안에 강화될 수 있다. 밀기패턴에서 손목 신전은 견관절 굴곡 90° 이상에서 축이 될 수 있다. 주관절 굴곡으로부터 방산에 의해 강화된 손목 굴곡 활동은 움츠리기를 하는 동안 축이 될 수 있다.

과신전 안에서의 운동범위는 등 뒤쪽으로 팔을 뻗는 능력을 증진시켜야하는 많은 환자들에게 중요하다.

적용에 따른 문제점(Problems with Application)

치료사는 환자의 동작을 조절하기 위한 패턴으로 움직여야할 필요가 있다. 만일 치료사가 움직이지 않은 상태로 있는다면 대각선 방향 및 패턴의 완전한 운동범위를 수행하기 어려워질지도 모른다.

뒤 이어서 나오는 절차들에서 TE 또는 RC 기법들은 특정 근육들의 근력을 강화시키거나 패턴의 근위, 중간, 또는 원위 요소들을 강화시키게 될 것이다. 수축성 조직의 유연성을 위해서 기법들 예를 들어, HR 또는 CR은 절차들에 결합되어 수행될 것이다. 기능의 숙련단계는 NT 기법과 함께 촉진될 것이다. 치료사의 위치 및 맨손접촉의 위치를 위해 이전의 절차들을 재검토해 보시오.

87

활동(Activity): 앙와위; 주관절 굴곡 상태에서 D1F.
기법(Technique): 견관절, 주관절의 강조를 위한 타이밍(TE)과 함께 느린 반전 유지(SRH); 팔과 손에 맨손접촉.
손상(Impairments): 견관절 굴곡근, 내전근 또는 주관절 굴곡근의 약화.

설명(Description)

D1F 패턴에서는 삼각근 전부섬유, 대흉근 및 상완 이두근 등이 특히 강화된다. 삼각근 전부섬유와 대흉근의 쇄골부를 강화하기 위해서 약한 견관절 주변 근육들이 축이 되어, 강한 상완 이두근, 손목 및 수지 굴곡근들은 약 90°에서 "고정" 된다(**그림. 87A**). 상완 이두근의 근력을 증가시키기 위하여, 근위 및 원위 요소들은 상완 이두근이 축이 되어 중간범위에서 "고정" 된다.

목적/치료 목표(Purpose/Treatment Goals)

이 과정의 목적은 패턴 내의 강한 요소들로부터의 과흐름(overflow)을 촉진함으로써 삼각근 전부섬유와 대흉근 혹은 상완 이두근의 근력을 증진시키는 것이다.

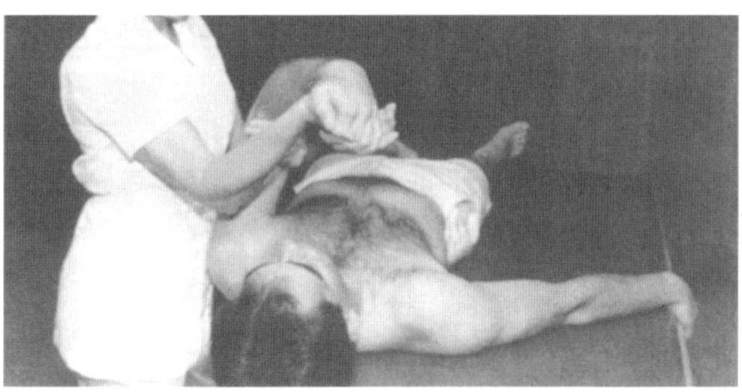

87A D1F, 주관절 굴곡-견관절에 TE

88

활동(Activity): 앙와위; 주관절 굴곡하면서 D2E.
기법(Technique): 견관절, 주관절에 강조를 위한 타이밍(TE)을 동반한 느린 반전(SR); 팔과 손에 맨손접촉.
손상(Impairments): 견관절 신전근, 내전근들 및 주관절 굴곡근의 약화.

설명(Description)

이 과정에서 더 강한 쪽의 상완 삼두근은 더 약한쪽 **대흉근**의 흉골부로의 방산을 촉진하는데 사용될 수 있다(**그림. 88A**). 그 패턴은 근육이 가장 길어진 범위의 D2E에서부터 신장과 저항을 동반하여 시작된다. 상완 이두근 및 원위부 요소들은 중간범위에서 고정된다. 대흉근은 신체를 교차하여 팔을 내전하는 동작을 강조하는 중심 축이 되고 주관절은 배꼽을 향하도록 움직인다. 만일 대흉근의 흉골 부분이 상완이두근 보다 더 강하다면, 대흉근은 근육이 가장 단축되는 범위에서 고정되며 상완이두근이 중심 축이 된다.

목적/치료 목표(Purpose/Treatment Goals)

이 과정의 목적은 주관절, 손목관절 및 수지 등으로부터 방산을 촉진하여 대흉근의 흉골 부분의 근력을 증강시키거나, 대흉근의 흉골 부분이 견관절에서 가장 강한 근육이 될 때 상완이두근의 근력을 증강시키는 것이다.

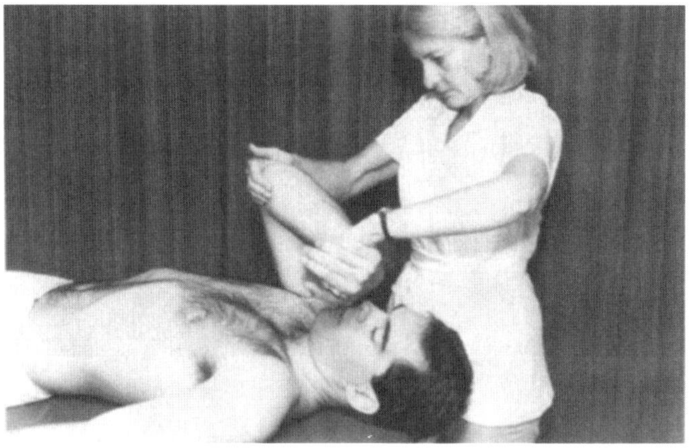

88A D2E, 주관절 굴곡-견관절에 TE

89

활동(Activity): 앙와위; 주관절 신전하면서 D2F.
기법(Technique): 주관절 신전의 강조를 위한 타이밍(TE)을 동반한 느린 반전 유지(SRH).
손상(Impairments): 주관절 신전근 약화.

설명(Description)

이 활동에서 더 강한 삼각근 중부 및 손목 신전근들이 견관절을 90° 이상으로 한 상태에서 "고정"되고, 상완삼두근이 중심 축이 된다(**그림. 89A**). 만일 상완산두근이 아주 약하다면, 주관절 신전의 근육이 가장 단축되는 범위를 유지하고, 중간에서 가장 짧아지는 범위에서부터 발생되는 저항은 전 범위에 걸쳐서 동작을 하기 전에 강조될 수 있다. 이 범위에서, 중력은 그다지 저항성 요소가 되지 않고 근육이 가장 길어지는 범위를 피하게 될 수 있다. 만일 상완삼두근이 강하다면, 저항은 주관절 신전의 전체 범위에 걸쳐 적용될 수 있다.

목적/치료 목표(Purpose/Treatment Goals)

이 과정의 목적은 더 강한 삼각근 중부, 손목 및 수지들의 신전근들로부터의 방산을 통해 상완삼두근의 활성을 강화하는 것이다.

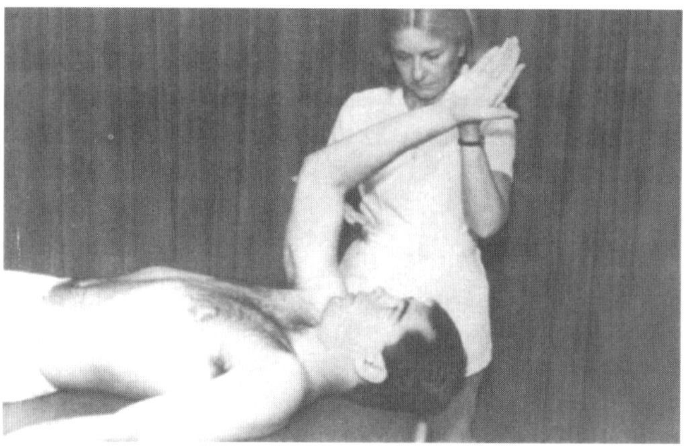

89A D2F, 주관절 신전-상완 삼두근에 TE

90

활동(Activity): 앙와위; 주관절을 바로 편 상태에서의 D2F.
기법(Technique): 반복적인 수축(RC)을 동반한 느린 반전 유지(SRH); 팔과 손에 맨손접촉.
손상(Impairments): D2F에서 수축하는 그 어떤 근육 활성의 약화.

설명(Description)

반복적 수축 기법은 특히 근위부 요소들의 패턴에서 모든 근육의 근력증강을 촉진하는 신전한 상태의 상지 패턴에 적용된다. 만일 약화가 처음부터 끝까지 동등하게 나타난다면, 모든 범위에 걸쳐 빠른 신장 및 저항을 주면서 반복적인 수축(RC)을 적용한다. 만일 약화가 그 패턴의 가장 근육이 단축되는 범위에서 일차적으로 나타난다면, 등척성 근수축을 알파 감마 공동활성을 촉진하기 위해 단지 약화된 그 부분에만 적용할 수 있다. 이 기법을 시행한 후에 유지, 빠른 신장 및 저항은 근육이 최대한 단축되는 범위 안에서 근 활성을 증가되도록 촉진하기 위하여 추가된다.

목적/치료 목표(Purpose/Treatment Goals)

이 과정의 목적은 D2F 패턴에서 활성화되는 승모근, 삼각근 중부, 극상근, 극하근 및 다른 근육들의 근력을 증강시키는 것이다.

91

활동(Activity): 옆으로 누운 자세, 앙와위; 견관절 굴곡과 함께 견갑골 전인.
기법(Technique): 유지이완 능동운동(HRAM); 안내되는 주동근 반전(AR); 견갑골과 팔에 맨손 접촉.
손상(Impairments): 견갑골이나 견관절 주변 근육의 약화 또는 비정상적인 근 긴장.

설명(Description)

옆으로 누운 자세는 근위부 근육들에 대한 중력의 영향을 최소화 시킨다.

이 과정은 상지 근위부의 운동성을 발달시킨다. 절차는 옆으로 누운자세에서 앙와위까지 중력의 영향을 증가시키면서 한다. 환자 처음 자세는 옆으로 누운 자세로 치료사가 견갑골의 외측연과 팔에 맨손접촉을 한다. 환자의 손은 치료사의 주관절 주위에서 고정시킬 수 있다. 수정된 HRAM 기법은 견갑골의 전인으로 시작한다. 근육이 최대한 짧아진 범위에서 부드럽게 수축을 유지하기가 촉진된다. 이런 견갑골 수축이 이완된 후에는 전인을 하는 근육들이 약간 길어진 범위에서 천천히 신장을 하고 능동 동작으로 짧아진 범위로 되돌아가도록 안내된다. 전인을 하는 근육들의 조절력이 확보될 때, 근 수축 범위 및 근력이 둘 모두가 증가된다. 견관절 굴곡근도 비슷한 방법으로 촉진된다. 사지는 수축 유지하기가 촉진되는 90° 굴곡으로 움직이게 된다. 이완은 굴곡동작에서 신장과 능동 운동으로 이어진다.

앙와위에서, 중력이 이러한 동작에서 저항으로 작용한다. AR기법은 맨손접촉으로 사지의 움직임을 보조하면서 수행될 수 있다. 이 활동의 과정은 견관절을 90° 굴곡하여서 시작한다. 구심성 견갑골 전인 동작은 맨손 접촉이 한 손은 견갑골 아래, 다른 한 손은 팔의 무게를 지지하면서 촉진된다. 근육이 짧아진 범위가 손 뻗치기 일 때, 원심성 수축은 운동범위를 증가시킴으로써 도움이 된다. 하나의 관절이 더욱 멀어짐에 따라, 견관절의 굴곡 조절은 원심성-구심성 수축으로 이어진다. 측방굴곡 90°에서 팔을 부드럽게 내리는 것이 허용된다. 만일 환자가 조절력이 없는 상태에서 시작한다면, 사지는 다시 90° 위치로 돌아가서 구심성으로 하는 것이 도움이 된다.

목적/치료 목표(Purpose/Treatment Goals)

이 과정의 목적은 견갑골 전인과 견관절 굴곡을 촉진하는 것이다.

이러한 과정들은 동작의 공동성 패턴이 우세하게 나타나거나 외상이나 수술로 인한 이차적인 통증 및 극심한 약화 등을 보이는 환자들에게 적절하다. 환자의 노력 수준은 정상적인 근육 반응들을 일정하게 유지하기 위하여 모니터 되어야 한다. 노력의 양은 처음에는 중력을 제거함으로써 점차적으로 증가시키고 그런 다음 환자가 중력에 대항하는 위치에서 움직이도록 하여 증가시킨다.

적용에 따른 문제점(Problems with Application)

환자에 의한 과도한 노력은 비정상적인 패턴을 야기시킬 수 있다. 체간과 사지는 이러한 비정상적인 패턴이 일어나지 않도록 주의하면서 움직이도록 한다.

활동(Activity): 앉은 자세; 편측 상지 동작들. 92
기법(Technique): 위치잡기(placing) 후 유지; 주동근 반전(AR); 팔과 전완에 맨손접촉.
손상(Impairments): 바로 선 자세에서 90° 호(arc) 범위 정도의 팔 동작 조절 불가.

설명(Description)

편측 상지 동작들의 조절력은 이러한 과정들로 수행될 수 있다. 사지는 주관절을 신전 한 상태에서 견관절 굴곡으로 안내된다. 90° 굴곡 자세에서 환자가 사지를 유지하도록 보조 해준다. 근육이 짧아진 범위에서 이러한 등척성 수축을 한 다음에, 원심성-구심성 수축이 수행된다. 만일 그 어떤 조절력의 저하로 팔을 천천히 떨어뜨리는 것을 발견한다면, 팔을 다시 90° 위치로 되돌려서 보조한다. 과정에 어려움을 증가시키기 위하여 견관절은 주관절이 신전 자세를 유지하는 동안 보다 더 외전시키고 전완은 회외시킬 수 있다.

목적/치료 목표(Purpose/Treatment Goals)

이 과정의 목적은 중력 저항에 대항한 등척성 수축 유지 및 구심성-원심성 조절을 증진시키는 것이다.

공동성 패턴을 보이는 환자들을 위하여 치료 목표는 개별적인 동작을 촉진하고 공동성 결합들을 재결합시키는 것이다. 이러한 동작들은 이전의 과정에서처럼 먼저 옆으로 누운 자세와 앙와위에서 촉진될 수 있고, 그런 다음 사지의 동작을 증가시켜서 할 수 있는 앉은 자세로 발전된다.

적용에 따른 문제점(Problems with Application)

치료사는 이 활동 이전에 정상 발달 단계와 같이 긴장을 덜 유발시키는 자세에서 조절을 시도할 수 있다. 팔에 대한 너무 적은 보조는 비정상적인 반응이나 보상운동이 발생하는 정도로 환자의 노력의 양을 증가시킨다. 환자는 반드시 사지의 조절을 하기 전에 앉은 자세에서 체간의 균형을 충분히 가지고 있어야 한다.

93

활동(Activity): 앙와위; D2F, 주관절 신전
기법(Technique): 유지 이완(HR), 수축 이완(CR); 팔과 손에 맨손접촉

설명(Description)

운동성기법들은 약화된 주동근의 근력 강화와 함께 ROM을 촉진한다.

HR 및 CR 기법들은 수축하는 조직들의 신장성을 증가시키기 위해 사용될 수 있다. 설명된 절차들은 D2E 패턴에서의 주요 운동 근육이 길어진 상태에서 할 수 있으므로 D2F에서의 동작이 증가한다.

HR은 주동근(D2F 패턴) 또는 길항근(D2E 패턴) 모두에 적용된 등척성 수축과 함께 수행될 수 있다. 주동근에 대한 HR의 선택은 신전 패턴이 상반적인 억제를 통해 동시적으로 억제되는 동안 굴곡 패턴이 촉진될 수 있기 때문에 우선시 된다.

D2F 패턴은 이 패턴이 수행될 때 모든 근육의 등척성 수축이 일어나는 한계점에서 저항된다. 수축은 긴장도가 적당하게 획득될 때 까지 천천히 증가된다. 이완은 치료사가 환자의 상지를 지지해주는 것으로 이어진다. 그런 다음 치료사는 내구성에 대한 저항으로 인한 새로운 운동범위 내에서 능동 동작을 촉진한다. 기법은 부가적인 범위(additional range)가 획득되지 않을 때 까지 반복된다. D2E 패턴의 길항근에 대해 HR을 변경하여 적용하는 것은 억제를 야기할지도 모른다. 그러나 주동근 활성의 이차적 목표는 이러한 방법에 의해 동시적으로 이루어지지 않는다.

HR과 같지 않은 CR은 항상 다음과 같은 방법에서 길항근 또는 범위-제한 패턴으로 수행된다. 맨손접촉은 변경되고 저항은 D2E 패턴 근육에 적용된다. 신전근 및 내전근 요소들에 대한 등척성 저항은 회전성 요소들에 대한 등장성 저항과 함께 결합된다. 구두지시는 활기차고 힘이 넘치게, "팔을 돌려 반대쪽 엉덩이를 향해 당겨 내리세요." 라고 한다. 근 수축은 신속하게 최대 수준으로 쌓인다. 최대 긴장이 획득될 때 또는 회전성 요소가 완전하게 될 때, 이완이 허용된다. 맨손접촉은 다시 반대로 바뀌고, 그런 다음 D2F의 새로이 획득된 범위에서의 움직임은 최소한으로 저항된다.

목적/치료 목표(Purpose/Treatment Goals)

이 과정의 목적은 운동성 단계를 촉진하기, 범위가 제한된 근육들의 신전성을 증가시킴에 의한 D2F에서 ROM 획득, D2F 패턴에서 근력 증강 등이다.

D2F에서의 범위 또는 견관절 굴곡의 관절낭(capsular) 패턴 , 외전 및 외회전은 보통 제한된다. 감소된 신전성은 수축성 조직 및 비수축성 조직 모두에서 발견될지도 모른다. 비수축성 조직에 영향을 주기 위한 관절 가동(mobilization) 및 온열 치료 등이 아주 효과적이다. 수축성 조직에는 HR기법 또는 CR이 적절하다.

적용에 따른 문제점(Problems with Application)

치료사는 주동성 패턴의 능동 동작을 위해 의뢰하기 전에 완전한 이완을 허용해서는 안 될지도 모른다. 만일 환자가 통증을 호소한다면, 이완을 위해 부가적인 시간을 주어야 한다.

HR기법을 수행하는 동안 치료사는 부적절한 구두지시를 사용할지도 모른다. 이는 등장성 수축을 유발할 것이다. 이 기법에는 등척성 수축을 일으키려는 "유지 하세요" 또는 "제가 당신을 움직이지 못하게 하세요" 와 같은 구두지시를 동반해야 한다.

94

활동(Activity): 앙와위; 양측 및 편측 견갑골 패턴들
기법(Technique): 유지 이완(HR), 율동적 안정성(RS), 느린 반전 유지(SRH); 견갑골에 맨 손접촉
손상(Impairments): 감소된 견갑골의 운동성 및 안정성

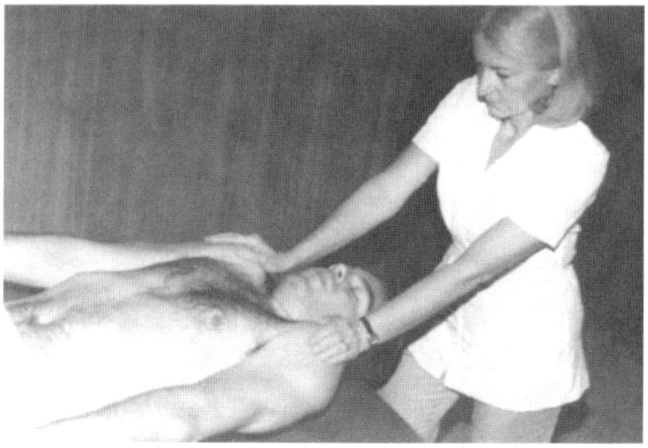

94A D1F-견갑골 거상, 외전, 상방회전

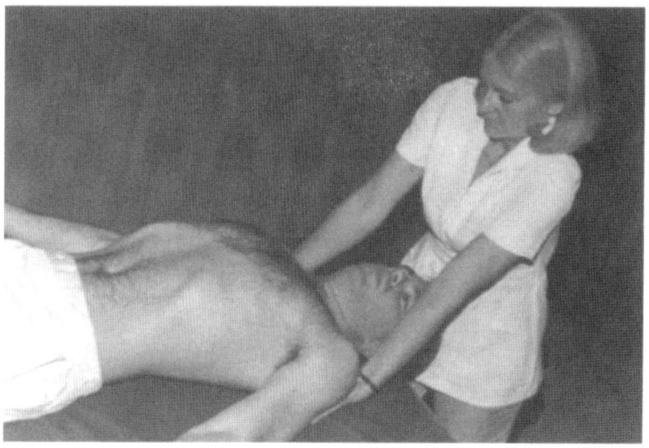

94B D1E-견갑골 하강, 내전, 하방회전

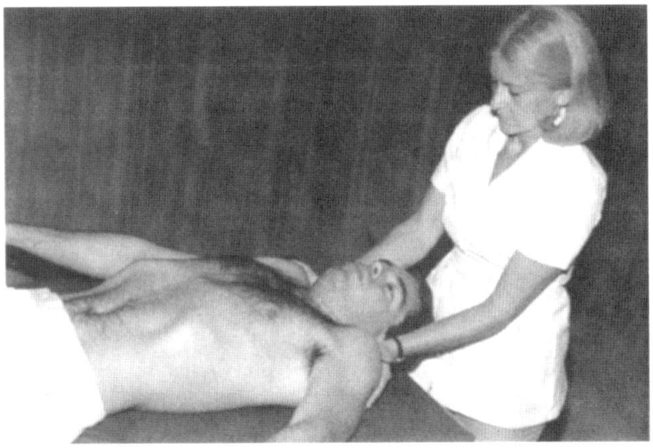

94C D2F-견갑골 거상, 내전, 상방회전

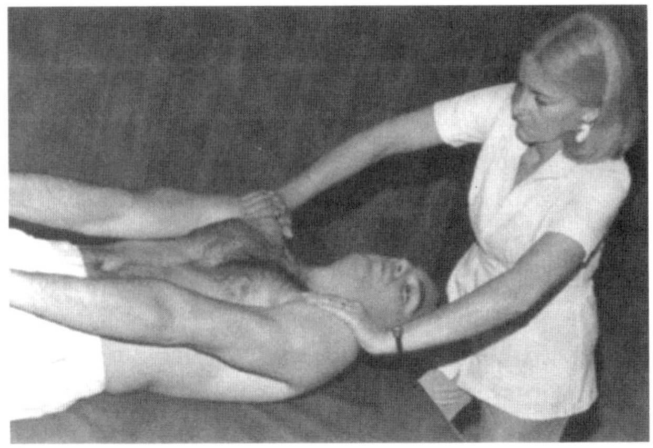

94D D2E-견갑골 하강, 외전, 하방회전

설명(Description)

치료사는 치료대의 머리 쪽에 서서 환자를 마주보는 자세를 한다. HR은 견갑골 동작의 범위를 증가시키기 위해서 수행될 수 있고 견갑골 주변 근육들의 비정상적인 긴장도를 감소시키기 위해 수행될 수 있다. 승모근 상부의 이완을 촉진하기 의해, HR은 직접적으로 길항근인 견갑골 거상근에 적용할 뿐만 아니라 주동성 견갑골 하강근에도 적용할 수 있다. 등척성 수축은 견갑골 하강에서 이완한 다음에 동작이 일어나도록 하여 점차적으로 증가된다. 과정과 함께 느리고 깊은 호흡은 이완 반응을 증가시키기 위해 통합될 수 있다.

만일 환자의 소흉근에 단단함이 나타나고 견갑골이 하강되고 전방으로 기울어 졌다면, HR은 견갑골 거상 및 내전을 증진시키기 위해 적용될 수 있다. 맨손접촉은 어깨의 전방에 위치하게 되고 HR은 단단한 근육에 직접적으로 적용된다.

RS는 양쪽 견갑골의 등척성 수축을 촉진하고, 이완을 강조하거나 근위부의 안정성을 촉진하기위해 사용될 수 있다. 맨손접촉은 저항을 적용하기 위해 반대편에 위치하게 된다. 이러한 과정은 간접적으로 견관절 주변 근육들의 등척성 수축을 촉진하고 따라서 견관절에 통증을 호소하는 환자들에게 적절하다.

일단 운동범위 및 이완이 획득되면, SRH는 길항근의 부드러운 반전을 강화하기 위해 적용될 수 있다. 이 기법은 수직선상의 동작 또는 견갑골의 대각선 패턴에 적용될 수 있다. D1F 패턴에서, 견갑골 전인(거상, 외전 및 상방회전)의 주요 운동 근육은 전거근이다(**그림. 94A**). D1E에서 견갑골 후인(하강, 내전 및 하방회전)의 주요 운동 근육은 능형근이다(**그림. 94B**). 구두지시는 "어깨를 당신의 코 쪽으로 올리세요"(D1F), "견갑골 두개를 함께 모아보세요"(D1E) 라고 한다. D2F 패턴은 견갑골 거상, 내전 및 상방회전을 결합하고 승모근은 이때의 주요 운동근육이다(**그림. 94C**).

D2E는 견갑골 하강, 외전 및 하방회전을 결합하고 이때의 주요 운동 근육은 소흉근이다(**그림. 94D**). D2에서 견갑골 동작을 위한 구두지시는 "어깨를 당신의 귀 쪽으로 가져가 보세요"(D2F), "어깨를 앞쪽 아래로 둥글게 말아보세요"(D2E) 라고 한다.

목적/치료 목표(Purpose/Treatment Goals)

견갑골 패턴은 독립적으로 수행할 수 있고 견관절 대각선 동작과 결합하여 수행할 수 있다.

이 과정의 목적은 견갑골의 ROM을 증가시키기, 견갑골 주변 근육들의 긴장도 감소시키기, 근위부 안정성을 증진시키기, 근위부 근육들의 반전을 촉진하기 등이다.

많은 환자들에게는 승무근 상부에서 긴장이 나타나고 또한 소흉근에서도 단단함이 보인다. 전방 근육들의 신장성이 평가 및 치료되어야 한다.

상지에 통증이 있는 환자들은 빈번하게 상지를 보호하려하고 견갑골 거상을 유지하려 한다. 이러한 경우, 근위부에 적용된 이완은 상지의 긴장도를 감소시킬 수 있다. 견갑골 위에 맨손접촉을 함으로써, 마사지가 치료 활동 내에서 쉽게 통합될 수 있다.

적용에 따른 문제점(Problems with Application)

치료사들은 환자를 너무 강하게 접촉하거나 이완이 될 때까지 충분한 시간을 주지 않을 수도 있다. 만일 통증이 증상이라면, 이완이 될 시간을 주는 것이 특히 중요하다.

95

활동(Activity): 복와위; D1E, D2F
기법(Technique): 견갑골의 강조를 위한 타이밍(TE)을 위한 느린 반전 유지(SRH); 팔과 견갑골에 맨손접촉
손상(Impairments): 견관절, 견갑골의 적어도 3/5 근력 강화

설명(Description)

중력과 도수저항 둘 모두는 복와위에서 근위부 근육의 근력을 강화하기 위하여 결합될 수 있다.

환자는 오른쪽 팔을 치료대 모서리에 걸치고 복와위로 눕는다. 견관절 내전은 D2F 및 D1E 등이 통합된 두 패턴들은 복와위 자세에서 쉽게 수행될 수 있다. 과정의 초점은 일차적으로 견갑골과 견관절에 있다. 근위부 접촉은 견갑골 위에 위치하게 되고, 원위부 접촉은 상완에 위치하게 된다. 치료사는 환자의 상지 옆에서 패턴의 대각선 방향에 위치하게 된다.

RUE(우측상지)의 D1E에 저항하기 위해 좌측 접촉은 상완의 후방에 두고 우측 접촉은 견갑골이 미측으로 향하도록 수지를 견갑골위에 둔다. D1E 패턴은 짧아진 범위에서 신장되고 저항된다(**그림. 95A**). 견갑골 은 후인되고 견관절은 신전된다. D1F의 반전동작을 위하여, 원위부 접촉은 원위에 유지하도록 하지만 팔을 신장하기 위해 전방으로 변경하고 견관절의 굴곡 및 내전을 저항한다. 근위부 접촉은 견갑골 전인을 저항하기 위해 견봉을 지나 견관절의 전방위로 이동한다(**그림. 95B**).

능형근을 촉진하기 위하여, TE는 D1E에서 견갑골 위에 강조와 함께 수행된다. 팔은 신전자세에서 잠기고, 견갑골은 후인에서 축이 된다. 견갑골이 짧아진 범위에서 움직일 때, 팔은 동등한 양으로 움직여야 되지 견관절의 등척성 근 수축으로 과신장 시키지 않는다. TE는 또한 삼각근 후부 근력을 위해 과신전 되어야 한다. 비록 다른 자세에서 적용되는 것이 더 쉽겠지만, TE는 전거근이나 삼각근 전부 섬유를 촉진하기 위해 굴곡 패턴으로 적용될 수 있다. D2F를 저항하기 위하

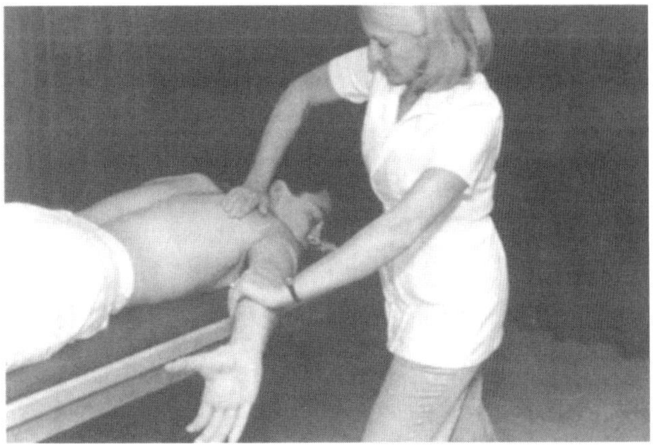

95A D1E-근육이 최대한 짧아지는 범위

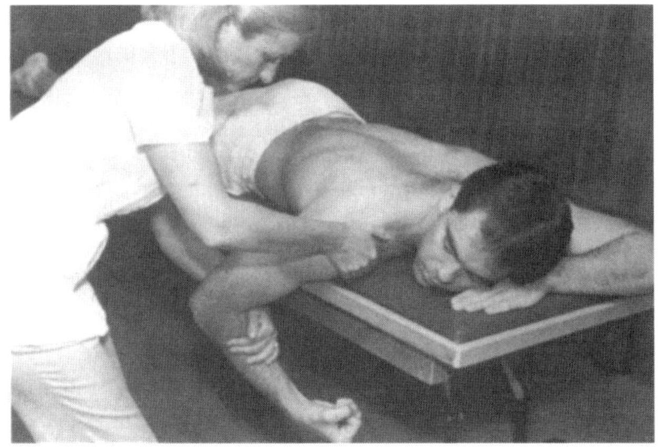

95B D1F-중간범위

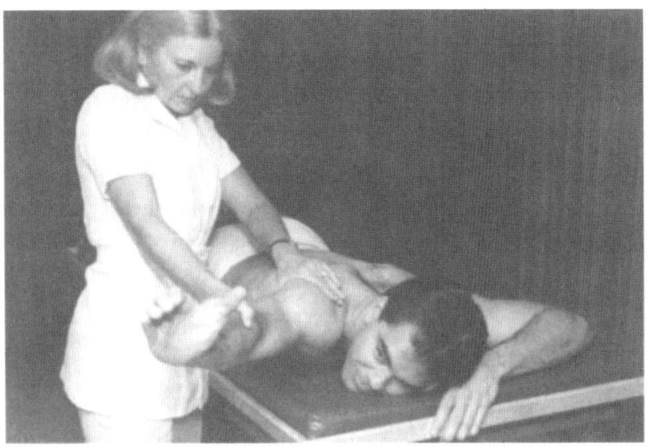

95C D2F-근육이 최대한 짧아지는 범위

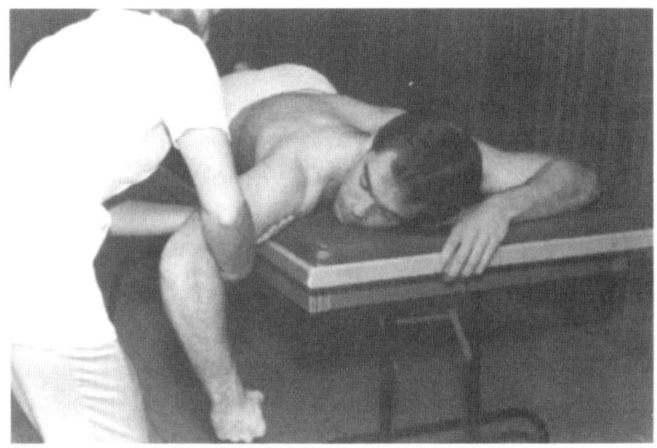

95D D2E-중간범위

여, 치료사의 좌측 접촉은 견갑골의 견봉 근처에 위치하게 되고, 우측의 접촉 부위는 상완이다(**그림. 95C**). 강조는 견관절 및 견갑골 동작 둘 모두에 있다. 패턴의 반전을 위하여, 원위부 접촉은 다시 원위쪽에 여전히 남아, 상완의 아래로 이동하고 근위부 접촉은 액와 안쪽으로 이동한다(**그림. 95D**). 그런 다음 저항은 D2E에서 견관절과 견갑골에 적용된다. 내전은 D1F 및 D2E DID 방향에서 지지면에 의해 제한된다.

목적/치료 목표(Purpose/Treatment Goals)

이 과정의 목적은 앙와위 또는 앉은 자세와 같이 빈번하게 사용되는 자세와는 달리 중력 및 긴장성의 영향이 있는 복와위에서 견관절 및 견갑골 주변 근육들의 근력을 강화하는 것이다.

이러한 패턴들은 긴 시간동안 엎드려야하는 환자들을 위해 아주 유용하다.

적용에 따른 문제점(Problems with Application)

치료사는 D1E 패턴을 하는 동안 환자의 팔과 신체 사이에서 부적절한 위치가 될 수 있고, 견관절의 과도한 외전에 초점을 맞출지도 모른다. 두 패턴에서 치료사에게 알맞은 위치는 환자의 팔 측면이다.

패턴들은 이미 설명되었고, 다음 과정은 어떻게 상지의 원위부 요소들을 촉진시키고 근력을 강화시키는지에 대해 설명할 것이다. 맨손접촉은 항상 강조되는 관절의 아래 또는 위에 위치해야 한다. 환자의 상완은 치료사가 원위부를 더 잘 조절하기 위해서 치료대 위에서 안정될 것이다.

활동(Activity): 앙와위; D1F, 주관절 굴곡한 상태 96
기법(Technique): 손목위의 TE, MCP, PIP 및 DIP 굴곡, 무지 내전; 필요한 곳에 맨손접촉
손상(Impairments): 요측 손목 및 수지 굴곡근의 약화; 무지 내전근 약화.

설명(Description)

D1F 패턴에서, 요측 손목 굴곡은 근위부 요소들 즉 일차적으로 상완 이두근 및 축을 이룬 손목의 굴곡 신전 동작들이 잠김으로써 촉진된다. 맨손접촉은 강조되는 관절의 아래 또는 위에 위치하게 되는데, 즉 전완(근위부 접촉), 손(원위부 접촉)에 위치하게 된다(**그림. 96A**). MCP 굴곡을 촉진하기 위해 근위부 접촉은 손으로 이동하고 원위 접촉은 손가락으로 이동한다. 단지 MCP 굴곡을 확실하 하기 위하여 PIP는 치료사의 엄지에 의해 신전에서 유지된다(**그림. 96B**). PIP 굴곡을 촉진하기 위하여 원위 손은 중간지골 위에 근위 손은 근위지골위에 둔다(**그림. 96C**). DIP 동작은

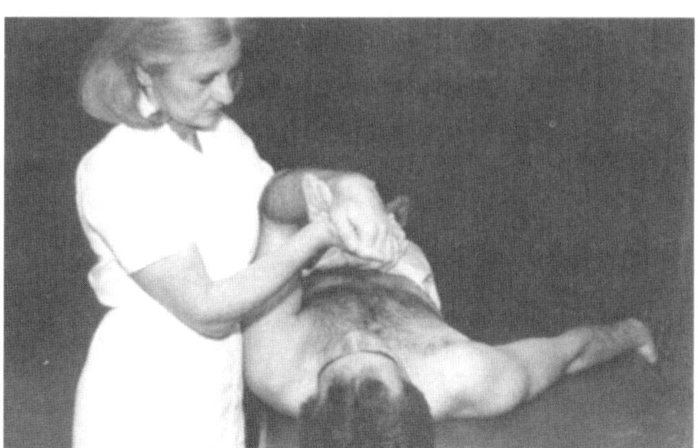
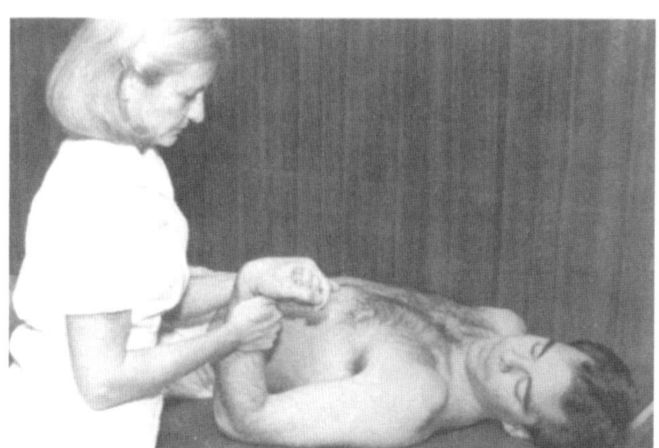

96A D1F, 주관절 굴곡-수근관절 굴곡에 대한 TE

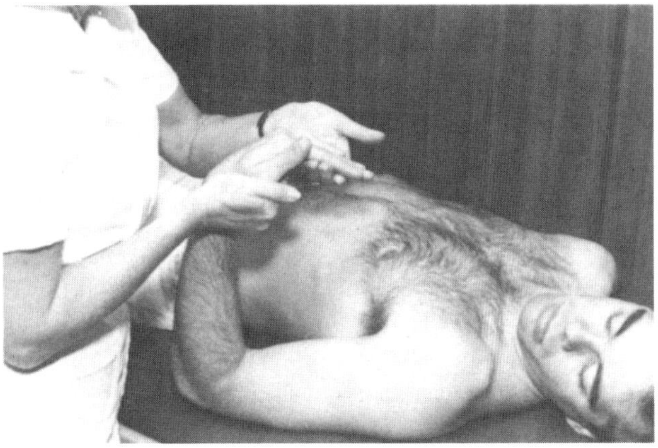

96B D1F, 주관절 굴곡-중수지절관절에 TE

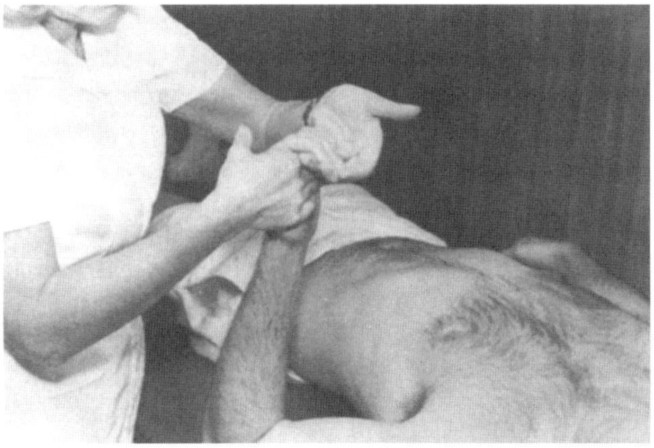

96C D1F, 주관절 굴곡-지절관절에 TE

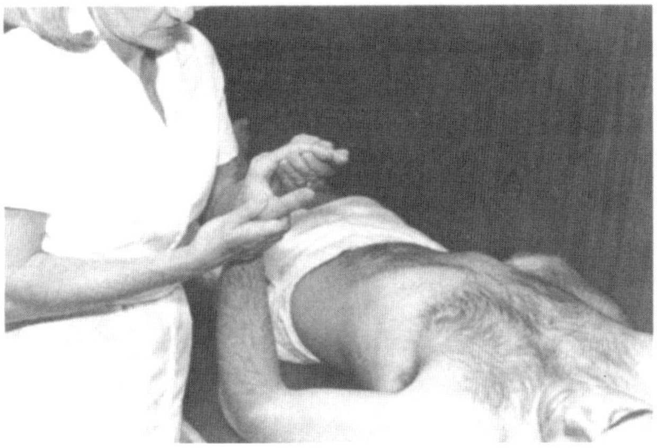

96D D1F, 주관절 굴곡-무지 내전에 대한 TE

TE는 특정원위부 근육들의 근력강화에 사용될 수 있다.

중간지골 및 원위지골로 접촉한 움직임에 의해 수행될 수 있다. 각 수지의 굴곡은 분리하여 수행되거나 손가락 네 개 모두를 동시적으로 움직이도록 할 수 있다. 치료사는 방금 설명했던 접촉으로 특정관절의 동작만을 촉진하거나, 환자의 손가락 끝에 원위 접촉을 하여 전체 수지 굴곡을 저항할 수 있다. 무지 내전 또한 D1F 패턴에서 발생한다. 이 동작을 강조하기 위하여 근위 접촉 부위는 환자의 손이고 원위 접촉 지점은 환자의 첫 번째 중수골이다(**그림. 96D**).

목적/치료 목표(Purpose/Treatment Goals)

이 과정의 목적은 D1F 패턴에서 발생하는 손의 특정한 동작을 촉진하는 것이다. 이러한 동작들에 적용된 기법들은 운동조절의 다양한 양상을 촉진할 것이다. TE는 근력강화를 촉진하고 HR은 수축성 조직의 운동 범위를 증가시킬 수 있으며 SR(SRH)은 굴곡근 및 신전근의 반전 동작을 강화할 것이다.

적용에 따른 문제점(Problems with Application)

수근-중수 관절이 축이 될 때 치료사의 맨손접촉은 MCP를 통해 힘이 전달되지 않기 때문에 첫 번째 중수골에 위치되어야 한다.

97

활동(Activity): 앙와위; 주관절을 굴곡 및 신전한 상태에서 D1E.
기법(Technique): 손목 및 수지 신전근들의 강조를 위한 타이밍(TE); 필요한 만큼의 맨손접촉.
손상(Impairments): 척측 수근관절 및 수지 신전근들의 약화.

설명(Description)

이런 척측 수근관절 신전이라는 활동에서, 네 번째 및 다섯 번째 수지의 일차적인 신전과 외전, 그리고 무지의 외전이 촉진될 수 있다. 주관절은 원위 근육을 가장 촉진시키는 것은 무엇이든지 간에, 굴곡(보다 바람직함)(**그림. 97A**) 또는 신전(**그림. 97B**) 어느 한쪽에서 "고정"될 수 있다. 이전의 과정에서처럼, 맨손접촉은 한쪽의 특정 관절에서 조절이 촉진될 수 있는 위치에 한다.

목적/치료 목표(Purpose/Treatment Goals)

이 과정의 목표는 D1E 패턴에서 활성 되는 손목, 수지 및 무지의 동작을 촉진하는 것이다.

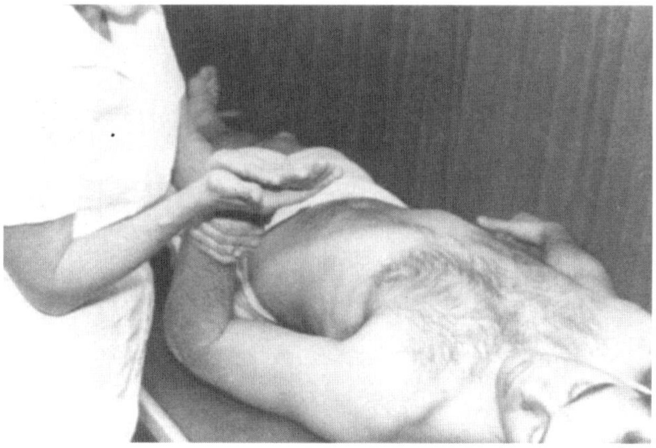

97A D1E-주관절 굴곡

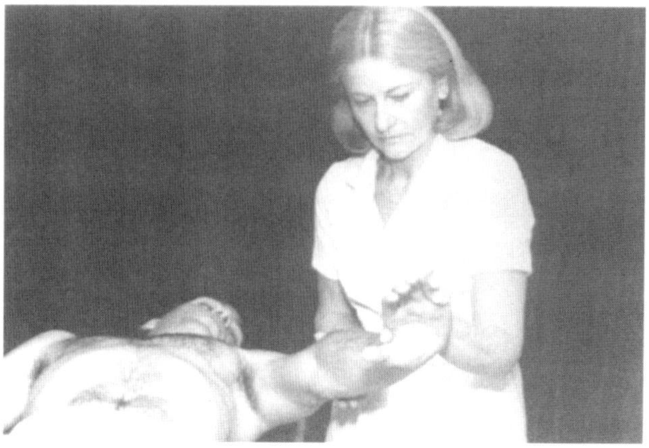

97B D1E-주관절 완전 신전

98

활동(Activity): 앙와위; 주관절을 바로 편 상태에서 D2E.
기법(Technique): 손목 및 수지 굴곡, 무지 대립 등의 강조를 위한 타이밍(TE); 필요한 만큼의 맨손접촉.
손상(Impairments): 척측수근관절, 수지 굴곡 및 무지 대립의 약화.

설명(Description)

D2E 패턴에서, 척측수근관절 굴곡근, 첫 번째 두 번째 수지 굴곡 및 무지 대립의 동작이 촉진될 수 있다. 상지는 주관절의 굴곡과 함께 치료대 위에 놓일 수 있거나 견관절을 주관절이 신전 된 상태에서 거의 90°로 고정될 수 있다(**그림. 98A**). 대립이 강조될 때, 전완 회내는 무지의 회전을 촉진하는데 도움이 될 것이다. 무지 대립을 위하여, 한쪽의 맨손접촉은 손바닥에 다른 한쪽은 첫 중수지절관절(MCP)에서 회전성 염력을 증가시키기 위하여 중수골 가까이에 위치시킨다(**그림. 98B**).

목적/치료 목표(Purpose/Treatment Goals)

이 과정의 목적은 D2E 패턴에서 활성되는 손목, 수지 및 무지의 동작을 촉진하는 것이다.

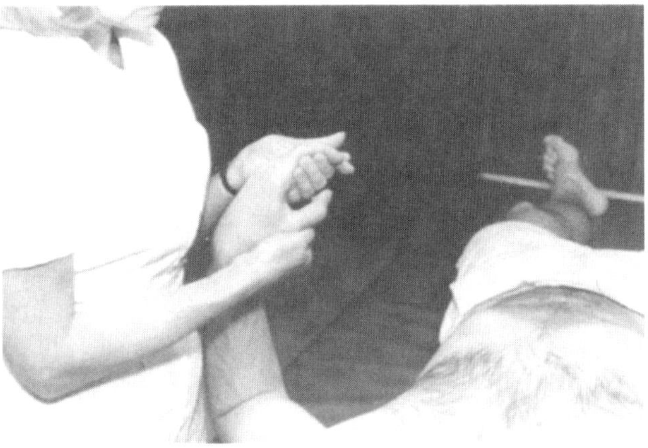

98A D2E-주관절 굴곡-전완의 회내에 대한 TE

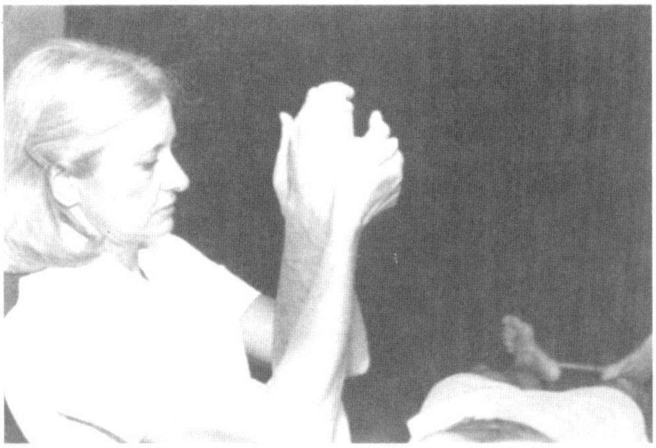

98B D2E-무지의 대립에 대한 TE

99

활동(Activity): 앙와위; 주관절을 신전 또는 굴곡 시킨 상태에서의 D2F.
기법(Technique): 원위부 요소들의 강조를 위한 타이밍(TE) 및 정상 타이밍(NT); 필요한 만큼의 맨손접촉.
손상(Impairments): 요측 수근관절 및 무지 신전근들의 약화.

설명(Description)

D2F 패턴에서, 요측 손목의 신전 및 무지와 2, 3지의 신전이 촉진될 수 있다. 2, 3지의 외전 또한 촉진된다. 첫 번째 등쪽 골간근이 이 패턴에서 촉진될 수 있다. D2E 패턴을 할 때, 팔은 치료대 위에서 고정될 수 있거나 주관절을 신전한 상태에서의 90° D2F 패턴에서 고정될 수도 있다.

NT 기법은 D2F 패턴의 시작 부분에서 손목과 수지의 신전을 결합하여 수행된다. 이 과정을 수행하기 위하여 치료사는 촉진되어야 하는 사지의 반대편에 서야 한다. 전체 패턴은 신장되지만 치료사는 원위부 움직임이 완전하게 될 때까지 근위부 움직임을 제한한다. 처음에 손목의 동작이 수행되고, 그런 다음 손목 동작에 수지 신전이 부가된다.

목적/치료 목표(Purpose/Treatment Goals)

이 과정의 목적은 D2F 패턴에서 발생하는 움직임들을 강화하는 것이다.

일단 동작들의 강화가 일어나면, 남은 사지 동작으로 원위부 신전의 정상 타이밍이 강화될 수 있다. 많은 환자들은 견관절의 굴곡 각도가 90° 이상이 될 때 만 손목을 신전할 수 있다. 이러한 환자들을 위한 치료목표는 근육이 길어진 범위에서 원위 요소로 동작을 시작하는 것이 될 것이다.

수지의 고정을 담당하는 골간근은 위에서 설명하였던 각기 4가지 패턴에서 촉진될 수 있다. 수지들을 외전시키는 골간근은 D1E 패턴(3, 4지) 및 D2F 패턴(1, 2지)에서 강화될 수 있다. 손을 재활하는 동안 이러한 수지의 외전 동작들은 이러한 패턴에서 발생하는 수지 신전과 결합된다. 수지들을 내전시키는 골간근은 수지가 굴곡하는 패턴에서 촉진된다. D2E 패턴에서는 1, 2지가 D1F 패턴에서는 4, 5지가 촉진됨.

100

활동(Activity): 앙와위; 주관절 신전 상태에서 D1E.
기법(Technique): 율동적 안정(RS); 전완, 손목, 손에 맨손 접촉.
손상(Impairments): 손목의 안정성 결핍; 원위 근육의 운동성 감소; 통증 혹은 현저한 근위부 약화.

설명(Description)

D1E 패턴에서는 팔을 옆에 둔 앙와위 자세에서, RS 기법이 수행될 수 있다. 맨손 접촉은 척골과 요골 위에 위치한다(**그림. 100A**). 등척성 저항은 전완의 회외-회내 동작을 번갈아 하면서 적용된다. 만일 전완 회전의 ROM이 증가되는 것이 치료 목표라면, 요구되는 범위 내의 동작이 등척성 수축에 이어서 발생되어야 한다. 맨손접촉은 또한 관절들의 안정성 및 운동 범위를 촉진하기 위해 손목이나 손 위에 둔다(**그림. 100B**).

목적/치료목표(Purpose/Treatment Goals)

이 과정의 목표는 요-척 관절 또는 더 원위부의 안정성을 촉진하는 즉, ROM의 증가, 근위 근육들 특히 회선근개의 간접적인 촉진 등이다.

등척성 수축을 점진적으로 증가시킴으로써, 이 과정이 통증이 있을 때 특히 유용하기 때문이다.

이 과정을 계속하는 것은 머리, 목, 안면 및 혀 근육들의 움직임을 촉진한다. 머리와 목 동작은 이미 상-체간 패턴의 내려치기및 들어올리기와 결합되었었다. 과정들 이후에 이러한 동작들이 특별히 촉진된다. 치료사는 신전 패턴을 하는 동안 목이 과신전 되어 신경의 찝힘이 증가되지 않도록 주의해야 한다.

RS는 통증이 있는 근위부 근육을 이완하기 위하여 원위부에 적용될 수 있다.

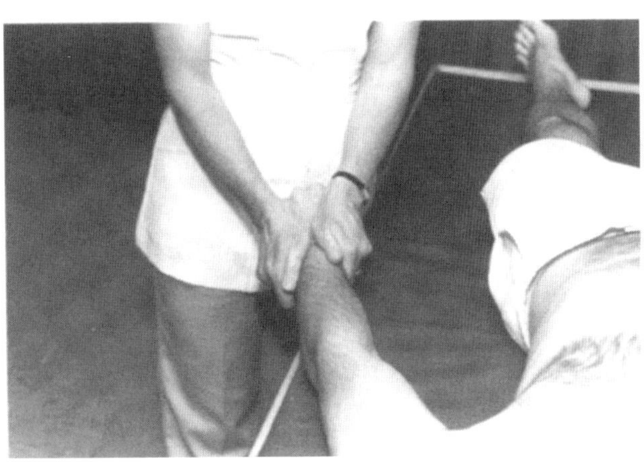

100A D1E-전완의 맨손접촉과 함께 유지-이완

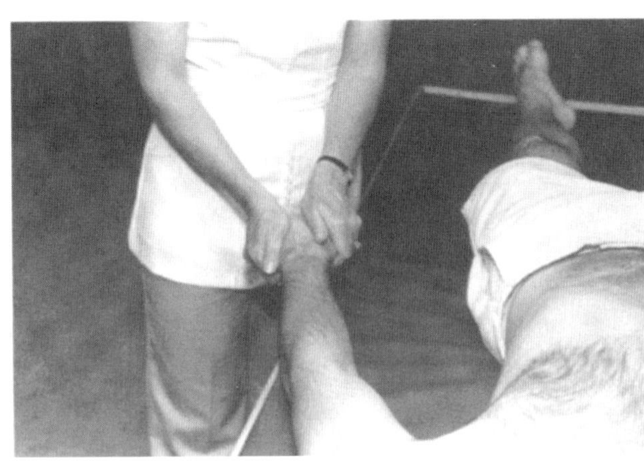

100B D1E-손의 맨손접촉과 함께 유지-이완

머리와 목 패턴
(Head and Neck Patterns)

101

활동(Activity): 앙와위, 앉은 자세 또는 주관절 복와위; 머리와 목 패턴.
기법(Technique): 느린 반전 유지(SRH), 율동적 안정성(RS), 유지 이완(HR); 머리와 턱에 맨손 접촉.
손상(Impairments): 경추 동작의 제한된 운동성; 경부 근육들의 통증 또는 약화; 정위 반응의 감소; 불충분한 상-체간 또는 견관절의 안정성.

설명(Description)

머리와 경부 패턴은 바로 누운 자세, 앉은 자세, 또는 주관절 복와위(P on E) 등에서 머리와 경부의 회전을 동반한 굴곡 및 신전 또는 회전동작을 촉진하기 위하여 수행될 수 있다. 근본적으로 경부의 짧은 굴곡근 및 신전근들에 의해 수행된 머리 동작은 상 경추부에서 발생하고, 긴 굴곡근 및 신전근들에 의해 수행된 경부의 동작은 하 경추부에서 발생한다. 턱의 열기는 경부의 굴곡과 결합되고 닫기는 경부의 신전과 결합된다.

바로 누운 자세에서, 신전이 성취되기 위하여 움직임은 머리가 치료대의 지지를 받지 못하도록 모서리 밖으로 나오게 하여 수행된다. 맨손접촉의 한손은 정수리 부분에 둔다. 환자가 움직이는 동안, 즉 신전을 하는 동안에 전완의 외회가 발생하고 굴곡을 하는 동안 회내가 발생하기 때문에 접촉은 머리위에서 축이 된다. 다른 쪽 맨손접촉은 머리의 굴곡 및 신전 각각에 저항을 주기 위하여 턱의 상, 하면에 둔다(**그림. 101A, 101B**).

주관절 복와위에서 수행되는 경부패턴은 견관절 및 견갑골 주변 근육들을 강조할 수 있다.

앉은 자세에서, 치료사는 맨손접촉을 머리와 턱의 같은 위치에 두고 환자의 대각선 뒤에 선다. 이 자세에서, 중력은 굴곡과 신전 동작 둘 모두에 똑같이 저항으로 작용한다. 머리가 긴장성 반사

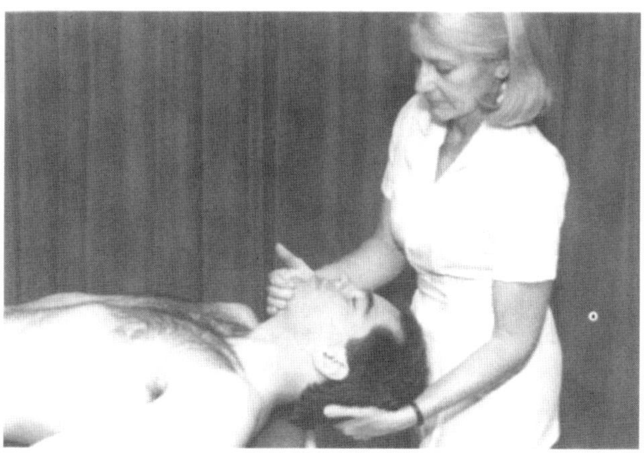

101A 목의 좌측 회전을 동반한 굴곡-근육이 최대한 길어지는 범위

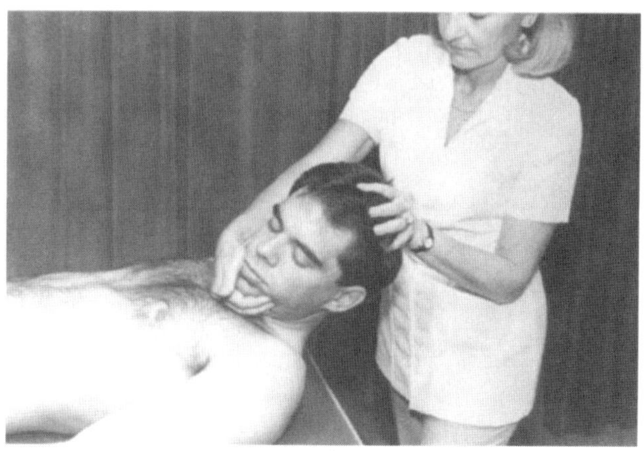

101B 목의 좌측 회전을 동반한 굴곡-근육이 최대한 짧아지는 범위

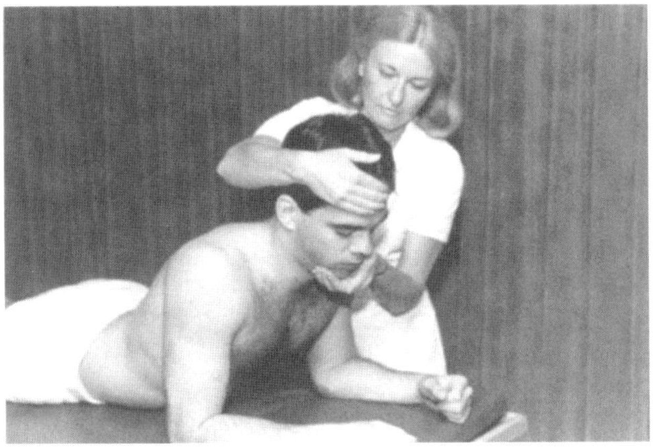

101C 목의 좌측 회전을 동반한 굴곡-근육이 최대한 짧아지는 범위

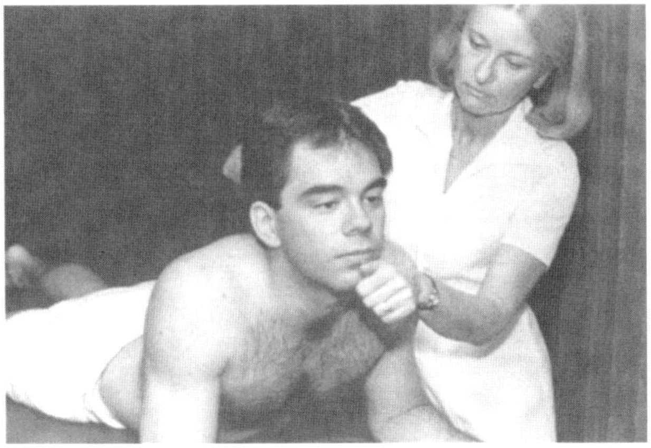

101D 목의 우측 회전을 동반한 신전-중간범위

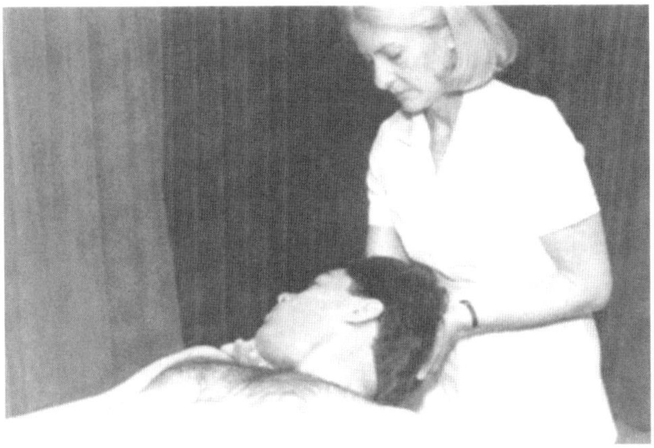

101E 목의 우측회전

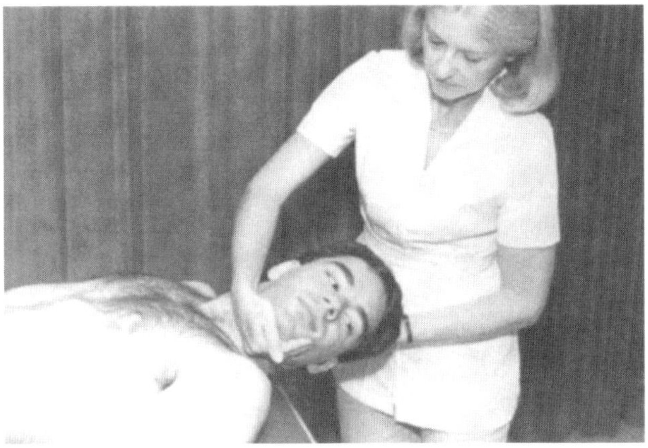

101F 목의 좌측회전

(tonic reflexes) 및 정위반사(righting reaction)의 영향이 최소가 되는 중립자세에서 촉진될 수 있다.

주관절 복와위에서, 패턴은 굴곡 동작에는 중력이 보조가 되고 신전시에는 저항으로 작용하여 수행될 수 있다(**그림. 101C, 101D**).

회전 동작은 이 같은 모든 자세에서 분리될 수 있다. 한 쪽의 맨손접촉은 그 손의 전완이 얼굴의 옆쪽에 저항을 주는 동시에 턱 위에 둔다(**그림. 101E, 101F**).

다양한 기술들은 서로 다른 자세들에서 이러한 동작들을 위해 적용될 수 있다. 안정성을 증가시키거나 운동범위를 획득하기 위해서, RS가 수행될 수 있다. 맨손접촉은 반대 방향에서의 등척성 수축에 저항하기 위한 위치에 둔다. HR은 ROM의 획득을 위해 알맞다. 최대하(submaximal) 등척성 수축은 보통 길어진 범위가 불편함을 야기시킬 때 길항근이 수축하는 것처럼 주동근에 수행된다.

목적/치료 목표(Purpose/Treatment Goals)

이 과정의 목적은 HR 또는 RS 기법들과 함께 머리와 목의 ROM을 촉진시키기, 근위부 안정성 강화하기(RS), 길항근의 부드러운 반전 촉진하기(SRH) 등이다.

머리와 목 패턴은 눈과 머리의 동작 사이의 반사적인 연결을 촉진하기 위해 사용될 수 있다. 자동적인 머리의 움직임을 도와주는 정위반응이 촉진될 수 있다.

뇌간 수준에 문제가 있는 환자는 빈번하게 이러한 근위부 영역의 조절력 증강이 필요하다. 머리와 목의 안정성과 조절력 증가는 이러한 환자들을 위한 근본적인 치료 목표이다.

목에 통증이 있거나 경추부위의 운동성이 감소된 환자들을 위하여, 이러한 과정들은 ROM을 증가시키고 경부근육들의 비정상적인 유지를 감소시키는데 적절하다. 다음에 계속되는 HR과 관절 mobilization로 촉진된 범위에서의 이점들은, 안정성 및 조절된 운동성 기법들은 자세성 자각 및 조절을 증진시키기 위한 치료에 통합된다.

RS가 주관절 복와위 지세에 적용될 때, 상-체간 근조직의 근위부 안정성은 간접적으로 촉진될 수 있다.

적용에 따른 문제점(Problems with Application)

앙와위 자세에서, 경부의 굴곡은 중력에 의해 저항을 받는다. 만일 이러한 근육들이 중력의 영향을 극복할 능력이 없다면 치료사는 이러한 동작에 보조를 해 줄 필요가 있다. 치료사는 모든 머리 및 경부의 동작에 너무 강한 저항을 줄지도 모른다. 모든 자세에서 저항의 양이나 신장의 정도 둘 모두를 주의 깊게 선택하여 수행해야 한다. 머리와 경부의 지나친 신전은 척수동맥과 신경조직 등에 손상을 줄 수 있으므로 피해야 한다.

안면 및 혀 동작
(Facial and Tongue Motions)

102

활동(Activity): 앙와위 혹은 앉은 자세; 안면 및 혀 동작들
기법(Technique): 느린 반전(SR), 반복된 수축(RC), 강조를 위한 타이밍(TE); 필요한 곳에 맨손접촉
손상(Impairments): 안면근 위축; 연하곤란; 마비성 구어장애

설명(Description)

특정 안면 및 혀 움직임들은 앙와위와 앉은 자세 어느 쪽에서든지 촉진될 수 있다. 거울을 사용하는 것은 반응을 강화할 수 있도록 시각적인 피드백을 제공할 것이다. 왜냐하면 대부분의 안면 근육들은 양측으로 신경이 분포되어있으므로, 안면의 한 쪽에서 다른 쪽으로 과흐름(overflow)을

촉진시키는 것은 항상 성공적이다. 안면 근육들은 근본적으로 위상성(phasic) 근육으로 빠른 신장과 저항에 반응을 잘 한다. 두 가지 요소들을 결합한 RC 및 TE 같은 기법들은 좋은 결과들을 위하여 대부분의 안면근에 적용될 수 있다.

혀 조절은 조절의 단계들을 통해 향상된다. 운동성 단계는 모든 방향에서 혀의 움직임을 말하고, 안정성 단계는 혀를 둥글게 말기 또는 빨기 능력을 말하는 것이며, 조절된 운동성 단계는 혀가 안정된 상태에서 혀 끝에 대한 근위부의 움직임(연하)을 말하고, 숙련 단계는 혀의 원위부의 자유로운 움직임이 발생(구어)하는 것을 발한다. 움직임에 대한 신장 및 저항은 촉촉하면서 혀를 아래로 내리는 도구 또는 가제 패드 등으로 제공할 수 있다. 연구개의 움직임을 강화하기 위해서 면봉을 사용할 수 있다.

하-체간 패턴
(Lower Trunk Patterns)

103

활동(Activity): 앙와위; 하-체간 굴곡(LTF); 슬관절 굴곡
기법(Technique): 느린 반전 유지(SRH); 대퇴부와 발에 맨손접촉
손상(Impairments): 하-체간 또는 하지의 약화

설명(Description)

하-체간 굴곡 패턴은 체간 굴곡과 함께 하지의 굴곡을 결합한다.

하-체간 패턴들은 예를 들어, 좌측 하-체간 굴곡 및 역 하-체간 신전 동작과 같이 움직임의 방향에 따라서 명명된다. 상-체간 패턴들과 유사하게, 하-체간 패턴들은 비대칭성 지절 패턴들이 결합된다. 설명된 패턴은 좌측 LTF와 우측 LTE이다. 이런 결합에서 우측 하지는 D1 패턴에서 움직이고 좌측 하지는 D2에서 움직인다.

환자는 치료대의 모서리 가까이에 위치되도록 한다. 치료사는 환자의 하지 옆에서 환자의 얼굴을 바라보는 방향으로 선다. 환자는 먼저 치료사가 동작을 가이드 하는 것으로 패턴을 학습한다. 이러한 수동적인 동작을 하는 동안 치료사의 맨손접촉은 대퇴와 발 아래에 위치하게 된다. 환자의 고관절, 슬관절 및 족관절들은 좌측 견관절 방향으로 양쪽 무릎과 발이 중앙선을 넘도록 거의 90° 로 굴곡된다. 그런 다음 하지들은 신전 패턴으로 움직이게 된다.

저항을 주기 위하여, 하지들은 신전 상태로 위치하게 된다. 원위부 맨손접촉은 환자의 발이 저측 굴곡 하는데 신장을 주기 위하여 발바닥에 위치하게 되고, 근위부 맨손접촉은 대퇴부의 앞쪽 혹은 뒤쪽 면 어느 곳이든지 가능하다(**그림. 103A**). 만일 대퇴의 앞쪽 면에 맨손접촉을 한다면, 치료사가 신장에 대해 견인력을 추가하고, 체간 굴곡 패턴의 시작범위에서 보조하는데 더욱 효율적일 수 있다. 이 두 번째 방법은 대부분 환자들에게는 오히려 더 나은 방법일 것이다. 굴곡 패턴의 길어진 범위에서, 지레팔은 고관절 및 슬관절이 완전 신전된 자세에서부터 집단 굴곡 패턴을 시작할 때 길다. 그러므로 이러한 굴곡 동작은 하-배부 부위에 부하를 주게 되는데, 특히 하복근이 약화되었을 때 그러하다. 따라서 보조는 하지가 중력을 대항하여 굴곡할 때 요구된다. 골반이

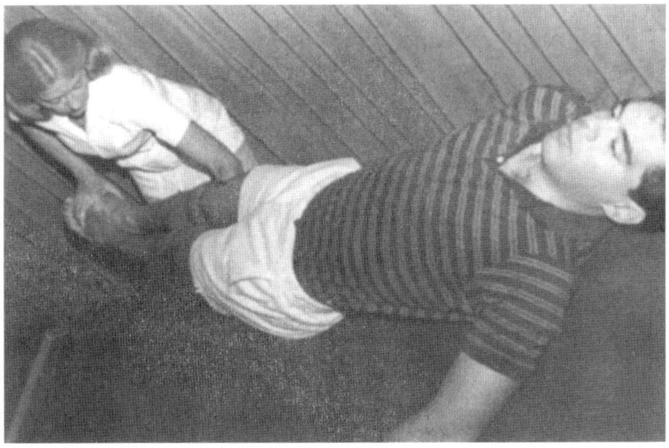

103A 하 체간의 굴곡 움직임 개시

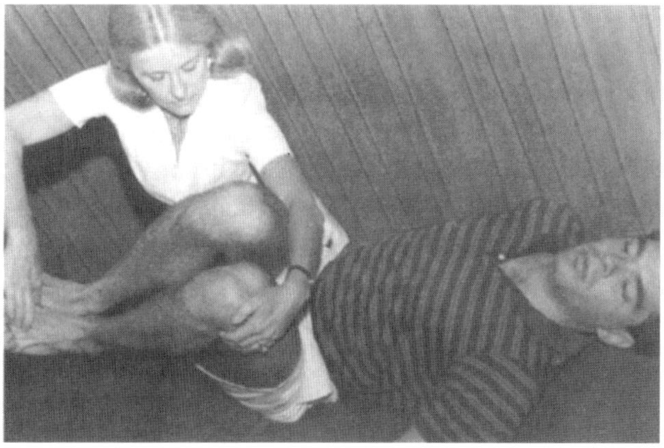

103B 근육이 최대한 짧아지는 범위에서 하 체간의 굴곡

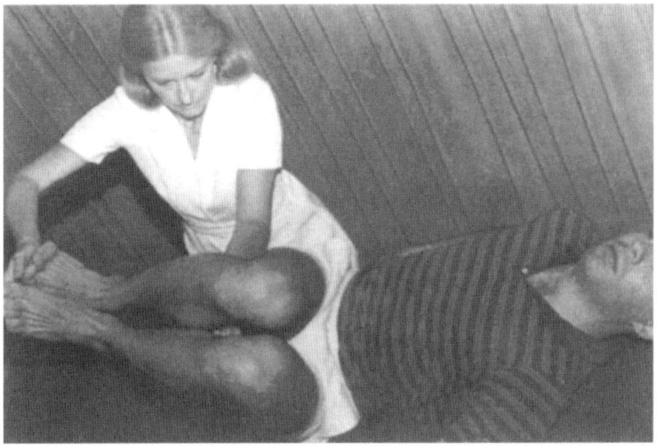

103C 근육이 최대한 길어지는 범위에서 하 체간의 신전

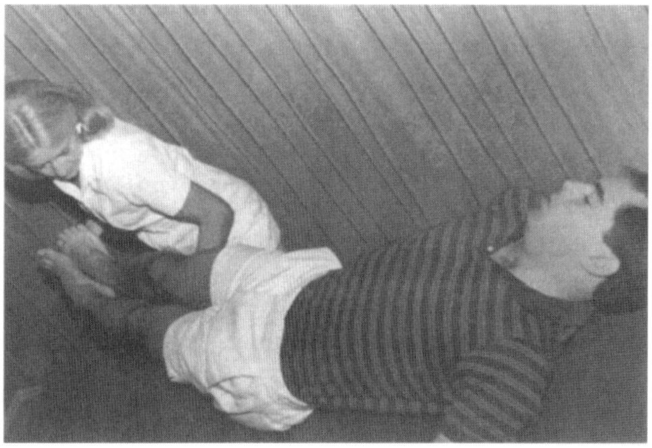

103D 근육이 최대한 짧아지는 범위에서 하 체간의 신전

후방 경사되고 지레팔이 짧아질 때, 운동범위 전체에 걸쳐 중간 정도로 압박하여, 근위부 접촉은 짧아진 범위에서 굴곡근을 저항하기 위해 대퇴 전방부로 바꿀 수 있다. 굴곡의 짧아진 범위에서 유지는 원위부 손이 슬관절 및 족관절을 저항 하는 동안, 일차적으로 체간 및 고관절 활동을 저항하는 근위부 손으로 적용된다(**그림. 103B**).

느린 길항근 반전을 위하여, 근위부 손은 엄지손가락을 발가락 아래에 두면서 원위부 손이 발바닥면으로 이동될 때 굴곡 패턴에 대해 등척성 저항을 유지한다. 근위부 접촉으로 가이드 되는 것뿐만 아니라, 이러한 원위부 배치로 신전근 패턴은 반대편(L) 어깨를 향해 대각선 방향으로 신장될 수 있다(**그림. 103C**). 환자가 신장과 구두 신호에 대한 반응을 하고 신전근 동작을 시작 한 후, 근위부 손은 체간 및 고관절 신전을 저항하기 위하여 대퇴 아래로 신속하게 위치시킨다. 신전의 짧아진 범위에서 유지는 패턴의 요소들을 저항에 압박을 결합한다(**그림. 103D**). 길항근 동작 또는 굴곡은 근위부 손이 신전을 계속적으로 저항하는 동안 발 등에 원위부 접촉 지점이 이동되어 다시 신장된다. 신장에 이어, 패턴은 이전에 설명 되었던 방법의 짧아진 범위에서 저항된다.

반전동작은 반복된다. 두 동작을 수행하는 동안에, 원위부 손은 발의 동작을 촉진하기 위하여 되도록 멀리 두어야 한다. 구두지시는 "다리를 들어 당신의 반대쪽 어깨 쪽으로 가져가세요, 유지하세요.", "발뒤꿈치를 바깥으로 돌려 다리를 밀어 내리세요, 유지하세요." 라고 한다.

목적/치료 목표(Purpose/Treatment Goals)

이 과정의 목적은 하-체간 및 하지 근육들의 근력강화, 신체 양쪽의 상호작용 증진, 하지에서의 집단 패턴 촉진, 몸의 아랫 부분에서의 과흐름 촉진하기 등이다.

좌측으로의 LTF를 하는 동안 일차적으로 활성되는 체간근은 우측의 하-복근 및 좌측의 상-복근이다. 신전근이 활동 하는 단계에서, 하-배부 신전근은 우측 D1하지에서 중둔근과 함께 좌측 D2 하지에서는 대둔군과 함께 가장 활동을 많이 한다.

원위부 요소가 자극되지 않거나 약하다면, 맨손접촉은 발뒤꿈치에 지지 및 저항이 제공되도록 이동될 수 있다. 이 과정이 최소한의 저항으로 반복 수행될 때, 동작에 참여하는 모든 근육들을 위한 훈련에 내구성이 생길 것이다.

적용에 따른 문제점(Problems with Application)

하-체간 굴곡은 일차적으로 하복근을 촉진하고, D1, D2 굴곡근 패턴의 하지근육들을 촉진한다.

치료사는 치료대 모서리에서 충분하게 환자 근처에 위치하지 않을지도 모른다. 이는 굴곡의 짧아진 범위에서 저항을 하기 어렵게 한다. 치료사가 충분히 환자 가까이 위치하지 않으면, 특히 신전의 짧아진 범위에서 치료사의 신체 메커니즘이 불리하게 되는 결과를 가져온다. 신전근의 운동 범위에서 저항은 치료사의 하지에 의해 제공되어야 하고, 치료사의 하-배부 및 상지에 의해서가 아닌 환자의 동작과 함께 굴곡해야 한다. 비록 항상 중요한 것은 아니지만, 적절한 신체 메커니즘은 체간 과정에서 특별히 고려될 필요가 있다.

굴곡 패턴을 시작하는 동안, 치료사는 환자가 적절한 자세를 유지할 수 있다면 하-배부 영역의 위치를 관찰한다. 만일 골반이 전방 경사가 분명하게 나타난다면, 굴곡동작을 시작할 때 더 보조해 주어야 한다.

체간과 고관절에 발생하는 회전은 동작의 시작 부분에 개시되어야 하는데, 이는 굴곡 패턴의 짧아진 범위에서 고관절, 슬관절 및 족관절이 중앙선을 가로지르는 위치가 되어야 하기 때문이다. 환자가 패턴을 바르게 수행할 수 있도록 가이드해 주어야 한다.

104

활동(Activity): 앙와위; 하-체간 굴곡(LTF); 슬관절 굴곡.
기법(Technique): 강조를 위한 타이밍(TE)과 함께 느린 반전 유지(SRH); 대퇴와 족부에 맨 손접촉.
손상(Impairments): 복근, 편측 또는 양측의 하지근의 약화; 신체의 좌측과 우측의 상호작용 감소; 체간의 회전 감소.

설명(Description)

하-체간 패턴은 설명되었던 것과 같다. 굴곡 동작이 강화될 때 TE 기법은 과정의 초점이 하-체간 근 조직의 일반적인 활동에서 하-복근들의 근력강화로 변한다. 만일 환자가 하-체간 보다 하지의 근 조직이 더 강하다면, TE 기법이 적절하다. 만약에 그런 경우라면 더 강한 쪽의 하지 근육들로부터 과흐름을 더 약한 복근들의 활동을 강화하기 위하여 사용할 수 있다.

이 과정을 수행하기 위하여, 하-체간 굴곡근 패턴은 고관절, 슬관절, 및 족관절이 90° 굴곡될 때까지 신장되고 저항된다. 강한 등척성 유지는 이러한 근육들이 고정되기 위하여 수행된다. 그런 다음 초점은 복근들로 바뀐다. 하지의 굴곡근과 함께, 근본적으로 고관절 굴곡근들은 "잠겨" 있고, 하지를 통해 적용된 빠른 신장은 하-복근들을 신장하게 될 것이다. 요구되는 하-체간 동작은 이러한 신장이 골반의 한쪽을 치료대에서 떨어지게 하여 컬링(curling) 또는 굴곡 및 회전하는 것으로 촉진된다(**그림. 104A**). 이러한 컬링 동작은 TE로 저항된다. 몇 번 반복한 후, 회전을 동반한 체간 굴곡이 짧아진 범위에 도달할 때, 등척성 유지가 수행된다. 그런 다음 반전 신전 패턴은 신장되고 저항된다.

TE는 하지에서 체간근육까지의 과흐름효과를 유도하기 위하여 사용된다.

만일 초점이 신전근 패턴이라면, 하지의 신전근들은 짧아진 운동범위에서 저항된다. 이 범위에서 신전근들은 압박에 의해 등척성 유지가 촉진되어 잠기게 된다. 그런 다음 더 약한 하-배부 신전근들은 축이 된다(TE).

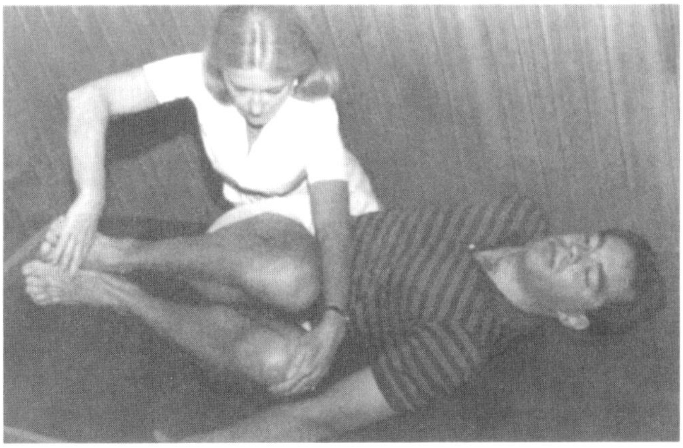

104A 하 체간 굴곡-복근의 TE

하-체간 신전은 일차적으로 하-체간 신전근을 촉진하고, D1, D2 신전근 패턴의 하지 근육들을 촉진한다.

목적/치료 목표(Purpose/Treatment Goals)

이 과정의 목적은 하-복근들이나 하-배부 신전근들의 근력강화이다. 상-체간근들이 단지 상-체간 패턴에 의해 촉진된 것과 같이, 하-복근 및 배부 신전근들은 하-체간 패턴에 의해 촉진된다.

하-복근들이 중력에 대항하여 하-체간을 굴곡하므로, 제공되는 저항의 양은 주의 깊게 모니터 되어야 한다. 왜냐하면 배부 신전근들이 저항에 의해 보조되기 때문에, 저항은 수축을 저항하기에 충분해야만 한다. 각각의 경우에서 최대의 노력을 촉진하는 TE는 한번의 치료 세션에서 단지 몇 번만 반복되어야 한다.

만일 이 과정이 정확하게 적용 된다면,하-복근이 약한 많은 환자들에게 유용할 수 있다. 현저한 복근의 약화 또는 고관절 굴곡근의 단단함 때문에, 운동의 시작 범위에서 골반은 전방으로 기울어지고, TE가 적용되기 전에 환자는 하-체간 굴곡의 짧아진 범위의 자세가 될 수 있다. 만일 하-배부근에 단단함이 나타나서 하-체간 굴곡 범위에 영향을 준다면, 범위의 한계는 하-복근들의 근력강화를 위해 노력하기 전에 극복될 필요가 있다. 하-체간 굴곡은 골반과 하-배부근이 중립자세를 유지하는 동안 갈고리 자세 및 무릎이 한 쪽 어께 쪽으로 향하도록 하는 자세로 시작하여 독립적으로 수행될 수 있다.

적용에 따른 문제점(Problems with Application)

치료사들은 고관절 굴곡근을 고정시키는 것과 실제로 체간에 신장을 적용하는 것이 어려울지도 모른다. 대신에, 그 신장의 빈도는 고관절 굴곡근에 틀리게 적용된다. 고관절 굴곡의 짧아진 범위에서 유지가 지속될 수 있다면, TE 기법은 정확하게 수행되어야 한다.

105

활동(Activity): 앙와위; 하-체간 굴곡(LTF), 슬관절 굴곡
기법(Technique): 유지 이완(HR); 골반과 대퇴부에 맨손접촉
손상(Impairments): 하-체간 신전근의 운동성 감소

설명(Description)

하-체간 굴곡 활동은 이전의 과정들과 비슷하다. HR 기법은 하-체간 신전근의 신장성을 증가시키기 위해 하-체간 굴곡의 짧아진 범위에서 적용된다. 왜냐하면 짧아진 범위가 강화되는 범위이기 때문에, 치료사는 굴곡 패턴의 짧아진 범위에서 대각선상으로 선다. 맨손접촉은 골반과 대퇴부에 둬서 치료사의 신체나 어깨로 저항을 주는데 사용 될 수 있도록 한다(**그림. 105A**). 등척성 저항은 복근(주동근) 또는 배부 신전근(길항근) 둘 모두에 적용될 수 있다. 만일 복근에 저항이 주어진다면, 이러한 근육들의 근력 강화가 배부 신전근의 상반적인 억제와 함께 발생한다. 등척성 수축과 체간의 회전을 동반한 굴곡 이후에 이완은 새로이 획득된 운동범위 내에서 최소한으로 저항된다. 이러한 동작을 하는 동안 골반은 치료대에서 떨어져 올라가야하는데, 즉, 고관절 굴곡의 증가가 나타나지 않아야 한다. 기법은 하-체간 굴곡이 발생할 때 부가적인 현상이 나타나지 않을

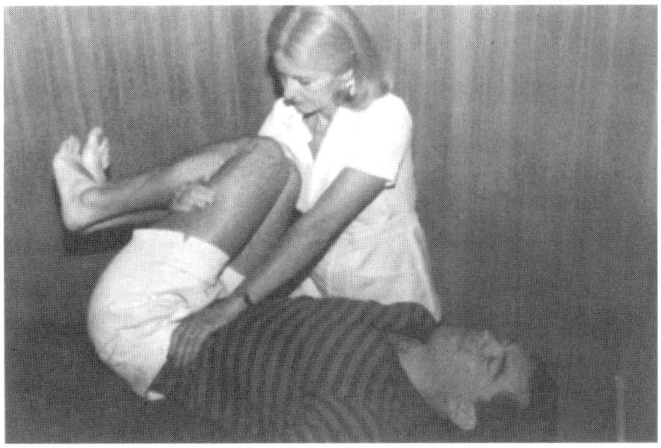

105A 하-체간 굴곡

때까지 반복된다. 구두지시는 "반대편 어깨쪽으로 무릎을 가져가보세요, 유지하세요, 제가 당신의 다리를 받치도록 이완하세요, 자 이제 당신의 다리를 들어올리고 골반까지 올려서 둥글게 해보세요" 라고 한다. 신전근들의 등척성 수축 또한 수행될 수 있지만 이는 조절하기 더욱 어렵고 성공하기 힘들다.

목적/치료 목표(Purpose/Treatment Goals)

LTF와 함께 HR은 체간 신전근들의 유연성을 증가시킬 수 있다.

이 과정의 목적은 하-체간 신전근, 특히 요방형근의 신장력을 증가시키는 것이다.

만일 환자가 앙와위에서 이 과정을 수행할 때 발생하는 하-체간 동작을 경험할 수 없다면, 골반이 전방 회전된 옆으로 누운 자세 또는 측방 체간 신장으로 대신할 수 있다. 옆으로 누운 자세에서, 치료사는 회전을 동반한 하-체간의 집단 굴곡을 강화할 수 있거나 특히 척추 사이의 동작을 촉진할 수 있다.

적용에 따른 문제점(Problems with Application)

치료사는 골반 및 하-체간의 동작을 강화시키는 것이 아닌 고관절의 동작으로 부적절하게 강화시키게 될지도 모른다.

양측 하지 패턴
(Bilateral Lower Extremity Patterns)

106

활동(Activity): 앙와위; 양측 대칭성(BS) D2E, 슬관절 신전.
기법(Technique): 느린 반전 유지(SRH), 강조의 짧아진 범위(SE); 발뒤꿈치에 맨손접촉.
손상(Impairments): 체간 신전근 또는 대둔근의 약화; 골반 바닥 근육의 약화.

설명(Description)

치료 진행과정에서, 양측 패턴은 보통 체간 패턴 다음에 한다. 환자는 발뒤꿈치를 치료대 밖으로 낸 상태에서 앙와위 자세를 하고 하지를 신전시켜 치료대에서 떨어지도록 한다. 치료사는 치료대의 끝에서 환자의 얼굴을 보면서 선다. 환자의 하지는 BS D2E 자세, 즉 고관절 신전, 내전 및 외회전, 슬관절 신전, 족관절의 내반을 동반한 저측 굴곡을 결합한 자세를 한다. 치료사의 맨손접촉은 엄지가 발의 외측면에 나머지 손가락들은 발의 내측면에 두고 발뒤꿈치를 잡는 자세로 한다. 환자는 먼저 수동적으로 D2F 동작 범위를 부분적으로 움직여 동작의 느낌을 경험하게 된다. 즉, 고관절 굴곡, 외전 및 내회전, 슬관절 신전, 족관절의 외반을 동반한 배측굴곡 동작을 경험한다. 슬관절은 양측으로의 동작 전체에 있어서 신전 상태를 유지한다. 굴곡 동작을 하는 동안 치료사의 맨손접촉은 발뒤꿈치를 축으로 이동되는데, 이는 고관절 굴곡의 짧아진 범위에서 엄지는 발뒤꿈치의 내측면 위에 그리고 나머지 손가락들은 외측면으로 이동한다. 비록 맨손접촉을 발에

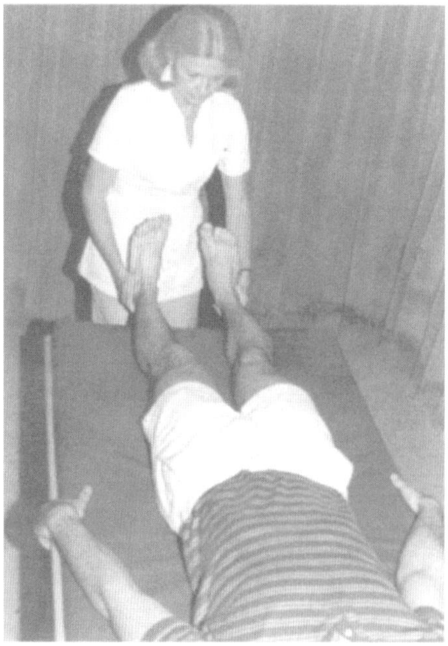

106A BS D2F-길어진 범위

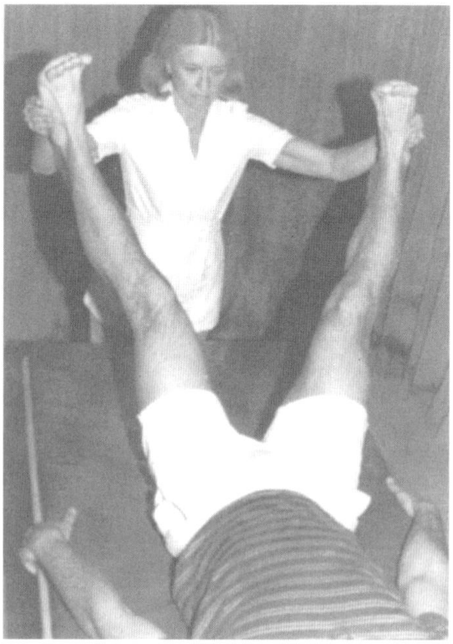

106B B2 D2F-짧아진 범위

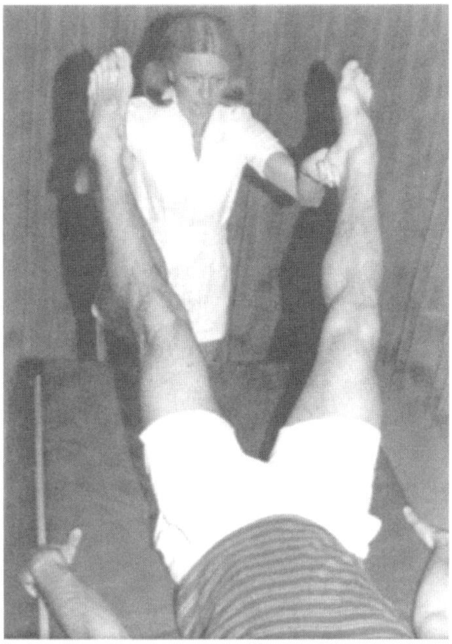

106C BS D2E-길어진 범위

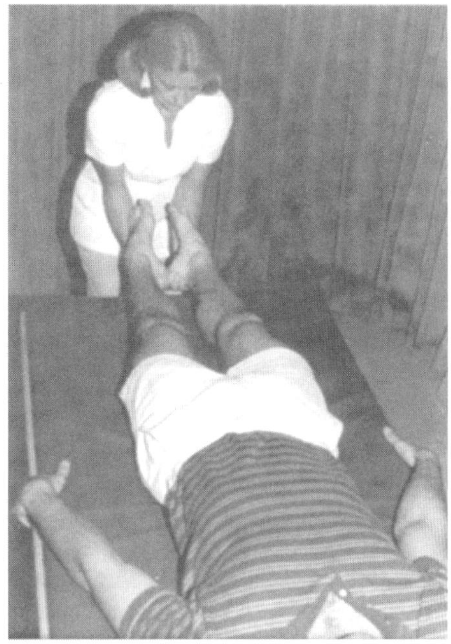

106D BS D2E-짧아진 범위

서 더 먼 곳에 둘 수 있게 되더라도, 발뒤꿈치 위에 맨손접촉으로 환자의 하지 동작들은 더 쉽게 조절을 잘 할 수 있다. 신전 패턴을 하는 동안, 치료사의 맨손접촉은 원래의 위치로 발뒤꿈치 주변을 축으로 한다.

활동을 저항하기 위하여, 하지들은 신전 자세가 되고 굴곡 패턴은 신장된다(**그림. 106A**). 왜냐하면 하지들은 치료대에 접촉되기 때문에, 신장은 일차적으로 견인력과 결합되어 고관절의 회전 요소에 적용된다. 지레팔은 굴곡근 동작의 초기 단계를 하는 동안에 길어진다. 그러므로, 보조는 중간범위에 접근될 때까지 굴곡 패턴으로 작용되어야 한다. 굴곡 패턴을 하는 동안, 치료사의 접촉은 설명되었듯이 발뒤꿈치를 주변으로 축을 이루며 움직인다. 굴곡 패턴의 짧아진 범위의 중간에서 최소한의 수축 유지가 적용될 수 있다(**그림. 106B**). 그런 다음, 신전근에 신장이 적용되고(**그림. 106C**), 환자가 신전의 짧아진 범위에 도달할 때까지 그 범위 전체에 저항이 뒤따른다(**그림. 106D**). 이 시점에서, 신전근, 내전근 및 외회전근의 등척성 수축이 저항된다.

이 과정의 초점은 보통 신전근들이 최적으로 기능하는 그 범위인 신전 패턴의 짧아진 범위에서 이루어진다는 것이다. 이 짧아진 범위에서 수축의 유지를 촉진하기 위하여, 압박력이 추가된다.

목적/치료 목표(Purpose/Treatment Goals)

BS D2E는 하-체간 신전근 및 하지 신전근과 내전근을 촉진한다.

이 과정의 목적은 D2E의 짧아진 범위에서 등척성 수축 유지하기를 강화하고, 신전 시에 작용하는 대둔근, 내전근 및 골반저 근육들의 근력을 강화시키는 것이다.

이 과정은 비뇨기계의 문제를 가지고 있거나, 치골미골근의 약화가 있는 환자들에게 적절하다. 이러한 문제는 보통 나이가 많이 든 환자나 다산(多産)한 여성들에게 나타난다. 환자가 D2E의 짧아진 범위에서 유지를 함으로써, 골반저 근육들의 단단함이 강화될 수 있다.

고관절의 내전을 동반한 신전에 대한 저항은 골반저 근골격계의 유지(hold)를 촉진한다.

적용에 따른 문제점(Problems with Application)

치료사들은 굴곡을 하는 동안 에 너무 많은 저항을 적용하여 골반의 전방경사를 야기시킬지도 모른다. 만일 경사가 지나치게 발생된다면 굴곡 동작은 보조가 되어야 한다. 만일 환자가 SLR의 완전한 관절가동범위로 움직이도록 허용된다면 치료사는 동작의 조절력을 잃을지도 모른다. 왜냐하면 이 과정의 초점이 근본적으로 신전 패턴에 있기 때문에, 굴곡의 짧아진 범위 내에서의 동작은 불필요하다.

107

활동(Activity): 앙와위; 양측 대칭성(BS) D1E, 슬관절 신전.
기법(Technique): 고관절 신전에 대해 강조를 위한 타이밍(TE)과 함께 느린 반전 유지(SRH); 발뒤꿈치에 맨손접촉.
손상(Impairments): 중둔근 및 체간 신전근의 약화.

설명(Description)

환자는 하지를 부분적으로 신전하여 치료대에서 떨어지도록 하여 앙와위로 눕는다. 치료사는 치료대의 끝에서 환자의 얼굴을 보면서 선다. 환자의 하지는 D1E 자세를 하는데, 즉 고관절 신전, 외전 및 내회전, 슬관절 신전, 족관절의 외반을 동반한 저측굴곡 등을 결합한 자세를 한다. 맨손접촉은 엄지가 발뒤꿈치의 외측면에 나머지 손가락들은 내측면에 위치하도록 한다. 환자는 굴곡 패턴의 중간범위 내에서 수동적으로 움직이게 되는데, 이 때의 동작은 고관절 굴곡, 내전, 및 외회전, 슬관절 신전, 족관절의 내반을 동반한 배측굴곡을 결합한 것이다. 패턴은 두 방향으로 반복된다. 슬관절은 양 방향으로 움직일 동안 줄 곧 신전 상태를 유지한다. D1의 굴곡 및 신전 두 가지 패턴 모두를 위하여 맨손접촉은 엄지가 발뒤꿈치의 외측면에 유지된다.

활동을 저항하기 위하여, 하지는 신전 되어야 한다. 굴곡 패턴은 견인, 회전 및 외전 동작에 의하여 신장된다(**그림. 107A**). 왜냐하면 하지가 치료대 위에 접촉되어 있기 때문에, 신전 동작 내에서의 신장은 제한된다. D2 패턴에서처럼, 만일 골반이 전방경사되는 경향이 있다면 보조는 굴곡의 초기 동안에 필요하게 될지도 모른다. D1F(굴곡, 내전, 외회전)의 짧아진 범위의 중간에서, 약간의 유지가 적용될 수 있고(**그림. 107B**), 신전근 패턴의 요소들을 신장하는 것으로 이어진다(**그림. 107C**). 그런 다음 환자는 대각선 신전근 패턴 내에서 가이드 되고 저항된다(**그림. 107D**). 저항은 신전 패턴 전체에 걸쳐 적용될 수 있으나 강조는 신전의 짧아진 범위에서 한다.

TE 기법을 수행하기 위하여, 더 강한 하지는 압박이 등척성 수축을 촉진하는 D1E의 짧아진 범위 내에서 저항된다. 이러한 하지는 "고정되고" 저항은 약한 쪽 하지가 축이 되어 유지되는데, 예를 들면, 반복 수축은 하지가 D1E의 짧아진 범위 내에서 움직이도록 적용된다(**그림. 107E**). 짧아진 범위가 획득될 때, 등척성 저항은 양쪽 하지에 적용된다.

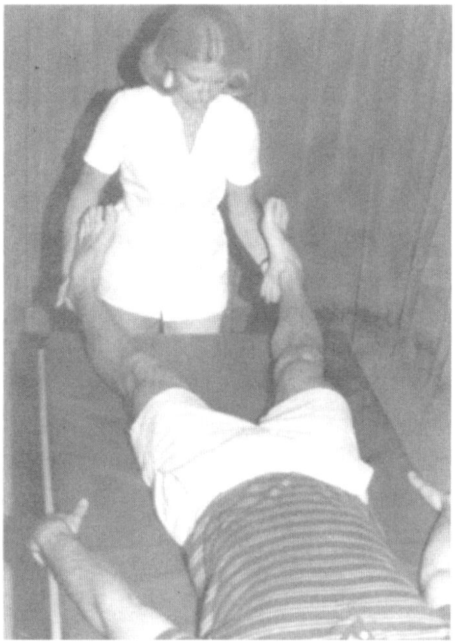

107A BS D1F-길어진 범위

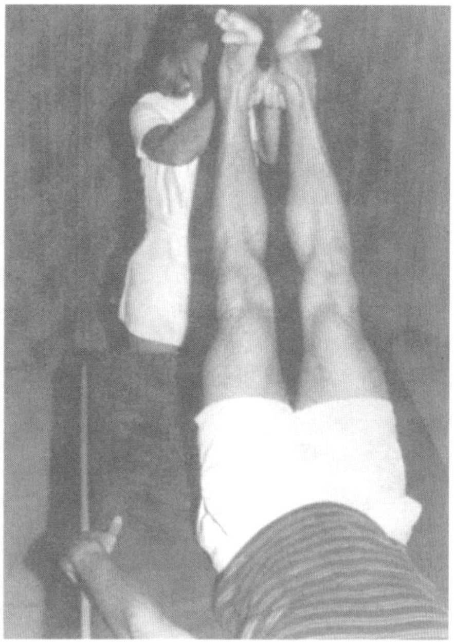

107B BS D1F 짧아진 범위

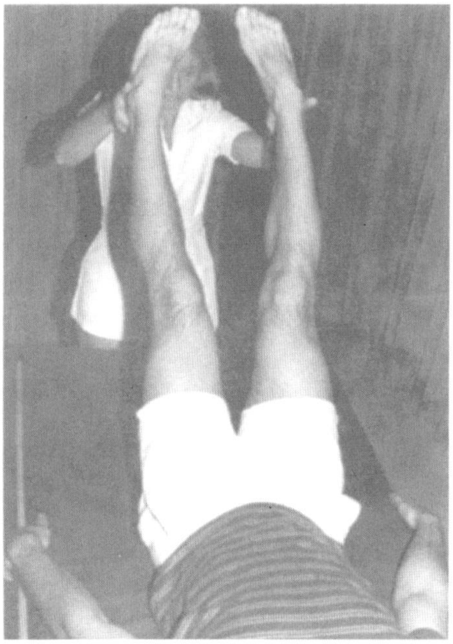

107C BS D1E-길어진 범위

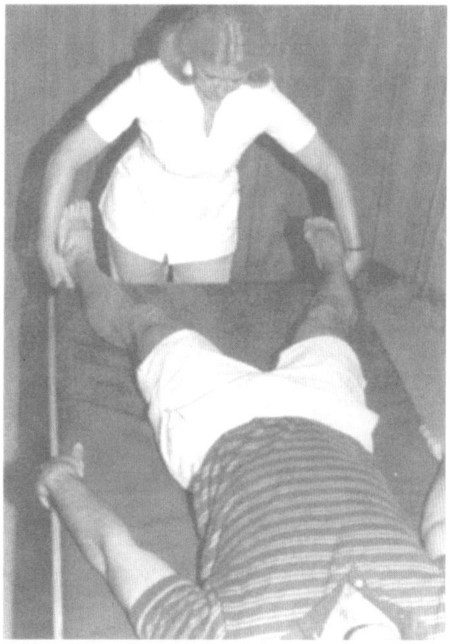

107D BS D1E-짧아진 범위

목적/치료 목표(Purpose/Treatment Goals)

BS D1E는 하체간 신전근 및 하지 신전과 외전근을 촉진한다.

이 과정의 목적은 중둔근 및 체간 신전근의 근력강화이다.

왜냐하면 고관절 신전근은 중력에 의해 보조되기 때문에, 충분한 도수 저항이 적용되어야 한

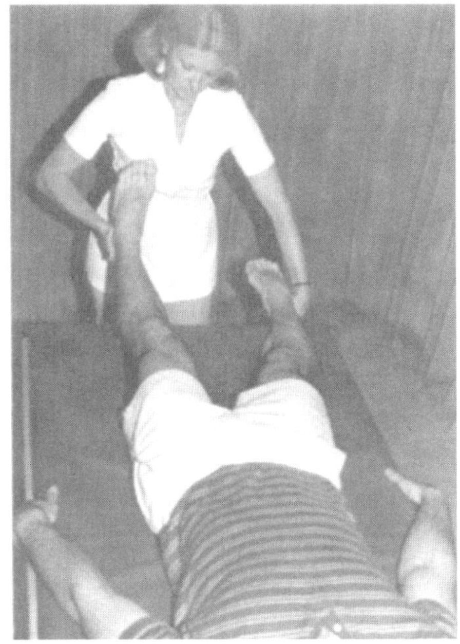

107E BS D1E: TE RLE

다. 강한 쪽 하지에서 약한 쪽 하지로의 과흐름을 촉진하기 위하여, 강한 쪽 하지는 약한 쪽 하지가 축이 되거나 강화되어 등척성 수축으로 "잠겨야" 한다.

양측 외전은 패턴 안에서 발생하는데, 즉, Raimiste 현상(한쪽 하지의 외전에 저항을 주면 다른쪽 하지의 외전이 촉진되는 현상)이 약한 쪽 하지의 반응을 촉진할 수 있다.

비록 설명되지 않더라도, TE는 대둔근의 근력강화가 목표라면 D2 패턴과 비슷한 방법으로 적용될 수 있다.

적용에 따른 문제점(Problems with Application)

움직임은 대각선상에서 발생하지 원형의 방향에서 발생하지 않는다. 환자는 패턴을 대각선 또는 나선보다는 오히려 "풍차" 또는 원형으로 하려는 경향이 있을 수 있다. 치료사는 특히 신전을 하는 동안 동작의 정확한 방향에서 환자를 가이드 해야 한다.

D1 및 D2 패턴 둘 다 대칭적으로 결합하여 수행된다. 그러나, 많은 사람들에게는, 강화가 하지에서 상반적으로 발생한다. 이러한 경우들에서, TE를 하는 동안 잠겨진 더 강한 쪽 하지는 굴곡되는 경향이 있다. 만일 이러한 상황이 발생한다면, 하-체간 신전 또는 편측 D1E 패턴과 같은 또 다른 활동이 대신 되어야 한다. 만일 치료사가 BS D1 또는 D2 활동들을 수행하는 동안 발생하는 슬관절의 과신전을 관찰한다면, 편측 패턴들 또한 사용되어야 한다. 하-체간 신전근 및 편측 패턴들에서 맨손 접촉은 슬관절에 필요한 만큼 지지와 저항이 제공될 수 있다.

슬관절 주변 근골격계에 대한 강조는 복와위 및 앉은 자세 둘 모두에서 이루어 질 수 있다.

비대칭성 및 상반으로 산전되는 하지 패턴들과 같이 다른 결합들은 치료에 포함될지도 모르지만 조절을 하기 위한 치료사에게 어렵고, 환자가 앙와위 자세에서 수행하기에 어려울지도 모른다.

108

활동(Activity): 복와위; 양측 비대칭성(BA), 굴곡/신전.
기법(Technique): 느린 반전 유지(SRH), 유지 이완 능동 운동(HRAM), 유지 이완(HR), 길항성 반전(AR); 족부에 맨손접촉.
손상(Impairments): 현저한 대퇴사두근의 약화; 슬괵근 조절력의 감소; 굴곡 및 신전에서 슬관절 운동성의 감소.

설명(Description)

환자는 족관절 아래에 패드를 대고 치료대 모서리 밖으로 발이 나가도록 하여 복와위로 눕는다. 만일 슬개골에 통증이 있는 어떤 환자들에게는 대퇴부 아래에도 패드를 대 주어여 한다. 치료사는 대각선으로 패턴을 수행 할 수 있는 방향으로 선다. 환자는 오른쪽으로 비대칭성 슬관절 굴곡 패턴을 수동적으로 움직이게 된다. 슬관절 굴곡 시에는 족관절을 저측굴곡, 슬관절 신전시에는 족관절을 배측굴곡한다.

그 과정에서 저항을 주기 위하여, 환자의 슬관절은 신전 자세가 된다. 치료사의 엄지 손가락을 발 바닥의 원위부에 두어서 신장은 저측굴곡근 및 슬관절 굴곡근에 적용된다(**그림. 108A**). 환자가 슬관절을 굴곡 하는 동작을 수행할 때 치료사의 나머지 손가락들은 발바닥으로 이동한다. 유지는 거의 슬관절 90° 굴곡되는 자세에서 수행된다(**그림. 108B**). 길항근 패턴을 촉진하고 슬관절 신전근 및 배측굴곡근들을 신장하기 위하여 치료사의 손은 배측굴곡근 면 위에 둔다(**그림. 108C**). 슬관절이 신전할 때, 치료사의 손은 발을 축으로 전완을 회외 하며, 패턴의 짧아진 범위에서 손가락을 배측굴곡근 면 위에 두어 저항한다(**그림. 108D**).

복와위에서, 슬괵근은 주동근 도수 접촉 및 중력성 저항으로 수축하고, 대퇴사두근은 중력에 의해 보조된다.

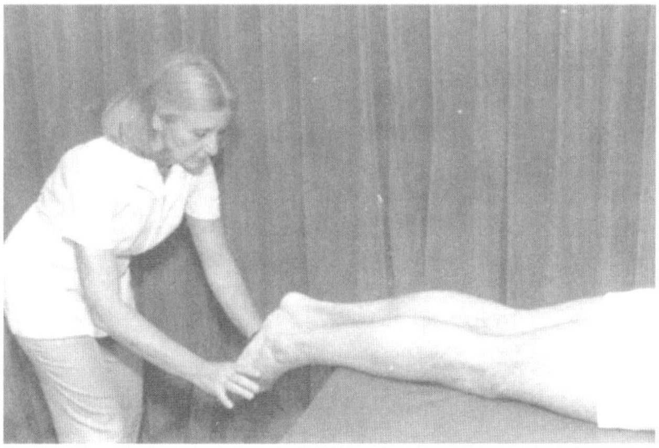

108A 비대칭성 슬관절 굴곡-근육이 최대한 길어지는 범위

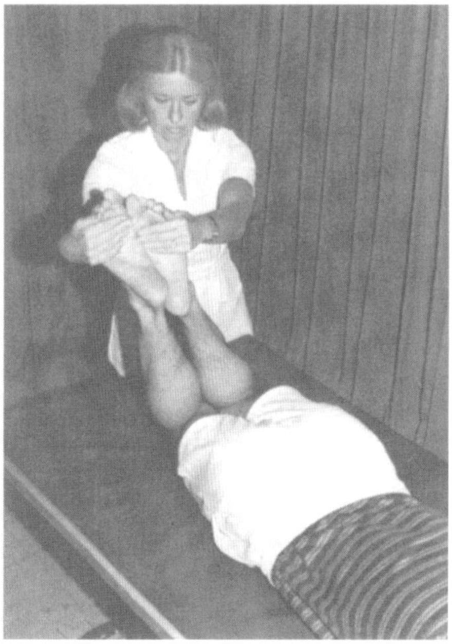

108B 비대칭성 슬관절 굴곡-근육이 최대한 짧아지는 범위

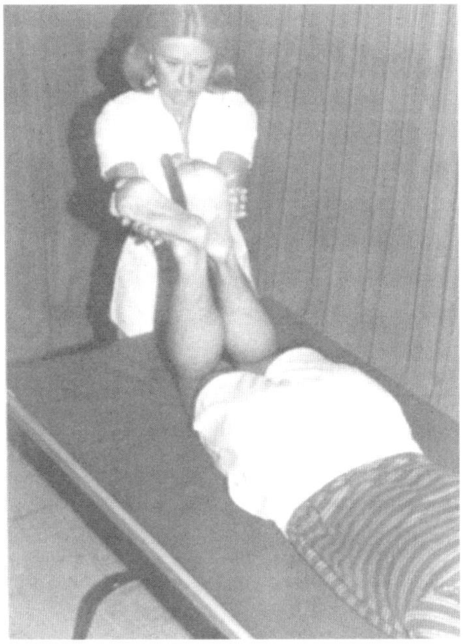

108C 비대칭성 슬관절 신전-근육이 최대한 길어지는 범위

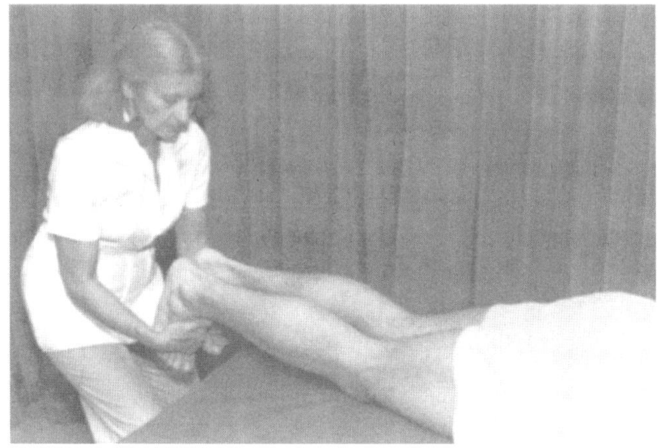

108D 비대칭성 슬관절 신전-근육이 최대한 짧아지는 범위

맨손접촉의 위치를 요약하자면, 슬관절 굴곡 및 족관절 저측 굴곡에는 엄지로 신장되고, 그런 다음 손가락들은 그러한 동작들을 저항하기 위하여 양 발등의 볼록한 부분 위에 위치하게 된다. 반대 방향에서, 손의 수근부위는 족관절의 배측굴곡 및 슬관절의 신전을 신장하기 위하여 발 등 위에 위치하게 된다. 그런 다음 손가락들을 배측굴곡근 면 위에 둠으로써 저항이 제공되므로 손과 전완은 축을 중심으로 이동한다.

복와위에서 많은 환자들은 위, 아래 및 좌, 우에 대한 지시들을 이해하기 어려울 것이다. 구두 지시는 가능한 쉽게 따라 할 수 있도록 간단해야 한다. 예를 들면, "발가락을 천정을 향해 들어올리세요, 그리고 무릎을 구부리세요", "발가락과 발목을 바닥을 향해 내리세요, 그리고 무릎을 펴세요" 라고 한다.

HRAM 기법은 환자가 무릎이 펴진 상태에서 구부리려는 초기 동작에서 어려움을 보일 때 적절하다. 슬관절 굴곡 약 90° 정도의 짧아진 범위에서 유지는 길어진 범위 내에서 이완과 빠른 수동 동작으로 이어진다. 그런 다음 빠른 신장은 등장성 굴곡 수축을 위해 추적 저항에 의해서 슬괵근에 적용된다. 슬관절 굴곡근의 수축력 강화를 위하여, RC가 첨가될 수 있다. 슬괵근의 길어진 범위에서 강화되는데, 이는 특히 이동을 하는 동안 가장 자주 취하게 되는 기능적인 동작의 범위이다.

AR은 슬괵근의 원심성 조절을 강화할 것인데, 이는 보행의 유각기 마지막 부분 동안에 필요한 요소이다. 이 기법은 설명되었듯이 슬관절 굴곡의 길어진 범위에서 짧아진 범위까지의 구심성 수축으로 시작한다. 짧아진 범위에서, 구두지시는 "제가 당신의 다리를 당겨서 내리지 못하도록 하세요" 또는 "다리를 천천히 내리세요" 라고 한다. 슬괵근의 원심성 수축은 길어진 범위 내에서 저항된다. 만일 환자가 슬관절 굴곡의 길어진 범위 근처에서 조절력을 잃어버린다면(수축이 부드럽지 않음), 동작은 짧아진 범위로 돌아가 구심성 수축으로 반전된다. 이 과정의 목표는 환자의 완전한 운동범위 전체에 걸친 원심성 조절을 위한 것이다. 왜냐하면 슬괵근은 길어진 범위에서 그들의 생역학적 이점을 잃어버리기 때문에, 이러한 운동 범위에서 원심성 조절은 빈번하게 문제가 된다. AR은 보통 범위의 증가를 통해 길어진 범위에서 조절력을 증가시키기 위해 수행된다. 단지 한 방향으로 패턴이 수행될 때, 맨손접촉은 양쪽 발의 바닥에 유지시킨다.

목적/치료 목표(Purpose/Treatment Goals)

복와위에서 대퇴사두근은 짧아진 범위에서 강조되고, 슬괴근은 길어진 범위에서 강조된다.

이 과정의 목적은 슬괵근의 운동성, ROM(HR) 및 동작의 개시 등을 촉진하는 것(HRAM)이다. 즉, 대퇴사두근의 안정성 증진(SHRC), 길항근의 부드러운 반전 촉진(SRH), 슬괵근의 원심성 조절 강화(AR) 등이다.

이 활동에서 HR 기법은 슬관절의 굴곡 및 신전에서 운동 범위를 증가시키기 위하여 수행될 수 있다. 고관절 및 슬관절을 신장시켜서 증가된 대퇴직근의 신장성은 길항근에 적용된 HR 기법으로 쉽게 달성될 수 있다. 그러나, 슬괵근이 슬괸절 굴곡을 하는 동안에 능동적 불충분 자세가 되기 때문에, 단지 최소한의 저항이 등척성 수축을 하는 동안에 적용될 수 있다. 능동적 수동적 긴장 둘 모두는 근육의 찢어짐을 야기시킬지도 모르므로, 등척성 수축은 이러한 길어진 범위에서 길항성 대퇴사두근에 적용되지 않는다. 또한 만일 이 범위에서 등척성 수축이 신전근에 적용된다면 슬관절 신전근의 연장 및 신장은 억제될 수도 있다. 억제가 아닌 신장은 치료의 목표이다. 등척성 유지는 능동적인 슬관절 굴곡 그 이상으로 이완에 이어 적절하게 슬괵근에 적용된다. 슬관절 신전에서의 ROM은 또한 HR로 성취된다.

양측 패턴을 수행하는 동안 하지는 감각성 피드백의 증진과 한 쪽 하지에서 다른쪽으로의 과흐름 강화를 위하여 접촉이 유지되어야 한다. 비록 이러한 활동이 보통 슬괵근 기능의 증진을 위해 수행되지만, fair 등급 이하인 대퇴사두근은 복와위에서의 양측 패턴의 짧아진 범위에서 근력이 강화될 수 있다. 대퇴사두근 및 슬괵근 둘 모두의 조절은 슬관절의 안정성에 중요하며, 인대의 안정성이 떨어지는 환자들에게는 최대한으로 활용되어야 한다.

적용에 따른 문제점(Problems with Application)

이 과정에서 맨손접촉의 위치가 어떤 치료사들이 배우기에는 어려울지도 모른다. 저항을 추가하기 전, 치료사는 반전 동작을 하는 동안 맨손접촉을 바꾸는 연습을 해야 한다.

슬괵근이 굴곡을 하는 동안 능동적 불충분 자세가 되기 때문에, 매우 짧은 범위는 근 경련을 막기 위하여 피해야 한다. 또한, 대퇴직근은 짧아진 범위에서 굴곡을 하는 동안 수동적 불충분 자세가 되므로 과대신장될 수 있다.

어떤 환자들은 슬관절 신전과 족관절 배측굴곡 또는 슬관절 굴곡과 족관절 저측굴곡을 결합한 진전된 동작을 수행하는데 더 많은 어려움이 있을 수 있다. 이러한 경우들에서, 집단 패턴은 슬관절 굴곡과 족관절 배측굴곡 및 슬관절 신전과 족관절 저측굴곡을 허용하면서 수행될 수 있다. 그러나, 이러한 결합을 치료사가 조절하기 더 어려울 수도 있고, 보행을 위한 진보된 결합을 촉진하지 못할 수도 있기 때문에, 위에서 설명된 패턴이 더 바람직하다.

109

활동(Activity): 앉은 자세; 양측 대칭성(BS) D1.
기법(Technique): 강조를 위한 타이밍(TE)와 함께 느린 반전 유지(SRH); 족부에 맨손접촉.
손상(Impairments): 반전동작 장애; 대퇴사두근 또는 슬괵근의 약화; 원위부 분절의 약화 또는 비정상적인 타이밍.

설명(Description)

선행 과정의 하나와 비슷한 이 과정의 강조점은 슬관절과 족관절의 근조직에 있다. 환자는 치료대 위에 짧게 앉은 자세를 취한다. 환자의 상지는 지지와 과호흡을 제공하기 위하여 치료대 위에 유지할 수 있다. 치료사는 환자와 마주보고 지지면(BoS)을 넓히기 위하여 넓은 보폭으로 선다. 피험자의 하지는 외전 및 내회전, 슬관절 굴곡, 족관절의 외반을 동반한 저측굴곡 자세를 하여서 BS D1E로 한다. 패턴의 방향은 슬관절이 수단이 아닌 고관절 요소들을 위하여 설명되었다. 길항성 패턴은 고관절 내전 및 외회전, 슬관절 신전, 족관절의 내반을 동반한 배측굴곡으로 BS D1F 이다. 패턴을 수행하는 동안 원위부 요소는 정상적인 타이밍을 촉진하기 위한 동작으로 안내되어야 한다. 저항을 부가하기에 앞서 치료사는 동작을 가르치기 위해 패턴을 통해 환자를 움직인다.

그 활동에서 저항을 주기 위하여, 하지는 슬관절을 굴곡한 자세를 한다. 치료사의 맨손 접촉은 원위부로 배측굴곡근 면 위에 위치하도록 한다. 엄지는 내측에 나머지 손가락들은 외측에 둔다(**그림. 109A**). 대퇴사두근, 배측굴곡근 및 내반근들은 근육이 짧아진 범위에서 신장되고 저항된다. 저항의 대부분은 치료사 손의 물갈퀴 부분에 의해 제공된다(**그림. 109B**). 환자가 D1F에서 슬

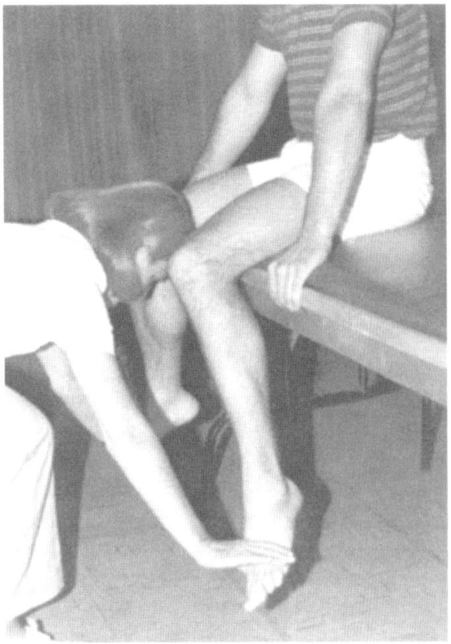

109A 양측 대칭성 D1F-근육이 최대한 길어지는 범위

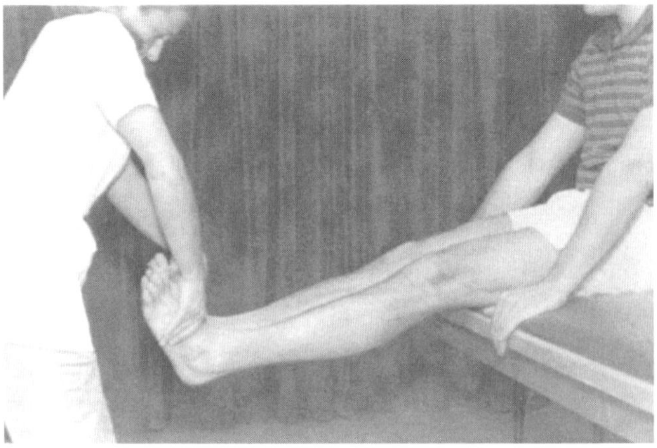

109B 양측 대칭성 D1F-근육이 최대한 짧아지는 범위

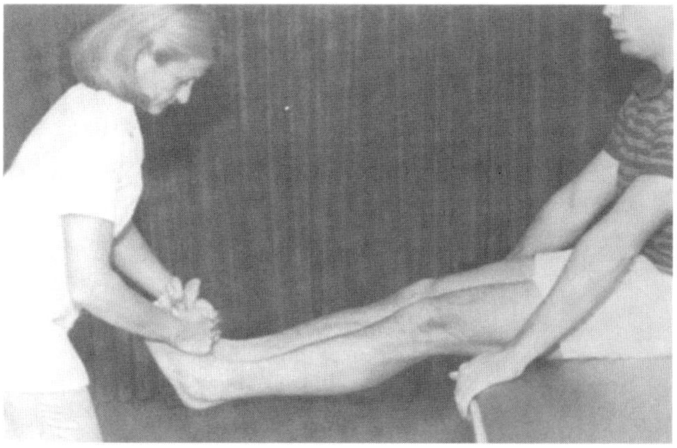

109C 양측 대칭성 D1F-근육이 최대한 짧아지는 범위: 교대로 맨손접촉

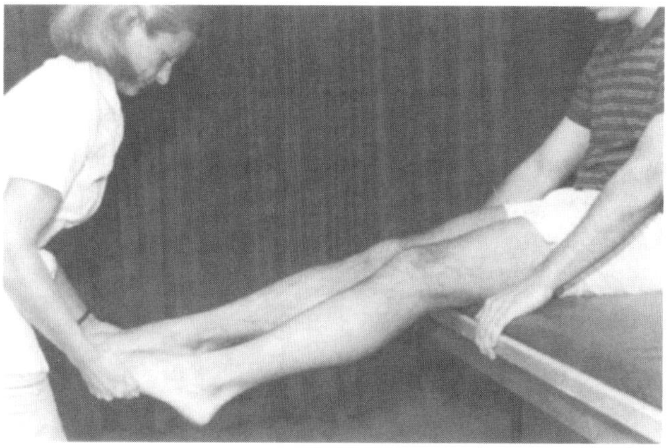

109D 양측 대칭성-근육이 최대한 길어지는 범위

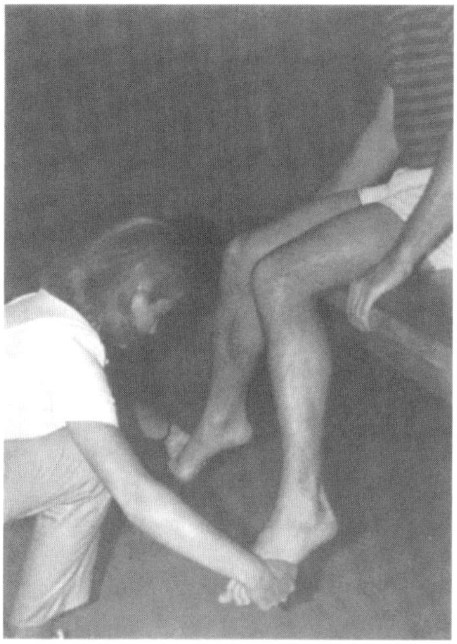

109E 양측 대칭성 D1E-근육이 최대한 짧아지는 범위

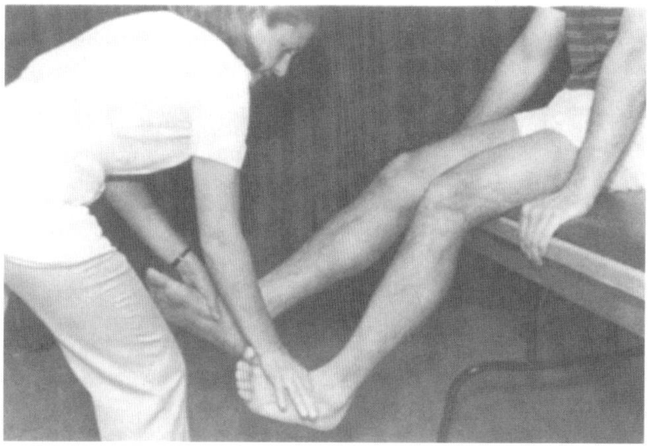

109F 양측 대칭성 D1F: 좌측 대퇴사두근의 TE

관절을 신전할 때, 손가락이 외측으로보다는 내측으로 향해있기 때문에 맨손접촉은 발 주면을 회전하거나 유지하게 된다(**그림. 109C**). 이러한 맨손접촉의 변화는 치료사가 내반 및 회전을 더 잘 조절하기 위해 허용한다. 유지는 짧아진 범위에서 주어지고, 이는 발과 슬관절 부위의 요소들에 저항을 주게 된다. 길항성 패턴을 신장하기 위하여 맨손접촉은 저측굴곡근 면위에서 발의 외측면 주변으로 미끄러지듯이 옮긴다(**그림. 109D**). 그런 다음, 신장은 유지가 저항되는 지점인 D1E의 짧아진 범위에서 슬괵근, 저측굴곡근 및 외반근에 적용된다(**그림. 109E**). 반전은 신장이 적용되고 연속적으로 수축되는 발의 배측굴곡근 면으로 돌아가 맨손접촉을 옮김으로 인해 시작

앉은 자세에서 대퇴사두근은 중력에 대항하여 수축하고 도수접촉이 저항으로 작용한다. 슬괵근은 중력에 의해 보조된다.

된다.

양측 패턴에 적용된 TE 기법은 근력이 불균형을 이룰 때 적용된다. 예를 들면, 환자는 좌측 대퇴사두근의 약화를 가지고 있을 지도 모른다. 이러한 BS 패턴의 사용으로 오른쪽 대퇴사두근은 좌측의 과흐름을 촉진하기 위하여 등척성으로 저항할 수 있다. 왜냐하면, 대퇴사두근이 신전근이기 때문에, "잠김" 은 완전한 신전은 피하여 슬관절의 생체역학적 잠김이 짧아진 범위 근처에서 수행된다. 그 과정은 슬관절을 굴곡한 상태에서 양하지의 D1E에서 시작한다. 신장과 저항은 양 하지에 적용된다. 왜냐하면 좌측 대퇴사두근이 더 약하기 때문에 이는 완전한 운동범위에서 움직일 수 없다. 우측 대퇴사두근은 짧아진 범위에서 강한 등척성 수축을 수행하여 잠기게 된다. 그런 다음 좌측 대퇴사두근의 반응은 반복 수축으로 강화된다(**그림. 109F**). 좌측 하지가 완전한 신전에 도달 할 때, 등척성 저항은 길항성 패턴이 양측으로 신장되고 저항되기 전에 양 하지에 적용된다. 왜냐하면 약한 근육이 신전근이기 때문에, 저항은 가능한 억제를 최소화하기 위하여 짧아진 범위에서 처음으로 강화된다. 대퇴사두근의 근력이 증가될 때, 저항은 더욱 길어진 범위에서 제공될 수 있다.

TE 또한 슬관절 굴곡근을 위해 수행될 수 있다. 신장과 저항은 슬관절 굴곡과 함께 양측D1E에 적용된다. 더 강한 하지의 슬괵근은 근육들이 가장 강하게 유지할 수 있는 거의 90° 에서 저항된다. 그런 다음 RC는 약한 굴곡근을 강화하기 위해 이동에 중요한 길어진 범위에서 수행된다.

목적/치료 목표(Purpose/Treatment Goals)

앉은 자세에서 대퇴사두근은 짧은 범위에서 강화될 수 있고 슬괵근은 길어진 범위에서 강화될 수 있다.

이 과정의 목적은 길항성 동작의 부드러운 반전(SRH)을 촉진하고, 대퇴사두근 또는 슬괵근의 근력을 강화하며(TE), 슬관절 신전과 배측굴곡 및 슬관절 굴곡과 저측굴곡을 결합한 진전된 동작을 촉진하는 것 등이다.

내측광근은 D2F를 하는 동안보다는 D1F를 수행할 E때 더욱 활성 될 것이다. 슬관절을 신전하는 동안 슬개골의 편측 이동이 보이는 환자들을 위하여, 대퇴사두근의 이러한 부분의 근력강화는 이러한 패턴이 강화되는 것 뿐만 아니라 체중지지 활동도 적용되어야 한다. 비록 도수 저항 및 보조가 다양하게 적용 될 수 있더라도, 이러한 앉은 자세 패턴들은 대퇴사두근의 근력이 3/5 등급 이거나 그 이상(중력 저항), 혹은 슬괵근의 근력이 3/5 등급이거나 그 이하(중력 보조)일 때 가장 적절하다. 왜냐하면 슬괵근이 자세의 이점으로 인해 고관절에서 신장되기 때문에, 치료사에 의해 부가된 외회전성 신장이 굴곡근의 반응을 더욱 쉽게 촉진할 수 있다.

적용에 따른 문제점(Problems with Application)

치료사들은 맨손접촉을 반전시키기 어려울 수 있고 이는 그 어떠한 저항을 첨가시키려 하기 전에 접촉지점을 변경시키도록 연습해야 한다. 치료사의 발은 넓은 지지면을 위해 넓은 보폭을 확보하여 적절한 신체 메커니즘을 촉진해야 한다. 환자의 역할을 수행하는 건강한 사람은 근육이 약한 척 해야 하고, 지나친 저항의 양으로부터 근육을 보호하기 위하여 치료사는 더 좋은 감각을 가져야 한다.

110

활동(Activity): 앉은 자세; 양측 대칭성 D2.
기법(Technique): 강화를 위한 타이밍(TE)을 동반한 느린 반전 유지(SRH); 족부에 맨손 접촉.
손상(Impairments): 반대 동작이 힘듦; 대퇴사두근 또는 슬괵근의 약화; 원위지절의 비정상적인 타이밍.

설명(Description)

환자는 치료대 위에 짧게 앉은 자세(short sitting)를 유지한다. 치료사는 다리를 벌려 환자와 마주보고 선다. D2E 패턴에서, 고관절은 내전 및 약간 외회전, 슬관절 굴곡, 족관절은 저측굴곡 및 내반이 된다. D2F 동작은 고관절의 외전 및 내회전, 슬관절의 신전, 족관절의 배측굴곡 및 외반

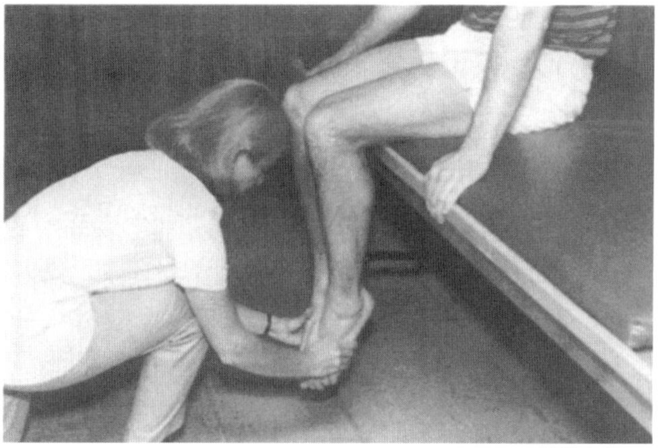

110A D2F-근육이 최대한 길어지는 범위

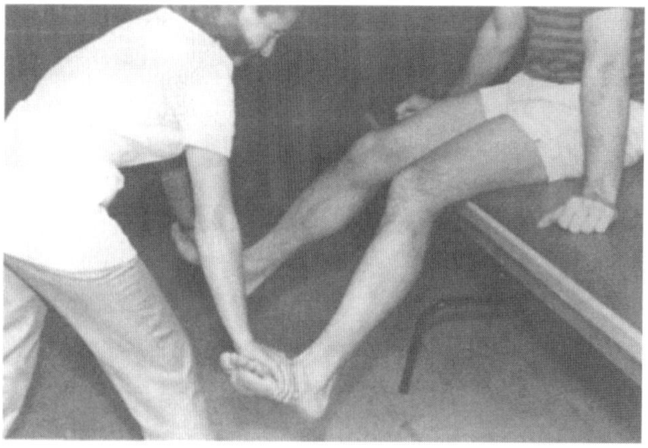

110B D2F-근육이 최대한 짧아지는 범위

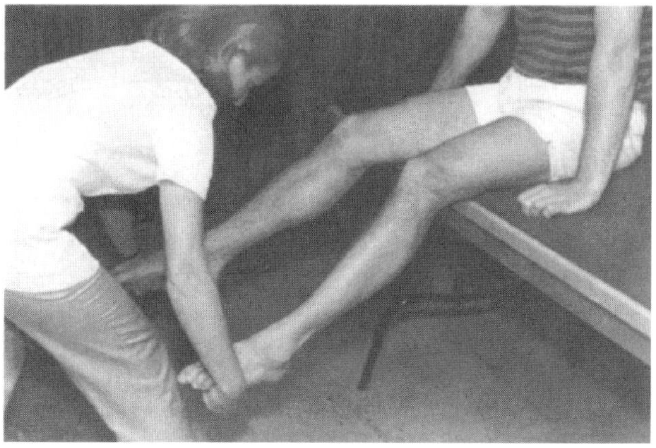

110C D2E-근육이 최대한 길어지는 범위

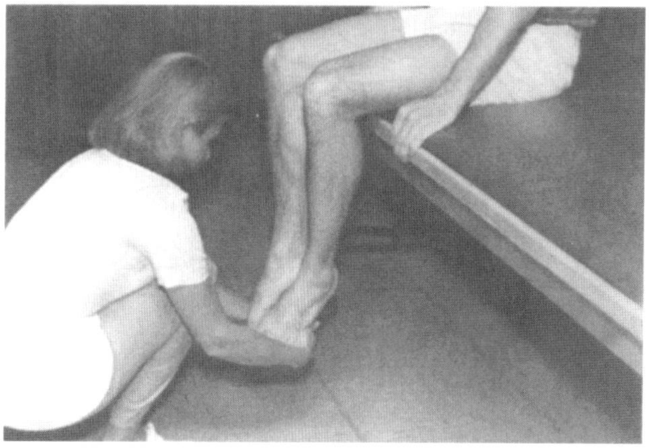

110D D2E-근육이 최대한 짧아지는 범위

등을 결합한다. 패턴에 대한 저항은 하지가 D2E 및 슬관절을 굴곡하여 시작한다. 치료사의 맨손 접촉은 무지를 발의 내측에 나머지 손가락은 외측에 두고, 족관절 저측굴곡근 및 외반근의 표면 위에 한다(**그림. 110A**). 신장을 한 다음에, 저항은 족관절 배측굴곡 및 외반, 슬관절의 신전 동작에 대해서 적용된다(**그림. 110B**). D2F의 짧아진 범위에서, 등척성 수축은 발의 외측면 주위를 미끄러지듯이 옮기면서 저항되고, 저측굴곡, 내반 및 슬관절 굴곡의 길항성 D2E 패턴을 신장하고 저항하기 위하여 발 바닥면이 저항된다(**그림. 110C, 110D**).

강조를 위한 타이밍(TE)은 앞서 설명되었던 D1 패턴에서 수행되는 비슷한 방법으로 대퇴사두근이나 슬괵근 중 어느 쪽이라도 적용될 수 있다.

목적/치료 목표(Purpose/Treatment Goals)

이 과정의 목적은 부드러운 길항근 반전을 촉진하기, 슬괵근이나 외측 대퇴사두근의 근력 증강, 및 슬관절 신전과 결합된 족관절의 배측굴곡 및 외반을 촉진하는 것 등이다.

많은 중추신경계 손상 환자들을 위하여, 족관절의 외반을 동반한 배측굴곡과 슬관절 신전 동작은 보행을 하는 동안 요구되는 기능적인 동작을 촉진하기 위해서 중요하다.

외측 족관절의 염좌가 있는 환자들을 위해서, 외반을 동반한 배측굴곡의 근력 강화는 재활의 중요한 측면이 된다.

111

활동(Activity): 앉은 자세; 양측 상반(BR) 동작 D1, D2.
기법(Technique): 느린 반전 유지(SRH), 강조를 위한 타이밍(TE); 족부에 맨손접촉.
손상(Impairments): 대퇴사두근 또는 슬괵근의 약화.

설명(Description)

강한 대퇴사두근은 약한 반대편 슬괵근을 촉진하는데 사용될 수 있다.

환자의 위치는 대칭성 패턴에서처럼 동일한 위치를 유지한다. 치료사는 환자와 마주보고 선다. 이러한 패턴을 수행하는 동안 환자의 하지 동작들을 가장 잘 조절하기 위해서, 치료사의 발은 환자의 동작 시간에 상반되는 방법으로 전,후방으로 움직여 준다(**그림. 111A, 111B**). 먼저 고관절, 슬관절 및 족관절 동작들에 환자가 익숙할 수 있도록, 대칭성 패턴을 통해 처음 움직임을 시작하게 된다. 대칭적 위치에서 한쪽 하지는 반대쪽으로 위치하게 된다. 예를 들면, 굴곡 방향으로 움직이면, 그 다음으로 상반적인 패턴이 리드미컬하게 반대 동작을 수행하게 된다. 수동동작들은 느리게 수행되고, 그런 다음 환자와 치료사 둘 모두 동작이 편안해지게 되면, 저항이 더해질 수 있고 속도를 증가시킬 수 있다. 구두지시는 간단하게 "양쪽 발을 교환 하세요" 또는 "발을 바꾸세요" 라고 한다. 맨손접촉은 발 등과 바닥을 상반적으로 번갈아 가며 한다.

TE 기법은 대칭성 패턴에서 설명된 방법과 비슷하게 수행된다. 환자는 이제 상반적으로 강화되는데, 예를 들면, 하지 신전근들이 다른 쪽 하지의 굴곡 반응을 강조하는데 사용될 수 있다.

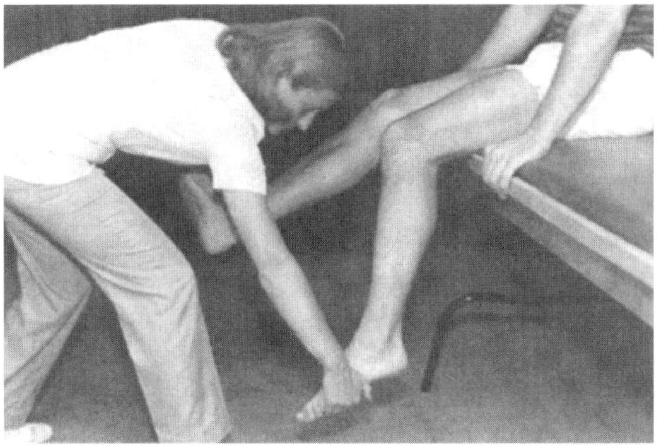

111A 상반 D1-좌측 슬괵근, 우측 대퇴사두근

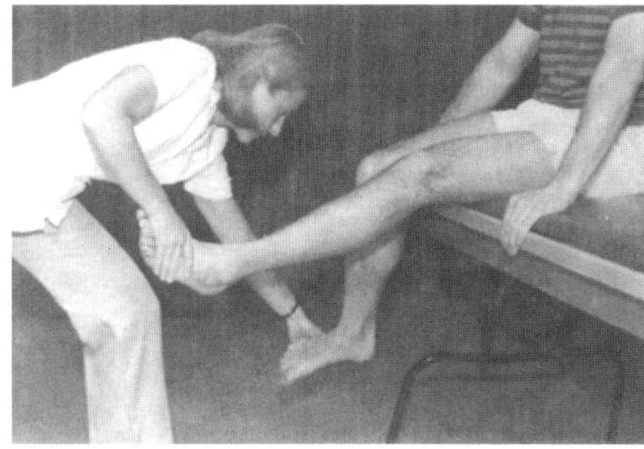

111B 상반 D1-좌측 대퇴사두근, 우측 슬괵근

목적/치료 목표(Purpose/Treatment Goals)

상반성 패턴은 보행에 필요한 동작을 촉진한다.

이 과정의 목적은 기능적인 상반 패턴에서 부드러운 길항근 반전을 촉진하는 것이다. 왜냐하면 대부분의 사람들은 하지에서 상반적으로 강화되고, 이 패턴은 보행을 하는 동안 발생되는 자연스러운 결합뿐만 아니라 정상적인 신경생리학적 및 신경해부학적으로 연결되도록 만든다.

적용에 따른 문제점(Problems with Application)

많은 치료사들은 그들의 맨손접촉을 협응하고 환자들의 상반적인 동작들을 조절하는 것을 어려워한다. 노력(시도)들은 종종 발이나 신체의 동작 없이 패턴을 수행하기 위해 치료사에 의해 만들어진다. 치료사는 이러한 매우 다양하고 기능적인 패턴들에 요구되는 협응성을 획득하도록 연습해야한다. 이는 종종 환자들을 위해 패턴들을 수행하는 것 보다 치료사가 이 패턴을 습득하는 것이 더 어렵다.

앉은 자세에서, 양측 비대칭성 및 교차-대각선 패턴들 또한 수행된다. 이러한 패턴들은 설명되었던 것 보다 강화의 다른 결합들을 사용하여 다른 근육 그룹들로부터 과흐름을 촉진할 수 있다.

편측 하지 패턴
(Unilateral Lower Extremity Patterns)

112

활동(Activity): 앉은 자세; 편측 D1, D2
기법(Technique): 유지 이완(HR), 율동적 안정성(RS), 수축 이완(CR); 맨손접촉은 발
손상(Impairments): 무릎 굴곡이나 신전에서 움직임 감소(ROM); 근 안정성 감소

설명(Description)

세 가지 기술은 수축된 조직의 신장성의 증가에 의한 ROM 운동을 늘리기 위해서 D1이나 D2 패턴을 사용할 수 있다. 이 과정은 환자에게서 근육 긴장으로 인해 수동 ROM이 감소되었다는 것을 설명하기에 적절하다. 신전과 굴곡 양측에서 제한을 가진 많은 환자들은 무릎 신전 범위와 대퇴사두근의 근력을 증가 시키기 것이 초기 목표이다. 무릎 신전에 저항을 주었을 때 대퇴사두근이 주동근으로 강화되고 슬괵근은 길항근으로 상반적 억제가 된다.

슬관절 신전이 목적이라면, 대퇴사두근이 주동근이다.

HR을 수행하기 위해 치료사의 맨손접촉은 발위에서 하는데 하나는 발뒤꿈치 다른 하나는 전족 위에 둔다. 무릎은 대각선 방향으로 제한된 점을 향해 활동적으로 뻗는다(그림. 112A). 양측의 맨손 접촉은 적당한 수준의 등척성 긴장으로 굴곡 방향으로 압력을 주어 대퇴사두근이 천천히 전개되도록 한다. 치료사는 맨손접촉으로 다리를 지지하고 이완하는 것을 교대로 허락되게 한다. 새로운 범위에서 능동 운동은 인내할 수 있는 저항으로 한다. 이 기술은 무릎 신전이 얻을 수 있는 부과적 범위가 없을 때 까지 재 실시한다. HR 기술에서 유지 부분 동안에 너무 많은 저항은 대퇴사두근을 억제하거나 통증을 야기할 수 있기 때문에 단지 적절한 등척성 저항을 공급한다. 통증은 초기 재활 단계 동안 증상이 될 수 있기 때문에 이완은 환자에게 어려울 수도 있고 적절한 시간을 허락해야 한다. 구두 지시는 "유지하세요, 제가 움직이는 쪽으로 다리가 움직이지 않도록 하세요," 또는 "저로 인해서 당신의 다리가 아래로 밀리지 않도록 하세요." 이다. 치료사는 너무 많은 긴장이 통증을 야기 하거나 약한 근육의 손상을 일으킬 수 있기 때문에 "저가 미는 힘에 대항해서 미세요." 라고 말하지 않는다.

슬관절 굴곡이 목적이라면, 슬괵근이 주동근이다.

무릎 굴곡 범위를 증가시키는 것이 목표일 때 슬괵근이 주동근이고 대퇴사두근이 길항근이다. 무릎 굴곡 범위나 대퇴사두근 이완은 묘사된 것과 비슷한 방법으로 성취할 수 있다. 슬괵근을 굴곡의 제한점으로 점차적 등척성 수축으로 저항을 준다(그림. 112B). 구두 지시는 "유지하세요, 저로 인해서 당신의 무릎이 뻗지 못하게 하세요" 라고 요구한다. 이완과 더 큰 무릎 굴곡 운동을 얻기 위해 등척성 수축의 과정은 주동근에 공급한다.

HR은 등척성 수축을 일으켜 긴장된 길항근에 직접적으로 공급할 수도 있지만 주동근에 등척성 저항을 수행 할 수 있다. 이 방법을 가지고 주동근의 수축을 강화하고 길항근을 동시에 억제할 수 있다. 주동근의 수축은 다음 운동을 위한 정확한 방향으로 무릎 관절의 뼈 성분에 활주를 일으킨다. 뿐만 아니라 통증을 벗어나게 하거나 제한된 범위를 없애는 맨손 저항은 환자의 불안 생산을 감소 시킴에 틀림없다. 치료사는 무릎 굴곡 증가를 위해서 특히 치료의 초기 동안에 늘어난 범위에서 길항적 대퇴사두근의 저항을 피한다. 재활의 초기 단계에서 대퇴사두근은 약함이 틀림없

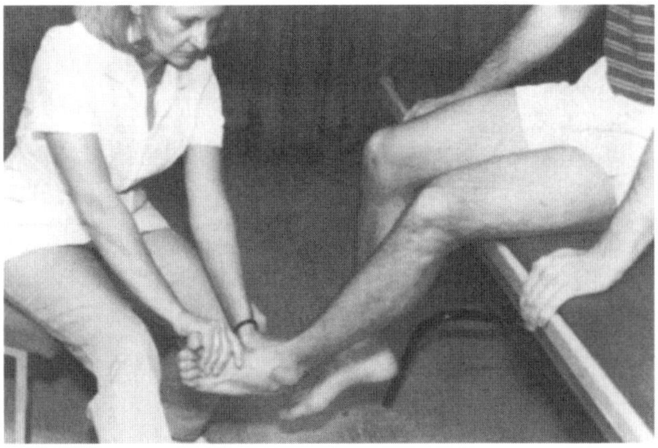

112A D1F, 슬관절 신전; 대퇴사두근의 HR

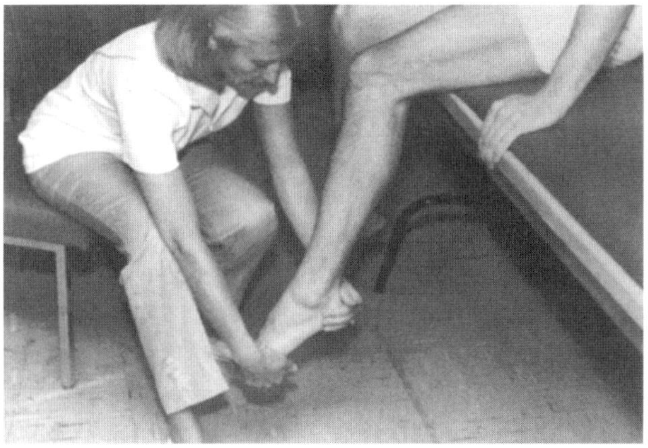

112B D1E, 슬관절 굴곡; 슬괵근의 HR

다. 늘어난 범위에서 등척성 저항을 가하면 과도한 억제가 발생하여 완전한 능동 무릎 신전을 이루기 어렵다.

HR은 제한된 움직임에서 D1이나 D2 패턴을 실시할 수 있다. 예를 들면, 무릎 신전이나 경골의 외회전을 요구 한다면 D1 굴곡 패턴으로 움직이는 것이 더욱 적절하다. 외측 대퇴사두근이 대퇴의 내측 부분보다 긴장이 나타난다면 D2E 무릎 굴곡 패턴으로 움직이는 것이 더욱 선택됨이 틀림 없다.

RS는 주로 등척성 수축을 혼합한 또 다른 기술인데 ROM 증가를 위해 사용될 수 있다. RS를 가지고 성취할 수 있는 동시 목표는 무릎 주위 근육 안정성을 증가 할 수 있다. 맨손접촉은 기술을 시작하기 위해 환자의 발 위에 두는데 한 손은 발꿈치, 다른 손은 전족에 둔다. 양쪽 접촉이 모든 성분에서 저항을 가하지만 뒤꿈치 접촉은 주로 경골 회전을 강조하고 전족 접촉은 주로 무릎 굴곡과 신전을 강조한다.

RS에서 D1이나 D2를 가지고 무릎 신전의 범위를 증가 시키기 위해 치료사는 대퇴사두근의 제한점에서 최소한으로 주동근에 저항을 가한다. 양쪽의 맨손접촉 범위에서 주동적 배측굴곡근과 대퇴사두근의 등척성 수축에 저항을 준다. 뒤꿈치에서 맨손접촉은 길항적 패턴에서 저항을 변경하는데 저항은 대퇴사두근과 슬괵근 양쪽에서 직접적으로 수축 촉진을 반대적으로 동시에 준다(**그림. 112C**).

이 반대적 저항 힘은 등척성 저항 전에 잠시 동안 율동적으로 변경되는데, 더 큰 무릎 신전에서 능동 저항 운동에 의해 주동근의 양쪽에 대한 맨손접촉을 다시 적용한다. 새로운 제한점에서 기술은 다시 적용된다. 저항 힘이 변화되는 동안 대부분의 구두 신호가 요구하는 것처럼 경골 회전이 되는데 뒤꿈치에서 맨손 접촉에 의해 주로 저항 된다. 구두 지시는 "나에 의해 너의 뒤꿈치가 안으로 구부러지게 하지 말고, 지금 나에 의해 그것이 밖으로 구부러지게 하지 마시오" 굴곡과 신전의 다른 요소는 많은 구두 지시에서처럼 요구되는 것과 같지 않게 전족 위에서 맨손접촉에 의해 주로 저항된다.

저항은 HR, RS와 함께 등급별로 주어진다. 관절의 움직임을 허용하지 않는다.

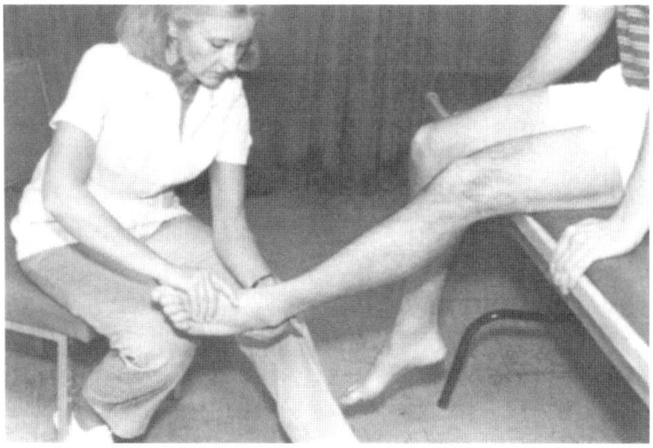

112C D1F, 슬관절 신전; 유지-이완

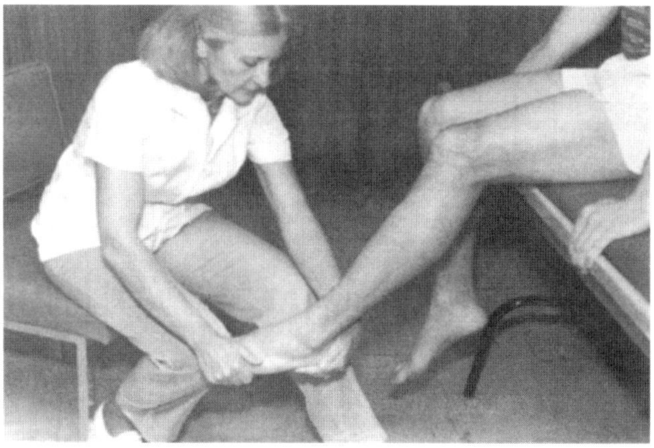

112D D1E, 슬관절 굴곡; 슬괵근의 CR

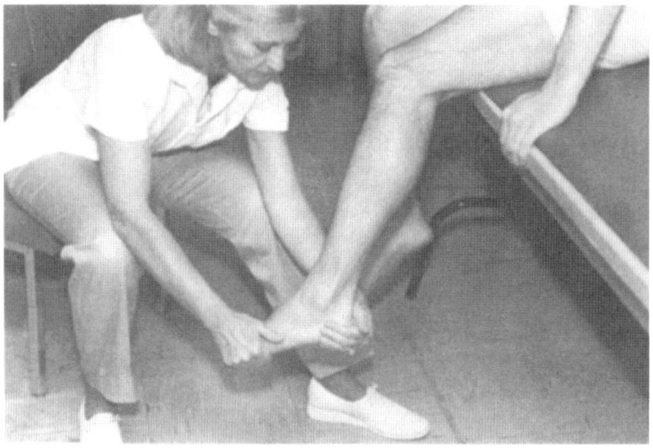

112E D1E, 슬관절 굴곡; 슬괵근의 CR

저항은 CR과 함께 최대화된다. 단지 회전성분은 운동범위 전체에 걸쳐 허용된다.

CR는 수축하는 조직의 범위에서 범위 증가를 위해 사용되어지는 3가지 기술에서 가장 활발한 것이다. HR의 기술과 같지 않게 CR은 긴장된 길항근에서 직접 실시했을 때 가장 효과적으로 나타난다. CR은 근 긴장을 즉각적이고 최대로 강화시키고 회전 성분의 능동 움직임이 포함된다. 예를 들면 긴장된 슬괵근에 의해 신전에 제한이 있다면 무릎을 D1이나 D2패턴으로 제한점에서 늘려야 한다. 맨손접촉은 뒤꿈치와 전측의 족저면에 위치시킨다. 치료사는 활동적인 구두 지시로 무릎을 굽히고 대각선의 선택(경골 회전)에 의지하여 발을 안이나 밖으로 변화시키라고 요청한다. 무릎 굴곡 성분을 등척성 저항이다. 그러나 회전 성분은 등장성 운동을 허락한다(**그림. 112D, 112E**). 회전 성분일 때, 완성되고 이완이 발생한다. 그리고 능동적으로 무릎 신전이 최소한의 저항 운동으로 촉진 된다. 이 기술은 새로운 범위에서 재 적용한다. CR은 초기 상태 동안의 대퇴사두근에 보통 실시하지 않고 통증이 있으면 결코 사용하지 않는 요소이다.

목적/치료 목표(Purpose/Treatment Goals)

목적은 근골격계 기능 부전을 가진 환자에서 무릎의 수축성 조직 범위를 증가시키기 위해서이다. HR은 주동근이나 길항근 중 한쪽에 할 수 있지만 대부분 주동근에 실시한다. HR은 특히 감소된 근육의 제한에서 대각선 패턴으로 실시된다. 그러나 회전적 스트레스에서는 금기증이다. 예를들면, 인대 좌상이나 외과적 재건술을 경험한 환자에서는 HR이 직선면에서 실시될 수 있다. 슬관절 완전 대치술 환자에서는 슬관절의 신전보다는 굴곡을 성취하는 것이 첫 번째 목표임에 틀림없다.

RS는 실시하기에 더욱 어려움에 틀림없지만 효과적으로 양쪽의 범위를 증가시키고 근육의 안정성을 증가시키는 목표를 촉진하기 위해 실시한다. CR은 굴곡근이나 큰 회전 성분을 가지는 것과 같은 기능에서 긴장된 근육에 실시했을 때 가장 효과적으로 나타난다(예, 슬괵근). CR은 통증의 요인이 있을 때 결코 사용해서는 안 된다. 이러한 모든 기술은 비수축 조직뿐만 아니라 수축성 조직 양쪽에서 긴장이 존재할 때 연부 조직이 가지는 결합이나 관절 유동술의 경과, 온도 양상에서 사용된다.

적용에 따른 문제점(Problems with Application)

구두 지시를 적절히 이용하는 것은 이 기술의 성공에서 필수적인 것이다. HR이나 RS를 가지고 등척성 수축을 촉진하기 위해서 구두 지시는 "유지 하세요. 제가 움직이는 쪽으로 움직이지 않도록 하세요" 등척성 수축을 요구할 때 지시는 "미세요" 라고 사용해서는 안 된다. 치료사는 근육 발달에 따라 긴장의 양을 조절할 수 있고 이것은 등척성 긴장의 점차적 강화에 의해 쉽게 성취될 수 있다.

CR과 같이 등장성 수축이 포함된다면 "방향을 바꾸어 미세요" 또는 "당기세요" 가 적당하다. RS와 같이 구두 지시와 맨손접촉을 연합해서 협조하는 것은 어떤 치료사에게는 어려울 수도 있다. 적용할 수 있을 때까지 3가지 과정을 천천히 진행한다면 이용을 위한 적응이 명확해진다.

113

활동(Activity): 앉은 자세, 편측 D1 또는 D2패턴
기법(Technique): 느린 반전(SR) 또는 정상 타이밍(HT); 맨손접촉은 뒤꿈치나 전족
손상(Impairments): 연속성을 가지기 어려움, 무릎이나 발목 운동의 타이밍과 반전

설명(Description)

앉은 자세에서 편측 하지 패턴으로 길항적 무릎과 발목을 근육의 부드러운 반전을 강화하기 위해 수행될 수 있고 원위에서 근위의 운동 타이밍을 촉진할 수 있다.

D1F 패턴은 외측 대퇴사두근에서 배측 굴곡과 내번이 결합하고 D2F패턴은 내측 대퇴사두근에서 배측 굴곡과 외번이 결합한다. 절차 이전에 앉아서 뒤꿈치에 접촉하여 처음으로 경골에 회전 저항을 주고 전족에 접촉해서 무릎과 발목 양쪽에 굴곡과 신전 요소의 저항을 준다. SR 기술 동안 반전 운동의 속도는 환자가 길항근의 빠른 반전을 수행할 수 있을 때까지 증가시킬 수 있다. NT 기술을 가지고 원 위 발과 발목 성분의 운동은 무릎 범위에서 운동이 허락되기 전에 반복 수축에 의해 촉진된다.

목적/치료목표(Purpose/Treatment Goals)

목적은 진보된 결합에서 무릎 근육의 빠른 반전과 운동의 정상 타이밍을 촉진한다. 이것은 정형외과나 CNS 기능 부전을 가진 많은 환자를 위한 진보된 목표이다. 이러한 강조의 절차는 운동 조절의 기술적 단계이고 협조된 타이밍이나 운동의 연속성을 촉진한다. 과정은 환자가 패턴을 통해 운동을 하여 강해지고 조절의 처리 단계를 성취하도록 만든다. 이러한 운동의 일반적 규칙은 치료사의 원위부 접촉을 원위부에 유지하는 것이다. 패턴은 근위부 접촉 전에 반대면으로 움직여서 더욱 원위부 접촉을 반전함에 따라 변화된다. 이 연속성은 동시적으로 양쪽 접촉이 변화할 때 일어날 수 있는 길항적 패턴의 반전 동안 이완을 막을 수 있고, 원위부에서 근위부로 운동의 적절한 타이밍을 확보할 수 있다.

114

활동(Activity): 누운 자세; 무릎 굴곡과 편측 D1F와 무릎 신전과 D1E패턴
기법(Technique): 느린 반전 유지(SRH); 맨손접촉은 대퇴와 발
손상(Impairements): D1패턴에서 근육의 약화; 조절과 반전 운동 어려움; 공동 패턴에서 비정상 운동

설명(Description)

이것은 엉덩이, 무릎, 발목 신전의 반전 운동과 함께 엉덩이, 무릎, 발목 굴곡을 결합한 대단위 패턴이다. 오른쪽 다리 운동에서 설명할 것이다. 환자를 눕혀서 침대의 모서리 가까이에 위치시킨다. 치료사는 환자 무릎 가까이에서 패턴의 대각선 방향에 환자의 머리를 향하도록 한다. 치료사는 맨손접촉을 발뒤꿈치 위에 하나 대퇴 아래에 하나를 두고, 패턴을 통해 환자의 지절을 안내한다.

D1F는 엉덩이 굴곡, 내전, 외회전, 무릎의 굴곡, 발의 내번과 함께 배측 굴곡과 결합된다. 대단위 패턴에서 다리 굴곡은 어깨 반대로 향한다. 대단위 패턴에서 다리 굴곡은 어깨 반대로 향한다. 무릎과 발은 중심선을 가로지른다. D1E는 엉덩이 신전, 외전, 내회전, 무릎 신전 그리고 발의 외번과 함께 저측 굴곡과 결합된다.

패턴 지절에 저항을 주기 위해서 굴곡 패턴의 늘어난 범위에 위치시킨다. 근위부 접촉은 전 내측 대퇴에 원위부 접촉은 치료사의 손가락의 내측과 엄지의 외측을 가지고 발의 전 내측 측면에 위치시킨다(**그림. 114A**). 패턴의 모든 성분을 신장시키고 그리고 나서 짧아지는 범위로 저항을 준다. 이 범위에서 등척성 수축을 촉진시켰다(**그림. 114B**). 근위부 손이 저항을 유지하고 있는 동안 원위부 접촉은 발가락 아래에 엄지를 두어 발의 족저면으로 축을 옮긴다. 신장은 신전 패턴의 모든 성분에 적용했다. 즉, 엉덩이 신전, 외전, 내회전, 무릎 신전, 발의 저측굴곡, 외번이다. 신장이 원위부 손에 의해 일차적으로 공급되지만 근위부 맨손 접촉은 더욱더 엉덩이에서 굴곡과 내전을 유도하여 신장을 보조한다. 신장 다음에 근위(왼손)부는 회외근에 접촉시키고 손은 엄지의 외

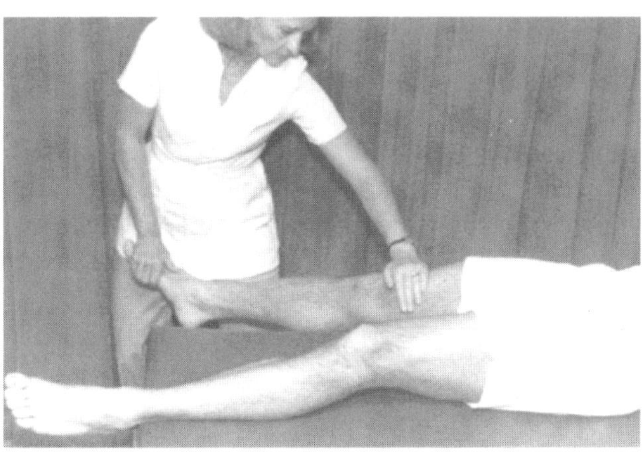

114A D1F 슬관절 굴곡-근육이 최대한 길어지는 범위

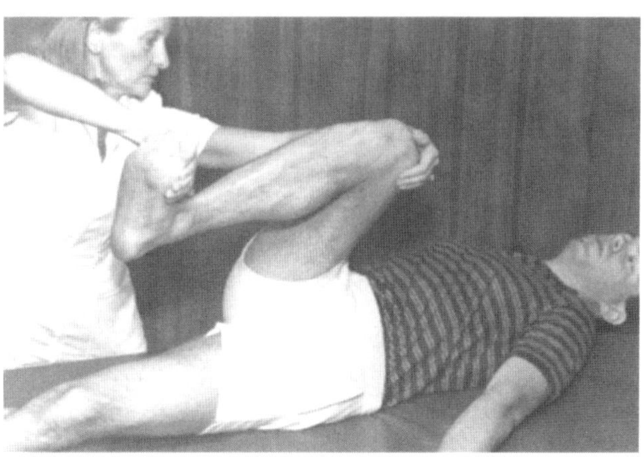

114B D1F 슬관절 굴곡-근육이 최대한 짧아지는 범위

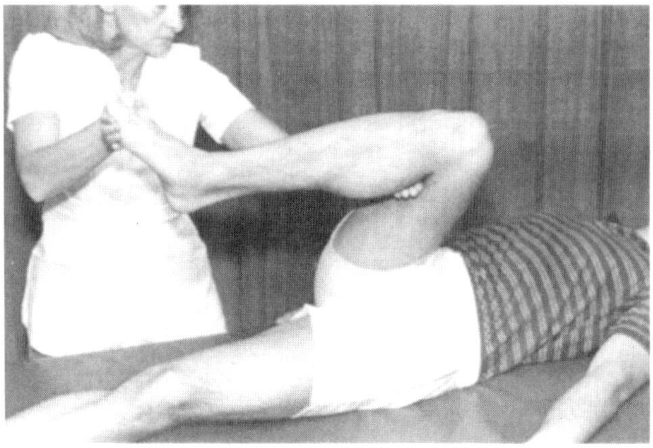

114C D1E 슬관절 신전-근육이 최대한 길어지는 범위

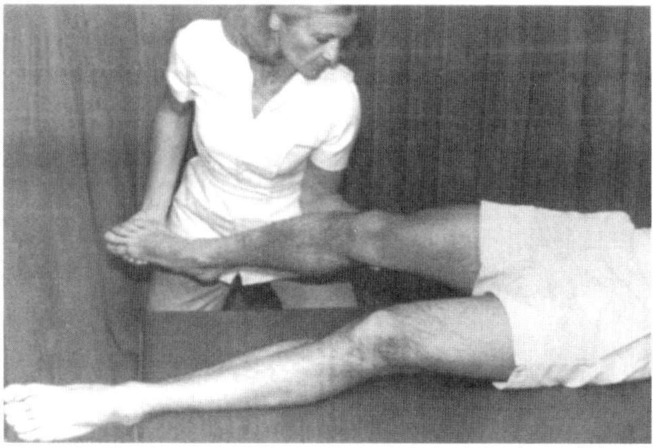

114D D1E 슬관절 신전-근육이 최대한 짧아지는 범위.

측과 손가락의 내측을 후 외측 대퇴위에 위치시켜서 신전 패턴 운동을 함으로써 시작된다(**그림. 114C**). 근위부 접촉은 신전 패턴의 시작 범위 동안 엄지의 물갈퀴 부위에서 저항을 공급하고 손의 손바닥 면을 가지고 환자의 다리를 완전히 뻗게 한다(**그림. 114D**). 길항근의 반전을 위해 원위부 접촉을 발의 전면으로 움직인다. 패턴의 성분을 신장하고 근위부 접촉을 전 내측으로 움직임으로써 굴곡 범위에서 초기 운동을 한다.

목적/치료 목표(Purpose/Treatment Goals)

목적은 D1 패턴에서 대단위 결합을 촉진하기 위해서이다; 장요근, 슬괵근, 전경골근을 강화(D1F), 중둔근, 대퇴사두근, 비복근-가자미근, 장비골근 강화(D1E); 부드러운 길항근 반전을 촉진하고 조절의 기술 수준을 강화하기 위해서이다. D1 패턴은 공동패턴의 근위부 성분과 재결합 한다.

적용에 따른 문제점(Problems with Applications)

치료사는 종종 원위부 성분만 신장하고 전체 패턴을 신장하지 않는다. 신전 패턴에서의 신장은 신전근과 회전근 뿐만 아니라 외전근에서도 결합된 신장 반대쪽 어깨를 향해야 한다. 굴곡 패턴에서 신장을 하기 위해서 지절의 견인과 회전적 신장을 결합하여야 한다. 굴곡 패턴의 짧아진 범위에서는 무릎 굴곡이 일반적으로 90° 이상이 허락되어야 한다. 무릎 굴곡이 90° 정도에 접근 했을 때 적절한 긴장이 슬괵근에 유지될 수 있다.

활동(Activity): 누운 자세; 무릎 신전 상태에서 D1F, D1E
기법(Technique): 느린 반전 유지(SRH); 맨손접촉은 대퇴와 발
손상(Impairments): 근위부 근육의 약화; 대퇴사두근 약화; 무릎 신전에서 배측 굴곡의 결합이 어려움; 반전 운동을 가지기 어려움.

115

설명(Description)

하지를 완전히 펴고 수행하는 패턴은 지레팔이 길어지게되어 근위부 근육들에 대한 요구가 증가한다.

이 운동은 전체 운동을 통해서 무릎 신전을 유지한다. 환자와 치료사의 두 개의 초기 자세는 이전 과정과 유사하다. 환자의 지절은 전체 범위에 무릎 신전을 유지한 상태에서 굴곡과 신전 패턴의 운동을 한다. 굴곡 패턴의 범위는 슬괵근의 긴장에 의해 제한될 것이다.

전 내측 대퇴와 발에서 맨손접촉을 하여 신장시키고 굴곡 패턴의 늘어난 범위에서 저항을 준다(**그림. 115A**). 신장은 이전 과정과 유사하고 견인과 회전을 결합하고 더욱더 엉덩이와 발목이 신전되도록 운동한다. 긴 지레 팔은 무릎이 신전된 위치에 의해 주어지기 때문에 작은 저항은 대단위 굴곡 패턴을 비교한 것과 같이 공급될 수 있다. 굴곡의 짧아진 범위에서 유지 수축에서 저항을 줄 수 있다(**그림. 115B**). 길항근 반전을 위해 원위부 접촉이 처음 움직이고 신전 패턴에서 신장하고 저항을 준다. 그 다음 근위부 접촉은 대퇴의 후 외측 면으로 움직여 근위부 근육에 저항을 공급한다(**그림. 115C**). 저항은 양쪽 근위부와 원위부 접촉에서 동등하게 공급할 수 있다. 신전의 짧아진 범위에서 등척성 수축은 접근 힘에 의해 강화될 수 있다(**그림. 115D**).

목적/치료 목표(Purpose/Treatment Goals)

목적은 무릎 운동에 독립해서 엉덩이 근육을 강화하기 위해서이다; 짧아진 범위에서 대퇴사두근이 등척성 강화된다; 그리고 보행주기의 뒤꿈치 닫기 단계를 위한 준비로 무릎 신전에서 배측굴곡을 촉진하기 위해서이다.

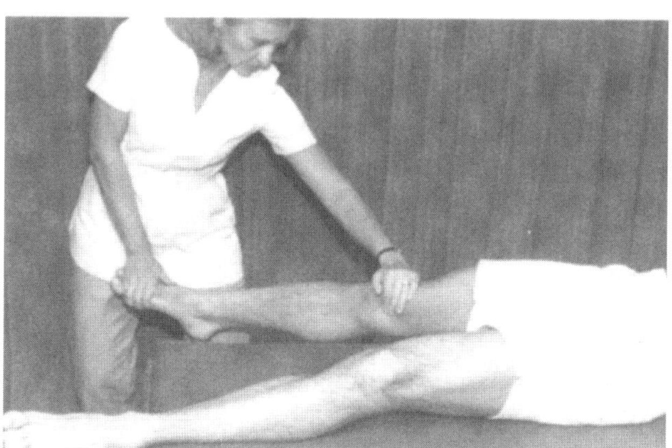

115A D1F 슬관전 완전 신전-근육이 최대한 길어지는 범위

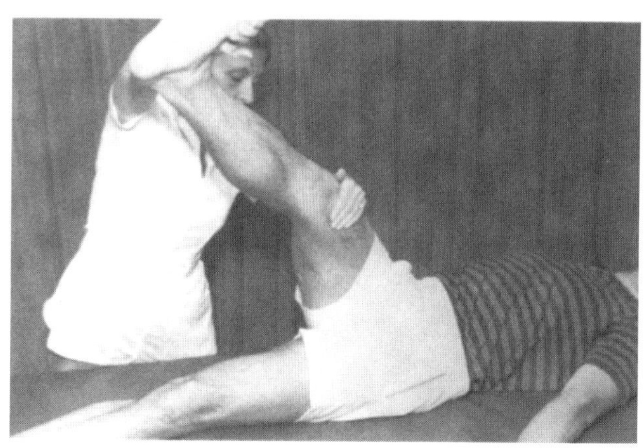

115B D1F 슬관절 완전 신전-근육이 최대한 짧아지는 범위

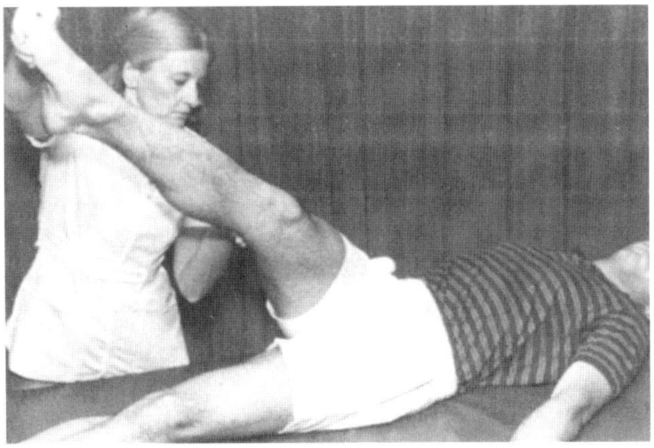

115C D1E 슬관절 완전 신전-근육이 최대한 길어지는 범위

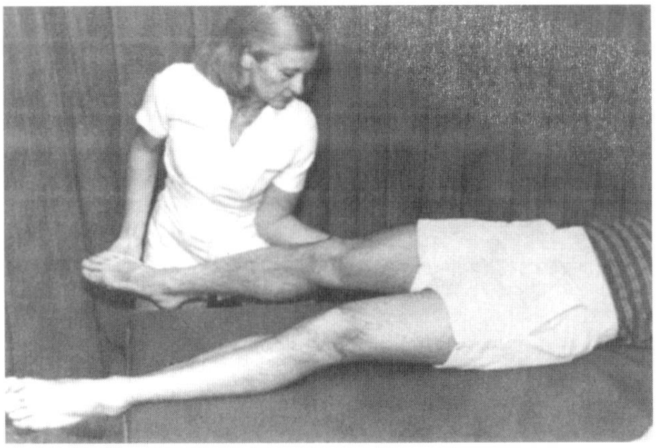

115D D1E 슬관절 완전 신전- 근육이 최대한 짧아지는 범위

적용에 따른 문제점(Problems with Application)

환자의 다리가 길거나 구부러지기 쉬운 슬괵근을 가지고 있다면, 또는 치료사가 작다면 굴곡 패턴의 짧아진 범위를 향해 조절된 운동을 하기 어려움이 틀림없다. 치료사가 키가 작은 경우라면 조절되기 전에 굴곡에서의 범위가 제한되어 헛된 것이 된다. 신전 패턴에서 원위부 손을 가지고 옳지 않은 저항이나 지지를 제공한다면 과신전 되도록 무릎에 힘을 줄 수 있다.

116

활동(Activity): 누운자세; 무릎 굴곡이나 신전 상태에서 편측 D2F.
기법(Technique): 느린 반전 유지(SRH); 맨손접촉은 대퇴와 발
손상(Impairments): D2 패턴에서의 근육 약화; 반전 운동을 가지기 어려움

설명(Description)

환자는 엉덩이 신전, 내전, 외회전, 그리고 발목 저측 굴곡과 내번 상태의 D2E를 가지고 침대의 모서리 가까이에 위치시킨다. 다른 하지는 운동 다리의 적절한 내전을 허락하기 위해 외전한다. 치료사는 환자의 패턴 대각선 방향 발에서 얼굴 쪽을 향하여 위치한다. 환자의 다리는 굴곡 패턴을 통해서 움직였다; 엉덩이 굴곡, 외전, 외회전, 무릎 굴곡, 발목 배측굴곡, 외번 다리는 늘어난 위치로 되돌아 왔다.

대단위 패턴에서 신장하고 저항을 주기 위해 맨손접촉은 원위부를 발의 배 외측 면에 근위부를 대퇴의 전 외측 면에 위치시킨다(**그림. 116A**). 엉덩이 신전은 침대에 의해 제한되기 때문에 신장은 엉덩이 성분의 회전과 발목의 운동에 의해 대부분 공급되었다. 등척성 수축의 저항은 지절의 대단위 D2F 패턴의 짧아진 범위에서 저항을 준다(**그림. 116B**). 길항적 신전 패턴의 반전을 위해서 원위부 맨손접촉은 발가락 아래의 엄지를 발의 족저면 위로 움직이고 신전근 운동을 신장시킨다. 근위부 접촉은 원위부 접촉이 발과 무릎을 신장시키고 있을 때 동시에 더욱 더 신장되도록

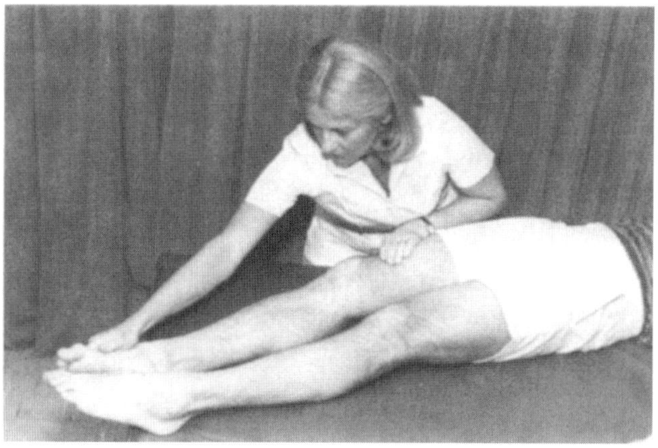

116A D2F-근육이 최대한 길어지는 범위

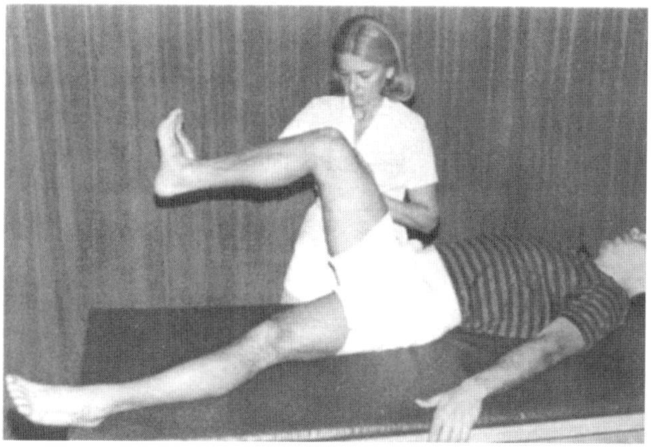

116B D2F-근육이 최대한 짧아지는 범위

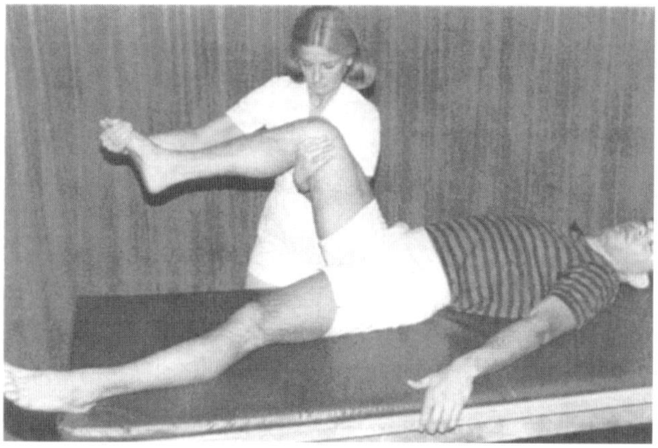

116C D2E-근육이 최대한 길어지는 범위.

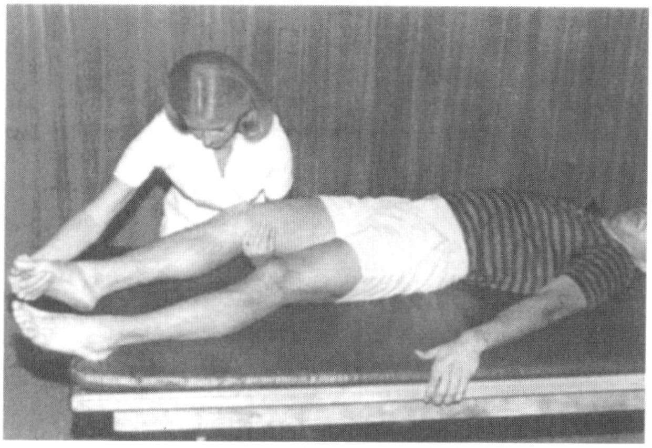

116D D2E-근육이 최대한 짧아지는 범위

엉덩이 굴곡과 외전이 되도록 대퇴를 안내한다. 신장이 단지 원위부 접촉에서 옳지 않게 적용된다면 스트레스가 내측 측부 인대에 제공됨에 틀림없다. 신장 다음에 치료사는 근위부 접촉을 신전 패턴에 저항을 주기 위해 대퇴 후부로 움직인다. 근위 접촉은 대퇴 외측에서 후부로 이동하고 어깨는 아래로 위치시키는데 대퇴를 넘어서지는 않는다(**그림. 116C**). 접근은 신전의 짧아진 범위에서 공급한다(**그림. 116D**). 방향 반전을 위해 근위부 접촉은 신전패턴에서 저항을 유지하고 원위부 접촉은 굴곡 패턴이 신장되기 위해 발의 전부 표면으로 이동시키고 방향을 반전시킨다.

신전된 다리 패턴을 수행하기 위해서 접촉은 같은 위치에서 해야 하지만 무릎은 전체 패턴을 통해서 신전을 유지해야 한다. 치료사는 움직임의 전체 진폭을 허락하기 위해서 환자의 운동과 함께 움직여야 한다(**그림. 116E**). 치료사는 굴곡 패턴의 늘어난 범위를 강조하기 위해서(**그림. 116F**) 또는 더욱 중요하게 신전 패턴의 짧아진 범위에서 테이블의 반대쪽에 위치해야 한다(**그림. 116G**).

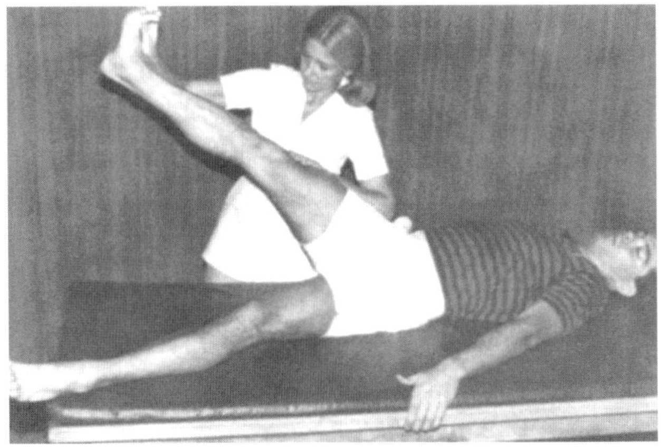

116E D2F-슬관절 완전 신전, 근육이 최대한 짧아지는 범위

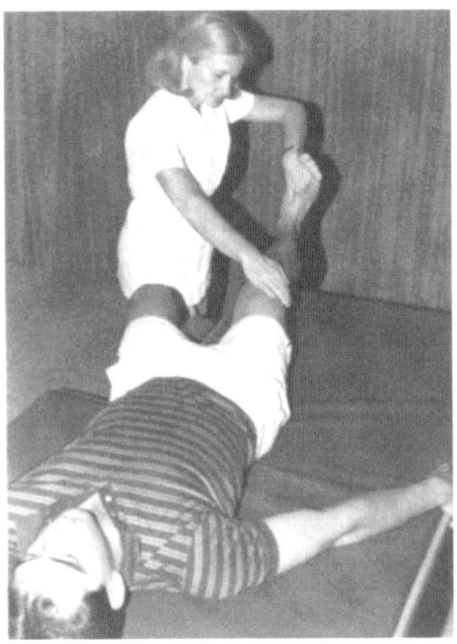

116F D2F-슬관절 완전 신전

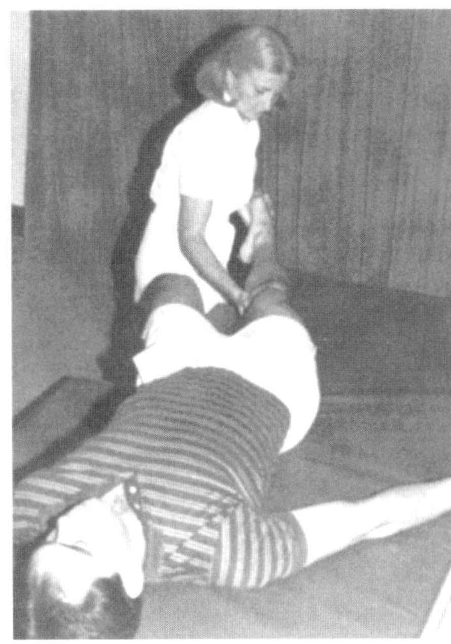

116G D2E-슬관절 완전 신전

목적/치료 목표(Purpose/Treatment Goals)

목적은 대퇴근막장근, 대퇴사두근, 단비골근을 강화하기 위해서 이다(D2F) ; 대둔근, 슬괵근, 비복근, 가자미근 그리고 후경골근을 강화하기 위해서(D2E) ; 그리고 부드러운 길항근의 반전을 촉진하기 위해서 이다.

적용에 따른 문제점(Problems with Application)

치료사는 굴곡 패턴 동안 원위부 맨손접촉의 장소에 문제를 가지고 있다. 전완에서의 위치는 치료사에게 쉽도록 지지되는데 회내 또는 회외를 엄지의 내측 또는 외측으로 선택할 수 있다. 신전 패턴의 늘어난 범위에서 신장은 무릎 인대의 손상이 발생하지 않도록 주의 깊게 실시해야 한다.

신전 움직임 동안 근위부 접촉은 전체 범위를 통해 적절한 저항을 수행하고 엉덩이 신전, 내전과 함께 외회전 기능을 주기 위해 다리의 외측 면에서부터 대퇴로 접근해야 한다. 근위부 접촉은 시작 범위에서는 어색함이 느껴지지만 신전의 짧아진 범위에서 맨손접촉이 닿았을 때 같은 방향으로 저항이 되고 운동이 더욱 쉽게 조절될 수 있다.

117

활동(Activity): 누운 자세; 무릎 굴곡에서 DIF
기법(Technique): 엉덩이와 무릎에서 강조를 위한 타이밍(TE)과 함께 느린 반전 유지(SRH); 맨손접촉은 대퇴와 발
손상(Impairments): 엉덩이 굴근 또는 슬괵근의 약화

설명(Description)

강조의 특별한 기술은 편측 패턴에서 적용될 수 있다. TE는 패턴이나 과정의 목표에서 힘의 불균형이 존재할 때 약화된 근육을 강화하기 위해 수행한다.

첫번째 예로, TE는 엉덩이 굴곡근의 약화가 존재하지만 슬괵근이나 전경골근이 강할 때 사용한다. 그 과정은 성공적인 유도에 의해 굴곡근 패턴을 촉진하거나 굴곡근 패턴의 늘어난 범위에서 신장하여 길항근의 신전 패턴에서 저항과 함께 시작한다. 이 예는 굴곡에서 신장과 저항이 함께 시작할 것이다.

다리는 D1 굴곡의 늘어난 범위에서 위치한다. 그리고 신장은 굴곡근 패턴의 모든 성분에서 적용된다(**그림. 117A**). 전체 패턴에서 저항을 준다. 그러나 단지 무릎과 발목의 굴곡근 분절은 90°의 굴곡을 이루기 위해서 충분히 강함에 틀림없다. 이러한 강한 근육의 범위는 등척성 저항과 함께 "고정" 된다. 강조를 위한 타이밍은 그 다음 범위를 통해 그들의 수축을 촉진하기 위해 엉덩이 굴곡근과 내전근에서 수행된다(**그림. 117B**). 엉덩이 굴곡이 짧아진 범위에서 이루어질 때, 전체 패턴의 등척성 수축은 저항이 되고, 신전근 움직임의 반전은 신장과 저항에 의해 촉진된다. 신전의 짧아진 범위에서 굴곡 패턴은 다시 신장되고 연속적으로 반복된다. 엉덩이 굴곡근은 중력에서 주동근으로 움직이기 때문에 치료사의 저항은 근육이 등급 3/5보다 낮다면 주의 깊게 적용해야 한다.

슬괵근의 굴곡 패턴의 성분이 약하다면 TE는 무릎 굴곡근에 초점을 맞출 수 있다. 엉덩이 굴곡근, 내전근 그리고 배측 굴곡근은 저항이 되고 적절하게 유지할 수 있는 범위 90° 에서 "고정"이 된다.

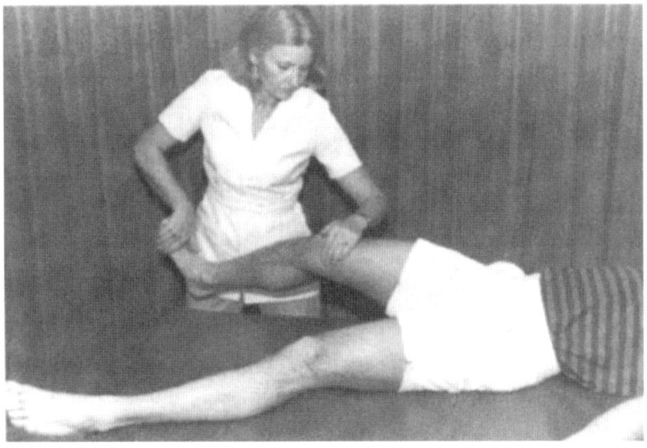

117A D1F-슬관절 굴곡-근육이 최대한 길어지는 범위에서 신장

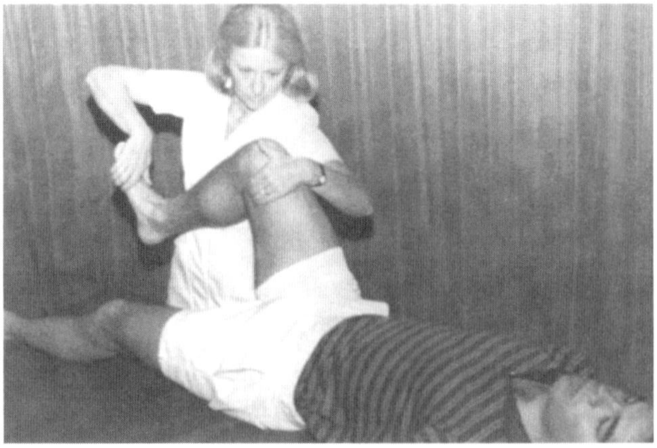

117B D1F-슬관절 굴곡-고관절 굴곡, 내전에 대한 TE

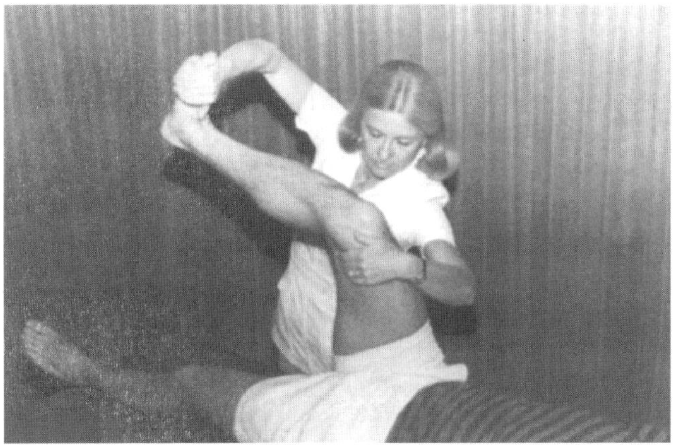

117C D1F-슬관절 굴곡: 슬괵근에 TE

강조를 위한 타이밍은 슬괵근에서 무릎 굴곡은 향상시키기 위해 적용할 수 있다(**그림. 117C**). 굴곡근 패턴 동안 치료사의 원위부 맨손접촉은 발목 성분의 등척성 수축을 견딜 수 있기 위해 발등 위에 유지한다. 치료사는 원위부 맨손접촉에서 슬괵근 저항을 위해 발을 들어 올리고 무릎을 신전한다. 그리고 환자는 무릎을 굴곡하고 반대 무릎 방향으로 발을 내려서 반응한다. 중력으로 무릎 굴곡을 보조할 수 있기 때문에 이 과정은 슬괵근이 3/5 아래면 적절하다. 슬괵근이 강하면 이전에 엎드린 자세 패턴을 적용할 수 있다.

목적/ 치료 목표(Purpose/Treatment Goals)

목적은 패턴 내에서 강한 근육에서부터 최고의 과잉에 의해 특별한 패턴 성분을 강화하기 위해서이다. 대단위 운동은 엉덩이, 무릎 그리고 발목 굴곡 또는 신전과 결합하는데 과잉을 통해 강화가 분절 사이 치료의 목표일 때, 이러한 결합 동안 가장 강화되는 것 같아서 가장 적절하다.

적용에 따른 문제점(Problems with Application)

치료사는 약한 부분의 축에 우선하여 충분히 강한 성분을 "고정" 할 수 없다. 과잉은 강한 근육을 등척성 수축을 할 때 수행되므로 최대화 되는 것 같다. 그러므로 기술의 등척성 부분은 강조를 위해 필요하다.

치료사가 강조를 무릎 굴곡에서 할 때, 원위부 맨손접촉이 어렵고 발바닥에서 접촉되므로 바르지 않게 움직인다. 발목 성분에서 저항을 유지하고 무릎 굴곡을 촉진하기 위해서 원위부 맨손접촉은 전면이나 발뒤꿈치에 유지해야 한다. 접촉이 발의 저측면에서 움직인다면 굴곡근 패턴보다 신전근 패턴이 촉진될 것이다.

118

활동(Activity): 누운 자세; 무릎 신전에서 D1E
기법(Technique): 엉덩이와 무릎에서 강조를 위한 타이밍(TE)과 함께 느린 반전 유지(SRH); 맨손접촉은 대퇴와 발
손상(Impairments): 중둔근 또는 대퇴사두근의 근력 약화

설명(Description)

D1E패턴 강조에서 중둔근이나 대퇴사두근의 강화를 위해 직접 사용할 수 있다. 엉덩이 성분의 강조를 위해 전체 패턴을 신장하고 짧아진 범위에서 강한 무릎과 발목의 신전근을 "고정" 하고 저항을 준다. 등척성 수축은 접근에 의해 촉진된다. 그러면 강조는 엉덩이에서 변화되고, 신전, 외전, 내회전의 모든 성분이 짧아진 범위에서 축이 된다(**그림. 118A**). 엉덩이 신전은 중력에 의해 보조되기 때문에 맨손 저항은 지절의 무게를 넘어서서 충분히 가지게 된다.

TE는 대퇴사두근이 패턴의 가장 약한 부분일 때 무릎 신전에서 적용할 수 있다. 이러한 경우 엉덩이와 발목의 짧아진 범위에서 등척성 저항을 주고 대퇴사두근이 축이 된다(**그림. 118B**). 굴곡근 패턴의 전체 다리 "쇠약"에서 등척성 저항은 무릎 신전에서 저항과 결합되어 적용한다. 발의 족저면에서 발가락 아래에 치료사의 엄지를 유지한다.

목적/ 치료 목표(Purpose/Treatment Goals)

목적은 패턴 안의 강한 근육에서부터 최대의 과잉에 의해 엉덩이나 무릎 신전근을 강화하고 약한 성분을 강조하기 위해서이다. TE는 또한 특별히 약한 근육이 존재한다면 굴곡이나 신전에 직접 D2패턴의 강조를 위해 적용한다.

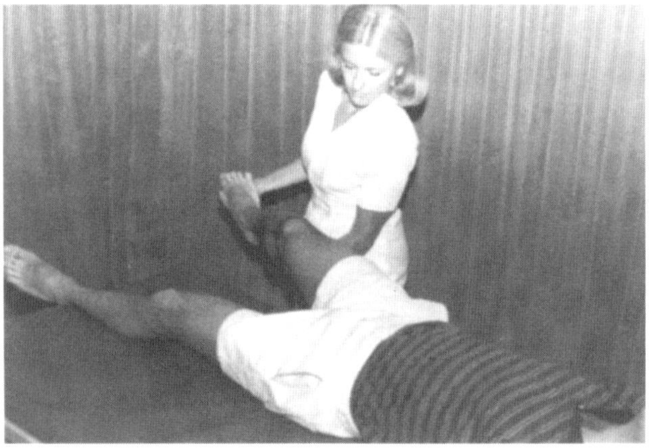

118A D1E-슬관절 신전-근육이 최대한 짧아지는 범위

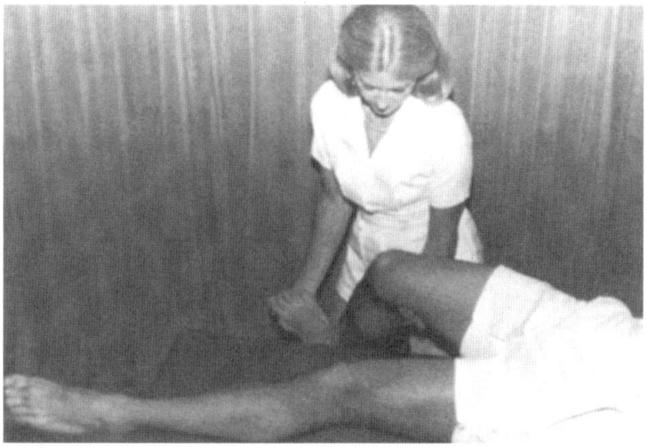

118B D1E-대퇴사두근의 TE

적용에 따른 문제점(Problems with Application)

치료사는 강조가 대퇴사두근일 때 원위부 맨손접촉의 적절한 장소를 유지하기 어렵다. 엉덩이와 발목 신전근에서부터의 과잉은 이 접촉이 발바닥에 유지된다면 발생할 수 있다. 원위부 접촉이 전면에서 바르지 않게 움직인다면, 환자는 엉덩이 신전보다는 굴곡을 하는 경향이 나타난다. 대퇴사두근이 3/5 이상이면, 양측이나 편측 패턴에서 앉아서 수행하는 것이 보다 바람직하다.

119

활동(Activity): 앙와위; D1E 또는 D2E, 슬관절 완전 신전.
기법(Technique): 반복된 수축(RC)을 동반한 느린 반전 유지(SRH); 대퇴 및 족부에 맨손 접촉.
손상(Impairments): 중둔근 또는 대둔근의 근력 약화.

설명(Description)

두 가지 대각선 패턴들 중 어느 한쪽에서 RC기법은 전체 동작 또는 고관절 부분의 근 골격계에 초점을 맞춘 근력 증강에 적용될 수 있다. 그 과정은 신전근 패턴을 위한 신장 및 저항에 이어서 굴곡패턴을 위한 신장 및 저항으로 시작한다. 근육이 최대로 단축되는 범위 부군에서의 등척성 수축은 더욱 단축되는 범위에서 전체 패턴의 RC에 잇달아 압박(approximation)으로 수행된다 (**그림. 119A**). RC를 적용하는 이런 활동의 경우는 TE의 적용과 거의 비슷하다. 그러나, 이 활동의 목표는 동일한 두 기법들에 관한 것인데, 이 과정에서 모든 동작의 요소들은 반복되고 특별한 동작의 강조는 없다는 것이다.

목적/치료 목표(Purpose/Treatment Goals)

이 과정의 목표는 중둔근(D2E) 또는 대둔근(D1E)의 근력 강화 및 D1E 또는 D2E 패턴들에서 모든 근육들의 근력이 증강되는 것이다.

RC 기법은 반복된 신장기법을 적용하는 단계에서 적용된 등척성 수축으로 수행될 수 있다. 등척성 근 수축의 목적은 기법의 근육들의 등장성 요소들이 더욱 신속하게 반응을 하도록 신장의 민감도를 증가시키기 위한 것이다.

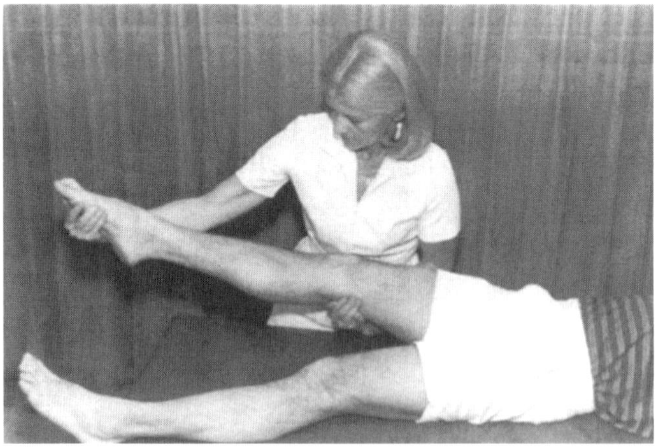

119A D2E-슬관절 완전 신전; RC

활동(Activity): 누운 자세; 신전 또는 굴곡에서 D1 또는 D2
기법(Technique): 유지 이완(HR); 맨손접촉은 대퇴와 발
손상(Impairments): 엉덩이 굴곡근이나 엉덩이 신전근의 운동성 감소

120

설명(Description)

HR은 엉덩이 굴곡근의 신장성을 증가하기 위해 2개의 하지 패턴을 적용할 수 있다. 그 기술은 토마스 테스트 자세나 하요부의 안정성과 골반의 기울기 경향을 감소하기 위한 다른 하지의 반 무릎 누운 자세에서 적용할 수 있다. 다리는 엉덩이 굴곡의 늘어난 범위에서 위치한다. 맨손접촉은 대퇴와 발의 후면에서 주동적 엉덩이 신전근에 등척성 저항을 점차적으로 증가시킨 후 이완한다 **(그림. 112A)**. 이완한 다음에 더 큰 엉덩이 신전의 능동범위에서 저항을 준다. 이 기술은 엉덩이 신전의 부가적인 범위가 얻어지지 않을 때까지 반복한다. 엉덩이 굴곡의 범위를 증가시키기 위해서 대단위 굴곡 패턴에서 등척성 저항을 준 다음에 이완과 능동 굴곡 움직임을 줄 수 있다.

목적/ 치료 목표(Purpose/Treatment Goals)

목적은 엉덩이 굴곡근 특히 D1E에서 장요근 D2E에서 대퇴근막장근, 엉덩이 신전근, 그리고 회전근의 신장성을 증가시키기 위해서이다. 이 근육의 하요부 기능 부전을 가진 환자는 신장하는 것이 필요하다.

적용에 따른 문제점(Problems with Application)

치료사가 신전 범위를 얻으려고 할 때, 길항적 엉덩이 굴곡근에 등척성 저항을 적용해야 한다. 길항근의 저항은 엉덩이 굴곡근의 신장 같은 운동의 과정에는 조절 하지만 이러한 근육의 등척성 수축은 골반의 전방 기울기, 요부의 전만을 증가하거나, 천장관절의 좌상을 초래한다. 하복부의 약화는 이러한 원하지 않는 운동을 악화시킨다. 기술이 하요부에 주동근으로 적용될 때 이 부분에 불편함을 피하기 위해 다른 지절의 위치에 안정성이 필요하다.

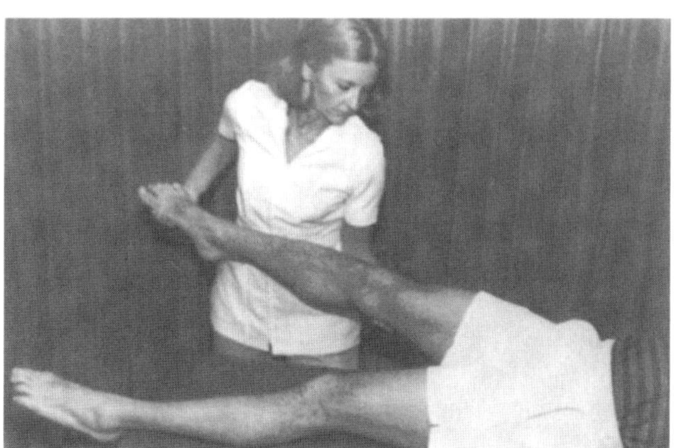

120A D1E: 주동근에 HR

121

활동(Activity): 누운 자세; 무릎신전에서 D1F 또는 D2F
기법(Technique): 유지 이완(HR); 맨손접촉은 대퇴와 발
손상(Impairments): 슬괵근의 운동성 감소; SLR에서 제한

설명(Description)

HR은 슬괵근의 신장성을 증가시키기 위해 D1F 또는 D2F패턴을 적용할 수 있다. 환자를 침대의 가장자리 가까이에 바로 누운 자세로 위치시킨다. 지절은 D1F 또는 D2F에서 능동적으로 움직이다. 엉덩이 굴곡 패턴의 짧아진 범위에서 길항적 슬괵근에 등척성 수축의 저항을 준 다음에 이완과 굴곡으로의 더 큰 움직임을 준다. 이 기술은 부가적 범위를 얻지 못할 때까지 반복한다. 치료사의 맨손접촉은 등척성 수축과 기술의 이완 부분에서는 지절의 후면에 위치시키고 엉덩이 굴곡근 운동을 촉진시키기 위해서는 전면으로 변화시킨다. 치료사는 D1 굴곡의 짧아진 범위에서 슬괵근에 더 큰 저항을 위해 침대의 반대쪽에 서 있어야 한다.

주동적 엉덩이 굴곡근과 무릎 신전근은 긴장된 슬괵근에 상반적인 억제를 위해 저항을 준다. 그러나 대퇴직근의 긴 지레 팔과 능동 불충분 때문에 범위를 더 늘리기 위해서는 길항근에 직접 적용하는 유지에서 성취될 수 있다. HR은 길어진 범위의 근육에서 가장 흔히 적용될 수 있다. 그러나 범위를 늘리는 것은 기술의 중간이나 짧아진 범위의 경우에도 일어날 수 있다.

목적/ 치료 목표(Purpose/Treatment Goals)

목적은 슬괵근의 신장성과 SLR에서 범위를 증가하기 위해서이다. 근 그룹의 신장성은 슬괵근이 고립된 긴장이 발생하면 기능적 활동 동안 골반 움직임이 감소하고 하요부 지역에 스트레스 집중을 초래하기에 필요하다. 표층열이나 연부 조직 기술은 유지 이완의 적용 전에 사용할 수 있다.

적용에 따른 문제점(Problems with Application)

환자는 증가된 등척성 수축을 수행하기 보다는 신전에서 미는 것을 시도할 것이다. 근육의 미세한 찢어짐은 갑작스런 긴장의 증가에 의해 초래된다.

122

활동(Activity): 누운 자세; SLR이나 대단위 굴곡운동
기법(Technique): 율동적 회전(RR) ; 맨손접촉은 대퇴와 발
손상(Impairments): 슬괵근의 운동성 감소; 후부 구조물의 긴장

설명(Description)

이 수동 기술은 환자가 능동적으로 운동에 참여할 수 없다면 ROM을 얻기 위해 사용할 수 있다. 환자는 침대에 바로 눕고 치료사는 대퇴와 뒤꿈치 아래에 맨손접촉을 한다. 다리는 지절이 쉽게

움직이도록 약간 들어 올린다. 치료사는 내회전과 외회전의 장축 주위 지절에서 천천히 그리고 율동적 회전을 준다.

목적/ 치료 목표(Purpose/Treatment Goals)

목적은 엉덩이와 무릎 근육에서 ROM을 유지하거나 늘리기 위해서이다.

이 기술은 환자가 근육 조직을 포함하는 능동적 수축이 어려울 때 가장 적절하다. 완전한 SCI나 초기 단계의 GBS; 말초 신경손상, 통증 또는 극심한 과긴장을 가진 환자는 이 기술에서 이익을 얻을 수 있다.

적용에 따른 문제점(Problems with Application)

환자가 부정확한 자세로 있다면 치료사의 하요부는 스트레스를 받는다. 환자는 체간의 역할을 향상시키기 위해 침대의 가장자리를 향하여 눕는다.

123

활동(Activity): 누운 자세; 무릎 신전에서 D1E
기법(Technique): 주동적 반전(AR); 맨손접촉은 대퇴와 발
손상(Impairments): 대퇴사두근과 엉덩이 신전근의 원심성 조절의 감소

설명(Description)

D1E에서 가장 좋은 움직임이 있는 사람의 구심성, 원심성 수축의 반전은 AR의 기술에서 촉진될 수 있다. 이 과정은 D1E의 다리가 늘어난 범위에서 시작한다. 엉덩이와 무릎 신전근은 신장되고,

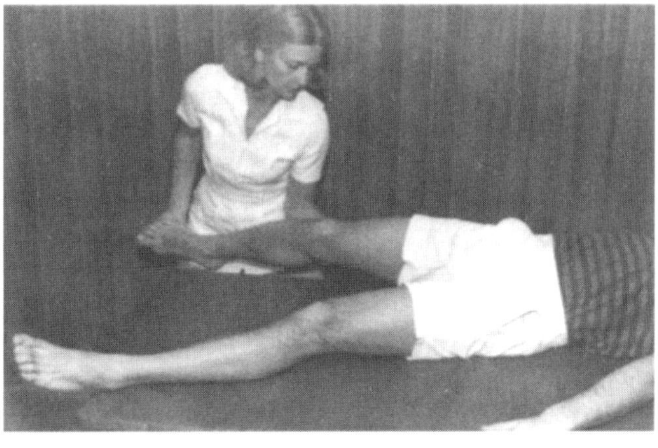

123A 슬관절 신전을 동반한 D1E-근육이 최대한 짧아지는 범위: AR

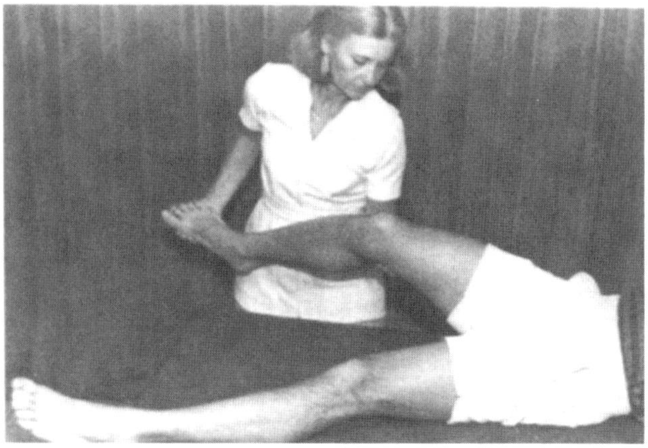

123B D1E-슬관절 신전-중간범위: AR

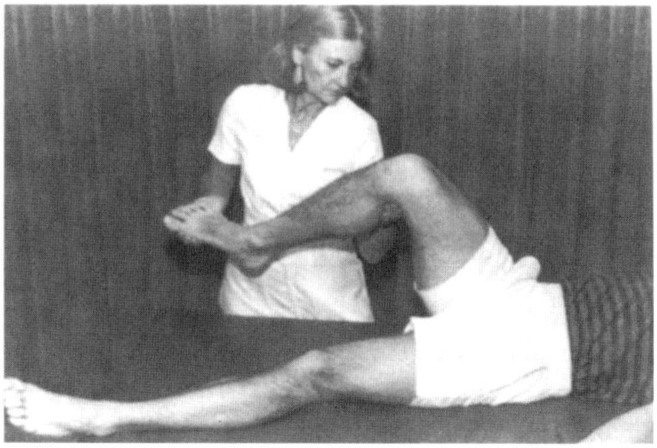

123C D1E-슬관절 신전-근육이 최대한 길어지는 범위: AR

유지를 적용시킨 상태의 짧아진 범위에서 구심성 수축을 시킨다. 다음으로 신전근의 원심성 수축을 위해 저항을 준다. 치료사의 맨손접촉은 전체 과정 동안 대퇴와 발의 족저면의 후부에 위치시킨다. 구두 지시는 "아래로 미세요"(짧아진 범위로의 구심성 수축), "이제 당신의 다리를 굽히세요", 또는 "당신의 다리를 천천히 굽히세요"(짧아진 범위에서부터 길어진 범위로의 원심성 수축)(그림. 123B, 123C).

환자가 원심성 수축의 길어진 범위를 조절하기 어렵다면, 기술은 늘어나는 수축의 범위를 점차적으로 증가시키는 범위의 증가를 통해 수행할 수 있다.

목적/ 치료 목표(Purpose/Treatment Goals)

이 활동의 목적은 신전근들의 구심성-원심성 근 수축의 부드러운 반전을 촉진하기 위한 것이다.

슬관절 신전의 짧아진 범위에서 원심성 조절은 보행을 하는 동안에 필요한 것이다. 계단을 내려오거나 기립자세에서 앉은 자세로 옮기는 것과 같은 활동들은 고관절 및 슬관절 신전근들의 길어진 범위에서 원심성 조절이 요구된다. 구심성-원심성 저항은 대퇴사두근을 분리시키기 위한 패턴 중에서 슬관절 신전근 부분에 일차적으로 적용될 수 있다.

적용에 따른 문제점(Problems with Application)

길항근들의 반전이 강화되어왔으므로, 치료사들에게는 맨손접촉을 그 절차를 하는 줄곧 한쪽 표면에 유지시켜야 하는 것이 어려울지도 모른다.

활동(Activity): 앙와위; D1F, 슬관절 굴곡.
기법(Technique): 주동근 반전(AR); 대퇴부 및 족부에 맨손접촉.
손상(Impairments): 고관절 및 슬관절 굴곡근들의 원심성 조절 감소.

124

설명(Description)

굴곡근들의 구심-원심성 조절은 AR 기법으로 집단 굴곡 활동을 사용하여 촉진될 수 있다. 치료사들의 맨손접촉은 대퇴 및 족부의 전방에 유지한다. 이 활동은 굴곡 패턴이 적용되기 위하여 신장 및 저항을 하는 위치인 D1F의 길어진 범위에서 시작한다. 이전의 과정에서처럼 등척성 근수축은 근육이 최대한 길어진 범위에서 동일한 굴곡근 그룹들의 원심성 수축으로 짧아지는 범위에 따라서 저항을 받는다. 구두지시는 다음과 같이 한다. "다리를 반대편 어깨쪽으로 구부려 보세요"(구심성), "유지하세요"(등척성) (**그림. 124A**), "자, 이제 다리에 힘을 줘서 제가 당기기 힘들도록 하거나, 당신의 다리를 천천히 내리도록 하세요"(원심성) (**그림. 124B**). 만일 환자가 길어진 범위에서 조절력이 없이 굴곡을 시작한다면, 패턴은 다시 반대로 짧아진 범위가 된다.

목적/치료 목표(Purpose/Treatment Goals)

이 과정의 목적은 고관절 및 슬관절 굴곡근의 원심성 조절을 촉진하는 것이다.

슬관절 굴곡의 길어진 범위에서 원심성 조절은 보행의 유각기 마지막 동안에 필요하다. 슬관절 굴곡의 길어진 범위에서 강조된 AR은 또한 앉은 자세에서 촉진될 수 있으며, 똑 바로 선 자세에서 슬관절 후방의 근육들에 의해 안정성이 제공되는데 도움이 될 수 있을 것이다.

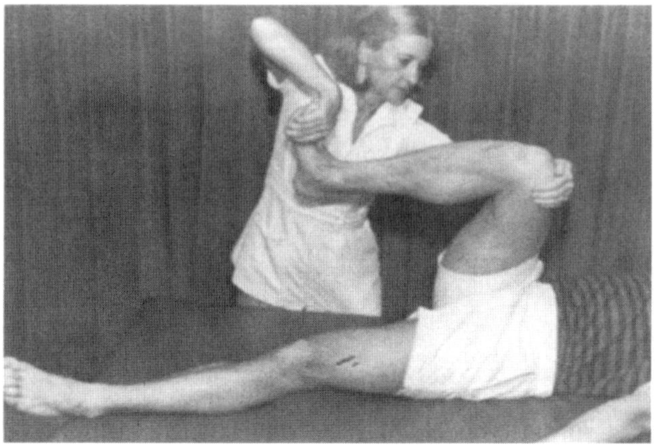

124A 슬관절 굴곡을 동반한 D1F-근육이 최대한 짧아지는 범위

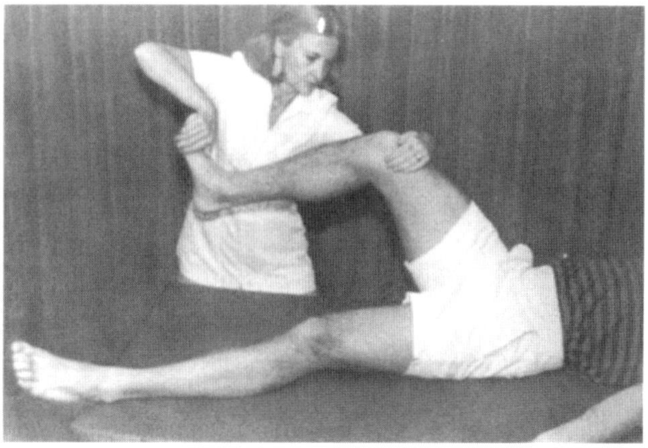

124B D1F-슬관절 굴곡-중간범위; 굴곡근에 AR

125 활동(Activity): 앙와위; 슬관절을 신전한 D1F.
기법(Technique): 느린 반전(SR); 대퇴 및 족부에 맨손접촉.
손상(Impairments): 더욱 진보된 동작들의 결합에서 분절들의 비정상적인 타이밍.

설명(Description)

이 과정은 보행을 하는 동안에 요구되는 진보된 동작의 결합을 촉진하는데 도움이 된다. 이것은 환자가 동작을 수행하기에 충분한 신장은 되지만 패턴들을 구성하는 요소들의 협응, 타이밍 및 적절한 연속성 등이 부족할 때, 치료 계획에 통합된다.

환자는 치료대의 가장자리에 누워 하지가 치료대 밖으로 나오도록 하는 자세를 취한다. 치료사는 처음에 고관절 및 슬관절의 적절한 연속 동작을 강조하는 패턴을 통해 환자를 보조한다. 고관절 굴곡과 함께 슬관절의 신전이 그리고 고관절의 신전과 함께 슬관절의 굴곡 동작이 동시에 요구된다. 치료사는 환자의 발과 마주 본 상태에서 과정을 시작하고(**그림. 125A**) 그런 다음 하지 주축으로 동작을 수행한다(**그림. 125B**). 맨손접촉은 대퇴 및 족부의 전방 내측에 위치하도록 한다. 패턴은 신장되고 저항은 모든 요소에 적용된다. 근육이 최대한 단축되는 범위에서 습득이 될 때, 원위부 접촉은 반대 동작에 대한 신장이 되기 위해서 발의 바닥면으로 변경시키고, 근위부 손은 대퇴의 후외측면으로 옮기게 되어 모든 맨손접촉이 동작에 대한 저항을 준다(**그림. 125C, 125D**). 왜냐하면 동작의 결합들이 적절하게 연속되기가 어렵기 때문에, 많은 환자들은 패턴을 통한 동작의 안내가 필요할지도 모른다.

목적/치료 목표(Purpose/Treatment Goals)

이 과정의 목적은 패턴 내에서 동작의 타이밍 및 연속성을 증진시켜서 조절의 숙련 단계 수준으로 촉진시키는 것이다.

조절의 이 단계에서, 감각성 자극을 덜 입력하는 것은 활동을 촉진하기 위해 필요한 사항이다. 추적저항은 올바른 동작으로 환자를 안내하기 위해 적용된다. 만일 환자가 이 과정을 수행하기 위해 충분히 신장되지 않는다면, 차라리 TE, RC, SRH 기법들을 적용한 집단(mass) 패턴과 같이 덜 어려운 과정을 수행하게 된다.

적용에 따른 문제점(Problems with Application)

고관절 및 슬관절의 동시적인 동작 수행 대신에 환자는 하지를 일직선으로 한 패턴으로 동시적으로 슬관절을 신전한 다음 고관절을 굴곡할 수 있다. 마찬가지로, 반전동작을 하는 동안 환자는 고관절이 안전히 신전 된 후에 슬관절을 굴곡시킬 수 있다. 요구되는 협응을 촉진하기 위하여, 치료사는 고관절을 굴곡하는 동안, "허벅지를 매트에서 떨어지도록 들어올려 보세요" 라고, 그리고 고관절을 신전하는 동안에는 "무릎을 굽히세요" 라는 구두지시로 강화해야 한다. 치료사는 너무 많은 저항으로 환자가 하지를 일직선으로 신전하여 수정된 패턴을 수행하게 되는 경향을 강화할 수 있다.

이전의 세 과정은 D1패턴에서 수행되어 왔다. 비록 어렵지만 집단 D2패턴에 AR 기법을 결합

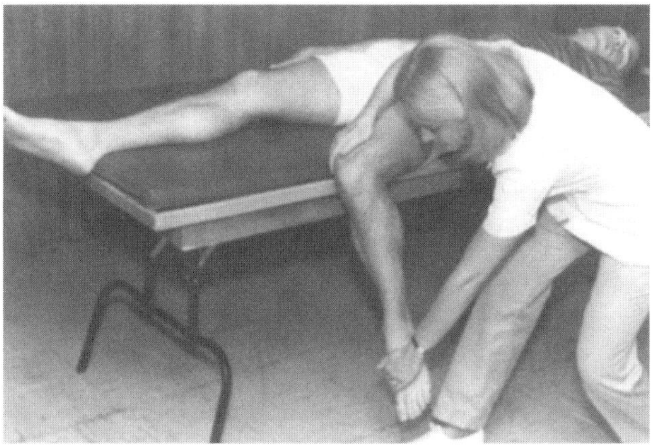

125A 슬관절 신전을 동반한 D1F-근육이 최대한 길어지는 범위

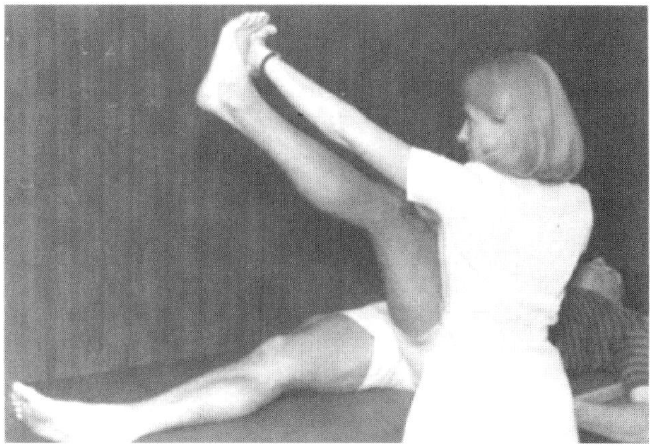

125B 슬관절 신전을 동반한 D1F-근육이 최대한 짧아지는 범위

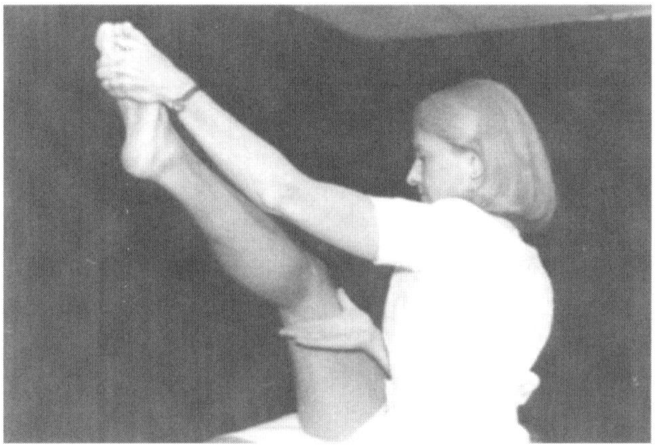

125C 슬관절 굴곡을 동반한 D1E-근육이 최대한 길어지는 범위

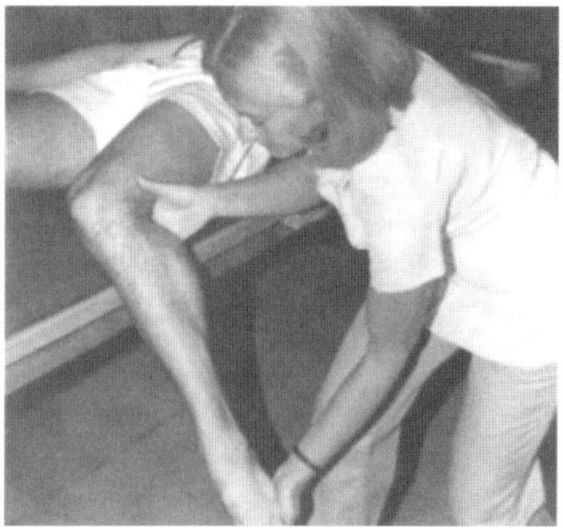

125D 슬관절 굴곡을 동반한 D1E-근육이 최대한 짧아지는 범위

하고 D2의 진보된 결합동작을 수행하는 것은 가능하다. 치료사들은 D1패턴에서 이러한 과정들을 더 쉽게 배운다는 사실을 알 수 있다.

이전의 편측 과정의 강조는 특정 근육의 근력강화, 구심-원심성 조절 촉진 및 타이밍 강조 또는 동작 패턴의 연속 등으로 해왔다. 치료 계획이 발달하고 진행될 때, 치료사는 체간 및 양측 패턴이 한쪽 하지에서 다른쪽 하지로 과흐름을 촉진할 수 있으므로, 이러한 하지들 사이의 최대 과흐름을 위한 편측 패턴을 선택할지도 모른다. 모든 요소들은 치료활동 내에서 결합될 수 있거나 하나의 결합이 최대의 효과를 가질 수도 있다. 과정을 위한 근력증진 및 반응 패턴을 평가하는 것은 가장 유익한 활동들에 나타날 것이다.

이어지는 활동들은 족관절 및 복부의 조절을 촉진하기 위해 계획되었다. 그러한 활동들에서 근위부 요소들은 약한 원위부 분절 내에서 과흐름을 촉진하기 위하여 저항된다. 처음에 원위부 분절은 집단 패턴에서 가장 효율적으로 강조될 수 있다. 진행을 위하여, 원위부 요소들은 진보된 패턴에서 그리고 다양한 근위부 동작들로 수행된다.

126

활동(Activity): 앙와위; 슬관절을 굴곡한 상태의 D1F
기법(Technique): 내반을 동반한 족관절의 배측굴곡 강조를 위한 타이밍(TE) 적용; 하지와 족부에 맨손접촉
손상(Impairments): 전경골근의 구심성 조절력 감소

설명(Description)

이 과정은 족관절의 배측굴곡과 내반의 근력을 일차적으로 촉진한다. 환자는 치료대의 중앙에 눕고 치료사는 치료대 가까이 환자의 발쪽에 선다. 치료사의 맨손접촉은 하지의 후면과 족부의 전면에 둔다. 원위부 요소들은 강화하면서 모든 D1F 패턴의 요소들은 신장된다(**그림. 126A**). 하지는 집단굴곡 내에서 저항되고, 치료사가 족관절 동작의 더 나은 조절력을 제공하기 위하여 발뒤꿈치가 치료대 위에 위치하도록 한다. 중간범위에서 고관절 및 슬관절 굴곡근의 근위부는 맨손접촉을 장딴지에 둠으로써 제공되는 저항에 의해 '잠기게' 된다. 그런 다음 족부위의 원위부 접촉은 족관절 동작에 대해 구심성 수축을 강화한다(TE)(**그림. 126B**). 배측굴곡 및 내반을 약간 반복 동작한 후에, 등척성 수축은 전체 패턴에 수행되고, D1E의 반전 동작이 신장되고 저항된다. 구두지시는 "다리를 굽히세요"(치료사가 패턴을 신장하고 저항한다), "자, 이제 유지하세요"(치료사는 발뒤꿈치를 치료대 위에 두어 근위부 요소들을 잠긴상태로 만든다), "이제 발목을 들어 올리고 그 상태를 유지하세요"(족관절에 반복수축을 적용한다), "유지하세요"(족관절에서 짧아진 범위가 획득되는 것처럼), "자, 이제 다리를 펴세요"(패턴이 발전된다) 등으로 한다.

목적/치료 목표(Purpose/Treatment Goals)

이 과정의 목적은 집단 굴곡 패턴에서 전경골근 및 발가락 신전근 등의 근력을 증가시키는 것이다.

하지에서 공동성 영향이 나타나는 환자들을 위하여, 근위부 요소들의 굴곡 정도는 환자가 고

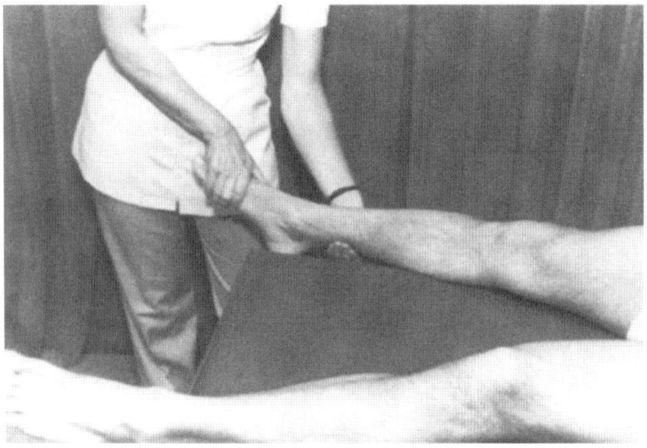

126A D1F-근육이 최대한 길어지는 범위; 족관절에 TE

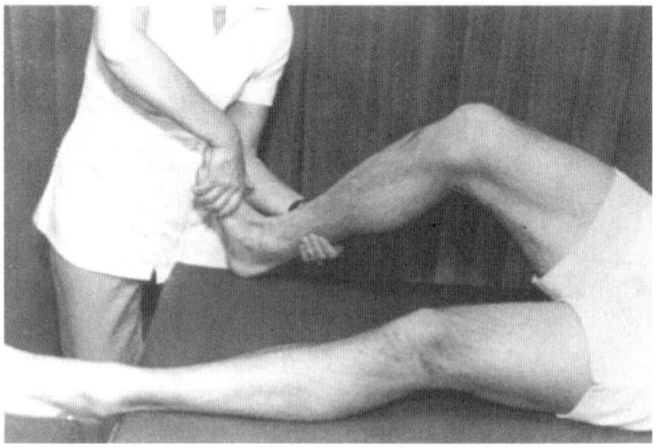

126B D1F-중간범위; 족관절에 TE

관절과 슬관절이 거의 완전 신전 된 상태에서 배측굴곡이 될 수 있을 때까지 점차적으로 감소된다. 이러한 패턴의 재결합은 보행의 발뒤꿈치 닿기를 하는 동안에 요구되는 동시적인 동작에 더욱 가깝다. 이 과정은 또한 앉은 자세에서도 수행될 수 있다. 앉은 자세에서 근위부 굴곡의 정도는 지지면을 높혀 점차적으로 감소시킬 수 있거나 환자가 의자의 모서리 가까이 앉아 슬관절을 신전하도록 움직이게 할 수 있다.

적용에 따른 문제점(Problems with Application)

하지 원위부 위에 위치하게 된 양 맨손접촉에 의하여 반전 동작은 저항을 하기 어렵게 될지도 모른다. 그러나, 반전 동작을 수행하는 것은 성공적으로 유도하여 더욱 쉽게 반복된 굴곡 패턴을 허용할 수 있다.

배측굴곡은 보다 더 적은 굴곡을 할 때 근위부 요소들이 촉진된다.

127

활동(Activity): 앙와위; 슬관절 굴곡하여 D2F.
기법(Technique): 외반을 동반한 족관절 배측굴곡에 대한 강조를 위한 타이밍(TE); 하지와 족부에 맨손접촉.
손상(Impairments): 단비골근의 구심성 조절력 감소.

설명(Description)

이 과정은 이 전의 과정과 비슷하지만, 특별히 단비골근의 동작인 외반을 동반한 배측굴곡을 강조하는 것이라는 점은 다르다. 환자는 치료대의 가운데에 위치하고 치료사는 치료대 가까이에 서서, 맨손접촉을 하지의 뒷면과 족부의 전측면에 둔다(**그림. 127A**). D2F 패턴의 모든 요소들은 발뒤꿈치가 치료대에 접촉될 때까지 신장되고 저항된다. 그런 다음 근위부 요소들은 잠기게 되고 원위부 요소들은 반복된 수축(TE)으로 축이 된다(pivoted)(**그림. 127B**). 얼마간의 배측굴곡 및 외반의 반복동작 후에, 등척성 수축은 전체 패턴에 수행되고 반전동작은 신장 및 저항된다.

목적/치료 목표(Purpose/Treatment Goals)

이 과정의 목적은 비골근 중에서도 특히 단비골근의 근력강화를 위한 것이다. 과정을 더욱 어려운 수준으로 진행시키기 위해서, 패턴은 족관절의 동작이 슬관절을 똑바로 편 상태에서 발생될 때 까지 근위부 요소들의 보다 적은 굴곡으로 반복된다.

외반과 내반 모두를 함께 하는 균형적인 배측 굴곡은 많은 중추신경계 손상 환자들을 위한 목표가 된다. 왜냐하면, 내반은 환자의 비정상적인 동작의 한 부분이 될 수 있고, 외반을 동반한 배측 굴곡을 강조하는 D2F 패턴은 진보적인 재활 과정들의 중요한 부분이다. 하지의 이러한 동작은 운동의 조절 단계 중에서 숙련 단계에 속한다. 이는 보행의 유각기와 이른 입각기 동안에 발생하는 원위부 요소들의 타이밍 및 연속을 강화할 때 치료 계획에 포함된다.

족관절의 외측 부위의 구조들에 압박을 경험했던 환자들을 위하여, 외반근의 근력강화는 치료

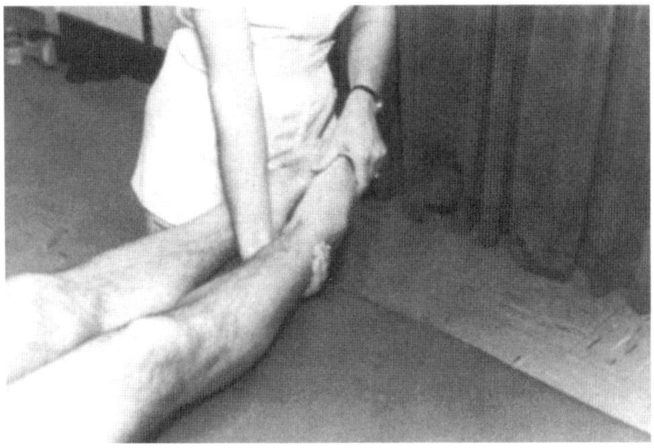

127A D2F-근육이 최대한 길어지는 범위: 족관절에 TE

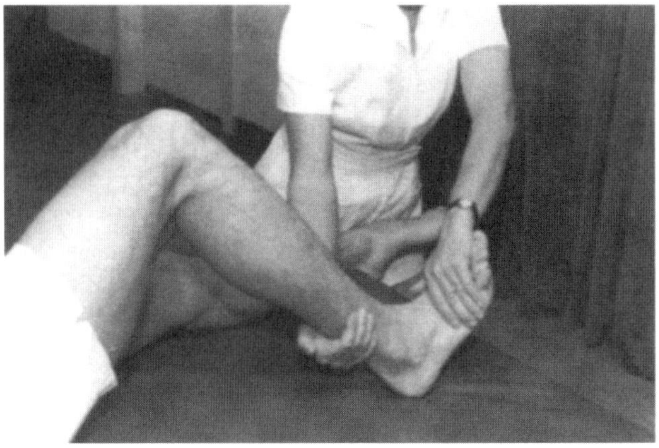

127B D2F-근육이 최대한 짧아지는 범위: 족관절에 TE

에 있어서 중요한 부분이다.

이러한 두 가지 과정 모두에서의 초점은 발가락 신전근들의 보다 더 원위부에도 둘 수 있다. 근위부 손은 전족부에 위치하게 되고 원위부 또는 축상의 손은 발가락에 둔다.

비록 여기에서 설명되지 않지만, 신전근 패턴들의 원위부 요소들은 강조될 수 있다. 그 과정은 굴곡 패턴에서 설명되었던 것과 같이 비슷한 방법으로 수행된다. 맨손접촉은 항상 강조되는 관절의 위나 아래에 두고, 근위부 요소들은 잠기며, 근력 강화된 근육들은 구심성으로 신장되고 저항된다. 일차적으로 활성된 근육들은 D2E에서 후경골근이고, D1E에서 장비골근이다.

적용에 따른 문제점(Problems with Application)

맨손접촉의 위치에 대한 어려움은 이전 과정에서 논의된 것과 동일하다.

128

활동(Activity): 바로 누운 자세; 슬관절 굴곡과 함께 D1, D2F.
기법(Technique): 족관절의 주동근 반전(AR); 하퇴 및 족부에 맨손접촉.
손상(Impairments): 원심성 근 수축의 조절 및 배측굴곡, 내·외반의 불능.

설명(Description)

이 과정은 원위부의 구심성-원심성 근 수축으로 D1F에서 전경골근, D2F에서 단비골근 등을 촉진시킨다. 이 과정을 수행할 때, 맨손접촉은 하퇴와 족부에 하고, 패턴을 할 때 저항은 치료대 위에 놓인 하지의 발뒤꿈치에 걸리게 된다. 족관절의 구심-원심성 반전을 하게 되는 그 지점에 저항이 걸리게 되는 것이다. 구두지시는 "다리를 굽히고 유지하세요"(근위부를 고정시킴), "발목을 들어 올리세요"(족관절의 구심성 굴곡) 및 "제가 당신의 발목을 내리지 못하도록 버티세요. 또는 발에 힘을 주세요"(족관절의 원심성 굴곡)로 할 수 있을 것이다. 주동근 반전(AR)은 범위를 점차 증가시키면서 할 수 있다.

목적/치료 목표(Purpose/Treatment Goals)

이 과정의 목적은 D1F 및 D2F 패턴에서 배측굴곡의 구심-원심성 반전을 강조하는 것이다. 원심성 조절은 주로 보행에서 발을 털썩 내려놓거나 발뒤꿈치의 조절이 감소된 환자들을 위해서 중요하다. 신전근 패턴은 저측굴곡근의 원심성 조절을 촉진하는데 사용될 수 있다.

129

활동(Activity): 바로 누운 자세; D1F 슬관절 신전.
기법(Technique): 정상 타이밍(NT); 대퇴와 족부에 맨손접촉.
손상(Impairments): 중간 및 근위 지절에 의한 족관절 동작의 비정상적인 타이밍.

설명(Description)

이 활동은 앞서 설명되었던(**활동. 125**) 활동에 좀더 어려운 활동을 결합한 것과 비슷하나, 이 과정에서의 기법은 족관절 운동을 강화하도록 변화되었다. 동작의 NT는 원위부에서 근위부로 진행한다. 예를 들면, 원위부 요소를 이끌고 난 후에 근위부 요소가 그 뒤를 따라 움직임. 패턴에 대한 모든 근육들의 정상 근력뿐만 아니라 근위부 요소들의 적절한 타이밍은 앞선 과정과 함께 습득되었다. 보행 패턴에서 유각기가 시작되는 동안 배측굴곡의 시작이 힘든 것으로 증명되었으므로, 환자는 기능적으로 원위부 요소에서 적절한 연속 및 타이밍의 부족을 나타낼 수 있다.

이 과정을 수행하기 위해서 환자는 하지를 굴곡하여 치료대의 옆모서리에 걸쳐둔 상태로 치료대의 가장자리에 바로 눕는다. 치료사의 맨손접촉은 하지 및 족부의 전 중앙부 위에 한다. D1F의 전체 패턴은 원위부 요소를 강화하여 신장된다(**그림. 129A**). 근위부 동작은 시작되지만 치료사가 원위에 있는 족부의 요소가 활성되고 완전한 범위가 될 때까지 고관절 굴곡 및 슬관절 신전의 양을 제한한다(**그림. 129B**). 족관절의 동작은 구두 지시, 빠른 신장 및 완전한 최소한의 저항 등으로

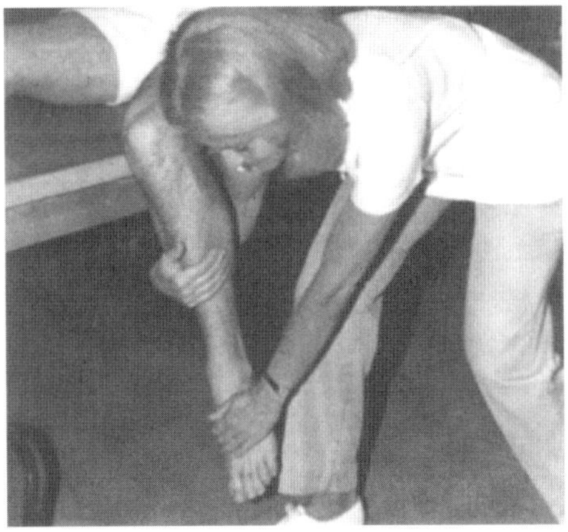

129A D1F, 슬관절 신전-근육이 최대한 길어지는 범위; NT(normal timing; 정상적인 타이밍)

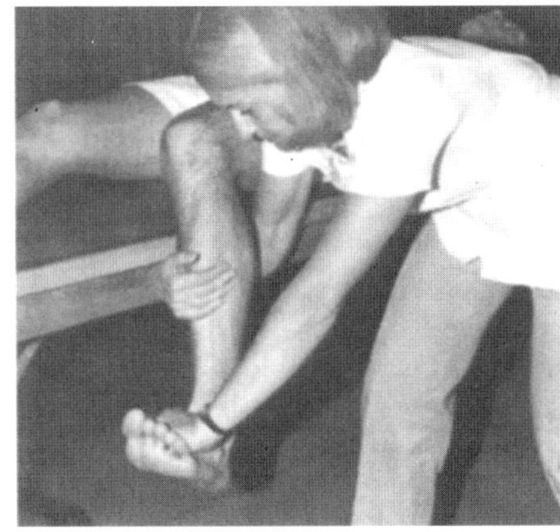

129B D1F, 슬관절 신전, NT

촉진된다. 일단 원위 지절의 패턴에 대한 반응들은 완료되면, 추적저항으로 촉진된다. 이 동작을 하는 동안 치료사가 원위부로 최소한의 저항을 유지하지 않으면, 환자의 원위부 근 수축이 "느슨"해지는 경향이 생긴다.

목적/치료 목표(Purpose/Treatment Goals)

목적은 더 심화된 과정에서 동작에 대한 원위에서 근위부로의 정상 타이밍을 촉진하는 것이다.

이 과정은 환자가 수행하기 다소 어려울 것인데, 그 이유는 슬관절의 신전을 동반한 배측굴곡을 해야 하기 때문이다. 이러한 기능적인 결합은 원위부 요소가 미리 신장되었던 집단(mass) 패턴보다는 오히려 더 진전된 패턴(advanced pattern)이 된다(**과정. 126**). 고관절의 굴곡, 슬관절의 신전 및 족관절의 배측굴곡은 순차적이 아닌 동시에 발생되어야 한다. 만약 이 진보된 패턴이 너무 어렵다면, 집단(mass) 굴곡과 이 진보된 과정의 사이에 중간 단계를 추가할 수 있다. 집단(mass) 굴곡을 하는 동안, 근위 요소의 범위는 점진적으로 고관절과 슬관절이 신전되고 족관절이 배측굴곡될 때까지 감소될 수 있다. 일단 이것이 수행되면, 진보된 패턴을 설명한 것처럼 시도할 수 있다.

환자가 수행하기에 가장 어려운 과정 중의 하나인 이 과정은 숙련단계의 기법과 함께 숙련단계의 활동이 된다. 따라서, 추적 및 동작을 안내하는 저항은 동작을 강화하기 위한 가장 적당한 것이 될 것이다. 이러한 진보된 치료 단계의 목표는 동시에 동작을 촉진하는데 없어서는 안 될 감각 입력을 피하는 것이다.

적용에 따른 문제점들(Problems with Application)

너무 과도한 저항은 이 활동을 적절하게 진행하는 환자의 능력을 감소시킬 것이다.

요약 | Summary

이 본문에서 설명한 과정들은 폭넓은 다양한 손상들을 가진 환자들이 개선되는데 사용할 수 있었던 저자의 경험에서 나온 것이다. 일단 독자들이 기본 과정 및 기법들을 기본적으로 이해하여 습득하고, 각 과정들에 적용할 기술들을 개발하면, 다른 과정들은 환자들의 필요사항에 따라 쉽게 조직화할 수 있다. 다음에 계속 되는 것은 조절의 다른 단계를 촉진하도록 선택한 과정을 위한 가이드 라인이다.

운동성 | MOBILITY

운동성에는 동작을 시작하는 능력 및 움직임을 통한 충분한 ROM이 나타나는 것을 모두 포함한다. 운동성을 촉진하기 위하여, 활동들은 지지면이 크고 중력중심점이 낮은 자세에서 수행된다. 이러한 자세에서 수행되는 동작들은 구르기 또는 체간의 양측 및 편측 패턴들과 같은 전체적인 신체 활동이 될 수 있다. 동작의 시작이 요구 될 때, 최대로 과흐름 될 결합들은 적절하게 될 것이다. 예를 들면, 하지의 집단(mass) 패턴은 지절간 과흐름을 촉진할 수 있다. ROM을 증가시키기 위해서 활동들은 관련된 지절에 대한 환자의 이완과 치료사의 조절력이 최대가 되는 것으로 선택된다.

관절가동 범위(range of motion): *유지-이완(hold relax)*, *수축-이완(contract relax)* 및 *율동적인 안정(rhythmic stabilization)* 등의 *기법들(techniques)*은 그 어떠한 패턴 또는 ROM 증가를 위한 동작 및 근육 조직의 신장성등에 적용될 수 있다.

만약 ROM이 제한되고 환자에게 근 수축 활성능력이 없다면(앞서 말한 기법들에서 요구되었던 것처럼), 율동적인 회전 기법을 적용할 수 있다. 이 기법에서 사지는 대략 10~15초 동안 사지의 장축 주변으로 느린 또는 *율동적인 회전(rhythmical rotation)*을 하게 된다. 예를 들면, SLR범위를 증가하기 위해서, 하지는 매트에서 몇 인치 정도 하지를 들어올려 수동적으로 내·외회전 방향으로 회전된다. 이 기법으로 획득된 운동범위의 증가는 슬괵근의 분리된 수동적 신장보다 더 오래 지속될 수 있다.

동작의 개시(initiation of movement): 근 긴장이 떨어졌거나 운동 학습(motor learning)에 어려움이 있는 환자들을 위한 *율동적인 개시(rhythmic initiation)* 기법은 동작을 시작하는데 적절하다. 이 기법은 구르기의 전체 패턴과 하-체간 회전을 연결하여 설명되어 왔지만, 모든 비-체중부하 활동들 및 모든 사지 패턴들에 사용될 수 있다.

*유지-이완 능동 동작(hold relax active movement)*은 특히 신전근에 약화가 있을 때 동작을 시작하는데 사용된다. 그 기법은 구르기 및 LTR 패턴들과 관련하여 사용될 수 있고 다른 매트 및 사지 패턴들을 결합할 수 있다. 예를 들면, 이 기법은 중둔근의 활성을 촉진하기 위해 슬관절을 신전한 D1E 패턴에 쉽게 적용될 수 있다.

반복된 수축(repeated contraction) 기법은 특히 굴곡근들의 동작을 시작하거나 매트 및 사지 패턴 모두에 연결될 수 있는 동작을 시작하는데 효과적이다. 이 기법은 약한 근육 그룹들의 동작 개시를 위한 굴곡 패턴의 길어진 범위에서 적용 될 수 있는 반복된 신장 및 저항과 결합할 수 있다.

안정성 | STABILITY

조절 단계의 안정성은 두 가지 수준으로 나누어지는데, 근수축유지(muscle holding)는 비 체중부하 상황에서의 활동에서 처음 수행되고 자세 안정성(postural stability)는 체중부하 자세에서 촉진된다.

단축자세에서 저항 수축(*shortened held resisted contraction*)의 *기법(technique)*은 근수축 유지가(muscle holding)이 목표일 때, 신전근 패턴들 또는 대퇴사두근이나 둔근들과 같은 개별적인 근육들에 적용할 수 있다. SHRC는 관절의 한쪽 면에 적용된다. 등척성 수축 교대하기(Alternating isometrics)는 관절 주위에 등척성 근력을 증가시키고자 할 때, 사용될 수 있다. AI 기법과 함께, 등척성 저항에 모든 요소들을 결합할 수 있는 *율동적인 안정성(rhythmic stabilization)* 기법은 모든 체중지지 자세에서 안정성을 증가시킨다.

조절된 운동성 | CONTROLLED MOBILITY

조절의 세 번째 단계인 조절된 운동성은 체중부하 자세에서 발달된 안정성 위에 동작을 조직이 부드럽게 결합된 팽팽한 상태(superimpose)라고 한다. 이러한 체중이동 동작을 하는 동안에, 그 자세 내에서 역동적 균형(dynamic balance)이 촉진된다. 체간의 분절들 사이에서 회전력의 조절 또한 조절된 운동성이라고 생각한다. 조절된 운동성의 최종 목표는 여러 자세들 내에서 다양한 위치 및 동작을 수행해내는 능력을 가지는 것이다.

느린 반전(slow reversal) 또는 *느린 반전 유지(slow reversal hold)* 기법은 범위의 증가에 따른 패턴 수행 시, 독립적으로 자세를 유지할 때 체중이동 및 동적 균형을 촉진하기 위해 체중지지 활동에 적용된다.

체중지지 활동들에서 주동근 반전은 신전근의 원심성 조절을 증가시키고 자세를 취할 때의 하지 무게를 지지하는 능력 개선을 위해 가장 적절하게 적용된다.

숙련 | SKILL

숙련 단계는 상지가 가지고 있는 상황의 조정 또는 하지가 가지고 있는 이동성을 포함한다. 이러한 기능적인 두 활동들은 근 활동의 연속성 또는 타이밍 이전에 요구된다. 구어는 구두 운동 기능의 숙련단계이다.

원위부 요소들이 자유롭게 움직이는 이러한 적절한 활동들은 상· 하지 패턴들과 함께 발생하는 것과 같다. 숙련은 또한 보행 과정을 강화할 수 있다.

기법들에는 저항 단계가 포함되는데, 이는 보행 조절을 개선하기 위한 이동 활동들로 적용된다. 정상 타이밍은 동작의 원위부에서 원위부로의 연속을 증진시키기 위한 동작의 개별 패턴으로 사용된다. 느린 반전 또는 느린 반전 유지는 길항근 근육 그룹들의 부드러운 반전을 강화한다. 주동근 반전은 원심성 및 구심성 수축을 결합한다.

근력 강화 | STRENGTHENING

근력강화는 각 조절 단계에서 없어서는 안 될 부분이다. 근력강화는 신경전달의 증진, 근 협응, 근 조직의 학습 또는 과비대 등을 포함할 수 있다. *느린 반전 유지(slow reversal hold)*, *강조를 위한 타이밍(timing for emphasis)*, *반복수축(repeated contractions)* 등의 기법들은 반복, 과흐름 및 저항을 결합하고 이는 근력강화 반응에 영향을 줄 수 있다. 이러한 기법들은 대부분 체간, 양측 또는 편측 상 · 하지 패턴에 적용되지만 상 · 하-체간 동작들과 같은 특정 매트 활동에도 적절하다.

연구 문제 | Study Questions

손상과 그에 적절한 치료 과정을 서로 연결하시오. 손상에 적절한 과정이 한 가지 이상일 수도 있습니다.

손상(Impairments)	**과정(Procedures)**
1. 족관절 안정성(초기 단계)	활동 : 앉은 자세; LE, 편측 D2F 기법 : AI RS
2. 주관절 신전 ROM 감소	활동 : 앙와위; UE, D1E 기법 : HR
3. 트렌델렌버그 보행 양성	활동 : 교각 자세 기법 : AI RS
4. 손목 및 손가락 신전근 약화	활동 : 앙와위; UE, D1 밀기 기법 : TE
5. 무지반전근의 약화	활동 : 앙와위; UE, D2E 기법 : TE
6. 고관절 신전근 ROM 감소	활동 : 옆으로 누운 자세; LE, D1E 기법 : HR
7. 하-배부 신전근의 안정성 감소	활동 : 네발기기 자세; LE, D1E 기법 : 짧아진 범위에서 SRH 강화
8. 견관절 굴곡 및 외전 ROM 감소	활동 : 앉은 자세; UE, D2F 기법 : HR
9. 고관절 신전근의 원심성 조절 감소	활동 : 교각 자세 기법 : AR

작업활동표 | Worksheets

사례 1 | CASE #1

J씨는 65세의 여성으로 일주일 전에 빙판길에서 미끄러져 넘어져 오른쪽(오른손잡이) 상완골의 근위부에 골절을 입었다. 그녀는 얼마 전 비서직에서 퇴직했었으며, 현재 남편과 2명의 장성한 자녀와 함께 살고 있다. 그녀는 약간 건강관리에 민감한 편이다. 그녀는 치료를 시작하고 팔의 기능을 다시 회복하는 것을 불안해하고 있다. 또한 넘어진 이후로 외출하여 걸어 다니는 것에 대한 두려움을 가지고 있는 상태이다.

그녀의 통증 정도는 팔을 움직이려 할 때 경도에서 중등도의 통증을 보이며, 오른쪽으로는 잠을 잘 수 없을 정도이다. 그녀는 운동치료 시간 이외에는 항상 삼각건을 하고 있어야 하는 상황이다. 그녀의 신체적인 구조를 포함한 진단의 결과는 다음과 같다.

자율신경계 - 약간 불안한 상태, 손바닥이 차갑거나 땀에 젖은 조짐은 없음.
중심 정맥압 - 약간 과긴장 상태
MS-ROM - 능동보조 : 굴곡 60°, 외전 30°, 내회전 완전범위, 외회전 10°, 모든 근육 손상 없음.
운동 조절 - 팔을 들어 올리려 할 때 과도한 견갑골 거상 및 외전을 나타냄.
운동 능력 - 1마일 정도의 거리를 빠른 걸음으로 걸을 수 있음.
감각 - 이상 없으며 양쪽이 동일한 상태.

당신은 초기 평가에서 그녀의 아주 우수한 지적 능력, 동기 및 가족적인 지원 능력 등으로 인해 그녀가 일반적으로 건강하다고 생각할 것이며, 또한 그녀가 가정 프로그램에 응할 것이라고 생각할 것이다. 따라서 당신은 더욱 더 능동적인 치료가 가능 할 때 까지 가정에서 운동 프로그램을 계속하도록 결정 할 것이다.

그녀의 초기 가정 운동치료 프로그램은 손상을 입은 부위를 포함한 근위 및 원위 부분의 조절력 향상 및 유지에 초점을 둘 것이며, 특정 근육과 신체 전반적인 지구력 향상 및 유지에 초점을 둘 것이다.

견갑골 조절의 향상 및 유지를 위하여 당신은 가장 일반적으로 문제가 있는 동작을 고려한다. 견갑골 거상 및 외전은 팔이 거상되는 동안 과도하게 일어난다. 이러한 현상을 막기 위하여 무슨 동작이 강조되어야 할 것인가? ________. 왜냐하면 이러한 동작들은 견갑골에 안정성을 주며, 짧아진 운동범위에서 등척성 수축을 하는 것은 재활의 초기 단계를 하는 동안에도 강조되기 때문이다. 상완골에 부하를 피하기 위하여 초기의 등척성 수축은 외회전 없이 이루어져야 한다. 근육의 안정성을 증가시키기 위하여 환자는 근 수축을 얼마나 오래 동안 유지해야 하는가?________. 왜 그런가?________. 최대 근수축을 100%라고 하였을 때 환자는 얼마정도(%)의 힘으로 근 수축을 수행해야 하는가?________. 왜 그런가?________. 앙와위, 앉은 자세 또는 기립자세 중 환자는 어느 자세에서 이러한 견갑골 동작을 수행해야하는가?________. 왜 그런가?________. (절차 ________, 그림 ________).

당신은 환자가 견갑-상완 관절을 움직이게 하기 위해서 능동 보조 운동으로 촉진한다. 보조는 코드만 진자운동(Codman's exercises)을 이용하여 중력에 의해 제공될 수 있고 손상 받지 않은 팔로 보조하여 보조된 D1 밀기(assisted D1 thrust)로 제공 될 수 있다. 이 동작을 하는 동안 그녀의 견갑골은 과도하게 거상되지 않는다. 왜 손상 받지 않은 팔로 보조를 하도록 하였는가? (절차 ________, 그림 ________). 주관절과 손의 원위부 운동은 능동적으로 수행된다.

일반적인 보행 프로그램이 전반적인 신체 능력을 증진시키기 위하여 적용된다. 왜냐하면 그녀는 넘어질 것을 불안해하기 때문이며, 그녀가 안심하고 걸을 수 있을 만큼 개선이 있을 때까지 그녀의 남편이나 친구들과 함께 걷도록 한다. 만일 추운 날씨가 문제라면, 체육관, 쇼핑몰 또는 보호를 받을 수 있는 환경 내에서 보행훈련을 할 것을 권유한다.

골절 4주 후에 치료가 더욱 활동적으로 되어가는 징조가 보이고 방사선 촬영으로 가골의 형성이 잘 되었다는 것이 확인되면 그녀는 회복된 것이다. 그녀는 하루에 두 번의 가정 프로그램과 30분 동안 실내에서 걷기를 주 4회 수행해 오고 있다. 당신은 그 다음 몇 주 동안은 주 2회의 치료를 받으러 와야 한다고 결정하게 된다.

그녀의 ROM 및 근력을 평가한 결과는 굴곡 80°, 외전 60°, 내회전 완전범위, 외회전 5° 이다. 그리고 뼈가 완전히 아물지 않았기 때문에 근력 평가는 시진 또는 능동보조 운동으로 수행된다. 당신은 모든 견관절 동작의 근력이 거의 3/5라고 평가한다. 근위부에 저항을 가하였으므로 견갑부의 근력은 거의 4/5이다. 원위부의 저항 또한 수정되어 근력 평가가 4/5라고 결정된다. 능동운동을 하는 동안, 과도한 견갑골 거상은 여전히 주의된다.

그녀의 *기능적인 제한*은 스웨터, 코트를 입고 브라를 착용 할 때 특히 어려움을 가진다고 보고되었으며, 또한 찬장의 첫 번째 선반으로 팔을 뻗을 수 없고 가정에서의 일상생활동작 및 운전 시 기어를 바꿔 넣을 수 없다고 한다. 치료 목표에 포함되는 사항은 견갑-흉곽 및 견갑-상완 관절 주변의 ROM, 근력 및 안정성 증가 및 근위부 동적 안정성(견갑-상완 리듬)과 근지구력의 증진 등이다.

그녀의 ROM을 증가시키기 위하여 먼저 그녀가 집에서 수행해 온 동작들을 계속하도록 하는 것이 중요하다. 활동은 보조하여 D1 밀기를 앙와위와 앉은 자세에서 하도록 하는 것이다. 각각의 위치들에서 활동을 수행하는데 장점 및 단점은 무엇인가? ________. 굳은 근육들의 운동범위를 증가시키기 위하여 어떤 기법을 선택 할 것인가? ________. 이 기법은 주동근 혹은 길항근을 위해 수행 될 수 있다. 어떤 것이 가장 유익 할 것인가? ________. D1F에서 운동범위를 증가시키기 위해서는 어떤 근육이 주동근이 되는가?________. 뼈가 완전히 아물지 않고 통증완화 및 부목 착용이 아직 필요하다는 것을 고려 할 때, 근 수축의 강도는 어느 정도가 되어야 하는가? (절차 _______, 그림 _______). 관절낭의 유연성을 증가시키기 위해서 사용될 수 있는 기법은 무엇인가? ________ . 또한 어느 정도의 강도로 적용 할 수 있는가? ________. 어느 연부조직을 위한 기법이 표면의 순화 증가 및 조직의 경직을 가소시키는데 사용될 수 있는가? ________. 어떤 온도 양식이(냉, 온)조직의 유연성을 증가시키기 위해 함께 적용될 수 있는가?________.

그 다음 치료의 목표는 근력 증가와 관절-상완 및 견-흉 관절의 안정성을 증진 시키는 것이다. 이는 견갑골과 견관절의 근 안정성을 증진시키는 것으로 시작될 지도 모른다. 안정성의 첫 단계는 _______. 이 능력을 촉진하기 위한 기법은 _______. 노력의 강도는 최대 근수축의 약 40%를 넘지 않도록 해야 한다. 안정성 단계에서 가정프로그램의 한 부분으로 환자가 수행할 수 있는 자세는 어떠한 자세인가. 또 이러한 절차들을 열거하라 ________(절차 ______, 그림 ______).

자세 안정성을 증진시키기 위하여 수행될 수 있는 기법은 무엇인가? ______. 이러한 절자들은 견갑골에서 팔까지 적용 될 수 있으며 체중을 지지하지 않은 자세에서 시작하여 그 다음 체중 지지 자세에서도 수행 될 수 있다. 견관절의 운동범위 및 체중지지의 양이 점차적으로 증가될 수 있는 체중지지 자세의 순서는 무엇인가? ______ , ______, ______, ______.(절차 ______).

충분히 회복 되었을 때, 운동 조절 중에서 조절된 운동성 및 정-동적 단계가 이러한 체중지지 자세에서 강조될 수 있다. 운동조절에서 더욱 어려운 단계로 진행시키기 위한 기법들의 순서는 무엇인가? ______. 조절된 운동성 및 정-동적 단계를 획득하기 위한 활동, 자세와 동작 및 기법들을 서술하시오.(절차 ______)

이러한 절차들이 어떻게 독립적으로 임상에 적용되고 그런 후 가정 프로그램에 결합될 수 있는지를 설명하시오. ______

만일 특정 근육의 약화가 보인다면, 특정 동작들을 근력을 강화시키는 기법들과 함께 수행 할 수 있다. 다음의 근육에 가장 알맞은 패턴을 연결시키시오.

A 전거근(Serratus anterior) ______ D1F
B 승모근 중부(Middle trapezius) ______ D1E
C 삼각근 중부(Middle deltoid) ______ D2F
D 외회전근(External rotator) ______ D2E
E 내회전근(Internal rotator)

체간, 양측성 또는 편측성 동작을 선택하기위해 필요한 사항들은 무엇인가? ________ 어느 기법들이 근력을 증가시키는데 특별히 사용되는가?

사례 2 | CASE #2

상 · 하 체간 모두의 근위부 안정성이 떨어진 환자를 치료하고자 한다. 이 환자의 경우는 중추신경계의 문제로 인해 불용성 위축 또는 통증이 흉추 또는 요추 부위 야기되었을지도 모른다. 각각 이러한 것들이 특별한 관계를 가지고 있을지라도 어떤 개념들은 절차들을 선택하는 것에 영향을 줄 수 있다고 고려되어질 필요가 있다.

근 안정성은 단-관절 자세성 신전근의 짧아진 범위에서 등척성 수축 촉진으로 획득된다. 근 안정성을 촉진하기 위한 기법은 ______. 근 안정성을 증진되도록 하는 것이 치료 목표일 때, 근 수축의 강도 및 지속시간에 대하여 설명하시오.

이러한 안정성 기법은 비체중지지 자세를 변형한 상태에서 수행될 수 있다. 만일 환자가 약하고 통증을 호소하거나, 또는 노력이 증가되었을 때 비정상적인 반응이 나타난다면 그것을 최소화 시키는 자세로 해야 한다.

가장 큰 BoS 및 가장 낮은 CoG을 제공하는 자세는 ______, ______, ______.

다른 유형의 환자들에 대한 각각의 이러한 자세들의 장점 및 단점은 무엇인가? ______.

만일 앉은 자세 또는 기립자세에서의 자세 안정성이 어렵다면 환자에게서 당신은 무엇을 관찰할 수 있는가? ______.

특히 하-체간의 자세 안전성을 증가시키기 위하서는 어느 것이 더 이로우며, 체중 지지 자세를 치료에 결합할 수 있는가? ______. 상-체간의 안정성을 촉진하기 위하여 어떠한 자세들을 부가적으로 사용할 수 있는가? ______. 자세 안정성을 촉진 시키는 기법들은 무엇인가? ______. 이러한 자세들을 다양하게 변화시키는 생역학적 및 신경생리적인 요소들은 무엇인가? ______.

사례 3 | CASE #3

당신의 환자는 3주전에 널빤지가 그의 어깨위에 떨어져 좌측 액와신경 신장 손상을 경험한 건축일을 하는 30세 남성이다. 그의 감각은 정상이고 통증은 최소이며, 손상된 근육의 근력은 2/5이다.

- 관련된 근육들을 나열하시오.
- 각각의 근육들에 대해 최적인 활동이 되는 패턴을 나열 하시오.
- 자세, 운동 패턴, 결합, 및 기법들을 포함하여 손상된 각 근육들의 근력을 강화시키는 절차들을 나열하시오. 당신이 그 절차들을 선택한 이유들을 설명하시오.

사례 4 | CASE #4

당신의 환자는 12주 전에 추락하여 좌측 경골 근위부가 골절 된 45세의 간호사 이다. 그녀는 붕대를 벗고 목발을 사용하여 체중지지를 시도하고 있다. 그녀가 입은 손상들은 슬관절의 능동 및 수동 ROM(굴곡 90°, 신전 -10°)의 감소, 운동범위 마지막에서의 중등도의 통증, 고관절의 약화, 족관절(4/5), 및 슬관절 주변 근조직(3-/5) 등을 포함하고 있다.

- 어떠한 자세가 동작을 촉진하기 위해 기법들을 가장 잘 수행 할 수 있게 하는가?
- 각각의 자세들의 장점 및 단점들은 무엇인가?
- 운동성 기법들의 적용 순서는 무엇이 될 수 있는가?
- 그러한 기법들을 사용한 이론적 근거는 무엇인가?
- 대퇴사두근 및 슬괵근의 안정성을 증가시키기 위한 절차들의 순서는 무엇이 될 수 있는가?
- 특히 대퇴사두근 및 슬괵근의 근력 강화를 위해 사용할 수 있는 절차들은 무엇인가?
- ROM의 증가, 슬관절 주변 근육들의 안정성 증가 및 대퇴사구근과 슬괵근의 근력강화 등에 대한 치료 목표를 획득 할 수 있으며 가정 프로그램의 한 부분으로 사용 될 수 있는 절차들을 설명하시오.

사례 5, 6 | CASE #5, 6

당신은 두 명의 환자를 치료하고 있다. 한 명은 슬관절 전치술로 인해 대퇴사두근의 약화가 있으며 다른 한명은 뇌혈관 사고로 인해 대퇴사두근의 약화 및 근 긴장도의 증가를 보이는 환자이다. 다음 사항들에 대한 토의를 포함하여 이러한 두 환자의 치료에서 공통점과 차이점을 설명하시오.

- 당신이 선택한 자세의 영향 및 반사들
- 대퇴사두근에 미치는 억제성 영향들 및 그러한 영향들이 최소 혹은 최대가 되기 위한 절차들
- 근육의 반응을 강화시키거나 감소시키는 감각 자극

환자 둘 모두는 운동성에 문제를 가지고 있을 것이다. 운동성의 어떤 면이 가장 손상된 것처럼 느껴질 것인가?

어느 기법들이 각 운동성의 문제에 가장 적절하게 적용될 것인가?

HR을 적용하기 위한 두 가지 방법을 설명하시오. 각각의 이러한 적용에 대한 이론적인 근거는 무엇인가?

왜 CR이 중추신경계 손상 환자들에게 부적절 한가?

왜 각각의 이러한 환자들에게는 근육의 안정성이 손상되는가?

근육의 안정성을 증진시키기 위해 어떤 절차들이 사용될 수 있는가?

중추신경계 손상 환자들을 위하여 근 안정성 기법을 어떻게 변경할 수 있는가?

어떠한 기법 및 체중지지 자세들이 자세 안정성을 증진시키는데 적절한가?

앉아서 일하는 70세 노인을 위해 당신은 어떤 자세를 포함시키고, 같은 문제를 가진 60세의 활동적인 사람을 위해서 어느 것을 선택할 것인가?

3부

기구를 이용한 치료

Treatment equipment

4 장

기구-활차(도르래)

Equipment-Pulleys

개 요

서론 • Introduction
상-체간 동작 • Upper Body Movements
하-체간 동작 • Lower Body Movements

핵심 용어

저항의 범위 • Range of resistance
저항의 방향 • Direction of resistance
견인 • Traction
압박 • Compression

서론 | INTRODUCTION

여러 가지 종류의 기구들은 치료의 목표를 증가시키기 위한 치료적 절차에서 부가적으로 사용될 수 있다. 일반적으로 대부분의 물리치료에 쓰이는 활차(도르래) 방법은 아주 다양하게 쓰이며 많은 치료적 절차를 보완하기 위해 변경 및 수정하여 사용될 수도 있다. 탄력 밴드는 가정에서 도르래를 대신하여 효과적이고 실용적인 방법으로 운동하는데 사용할 수 있다. 도르래에 통제되어야 하는 두 가지 요소에는 최대 저항이 발생되는 운동범위 및 저항력의 방향이 있다.

우선 치료사는 효과적으로 도르래를 사용하기 위하여 적절한 최대 저항을 적용할 수 있는 운동범위를 결정해야 한다. 최대저항이 발생하는 순간은 도르래 줄이 팔 혹은 다리와 90°를 이룰 때이다. 그 각도가 예각(銳角)일 때, 압박력으로 저항을 주게되며, 각도가 둔각(鈍角)일 때는 견인력으로 저항을 주게된다. 대부분의 도르래는 각기 다른 높이로 조정되는데, 예를 들면 바닥수준, 어깨높이 수준, 또는 머리 위 수준 등으로 저항의 각도에 따라 다양하게 조절할 수 있다. 탄력밴드 또한 다양한 높이에서 사용될 수 있다. 도르래나 탄력밴드에 대하여 환자의 자세를 변경하는 것 또한 저항의 각도를 조절하는 방법이다.

저항은 대각선 방향 혹은 하나의 운동 면을 강조하도록 변화시키고, 그에 따라 동작을 적용시킬 수 있다. 저항의 방향은 시작, 중간 및 마지막 운동범위에서 도르래 줄과 사지(상 · 하지)의 관계를 관찰한 다음 결정할 수 있다. 도르래 줄은 신전한 사지나 반대편 사지 및 겹쳐진 사지 위의 방향에 직접적으로 정렬을 맞출 수 있다(**그림. I-A, I-B**).

예를 들면, 직접적인 굴곡 혹은 신전을 수행하기 위해서 환자의 위치는 도르래의 정면으로 향

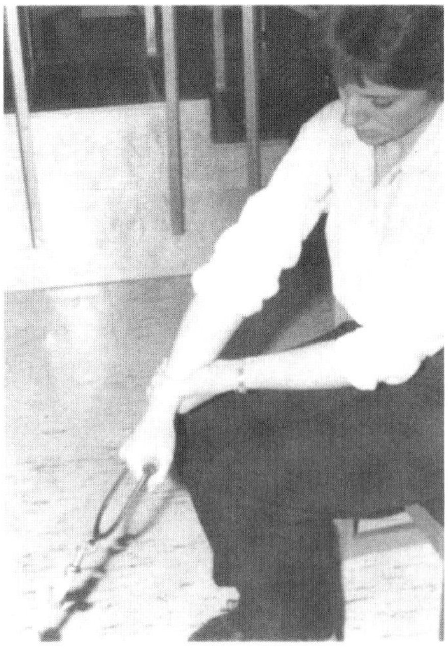

IA 바닥 높이의 도르래

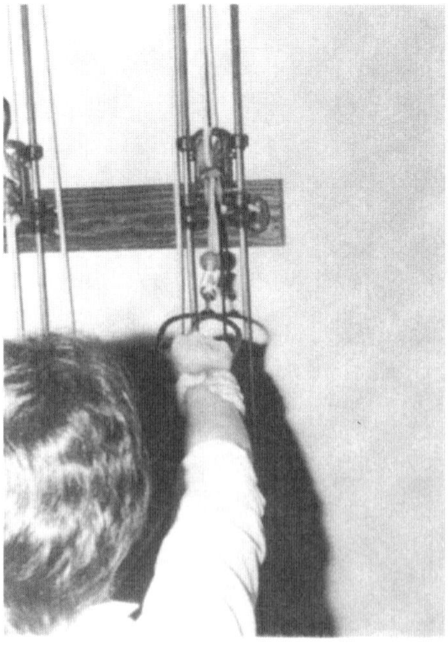

IB 어깨 높이의 도르래

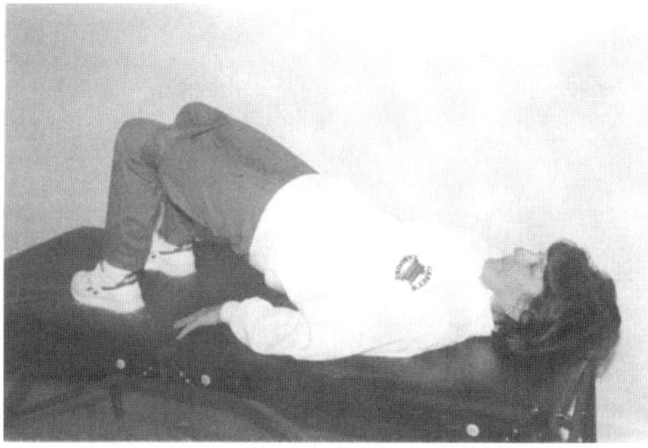

IC 고관절의 외전으로 교각자세하기, 한 사지의 등척성 근 수축

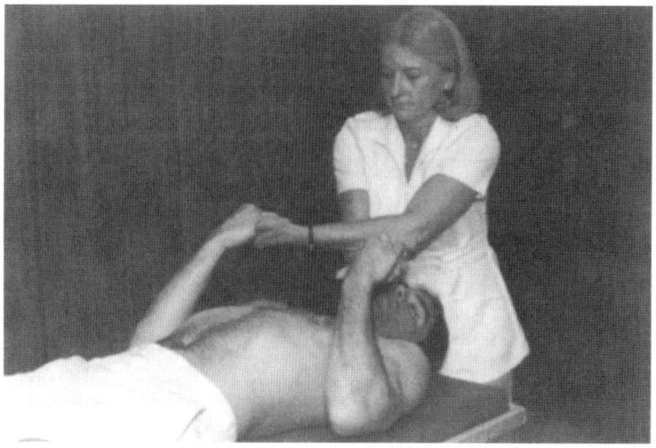

ID 저항점 그 이상으로 움직여 등척성 저항을 점차 늘임

하게 한다. 환자의 대각선 움직임에 대해 저항을 주기 위해서는 도르래와 대각선을 이루는 각도로 해야 한다.

구심성-원심성 반전 근수축 혹은 주동근 반전(AR)은 도르래의 저항에 대응하여 움직일 때 일차적으로 수행되는 기법이다. 어떤 길항근 반전 상황에서는 또한 주동근 반전이 첨가될 수 있다. 예들은 이 장에서 줄곧 언급될 것이다.

등척성 근수축은 탄력밴드 및 도르래 둘 모두의 저항과 함께 수행될 수 있다. 저항에 대응하여 구심성 동작을 하기가 너무 힘든 환자는 탄력밴드의 저항이 증가되는 동안 고정된 자세를 유지함으로써 원심성 수축 또는 등척성 수축을 할 수 있을 것이다. 등척성 저항은 밴드가 두 팔 사이에서 팽팽하게 유지되었을 때 적용될 수 있는데, 이는 다른 쪽 팔이 구심성 수축을 유지하는 동안 한쪽 팔이 구심성-원심성 동작을 수행할 때 가능하다. 상지의 외회전과 고관절의 외전은 이러한 적용의 예가 된다(**그림. I-C**). 탄력밴드는 또한 환자가 팔을 등척성으로 유지하려는 동안 문 손잡이나 기타 고정된 물체에 고정될 수 있는데, 예를 들면 외전의 저항력으로부터 견갑골을 내전상태로 유지하는 동작을 할 때이다(**그림. I-D**).

다음에 이어지는 도르래를 적용시키는 과정에 대한 예들은 저항 및 정렬이 치료의 목표에 효과적이고 성공적으로 적용될 수 있는지를 설명할 것이다.

상-체간 동작
(Upper Body Movements)

130 활동(Activity): 앉은 자세; 상-체간 신전(들어올리기), 얼굴 높이의 도르래.
기법(Technique): 주동근 반전; 바닥 높이 도르래.

설명(Description)

이 과정에서 환자는 도르래 줄이 운동의 시작 범위에서 사지를 D2로 이끌어 직접적으로 신전 시킬 수 있어야 하므로 그에 맞는 위치에서 수행한다(**그림. 130A**). 저항은 대각선 방향으로 적용된다. 움직임의 시작과 함께 견인력이 적용된다. 들어올리기가 수행되어짐으로써, 상지가 약 90° 굴곡 될 때 최대저항이 발생한다(**그림. 130B**). 근육이 최대한 단축된 범위에서의 들어올리기에서는 압박력이 저항과 함께 결합된다(**그림. 130C**). 이 과정은 탄력밴드로 저항을 줄 수도 있다(**그림. 130D**).

목적/치료 목표(Purpose/Treatment Goals)

상-체간 신전근들, 승모근, 삼각근 중부 등의 근력증진, 신체 중심선 교차 촉진, 역동적인 자세조절력 촉진 및 앉은 자세에서의 체중이동.

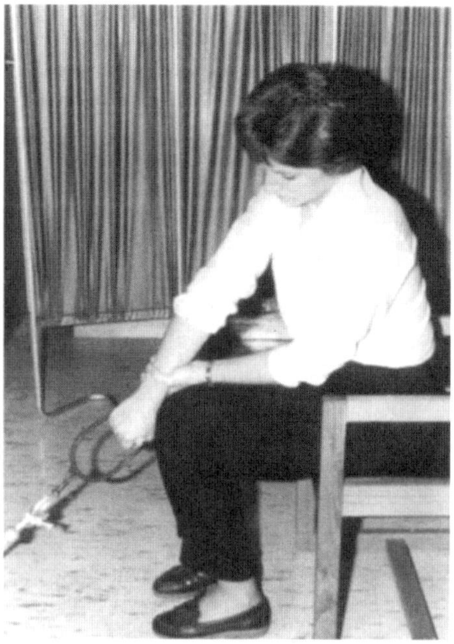

130A 길어진 운동 범위, 견인력

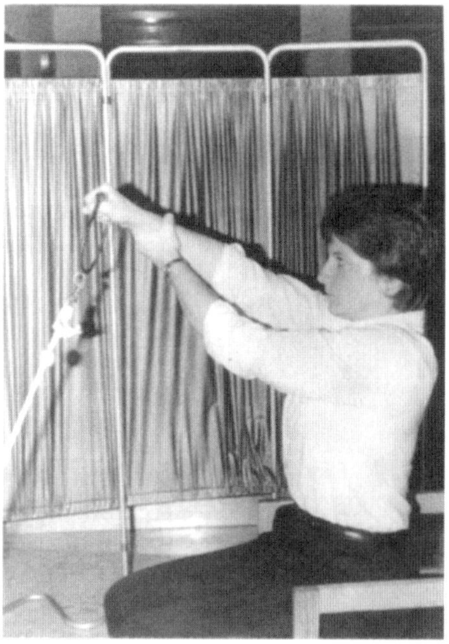

130B 중간범위, 최대저항

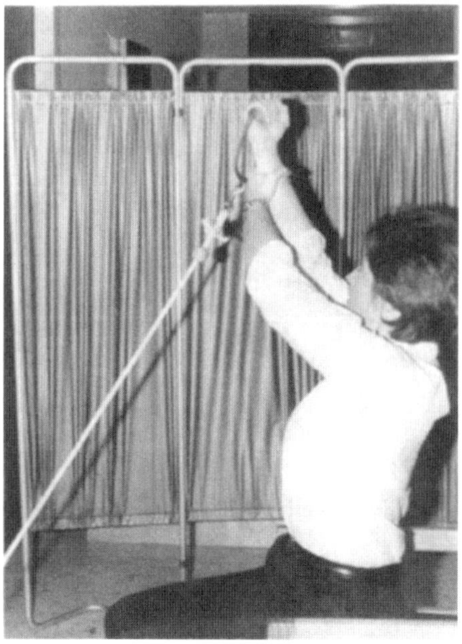

130C 짧아진 운동범위, 압박력을 동반한 저항

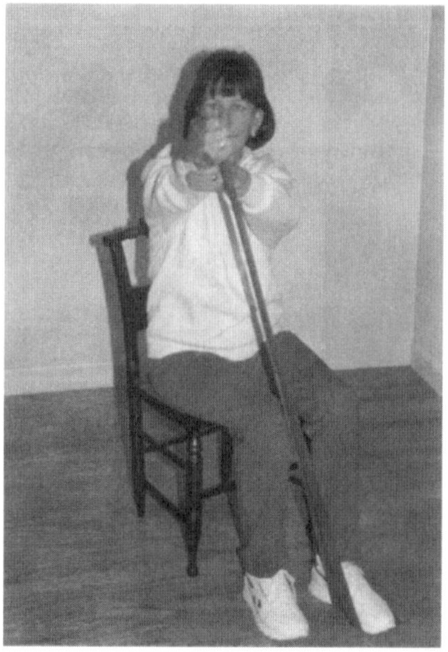

130D 중간범위, 탄력밴드의 저항

131

활동(Activity): 앉은 자세; 상-체간 신전, 들어올리기, 얼굴 높이 도르래.
기법(Technique): 주동근 반전, 어깨 높이 도르래.

설명(Description)

환자는 이전의 과정에서처럼 도르래와 각도를 둔 위치에서 수행한다. 시작 범위에서(견관절 90° 굴곡) 견인력이 발생한다(**그림. 131A**). 최대저항은 들어올리기를 근육이 최대한 단축된 범위에서 수행할 때 적용된다(**그림. 131B, 131C**). 저항의 방향은 이전의 과정과 같다.

견인력이 패턴의 중간범위에서 적용될 때마다, 움직임은 저항에 대응하는 중립자세로부터 어느 한 방향으로 발생할 수 있다. 이러한 예에서, 움직임은 들어올리기(견관절 굴곡) 혹은 역 들어올리기(견관절 신전)로 저항이 될 수 있다. 만약 중간범위에서 수행되는 방향이 둘 이라면 환자에게는 길항근 반전이 될 것이다. 단지 구심성 및 원심성으로 한 근육 그룹의 근력을 강화시키는 것이 치료사의 목표라면 동작은 한 방향으로만 수행된다.

목적/치료 목표(Purpose/Treatment Goals)

상-체간 신전근들, 승무근 하부, 삼각근 중부 및 근육이 최대한 단축된 범위에서의 외회전근들의 근력 강화, 앉은 자세에서의 자세 조절력 촉진.

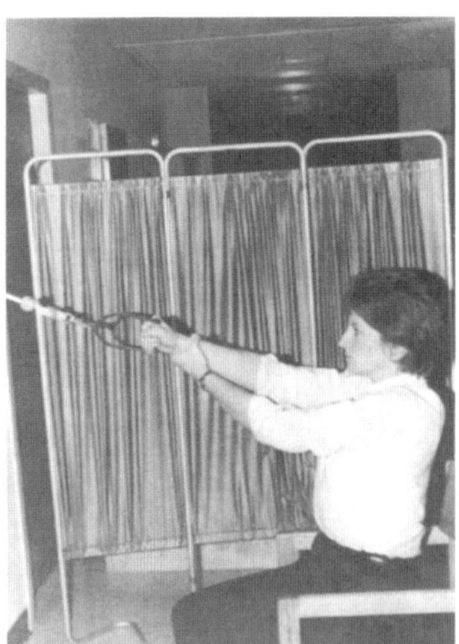

131A 중간범위로부터 사지를 움직임으로 견인력을 받음

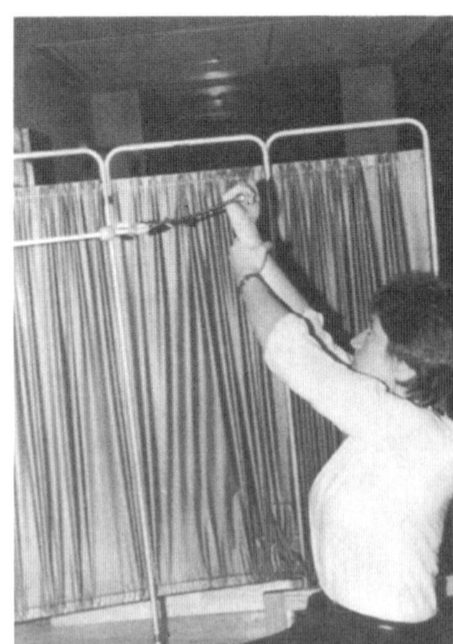

131B 짧아진 운동 범위에서 최대 저항을 받음

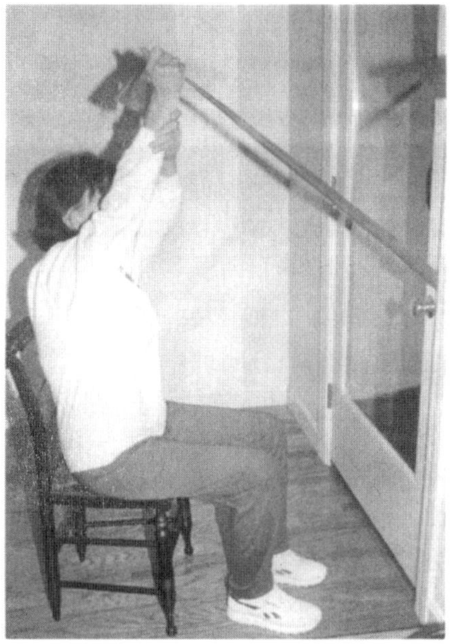

131C 탄력밴드의 저항과 함께 근육이 최대한 짧아지는 범위

활동(Activity): 바로 누운 자세; 상-체간 신전, 들어올리기, 치료대가 벽과 평행하도록 함.
기법(Technique): 주동근 반전.

132

설명(Description)

환자는 벽과 평행하게 놓인 치료대 위에 바로 눕는다. 최대 저항이 발생하는 범위는 머리 위 높이의 도르래에 대해서 치료대를 움직임으로써 변경될 수 있다. 근육이 최대한 단축된 범위에서의

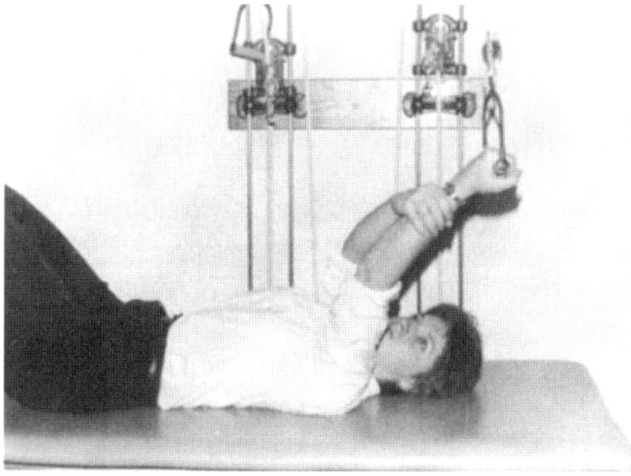

132A 체간 신전의 시작

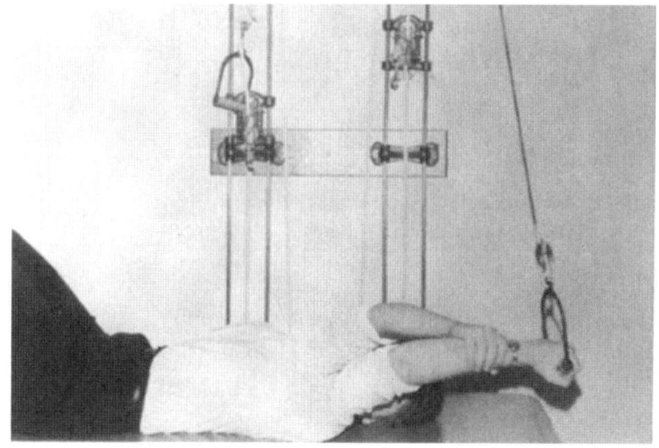

132B 짧아진 운동범위에서 최대저항이 주어짐

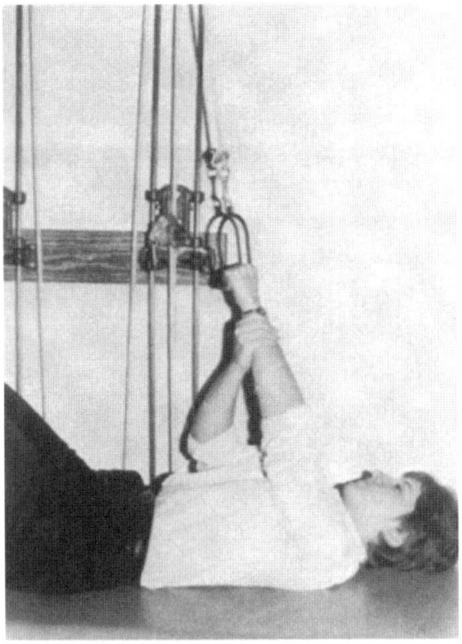

132C 움직임의 시작

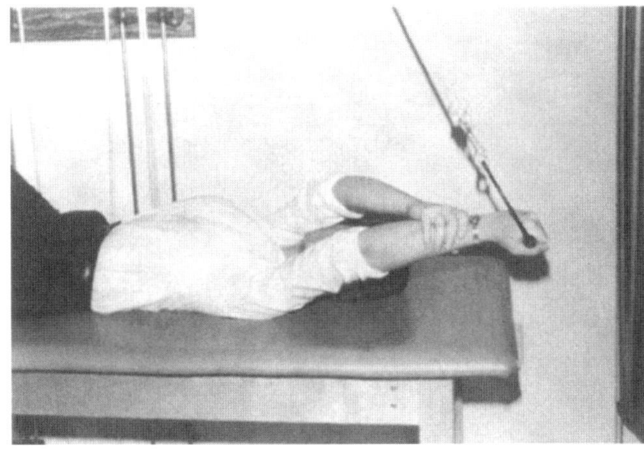

132D 짧아진 운동 범위에서 저항을 동반한 압박력

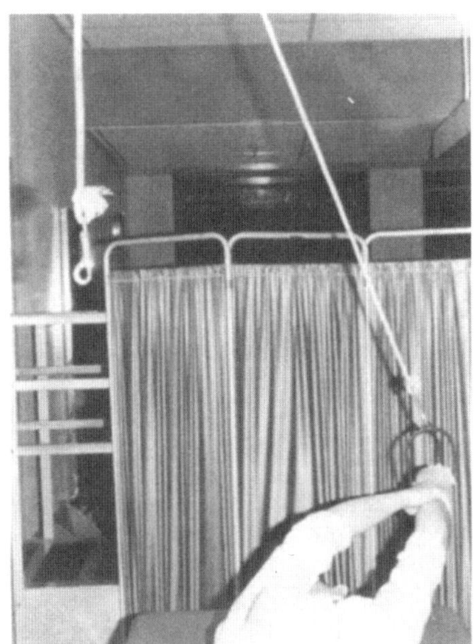

132E 견관절 외전에 대한 저항을 증가시키는 각도

들어올리기에서 최대저항이 요구된다면, 치료대는 상지가 근육이 최대한 단축된 범위에서 수축하고 있을 때 도르래가 손위로 똑바르게 되는 위치에 둔다(**그림. 132A, 132B**). 압박(compression) 또는 압축(approximation)력이 근육이 최대한 단축된 범위의 들어올리기에서 연합되기 위하여, 치료대는 동작이 개시될 때 도르래와 상지가 일직선이 되어야 하므로 움직여진다(**그림. 132C**). 예각(銳角)의 저항은 근육이 최대한 단축된 범위에서 발생한다(**그림. 132D**). 일반적으로 최대저항이 운동범위의 한 부분에서 요구될 때, 완전범위를 함으로써 동작에 저항이 주어지게 된다.

들어올리기 패턴의 외전 요소에 대해 저항을 주기 위해서 치료대는 수직선으로부터 45° 정도로 벽으로부터 도르래 선의 위치를 옮긴다(**그림. 132E**). 치료대를 벽 가까이에 두고 양팔을 도르래 아래 두는 것으로 저항은 굴곡에 적용된다.

두 개의 지레팔(머리 위 높이와 어깨 높이)을 결합하여 사용할 수 있다. 치료대는 여전히 벽과 평행하게 둔다. 왜냐하면 머리 위 높이의 도르래의 저항 각도가 굴곡에 저항을 주고 어깨 높이는 외전에 저항을 주게 되기 때문이다. 두 개의 저항력에 대한 결과는 두 방향으로의 저항을 결합한 것이다.

목적/치료 목표(Purpose/Treatment Goals)

상-체간 신전근의 근력증진 및 근육이 최대로 짧아지는 범위에서 견관절 굴곡근의 근력증진.

활동(Activity): 앉은 자세; 도르래를 마주보면서 상-체간의 대각선상의 회전(chop)을 동반한 굴곡. 133
기법(Technique): 주동근 반전, 어깨 높이의 도르래.

설명(Description)

환자는 어깨 높이의 도르래를 마주 보고 대각선으로 비스듬하게 앉는다. 패턴의 대각선 방향에

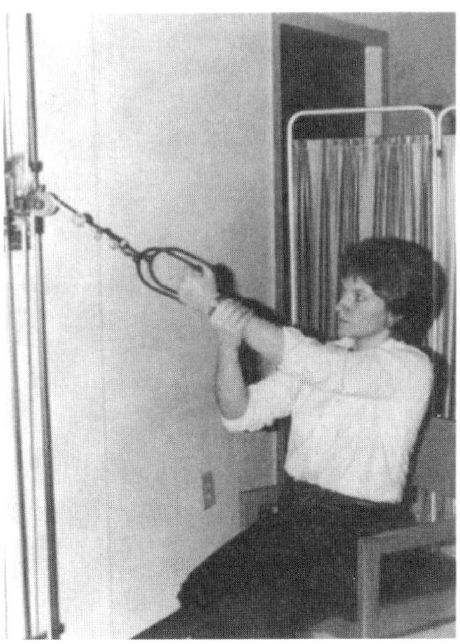

133A 운동의 시작 범위, 사지에 견인력이 적용됨.

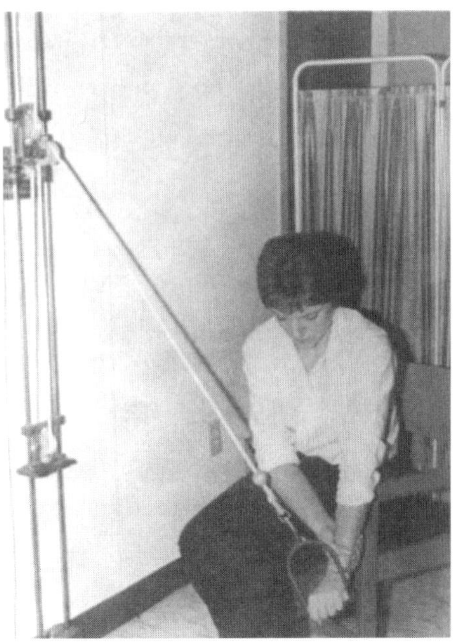

133B 짧아진 운동 범위, 저항과 함께 결합된 압박력

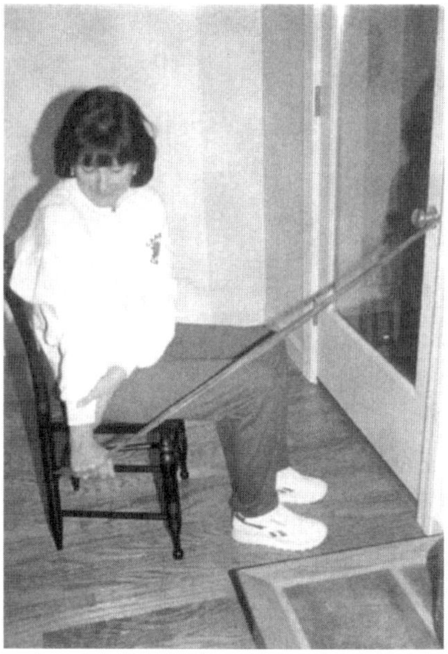

133C 탄력밴드에 의해 근육이 최대한 짧아지는 범위

저항을 주기 위해서 환자는 도르래와 각을 이루도록 해야 한다. 이는 두 가지 방법으로 수행할 수 있다. 하나는 의자와 도르래가 45°를 이루도록 돌려서 앉는 방법과 다른 하나는 의자와 벽이 서로 평행하도록 앉는 대신에 도르래를 당길 때 비스듬히 당기는 방법이다.

도르래의 높이는 최대저항이 발생되고, 팔을 펼 수 있으며 저항을 주는 방향이 되는 높이로 정한다. 어깨 높이의 도르래는 도르래 선이 팔의 신전 방향을 나타내므로 시작 범위에서 견인력이 생긴다(**그림. 133A**). 중간범위에서 최대 저항이 발생하고 압박력은 근육이 최대로 짧아지는 범위에서 저항과 결합되어 적용된다(**그림. 133B, 133C**).

목적/치료 목표(Purpose/Treatment Goals)

상-복근 및 견관절 신전근들의 근력증강; 신체 중심선에 교차됨, 체중이동, 앉은 자세에서 역동적인 자세조절력 등을 촉진.

활동(Activity): 앉은 자세; 역 체간 굴곡 패턴(역 내려치기).
기법(Technique): 주동근 반전.

134

설명(Description)

환자는 도르래를 마주보고 앉는다. 의자는 앞의 과정과 같은 위치에 놓을 수 있다. 역 내려치기에는 바닥 높이 도르래를 사용하여 저항을 줄 수 있다. 운동의 시작에서 도르래 선은 상지의 신전 방향과 같다(**그림. 134A**). 최대저항은 중간 범위에서 발생하고 근육이 최대한 짧아진 범위에서 압박력이 발생한다(**그림. 134B**).

앉은 자세에서 그 어떤 체간 패턴을 수행할 때, 환자의 균형능력이 자극된다. 만약 근력이 강하다면 우선적인 치료목표 다음에 바로 누운 자세처럼 더욱 안정적인 자세가 더 적절할 수 있다. 그러나 앉은 자세는 앉은 자세의 균형, 체중이동 및 체간과 사지의 근력 증가 등의 목적을 결합하기 위한 자세이다.

목적/치료 목표(Purpose/Treatment Goals)

상-체간 신전근, 내전을 동반한 견관절 굴곡 등의 강화; 신체 중심선 교차하기의 촉진, 역동적인 자세조절 및 앉은 자세에서의 체중이동 촉진.

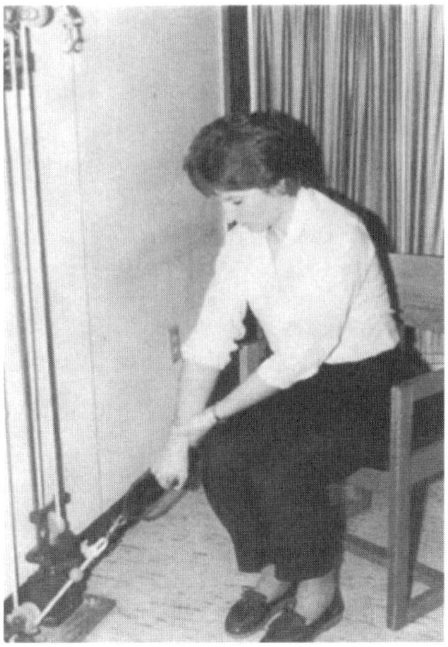

134A 운동의 시작 범위에서의 견인력

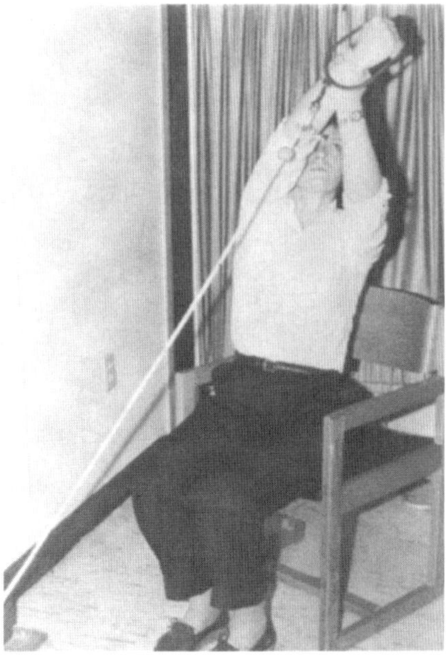

134B 짧아진 운동 범위에서의 압박력

135

활동(Activity): 바로 누운 자세; 회전을 동반한 체간의 굴곡.
기법(Technique): 주동근 반전, 어깨 및 머리 위 높이의 도르래.

설명(Description)

이 과정에서 환자는 머리가 도르래 근처로 향하도록 치료대를 돌린 다음 그 위에 바로 눕는다. 이때 치료대를 도르래 맞은편에서 벽을 기준으로 약간 외측으로 돌려서, 도르래와 치료대가 어느 정도 각을 이루도록 한다. 어깨 높이의 도르래로 근육이 최대한 늘어나는 범위에서 견인력을 줄 수 있고(그림. 135A), 최대 저항은 중간범위에서 줄 수 있으며 근육이 최대한 짧아진 범위에서는 압박력을 줄 수 있다(그림. 135B). 근육이 최대한 짧아진 범위에서 견관절 및 주관절의 신전에 저항을 증가시키기 위해서는 머리 위 높이의 도르래를 대신 사용할 수 있다(그림. 135C).

대각선 방향의 저항은 복사근을 촉진한다. 이것은 특히 치료목표인 복근의 근력증강으로 기능적인 목표인 구르기를 개선시키려는 마비성 환자에게 효과적이다. 구르기의 회전적인 요소를 강조하기 위해서 치료대는 벽과 더욱 평행한 각도가 되도록 돌려야 한다(그림. 135D). 이 자세에서 양팔은 더욱 내-외전이 되며, 상-체간의 회전은 증가된다(그림. 135E).

목적/치료 목표(Purpose/Treatment Goals)

상-복근 및 견관절 신전근들의 근력 증강, 강한 상지를 이용하여 약한 복근에 과흐름 촉진.

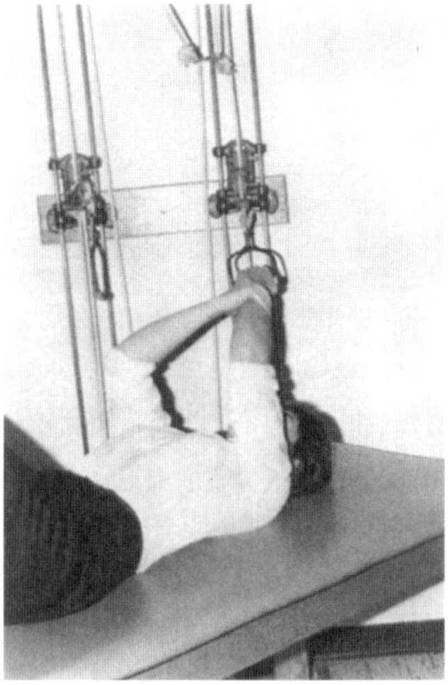

135A 운동 시작범위에서의 견인력

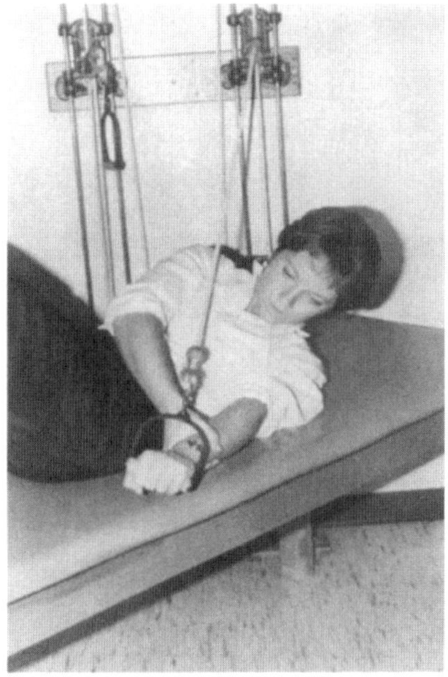

135B 짧아진 운동 범위에서의 압박력 : 저항력은 복근에 걸리지 팔에 걸리지 않는다.

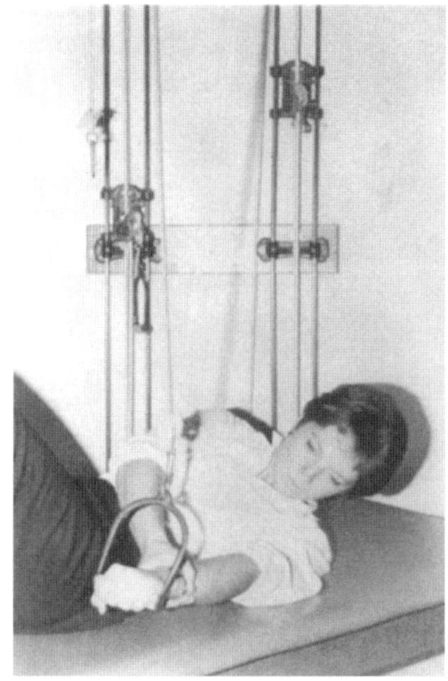

135C 머리 위를 통과하는(overhead) 도르래는 견관절 신전에서 압박력을 줄이고 저항을 증가시킨다.

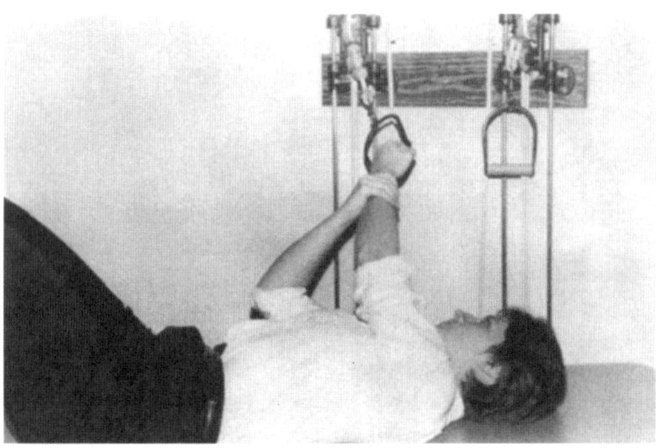

135D 회전에 대한 저항을 증가시키기 위한 방향 바꾸기.

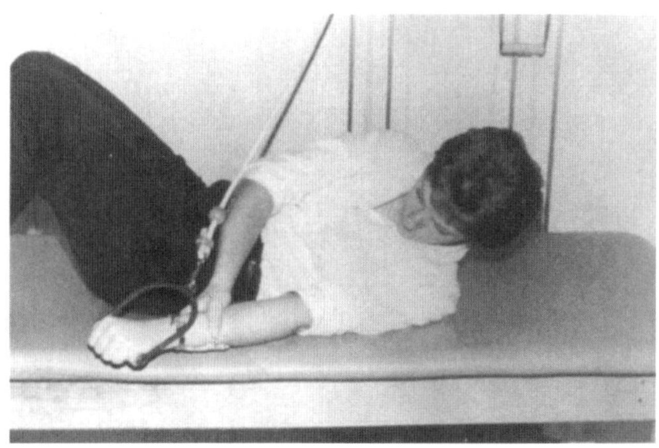

135E 짧아진 운동범위

136

활동(Activity): 앉은 자세; 양측 대칭성 D2F, 얼굴높이의 도르래.
기법(Technique): 주동근 반전, 바닥 및 어깨 높이의 도르래.

설명(Description)

이 과정에서 난이도의 증가를 위해 사지 패턴은 보통 체간의 양측 및 편측 패턴들과 결합해서 진행한다. BS D2F의 양측 패턴은 치료프로그램에서 들어올리기 동작에 따른 결과로 나타날 것이다.

환자는 도르래의 정면에 앉아 손잡이를 나란히 잡는다. 이 때 바닥 높이뿐만 아니라 어깨 높이 도르래도 사용할 수 있다. 바닥 높이 도르래에서는 동작을 시작할 때 견인력이 발생하고(**그림. 136A**), 중간범위에서 최대 저항이 발생하며(**그림. 136B**), 근육이 가장 짧아지는 범위에서는 저항에 압박력이 결합된다(**그림. 136C**).

어깨 높이 도르래에서는 최대 저항지점이 변한다. 견인력은 중간범위에서(**그림. 136D**), D2F 패턴에서 근육이 가장 짧아지는 범위에서는 최대 저항이 발생된다(**그림. 136E**). D2F의 중간범위에서는 또한 탄력밴드로 저항을 줄 수도 있다(**그림. 136F**).

도르래의 줄을 나란히 유지하는 것은 대각선 방향의 동작에 대한 저항에 필수적이다. 만일 팔을 도르래 정면에서 들어올린다면 일차적으로 견관절 굴곡에 저항을 주게 된다.

목적/치료 목표(Purpose/Treatment Goals)

중간 및 근육이 최대한 짧아진 범위에서 승모근, 삼각근 중부, 외회전근들의 근력증강, 체간 신전 촉진.

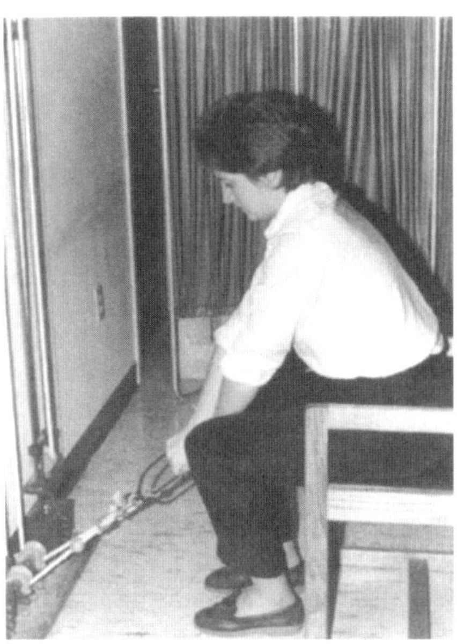

136A 운동 시작 범위에서의 견인력

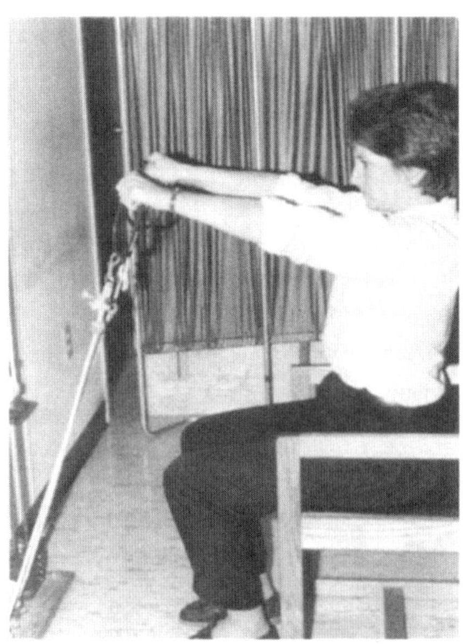

136B 바닥 높이 도르래에 주어지는 중간범위에서의 최대저항

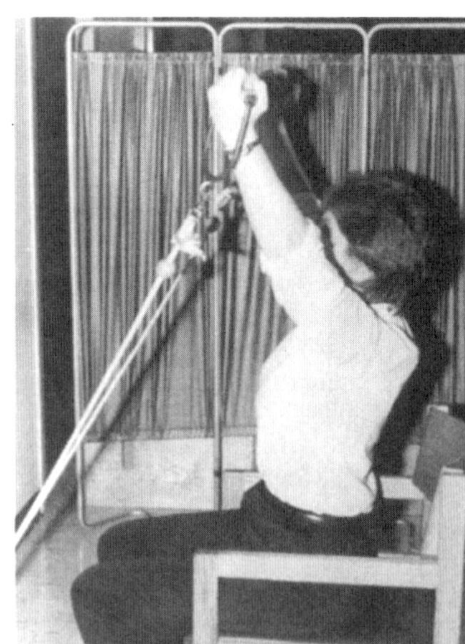

136C 짧아진 운동범위에서 저항과 결합된 압박력

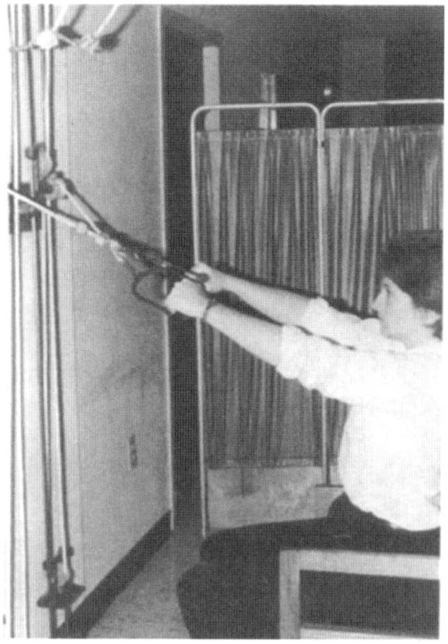

136D 중간범위에서 견인력이 주어지는 어깨 높이의 도르래

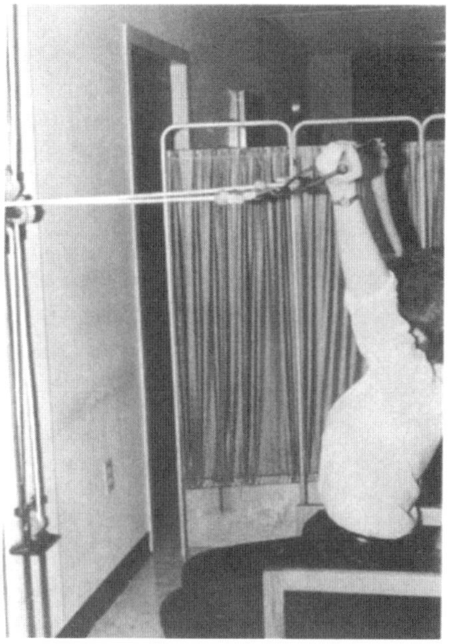

136E 어깨 높이의 도르래에 주어지는 근육이 최대한 짧아지는 범위에서의 최대 저항

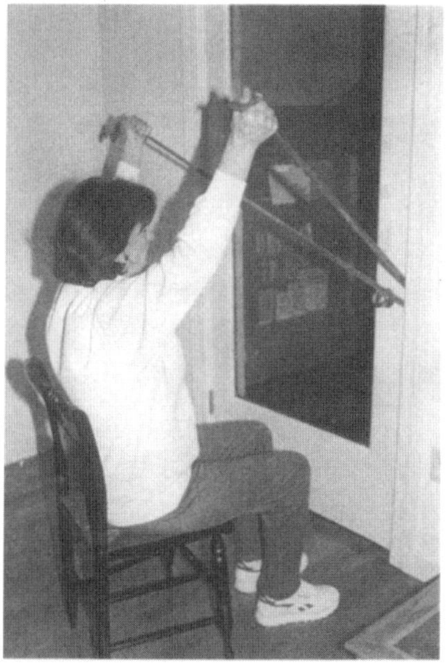

136F 탄력 밴드에 의해 주어지는 근육이 최대한 짧아지는 범위의 저항

활동(Activity): 앉은 자세 또는 기립자세; 양측 대칭성 D1E 및 D1 움츠리기, 얼굴 높이의 도르래. 137

기법(Technique): 주동근 반전.

설명(Description)

어깨 높이 도르래는 D1E의 근육이 최대로 짧아지는 범위에서 견관절 및 주관절의 신전에 최대 저항을 준다(**그림. 137A, 137B**). 머리 위 높이 도르래는 근육이 최대로 짧아지는 범위에서 팔로 압박력을 주고 견갑골 하강에 최대 저항을 주게 된다(**그림. 137C**). 패턴에 대각선 방향의 저항을 주기 위해서는 반대편 도르래의 줄을 사용한다. 탄력밴드 저항은 이러한 양측 패턴에 저항을 줄 수 있다(**그림. 137D**).

목적/치료 목표(Purpose/Treatment Goals)

흉부 신전근, 견갑골 내전근, 견관절 및 주관절 신전근들의 근력증강과 앉은 자세 및 기립자세에서의 역동적인 자세조절력 촉진. 앉은 자세에서 지구력과 근력은 절차를 반복하는 것 뿐만 아니라 무게부하를 증가시켜서 촉진; 기립자세에서의 자세조절력은 체중의 중심(CoG)을 지지면(BoS) 내에서 변경시킴으로써 더욱 자극된다.

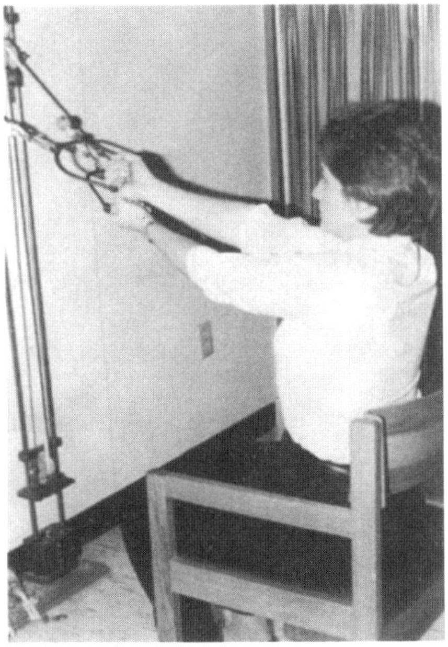

137A 앉은 자세에서의 어깨 높이 도르래, 근육이 최대한 길어지는 범위

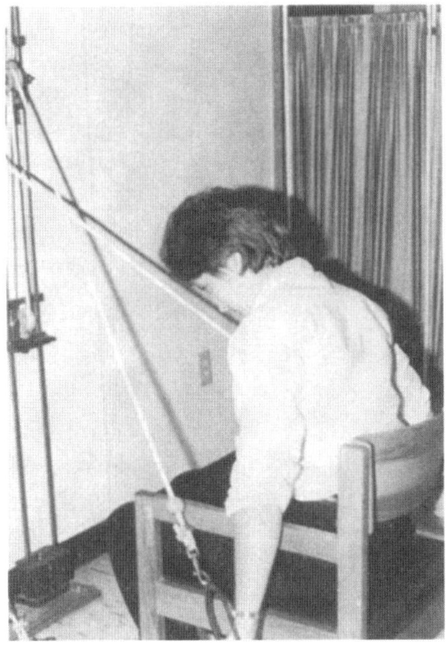

137B 신전근 패턴의 근육이 최대한 짧아지는 범위

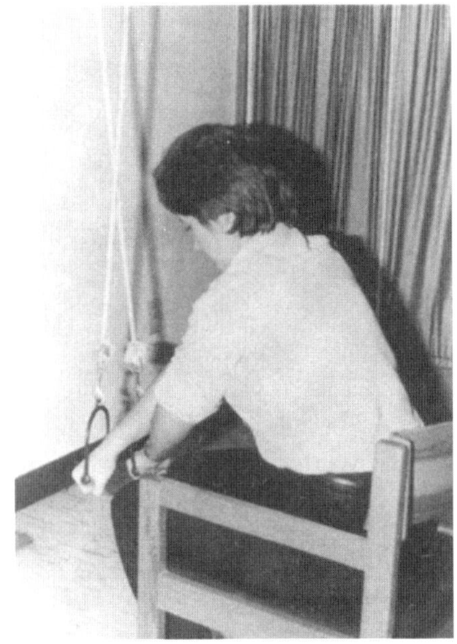

137C 머리 위를 통과하는(overhead) 도르래

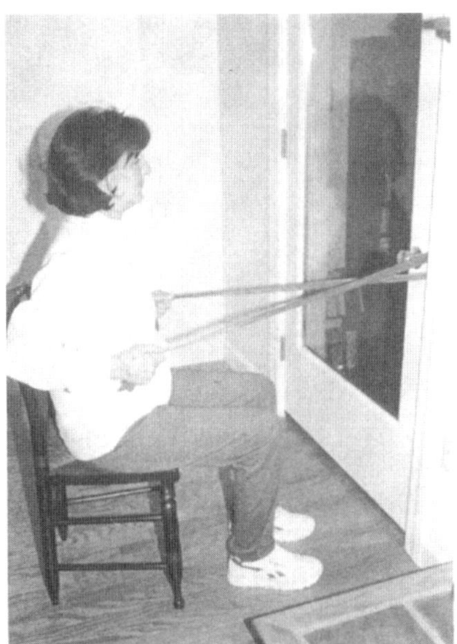

137D 앉아서 하는 탄력밴드의 저항, 근육이 최대한 짧아지는 범위

활동(Activity): 앉은 자세; 편측 상지 패턴.
기법(Technique): 주동근 반전.

138

설명(Description)

체간 패턴에 대한 양측 및 모든 편측 패턴들에는 세 개의 높이가 각기 다른 도르래를 사용하여 저항을 줄 수 있다. 신전근의 동작에는 머리 위 도르래 뿐만 아니라 어깨 높이의 도르래를 사용할 수 있다. 근육이 최대로 짧아지는 범위에서, 머리 위 높이의 도르래는 견갑골의 하강에 저항을 주고 어깨 높이 도르래는 일차적으로 견관절 신전근들에 저항을 주게 된다(**그림. 138A, 138B**). 견관절 굴곡 패턴을 위해서 바닥 높이 도르래는 중간범위에서 최대 저항이 요구될 때 사용된다. 근육이 최대로 늘어나거나 짧아지는 범위에서 견인력 및 압박력은 저항에 추가된다(**그림. 138C, 138D**). 탄력밴드 저항은 중간범위에서 견관절 굴곡에 대한 저항으로 사용될 수 있다(**그림. 138E**).

목적/치료 목표(Purpose/Treatment Goals)

상-체간 및 상지의 근력 및 지구력 증강, 앉은 자세에서의 자세 조절력 촉진.

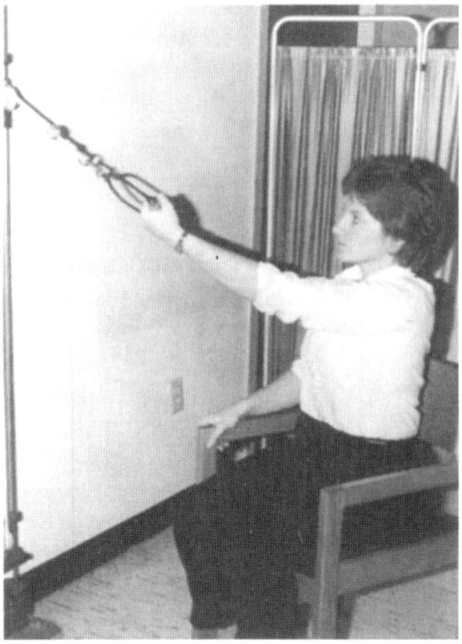

138A D1E 근육이 최대한 길어지는 범위, 어깨 높이 도르래에 주어지는 견인력

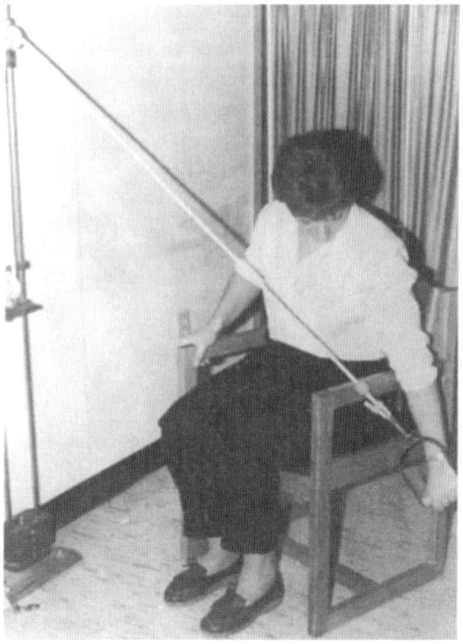

138B D1E 근육이 최대한 짧아지는 범위, 압박력에 더해진 저항

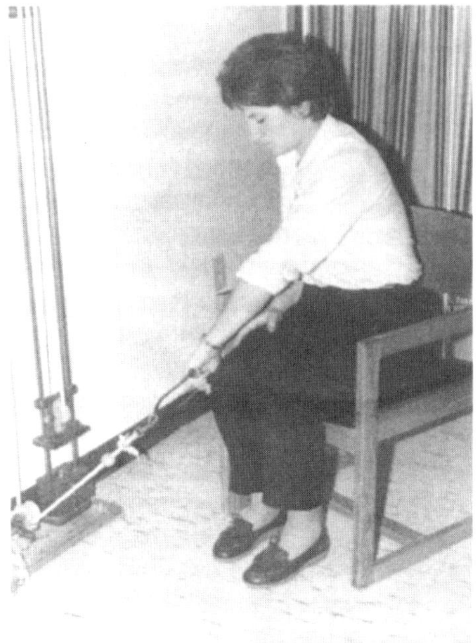

138C D2F, 근육이 최대한 길어지는 범위, 바닥 높이 도르래에 주어지는 견인력

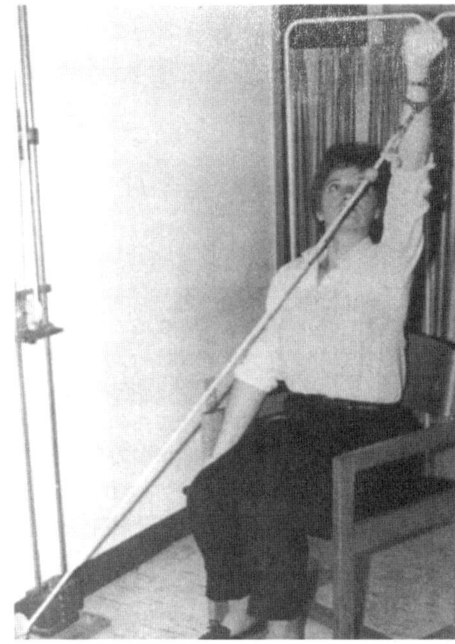

138D D2F 근육이 최대한 짧아지는 범위, 압박력

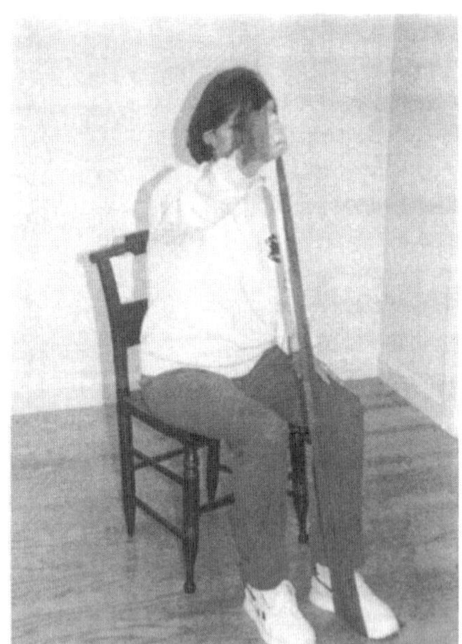

138E D2F 중간범위에서의 최대 저항

활동(Activity): 앉은 자세; D1 움츠리기 및 D1 밀기.
기법(Technique): 주동근 반전.

설명(Description)

환자들 중에서도 휠체어에서 안정을 확보해야 한다거나 척수손상 환자와 같이 앉은 자세의 균형이 떨어진 경우에는 곧은 등받이를 사용하도록 한다. 환자는 도르래를 마주 보고 앉아서 맞은편 손잡이를 잡는다. 움츠리기 패턴에서 근육이 최대한 길어지는 범위에서는 견인력이 주어지게 되고(**그림. 139A**), 근육이 최대한 짧아지는 범위에서는 견관절 신전에 최대 저항이 발생하게 된다(**그림. 139B**).

견관절의 신전은 척수손상 환자에게 아주 중요한 동작이다. 중요한 치료 목표인 이 범위에서의 근력증강은 환자가 주관절 바로 누운 자세를 취하는 능력을 증가시키는 것이다. 또한 양쪽 상지로 양측 패턴을 할 수 있거나 한쪽 상지로 휠체어를 잡고 안정을 유지할 수도 있다. 두 번째 방

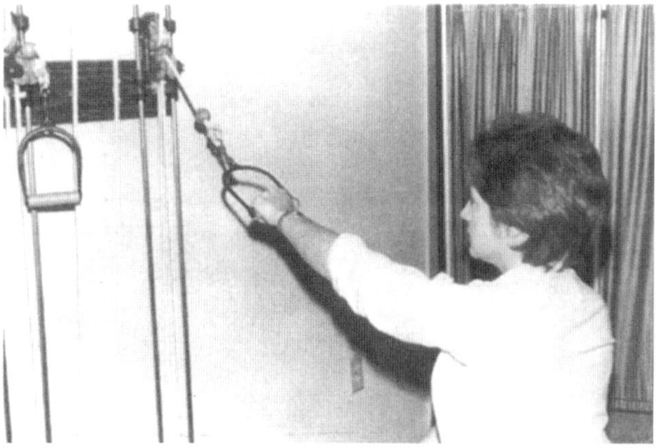

139A D1 움츠리기, 근육이 최대한 길어지는 범위, 견인력

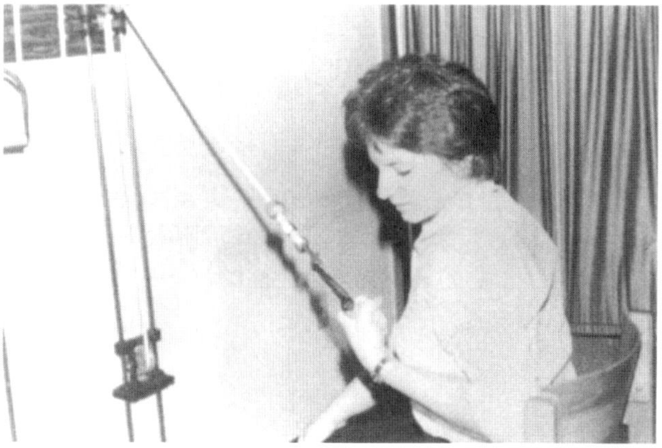

139B D1 움츠리기, 근육이 최대한 짧아지는 범위

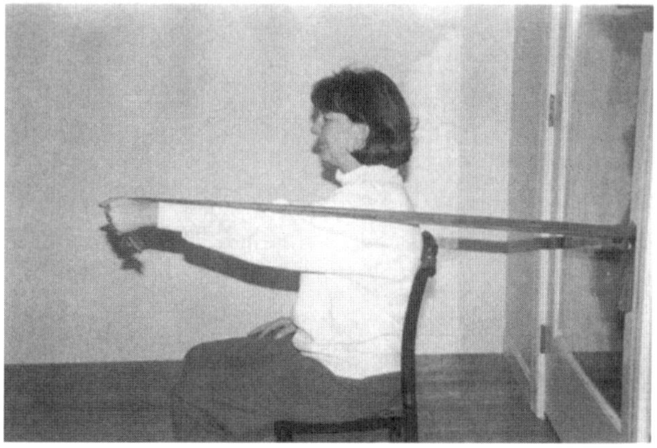

139C D1 밀기, 근육이 최대한 짧아지는 범위

법이 수행될 때 정-동적 과정은 동적인 사지(견관절 근육의 근력 강화)뿐만 아니라 정적인 사지(근위부의 안정성 증진)를 강화할 수 있다.

만일 더욱 많은 안정성을 필요로 한다면, 앉은 자세에서 요구되는 모든 과정들은 바로 누운 자세에서 수행될 수 있다. 견갑골 외전, 견관절 굴곡동작에는 탄력밴드를 사용하여 저항을 줄 수 있다(**그림. 139C**).

목적/치료 목표(Purpose/Treatment Goals)

견갑골 내전근과 견관절 신전근 및 견갑골 외전근과 견관절 굴곡근들의 근력증강, 앉은 자세에서의 자세조절력 증진.

하-체간 동작
(Lower Body Movements)

140 활동(Activity): 바로 누운 자세; 하-체간 신전.
기법(Technique): 주동근 반전.

설명(Description)

저항의 방향 및 최대 저항의 범위에 대한 원리 또한 하지패턴에 적용된다. 상지에 걸리는 도르래 저항은 도수로 저항을 주는 방향과 비슷하게 적용된다. 근위부에 걸리는 저항은 양 대퇴부에 스트랩을 감아서 머리 위 높이 도르래의 한쪽을 사용하여서 적용하며, 원위부에 걸리는 저항은 발에 도르래의 나머지 부분을 감아서 적용한다.

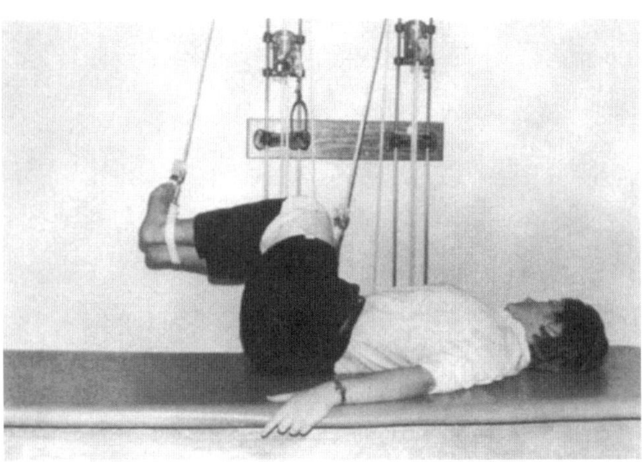

140A 하 체간의 신전, 근육이 최대한 길어지는 범위

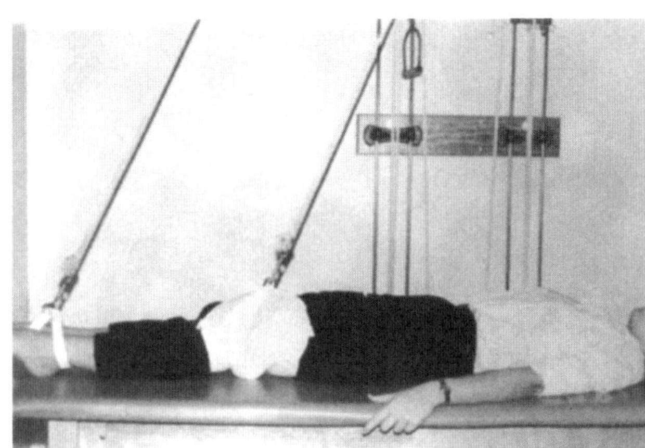

140B 하 체간의 신전, 근육이 최대한 짧아지는 범위

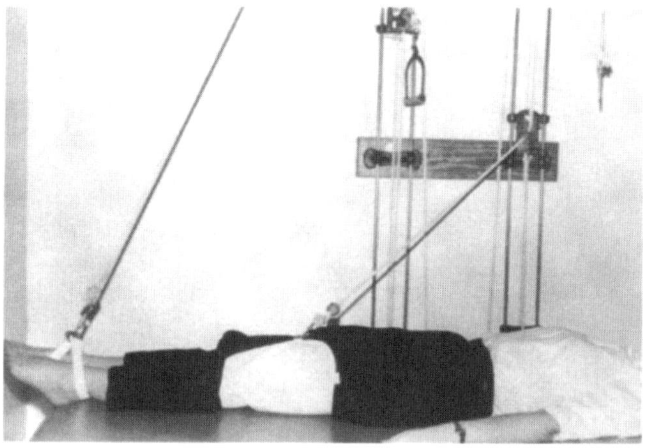

140C 머리 위를 통과하는(overhead) 도르래에 주어진 신전 및 어깨 높이 도르래에 의한 외전에 대한 저항

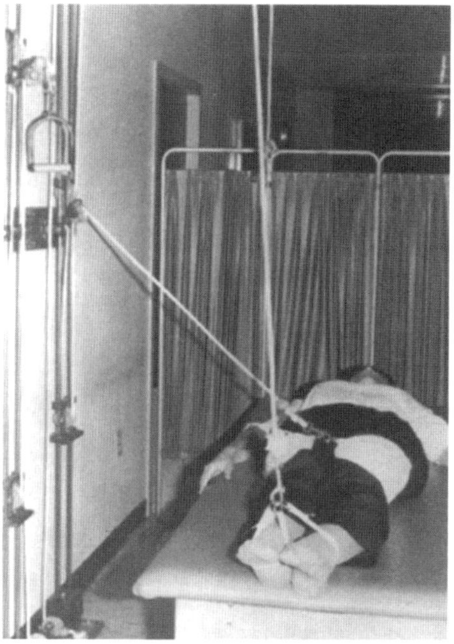

140D 저항의 합력에 대한 실험

하-체간 신전 패턴은 근육이 최대로 길어지는 범위(**그림. 140A**)와 최대로 짧아진 범위(**그림. 140B**)에서 동작이 시작된다. 최대저항이 일어나는 범위는 치료대를 움직여 변화시킬 수 있다. 원위지절에서 도르래를 적용함으로써 최대저항은 신전근 패턴의 근육이 최대한 짧아지는 범위에서 발생하게 된다. 머리 위 높이의 도르래가 고관절 위로 정렬이 되어서 최대한 짧아지는 범위에서 신전을 할 때 압박력이 증가되므로 치료대의 위치를 옮겨주어야 한다. 저항의 각도는 치료대와 벽 사이를 가깝게 혹은 멀리 조절함으로 인해서 항상 변하게 된다. 저항 각을 변경시켜 교대로 하는 방법은 머리 위 및 어깨 높이의 도르래에서 발생하는 저항을 결합한다. 고관절에서 내-외전 저항은 어깨 높이 도르래를 대퇴부에 부착하고 치료대를 벽으로부터 멀리 떨어뜨림으로써 증가시킬 수 있다. 원위부의 저항은 여전히 머리 위 높이 도르래로 주어진다(**그림. 140C, 140D**).

단지 하지 패턴에 대한 동작과 더불어 전체적인 신체의 전반적인 패턴에서 나타나는 동작은 치료사가 하는 치료를 더욱 강화시킬 수 있다.

목적/치료 목표(Purpose/Treatment Goals)

하-체간 및 하지 신전근들의 근력 강화. 만약 환자의 근력이 약하거나 모든 운동범위에서 움직임이 적절치 못하다면 고관절 및 슬관절을 신전시킨 자세가 체중이 증가된 양 만큼 유지될 수 있다.

141

활동(Activity): 엎드려 누운 자세; 슬관절의 굴곡 및 신전.
기법(Technique): 주동근 반전.

설명(Description)

이 과정에서 환자의 위치 및 도르래의 높이는 슬관절을 굴곡 및 신전을 할 때 운동 범위의 각기

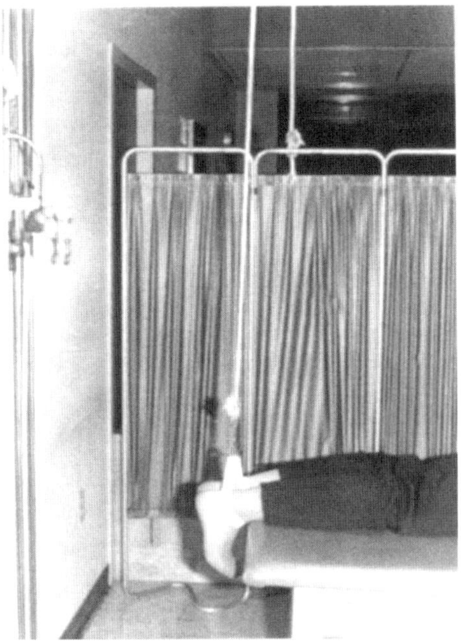

141A 슬관절 신전, 짧아진 머리 위를 통과하는(overhead) 도르래에서의 최대 저항(자세는 만약 움직임이 나타나지 않으면 많은 양의 저항에 대응하여 유지될 수 있다).

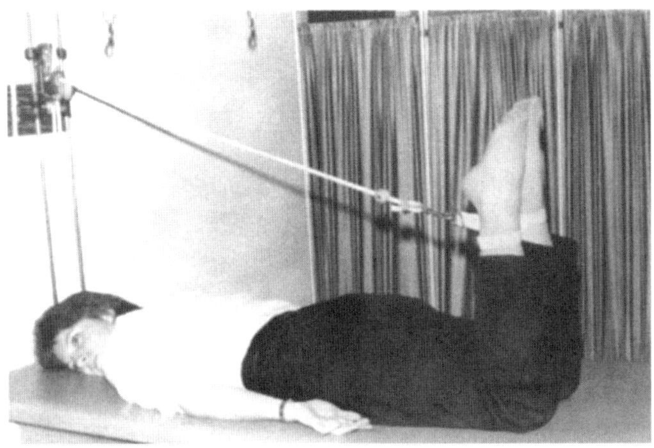

141B 슬관절 신전, 근육이 최대한 길어지는 범위에서 최대 저항, 어깨 높이 도르래

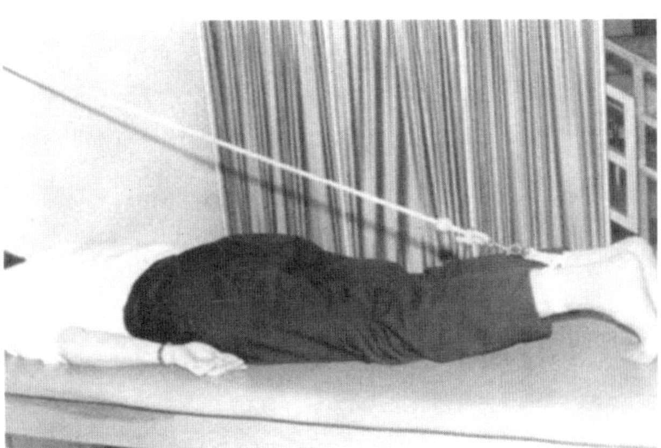

141C 슬관절 신전의 근육이 최대한 짧아지는 범위에서 압박력에 더해진 저항

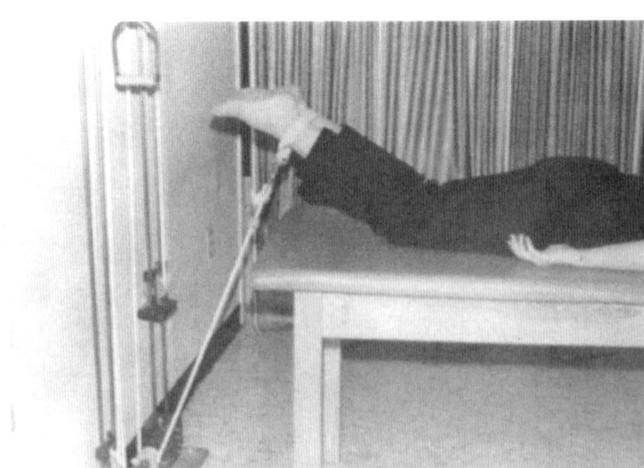

141D 중간범위에서 슬괵근에 대한 저항, 바닥 높이 도르래

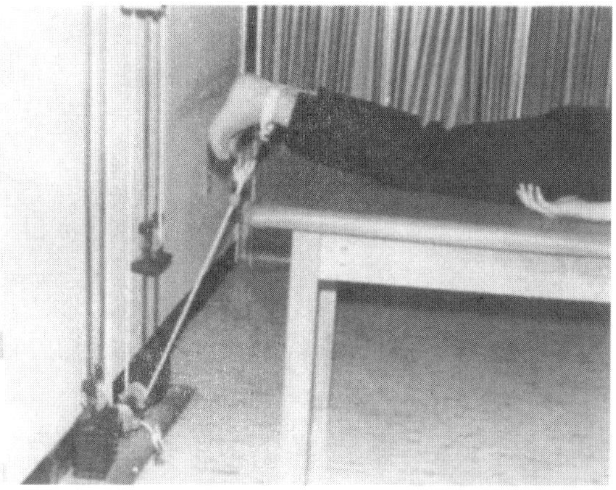

141E 근육이 최대한 길어지는 범위에서 슬괵근에 대한 저항, 바닥 높이 도르래

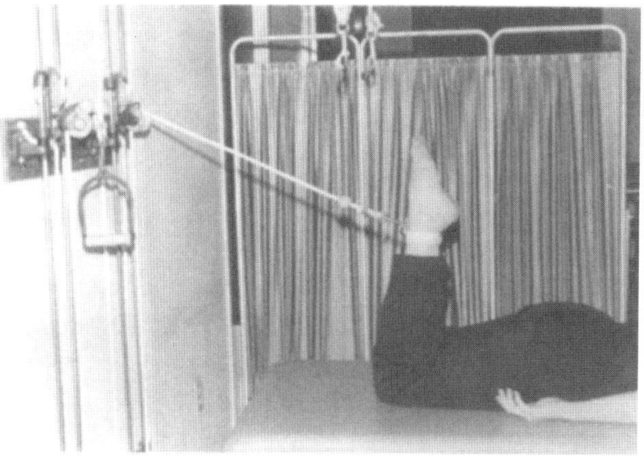

141F 근육이 최대한 짧아지는 범위에서 슬괵근에 대한 저항. 어깨 높이 도르래

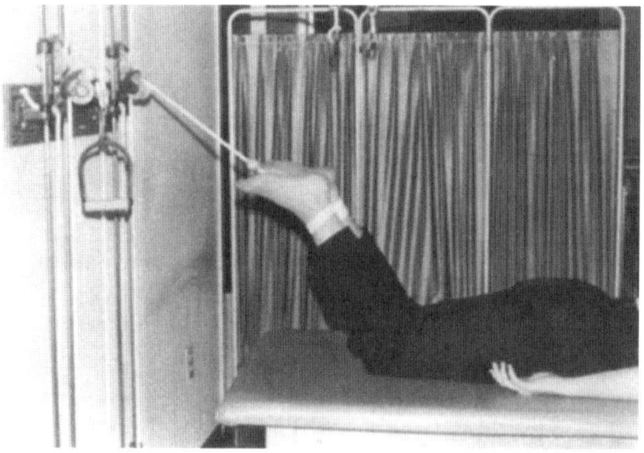

141G 중간범위에서의 견인력, 어깨 높이 도르래

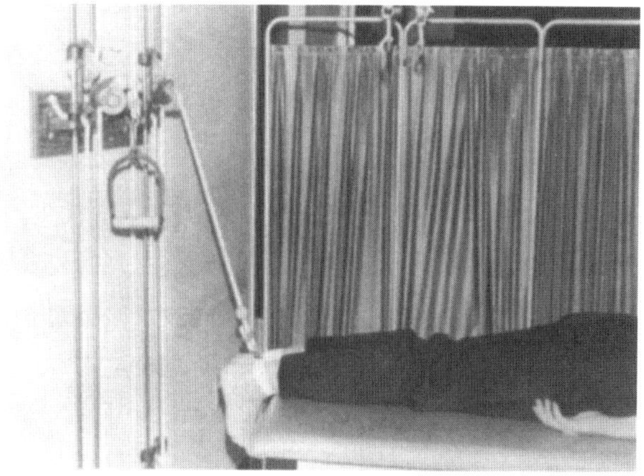

141H 중간범위에서 슬괵근에 대한 저항, 바닥 높이 도르래

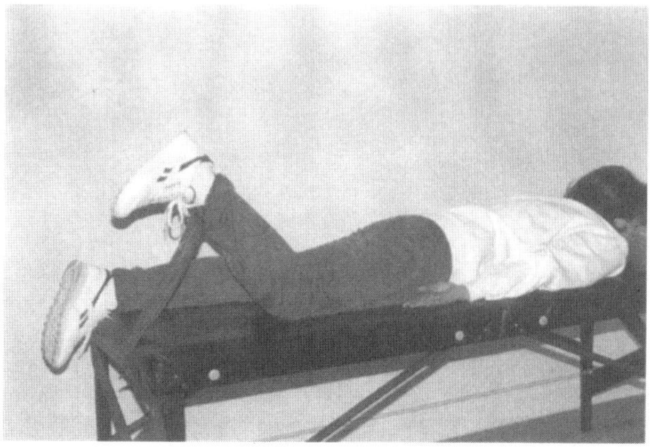

141I 슬관절 신전의 근육이 최대한 짧아지는 범위에서 압박력에 더해진 저항

다른 지점에서 최대 저항이 발생될 수 있어야 하므로 변경될 수 있다. 임상적인 적용 사례에는 대퇴사두근에 약화가 있는 환자를 위한 치료에 사용될 수 있으며, 저항은 우선은 억제 작용이 최소한이 되는 곳으로 신전시 근육이 최대한 짧아지는 범위에 적용된다. 근력이 증가됨에 따라, 근육이 최대한 늘어나는 범위에서 저항이 추가될 수 있다.

근육이 최대한 짧아지는 범위에서의 슬관절 신전에 저항을 주기 위해서, 치료대는 벽과 수직을 이루는 위치에 둔다. 환자는 엎드려서 도르래를 얼굴에서 멀어지는 방향으로 당기며 머리 위 높이 도르래는 족부 위에 직접적으로 영향을 주게 된다. 머리 위 높이 도르래로부터 저항은 중간범위에서 짧아지는 범위까지 슬관절 신전 동작에 주어지게 된다(**그림. 141A**).

중간범위에서 저항을 증가시키기 위하여, 환자는 이제 도르래 쪽으로 돌아눕는다. 이 때 다시 머리 위 도르래를 사용한다. 이 자세에서는 슬관절을 45° 신전할 때 저항이 최대가 되며 최대로 짧아진 범위에서 압박력이 증가된다.

슬관절 90° 굴곡에서 대퇴사두근에 최대 저항을 주기 위해서, 환자는 도르래 쪽으로 눕고 어깨 높이 도르래를 사용한다(**그림. 141B**). 근육이 최대한 짧아진 범위에서 슬관절을 신전할 때 압박력이 적용된다(**그림. 141C**).

근육이 최대로 길어지는 범위에서 슬괵근에 걸리는 원심성 저항은 치료에 빈번하게 사용된다. 이 과정을 수행하기 위해서 환자는 치료대의 끝 부분을 지나 도르래를 얼굴 방향으로 당긴다. 저항을 주기 위하여 바닥 높이 도르래를 사용한다(**그림. 141D, 141E**).

근육이 더욱 짧아지는 범위에서 슬괵근의 근력 증강을 위해서 저항은 어깨 높이 도르래로 주게 된다(**그림. 141F**). 왜냐하면 중간범위에서 견인력이 발생하고(**그림. 141G**), 슬관절의 굴곡 및 신전 동작에서 동작이 강화되기 때문이다(**그림. 141H**). 슬괵근에 대한 저항은 또한 탄력밴드로 할 수 있다(**그림. 141I**).

목적/치료 목표(Purpose/Treatment Goals)

대퇴사두근 및 슬괵근의 지구력 및 근력증강.

142

활동(Activity): 앉은 자세; 하지의 신전패턴.
기법(Technique): 주동근 반전.

설명(Description)

환자는 도르래를 등지고 앉아서 바닥 높이 도르래를 발목에 부착시킨다. 최대 저항은 중간범위 초기에 발생하는데 이는 슬관절을 신전할 때 근육이 최대한 짧아지는 범위에서 저항과 결합된 압박력이 가해져서 생기는 것이다(**그림. 142A, 142B, 142C**).

근육이 최대한 짧아지는 범위에서 슬관절을 신전할 때 저항을 강화하기 위해서는 치료대를 도르래로부터 더 멀리 떨어지도록 하고 환자가 도르래와 마주보며 앉도록 한다. 환자는 대각선방향으로 동작을 적용하기 위하여 도르래의 약간 외측에 앉는다. 이렇게 각을 이루어 생긴 저항은 대퇴사두근의 한 부분에 요구되는 촉진에 중요하게 작용할 것이다. 예를 들면, 슬관절에 관절통이 있는 어떤 환자는 능동적인 슬관절 신전을 하는 동안 슬개골이 통증으로 인한 불안정으로 외측광근 및 내측광근 사이에 근력의 불균형이 나타날 것이다. 중간광근의 근력을 증가시키기 위하여 환자는 대퇴사두근의 그 부분에 대한 활성을 촉진하는 위치에서 시행해야 한다. 만일 완전범위까지 수행되는 동안 저항을 필요로 하지 않는다면, 동작에서 근육이 최대한 짧아지는데 제한이 되지 않기 때문에 작은 의자를 발 아래에 둘 수 있다(**그림. 142D, 142E**).

점진적인 저항 운동보다는 오히려 도르래를 사용한 저항의 장점은 환자의 위치나 도르래의 높이를 변화시킴으로써 최대 저항점을 조절할 수 있다는 것이다. 게다가, 무게를 부하하지 않았을 때 발생하는 이간력을 막을 수 있을 것이다. 탄력밴드는 이러한 동작에 효과적인 저항을 줄 수 있다(**그림. 142F**).

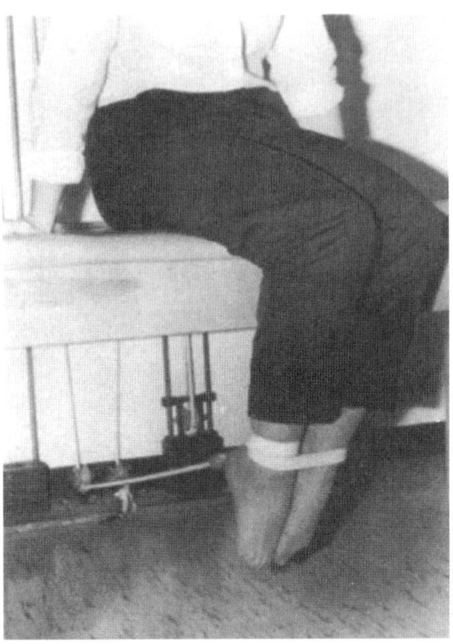

142A 슬관절 신전, 근육이 최대한 길어지는 범위

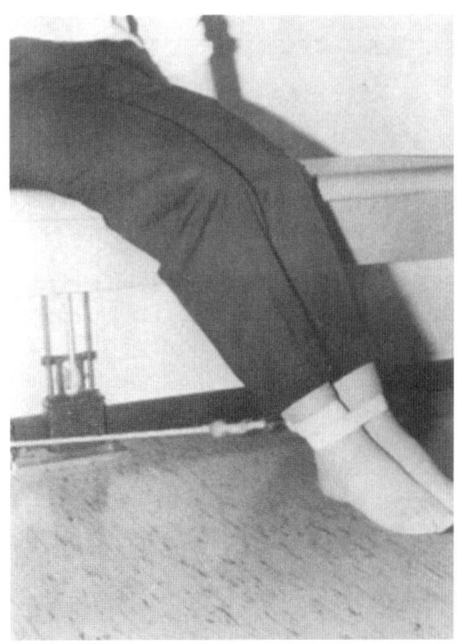

142B 슬관절 신전, 최대 저항, 중간범위

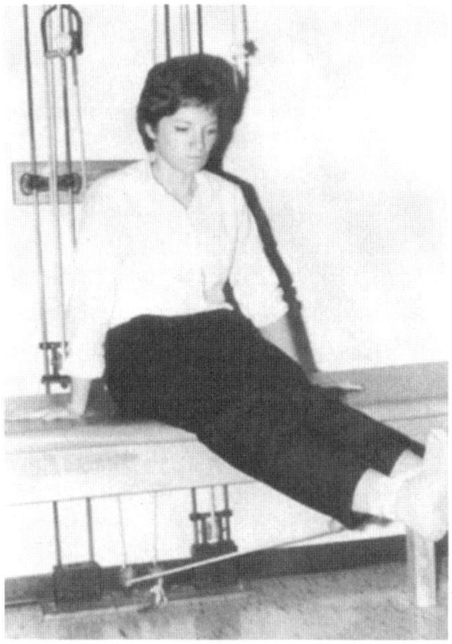

142C 슬관절 신전, 저항에 의한 압박력, 근육이 최대한 짧아지는 범위

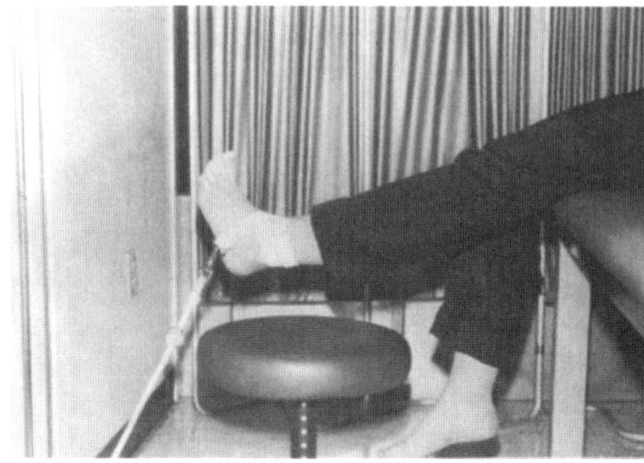

142D 편측 슬관절 신전, 최대 저항, 중간에서 근육이 최대한 짧아지는 범위까지

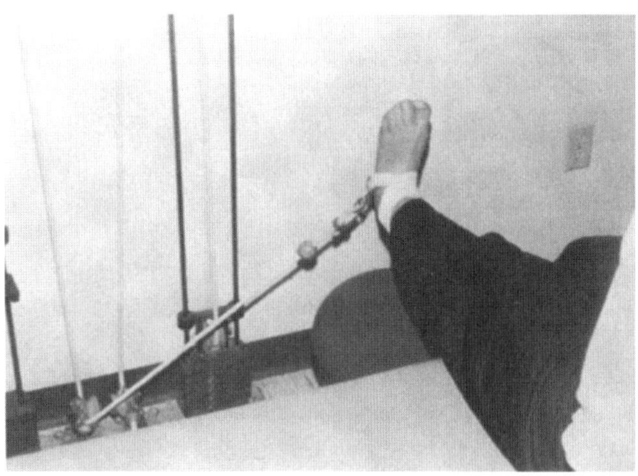

142E 슬관절 신전에 대한 저항각도

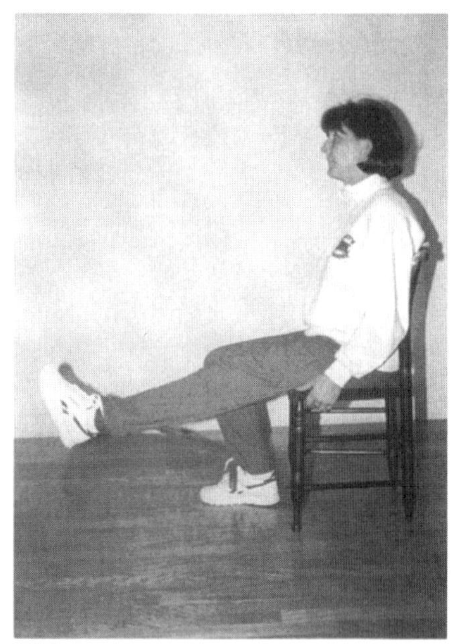

142F 슬관절 신전, 탄력밴드의 저항

방금 논의된 지절 패턴들에 더하여, 운동의 전신 패턴을 수행하는 것은 치료사에 의한 치료가 강화되기 위하여 저항으로 작용될 수 있다.

목적/치료 목표(Purpose/Treatment Goals)

대퇴사두근의 근력 및 지구력 증가.

활동(Activity): 구르기; 바로 누운 자세에서 엎드려 눕기, D1F 상지 및 하지.
기법(Technique): 주동근 반전. 143

설명(Description)

동측성 D1F 패턴과 함께 구르기에서 바닥 높이의 도르래의 한쪽은 발에 걸고 다른 한쪽은 손으로 당김으로써 저항을 줄 수 있다(**그림. 143A**).

목적/치료 목표(Purpose/Treatment Goals)

독립적인 구르기 동작.

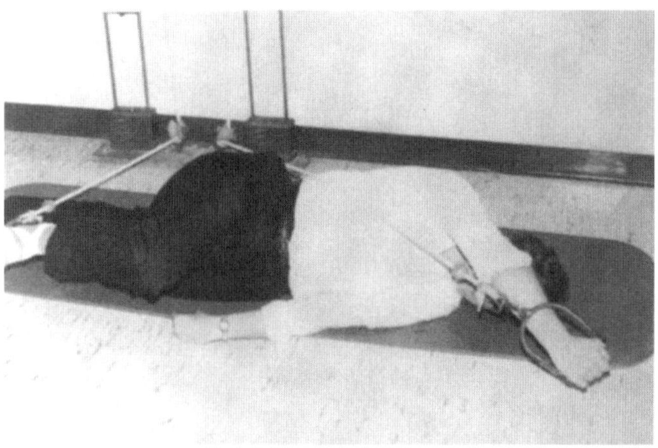

143A 구르기; 바로 누운 자세에서 엎드린 자세로(근육이 최대한 짧아지는 범위). 사용된 기법은 AR

활동(Activity): 기기; 발꿈치 위에 앉은 자세로 진행.
기법(Technique): 운동범위를 증가시켜 주동근 반전. 144

설명(Description)

이 과정에서 환자는 기기 자세로부터 다른 자세로 넘어가는 연습을 할 수 있다. 환자의 얼굴은 도르래로부터 떨어지도록 한다. 환자가 의자 위에 앉아있도록 유지시켜 줌으로써 균형 및 부가된 안정성에 대한 보조를 할 수 있다. 골반에서는 허리에 바닥 높이의 도르래를 스트랩으로 감아서 저항을 적용시킨다. 이때의 저항은 고관절과 슬관절이 압착 및 압박력으로 촉진되도록 도수로 적용한 것과 비슷하다(**그림. 144A, 144B, 144C**). 기기자세를 유지할 수 없는 환자는교각(bridging) 자세에서 체간 및 고관절 신전근들의 근력 강화를 촉진할 수 있다(**그림. 144D**).

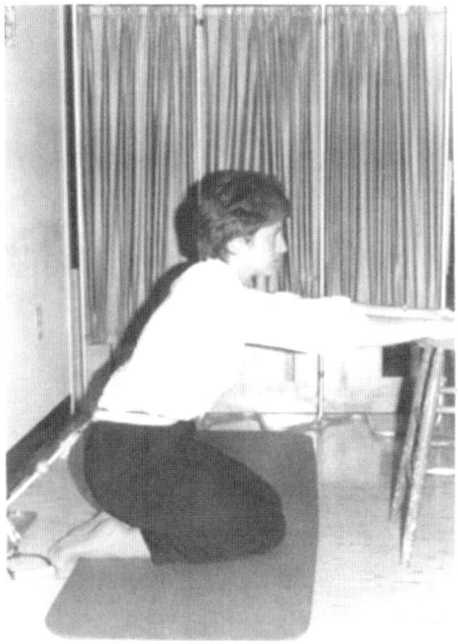

144A 발 뒤꿈치 앉은 자세

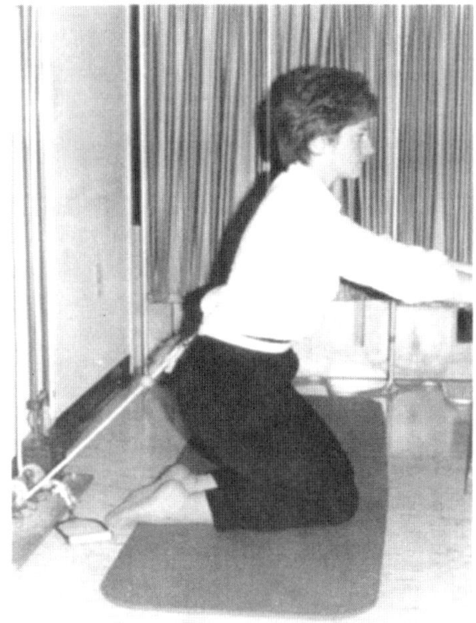

144B 무릎 꿇은 자세의 중간범위

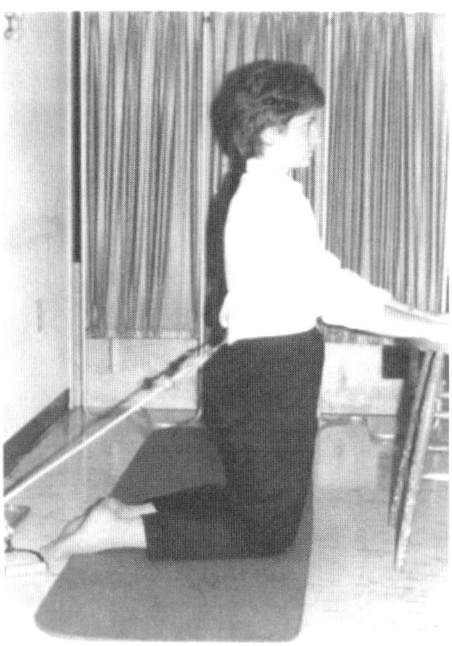

144C 무릎 꿇은 자세

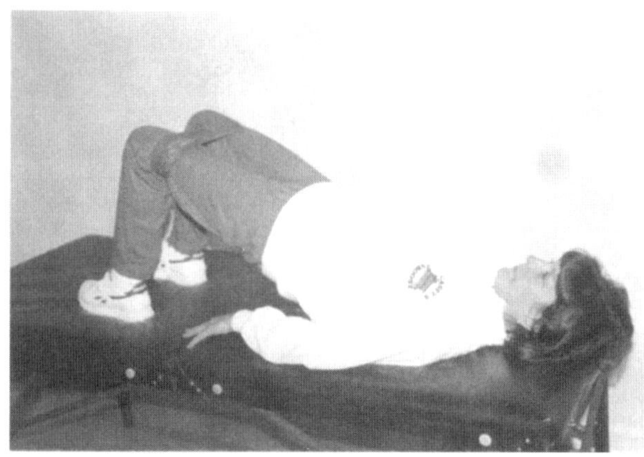

144D 교각 자세

목적/치료 목표(Purpose/Treatment Goals)

체중부하 자세에서 강화된 고관절 및 슬관절 신전근 들로 독립된 발뒤꿈치 앉기(heelsitting)로부터 기기 자세에서 다른 자세로 바꾸는 능력을 증가시키는 것이다.

활동(Activity): 주관절 엎드린 자세, 수정된 척행보행, 네발기기.
기법(Technique): 정-동적 운동을 통한 주동근 반전.

145

설명(Description)

주관절 엎드린 자세에서 밀기/움츠리기(thrust/withdrawal)는 저항이 될 수 있다. 수정된 척행보행에서 상지 및 하지의 동작은 저항이 될 수 있다(**그림. 145A, 145B**). 네발기기에서 상 · 하지에 대한 보든 패턴은 도르래의 높이 및 환자의 위치를 변경하거나 탄력밴드를 사용하여 저항을 줄 수 있다(**그림. 145C, 145D**).

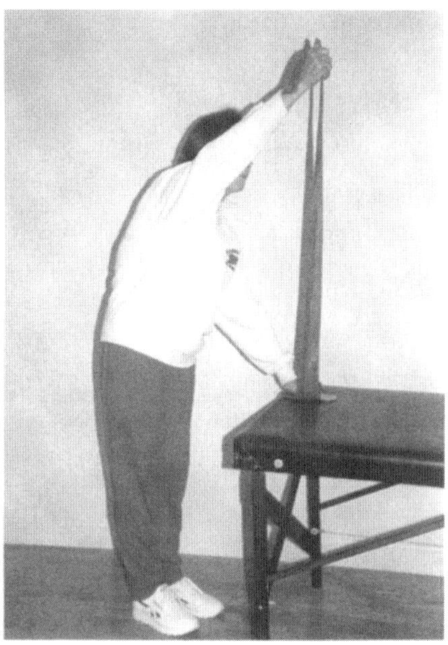

145A 수정된 척행, 편측 상지의 D2F

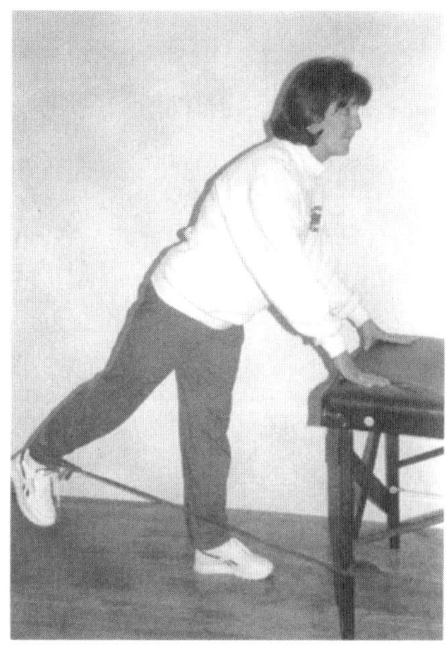

145B 수정된 척행, 편측 하지의 D1E

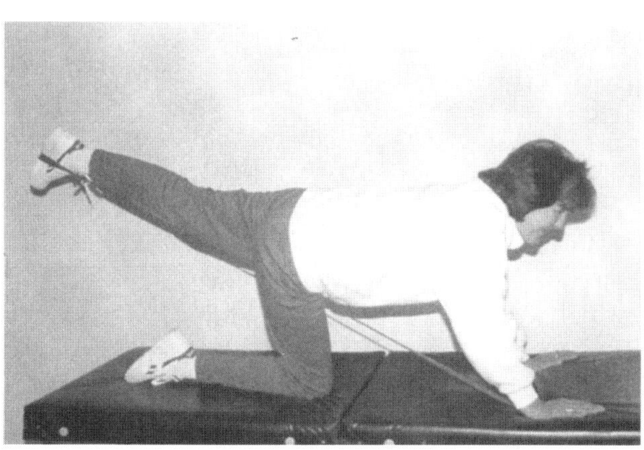

145C 네발기기 자세; 편측 하지 운동

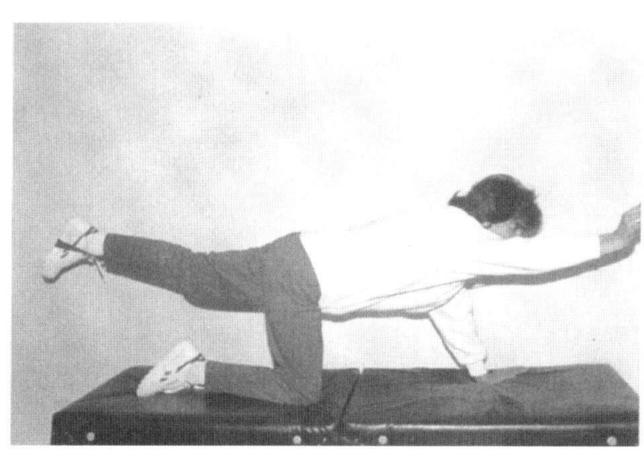

145D 네발기기 자세; 반대측 하지 운동

목적/치료 목표(Purpose/Treatment Goals)

체간 또는 정적인 사지의 역동적인 안정성 및 동적인 사지의 역동적인 조절력 증가.

146

활동(Activity): 하-체간 회전; 하지 신전.
기법(Technique): 주동근 반전.

설명(Description)

이 과정은 한쪽 하지 고관절의 외전 및 다른 쪽의 내전을 결합한 하-체간의 한 방향 회전을 강화하는데 사용될 수 있다(**그림. 146A**).

목적/치료 목표(Purpose/Treatment Goals)

복근, 체간 및 고관절의 신전, 하-체간의 한 방향성 회전등을 강화.

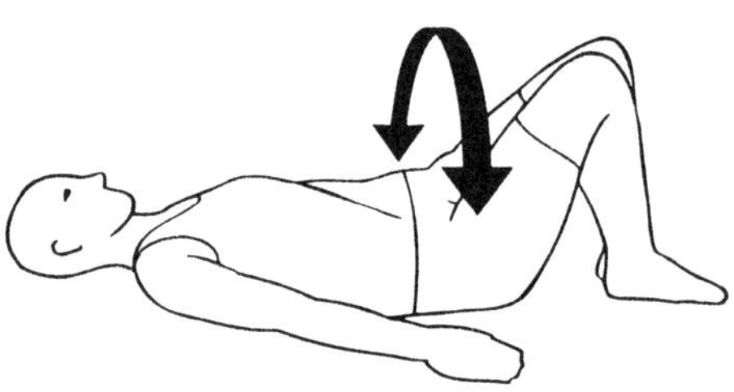

146A 하 체간 회전; AR

활동(Activity): 기립자세; 슬관절 및 고관절의 굴곡 및 신전; 평행봉 또는 보행기로 걷기.
기법(Technique): 주동근 반전 및 저항이 주어진 진행(resisted progression).

147

설명(Description)

체중부하를 하고 있을 때 뿐만 아니라 운동범위의 끝까지 움직이는 동안 하지에 저항을 줄 수 있다. 체중부하 상태에서 의욕은 자세적 반응들을 보조하는 사지 혹은 감각 자극 입력을 통한 탄력밴드의 탄력성의 증가 및 체중 자체의 증가 등으로 증가시킬 수 있다(**그림. 147A, 147B, 147C**).

환자는 평행봉 안에서 저항이 주어진 보행을 연습할 수 있다. 족관절에 도르래가 부가될 때, 저항은 일차적으로 고관절 굴곡과 슬관절의 신전에 주어진다. 골반에 도르래가 부가되면, 보행 패턴에 대한 저항은 압박력과 결합되어 주어진다(**그림. 147D**).

목적/치료 목표(Purpose/Treatment Goals)

슬관절 주변의 안정성 증가, 체중부하 상태에서 대퇴사두근 및 슬괵근의 짧은 호(short arc) 증진, 중둔근 및 대둔근의 근력 증가, 자세반응 촉진, 보행능력 강화 등.

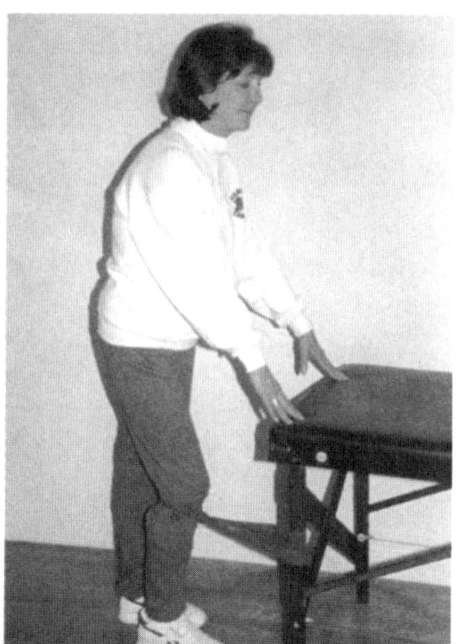

147A 슬관절 신전의 짧은 호에 대한 밴드 저항

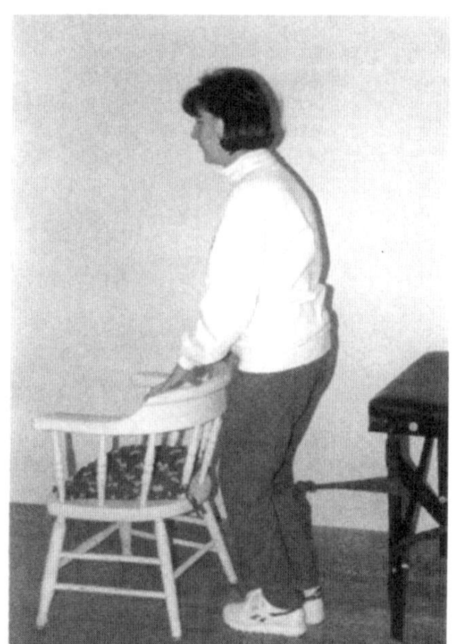

147B 슬관절 굴곡의 짧은 호에 대한 밴드 저항

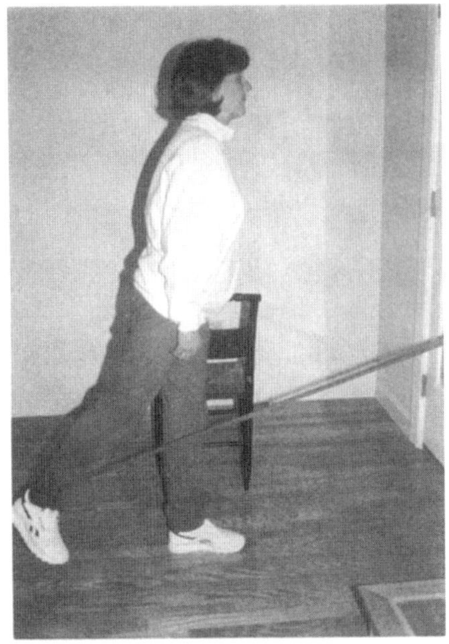

147C D1E에 대한 밴드 저항

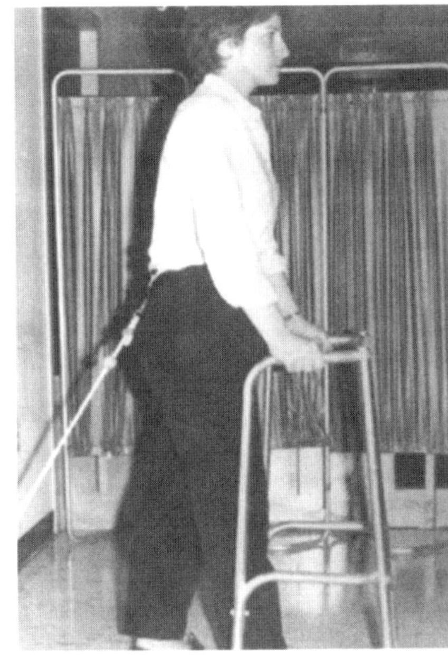

147D 기립을 하는 동안에 발생하는(while standing) 압박력에 의한 도르래 저항

4부

치료의 순서

Treatment Sequences

5장

중재 모델

Intervention Models

개 요

서론 | INTRODUCTION

이 장에 나오는 예시 및 과정을 포함한 여섯 가지 중재모델은 치료사가 특정한 장애를 가진 환자들을 위한 치료 절차를 선택하는데 도움을 주도록 제시되어 있다. 각 중재 모델의 기초에서 많은 부분은 이 메뉴얼을 통해 설명된 과정들과 일치한다. 본문에 있는 이러한 과정들은 일반적으로 많은 다양한 사례의 환자들을 위하여 설명해 두었다. 각 과정들을 환자에게 적용 할 때 치료사는 기능적인 결과를 습득해야하는 특수한 환자의 장애에 필요한 치료들을 분석하고 수정해야 한다. 대부분의 상황에서 치료사는 각기 다른 자세 내에서 움직임 조절의 많은 단계들이 서로 겹쳐질 것이다. 근육 및 전반적인 신체의 지구력은 움직임에 대한 강도, 빈도 및 기간 등 변수들에 대한 의욕이 바뀜으로써 점차 증가될 수 있다.

견관절의 기능장애
(Shoulder Dysfunction)

견관절의 기능이상이 있는 환자들을 위한 중재 모델은 **표**. 4에 제시되어 있다. 이 모델에서 활동은 어깨에서 발생하는 관절가동 범위의 정도와 사지를 통한 체중지지에 주어지는 저항의 양에 따라서 진행된다. **운동성-ROM(mobility-ROM)**은 사지에 비체중부하 상태로 바로 누운 자세, 옆으로 누운 자세, 엎드려 누운 자세 및 앉은 자세 등에서 맨 처음 얻을 수 있다. D1F에서 굴곡, 내

표 4. 견관절 기능장애 환자를 위한 중재 모델(Intervention Model for Patient with Shoulder Dysfunction)

수용능력의 변수들 • Parameters of Capacity: 강도 • Intensity, 지속시간 • Duration, 빈도 • Frequency

활동 • Activities:	운동성 • Mobility ROM	개시 Initiate	안정성 • Stability 유지 Hold	지속 Maintain	조절된 운동성 Controlled Mobility 체중이동 Wt. Shift	정-동적 Static dynamic	숙련 • Skill
옆으로 누운자세 • Sidelying 앙와위 • Supine 복와위 • Prone 앉은 자세 • Sitting	71,73 94,93	91	15 100		19 (scapular mov'ts)		70,72 78,74,75,83,86, 80,90,95 56,58,59
상지에 체중지지를 한 앉은 자세 • Sitting with upper extremity weight bearing	55		58	50	51	53	
수정된 척행 자세 • Modified plantigrade				62	62	62	
네발기기 또는 상지로 벽을 90°로 밀면서 기립한 자세 • Quadruped or standing with UE at 90 degrees against wall				31	32	34	

조절단계 • Stages of Control

전, 외회전 등의 동작은 더욱 어렵고 종종 통증을 유발하는 D2F에서의 굴곡, 외전, 외회전 등을 하기 전에 강화된다. 근 골격의 운동성을 증가시키기 위한 기법들에 더하여, 치료사들은 관절 및 인대 구조들의 신장성을 증가시키는 관절의 도수치료와 같은 다른 기법들을 병행하여 수행할 수 있다. **안정성-근육 유지(stability-muscle holding)**는 체중부하 자세의 유지를 강화에 앞서서 비체중부하에서 견갑골 및 회선근개(rotator cuff) 근육이 촉진된다. 앉은 자세, 수정된 척행보행자세 및 네발기기자세 또는 벽을 마주보고 서서 팔을 90°로 뻗은 상태로 서기 등은 **안정성(stability)**, **조절된 운동성(controlled mobility)** 및 **정-동적인(static-dynamic)** 단계 등이 연속적으로 촉진 될 수 있는 자세의 발전된 자세들이다. **숙련(skill)** 단계에는 근위부의 동적인 안정성이 요구된다. 어깨를 위해서 이런 력은 정상적인 견갑-상완 리듬으로 설명될 수 있다. 점진적으로 숙련되도록 촉진하는 이런 과정들은 D1에서 D2로 연속적인 동작을 사용하거나 체간에서 양측성 및 편측성 동작의 결합하여 조절력이 강화된다.

슬관절의 기능장애
(Knee Dysfunction)

슬관절에 기능이상을 가진 환자들을 위한 중재 모델은 **표. 5**에 제시되어 있다. 이 중재 모델에서 활동은 체중지지에의 양에 따라 발생하거나 슬관절에서 발생하는 관절가동범위에 따라서 진행

표 5. 슬관절 기능장애에 대한 중재 모델 (Intervention Model Knee Dysfunction)

수용능력의 변수들 • Parameters of Capacity
강도 • Intensity: 점차적으로 증가하기 Gradually increasing
지속시간 • Duration: XX
빈도 • Frequency

활동 • Activities:	운동성 • Mobility	안정성 • Stability	조절된 운동성 Controlled Mobility 체중이동 Wt. Shift	정-동적 Static dynamic	숙련 • Skill
앙와위 • Supine 앉은 자세 • Sitting	112,121	17			109,110,111, 114,115,116, 117,118,123, 124,125
복와위 • Prone	108				108
갈고리 누운자세 • Hooklying 교각자세 • Bridging		39,41	42,43	44	
기립자세 • Standing 수정된 • Modified 척행자세 plantigrade		62	62	62	65
네발기기자세 • Quadruped		31	32	34	
무릎기기자세 • Kneeling		45	45	46	
반무릎기기자세 • Half kneeling		49	49	48	

조절단계 • Stages of Control

된다. **운동성-ROM(mobility-ROM)**은 바로 누운 자세, 앉은 자세 및 엎드려 누운 자세 등 비체중부하 상태에서 획득된다. 관절 및 연부조직의 도수치료는 이러한 자세에서 쉽게 이루어 질 수 있다. 대퇴사두근과 슬괵근의 **안정성-근육 유지(stability-muscle holding)**는 또한 이러한 비체중부하 제세에서 촉진될 수 있다. 사선의 내측광근 근 수축은 D1F로 강화될 수 있을 것이다. **안정성(stability)**, **조절된 운동성(controlled mobility)** 및 **정-동적(static dynamic)** 단계들에서는 점진적으로 더욱 힘든 체중부하, 닫힌운동연쇄, 자세로 촉진될 수 있다. 몇몇의 나이가 많은 환자나 활동적인 생활을 예상할 수 없는 환자들은 기립자세나 수정된 척행보행 자세에서 조절력을 얻을 수 잇는 치료로 마무리를 해야 한다. 부가적으로 의욕을 더 필요로 하는 환자는 네발기기 자세, 무릎기기자세 및 반무릎기기자세로 발전하면서 수행할 수 있다. 슬관절 주변의 근 골격 요소들에 지구력 및 근력이 결합된 숙련된 동작은 도수적인 기법들의 적용 및 도르레나 탄력밴드를 포함한 역학적인 저항으로 촉진될 수 있다.

요부의 기능장애
(Low Back Dysfunction)

요부에 기능장애가 있는 환자들을 위한 중재모델은 **표. 6**에 제시되어 있다. 체간 및 고관절 근육의 **운동성-ROM(mobility-ROM)** 단계에서는 근본적으로 비체중부하 상태에서의 바로 누운 자

표 6. 요부의 기능장애 환자를 위한 중재 모델 (Intervention Model for Patient with Low Back Dysfunction)

수용능력의 변수들 • Parameters of Capacity: 강도 • Intensity / 지속시간 • Duration / 빈도 • Frequency

지구력의 증가를 위해 노력을 약 40% 정도 점진적으로 증가시키는 것은 기능적 활동을 결합하는 그 날 동안에 지구력 증가를 위한 연장된 시간을 위해 유지된다.

활동 • Activities:	운동성 Mobility	안정성 Stability	조절된 운동성 Controlled Mobility	정-동적 Static Dynamic	숙련 • Skill
앙와위 • Supine 옆으로 누운자세 • Sidelying	13,105,120, 121,122	15,17,18	19		21,103,104, 106,107
복와위 • Prone	26,29	23			
LTR • LTR 교각 자세 Bridging	37	39,41	42,43	44	
수정된 척행자세 • Modified plantigrade		62	62	62	
앉은자세 • Sitting		50,56,58,59	50,52	53	
네발기기자세 • Quadruped		31	32	34	
기립자세 • Standing		64	64		65
무릎기기자세 • Kneeling 반무릎기기자세 • Half kneel		45,49	45,46,49		

조절단계 • Stages of Control

세, 옆으로 누운 자세 및 옆드려 누운 자세에서 촉진된다. 이러한 자세에서 관절 및 조직의 도수치료, 열자극 및 통증완화 등과 같은 다른 치료들이 적용될 수 있다. 체간 신전근 및 복근의 **안정성-근육 유지(stability-muscle holding)**는 바로 누운 자세, 옆으로 누운 자세 및 갈고리 누운 자세 등에서 촉진이 되며, 더욱 힘든 자세인 엎드려 누운 자세에서는 신전근들의 등척성 수축을 촉진할 수 있다. **안정성(stability)**, **조절된 운동성(controlled mobility)** 및 **정-동적(static dynamic)** 동작들은 더욱 어려운 자세에서 단계적으로 촉진된다. 이러한 자세들은 사지와 체간의 동작을 통한 체간 및 중력 저항의 양으로 인해서 발생되는 무게 부하 및 압박력의 양을 포함한 많은 요소들에 따라서 정리된다. 체간 근육의 지구력 과정에 점차 증가되는 기간, 빈도 및 강도에 의해서 촉진된다.

족관절의 기능장애
(Ankle Dysfunction)

족관절에 기능 장애를 가진 환자들을 위한 중재 모델은 **표**. 7에 제시되어 있다. **운동성(mobility)** 단계에서는 바로 누운 자세, 앉은 자세 및 엎드려 누운 자세의 비체중부하 자세에서 느린 반전(동작의 개시) 및 유지-이완 등의 기법들과 관절운동(ROM) 등을 획득할 수 있다. **안정성-유지(stability-holding)** 단계에서는 내-외반 조절의 증가 및 고유수용성 피드백의 강화를 위해서 비체중부하 자세에서 과정을 수행한다. **안정성(stability)** 및 **조절된 운동성(controlled mobility)** 단계에서의 조절은 bridging, 수정된 척행 자세 및 기립 자세에서 촉진된다. 보행을 하는 동안에 요구되는 역동적 안정성은 비체중부하 상태에서 발생되는 유지 및 동작으로 강화된다. 비체중부하 상태에서 **숙련(skill)** 단계에서는 원위 및 근위에서의 정상적인 타이밍이 함께 포함되어 촉진된다.

표 7. 족관절의 기능장애 환자를 위한 중재 모델(Intervention Model for Patient with Ankle Dysfunction)

수용능력의 변수들 • Parameters of Capacity
강도 • Intensity
지속시간 • Duration
빈도 • Frequency

활동 • Activities:	운동성 Mobility	안정성 Stability	조절된 운동성 Controlled Mobility	숙련 Skill
앙와위 • Supine 앉은 자세 • Sitting 복와위 • Prone	114,116	112		113,114,126, 127,128,129, 108
교각자세 • Bridging 수정된 척행자세 • Modified plantigrade		41,62	42,44,62	
기립자세 • Standing		64	64	65

조절단계 • Stages of Control

파킨슨 질환
(Parkinson's Dysfunction)

파킨슨 질환으로 인한 손상을 가진 환자들을 위한 중재모델은 **표. 8**에 제시되어 있다. 과도한 근긴장 및 강직을 보이는 환자를 위한 **운동성(mobility)** 단계에는 우선 체중부하가 되지 않는 자세에서 율동적 개시로 촉진된다. 이 과정의 목표는 **안정성(stability)** 단계인 동안은 동작에 대하여 더욱 근육을 조절하기 보다는 오히려 자세근의 유지를 강조하는 것이다. **조절된 운동성(controlled mobility)** 단계에서는 체중 이동 및 체간의 회전력을 특별히 촉진한다. **숙련(skill)** 단계에서는 체간과 상반적인 사지의 움직임에서 역회전이 강조된다.

표 8. 파킨슨 질환 환자를 위한 중재 모델 (Intervention Model for Patient with Parkinson Dysfunction)

수용능력의 변수들 • Parameters of Capacity
강도 • Intensity
지속시간 • Duration
빈도 • Frequency

활동 • Activities:	운동성 Mobility	안정성 Stability	조절된 운동성 Controlled Mobility	숙련 Skill
앙와위 • Supine 옆으로 누운자세 • Sidelying 구르기 • Rolling	13,22,73,72,74, 75,78,94,102,103, 107,114,118,122, 126,127,129	15,17,18	19,20	21
복와위 • Prone 주관절 복와위 • Prone on elbows	26	23,25	27,28	
LTR • LTR 교각 자세 Bridging	37	41	40,42,43,44	
앉은 자세 • Sitting 수정된 척행 자세 • Modified plantigrade Standing		50,58,62,64	51,52,53,54,62,64	56,59,65

조절단계 • Stages of Control

반신마비
(Hemiplegia)

반신마비 환자들을 위한 중재모델은 **표. 9**에 제시되어 있다. 근 긴장도에 이상이 있는 환자들을 위한 운동성은 먼저 지지면이 넓고 중력 중심점이 낮은 자세에서 촉진하며, synergic패턴이 나타나지 않는 동작으로 시작하여 촉진되는 기법과 결합하여 수행한다. 근육 및 안정적인 자세, 조절된 운동성 숙련(skill)단계에서는 부드러운 길항근 반전 및 동작의 정상 타이밍으로 기능적인 동작을 촉진한다.

표 9. 반신마비 환자를 위한 중재 모델 (Intervention Model for Patient with Hemiplegia Dysfunction)

수용능력의 변수들 • Parameters of Capacity: 강도 • Intensity / 지속시간 • Duration / 빈도 • Frequency

활동 • Activities:	운동성 Mobility	안정성 Stability	조절된 운동성 Controlled Mobility	숙련 Skill
앙와위 • Supine 옆으로 누운자세 • Sidelying 구르기 • Rolling 복와위 • Prone	13,14,22,91,92,94	15,17,18,94	12,19,20,92,94	21,70,78,83,80,86, 97,98,99,102,107, 108,123,124,125, 126,127,128,129
하체간 회전 • 교각 자세 Lower trunk rotation, bridging	37,38	39,41	40,42,43,44	
Sitting with and without UE	55,60,61	50,58	51,52,53,54,55,58	55,58,60,109,110, 111,113
수정된 척행자세 • Modified plantigrade		62	62	
기립자세 • Standing	63	64	64	65
무릎자세, 네발기기자세 • Kneeling, Quadruped		45,31	45,46,47,48,32,35	

조절단계 • Stages of Control

척수손상
(Spinal Cord Injury)

척수손상이 있는 환자들을 위한 중재모델이 **표. 10**에 제시되어 있다. 모든 조절 단계는 환자가 최적의 지지를 받고 있는 상태의 자세에서 강조된다. 각 과정의 난이도는 크게 그 환자의 손상의 정도에 따라서 결정된다. 근력이 강한 사지로 약한 사지에 과흐름을 촉진하는 기법들은 최대근력 및 기능으로 강화된다.

표 10. 척수손상 환자를 위한 중재 모델 (Intervention Model for Patient with Spinal Cord Injury)

수용능력의 변수들 • Parameters of Capacity: 강도 • Intensity, 지속시간 • Duration, 빈도 • Frequency

활동 • Activities:	운동성과 근력 강화 Mobility and Strengthening	안정성 Stability	조절된 운동성 Controlled Mobility	숙련 Skill
앙와위 • Supine, 옆으로 누운자세 • Sidelying, 구르기 • Rolling	13,14,22,69,72,74,75, 76,77,78,81,84,85,87, 88,89,90,94,96,97,98	15,17	19,20	21
복와위 • Prone, 주관절 복와위 • Prone on elbows, 네발기기 자세 • Quadruped	24,30	25,31	27,28,32,34	
앉은 자세 • Sitting	56,57,58,59	50	51,53,54	

조절단계 • Stages of Control

참고문헌
Bibliography

Angel RW. Antagonistic muscle activity during rapid arm movements: Central versus proprioceptive influences.J *Neurol Neurosurg Pychiatry* 1977;40:683:686.

Astrand PO, Rodahi K *Textbook of Work Physiology*. New York, NY: McGraw-Hill Book Co; 1986.

Balance Proceedings of the APTA Forum. Alexandria, Va: American Physical Therapy Association, 1990.

Barnes MR, Crutcbtield CA, Heriza CB, et al. *Reflex and Vestibular Aspects of Motor Control, Motor Development and Motor Learning*. Atlanta, Ga: Stokesville Publishing; 1990.

Bobath B. *Adult Hemiplegia: Evaluation and Treatment*. 3rd ed. London, England: Butterworth and Heinemann; 1990.

Bogduk N, Twomey LT. *Clinical Anatomy of the Lumbar Spine*. Melbourne, Australia; Churchill livingstone; 1987.

Boissonault WG. *Examination in Physical Therapy Practice: Screening for Medical Disease*. New York, NY: Churchill Iivingstone; 1991.

Brooks VE. *The Neural Basis of Motor ControL* New York, NY: Oxford University Press; 1986.

Brunnstrom S. *Movement Therapy in Hemiplegia*. New York, NY: Hanper & Row Publishers Inc; 1970.

Claman PH. Motor unit recruitment and the gradation of muscle force. *Phys Ther*. 1993; 73:830-843.

Cohen M, Hoskins MT. *Carliopulmonary Symptoms in Physical Therapy Practice*. New York, NY: Churchill livingstone, 1988.

Cruitchfield CA, Barnes MR. *The Neurophysiological Basis of Patient Treatment*. 2nd ed. Atlanta, Ga:Stokesville Publishing; 1975,1.

Cyriax JH. *Illustrated Manual of Orthopedic Medicine*. London, England: Butterworths; 1983.

Delwalde PJ, Young RR (eds). *Clinical Neurophysiology in Spasticity,* Vol.1. New York, NY: Elsevier; 1985.

Diener HC, Dichgans JT, Guschlbauer B, et al. The significance of proprioception on postural stabilization assessed by ischemia. *Brain Res*. 1984;296:103-109.

Diener HC, Horak FB, Nashner IM. Stimulus parameters on human postural responses. J *Neurophysiol.* 1988;59:1888-1905.

Duncan P, Badke MB. *Stroke Rehabilitation: The Recovery of Motor Control* Chicago, Ill: Year Book Medical Publishers; 1987.

Feldman RG, Young RR, Koella WP, eds. *Spasticity: Disordered Motor Control*. Chicago, Ill: Year Book Medical Publishers; 1980.

Frankel VF, Nordin MA *Basic Biomechanics of the Skeletal System*. Philadelphia, Pa: Loa & Febiger, 1989.

Grimby L, Hannerz J. Tonic and phasic recruitment order of motor neurons in man under normal and pathological conditions. In: Desmedt JE, ed. *New Developments in Electromyography and Clinical Neurophysiologv*. Easel, Switzerland: Karger; 1973.

Guccione *AA* Physical therapy diagnosis and the relationship between impairments and function. *Phys Ther*. 1991; 71:499-504.

Guccione AA, ed. *Geriatric Physical Therapy*. St. Louis, Mo: CV Mosby Co; 1993.

Gordon T, Mao J. Muscle atrophy and procedures for training alter spinal cord injury. *Phys Ther*. 1994;74:50-60.

Gould MJ, ed. *Orthopedic and Sports Physical Therapy*. 2nd ed. St. Louis, Mo: CV Mosby Co; 1990.

Heiniger MC, Randolph SL. *Neurophysiological Concepts in Human Behavior-The Tree of Learning*. St. Louis, Mo: CV Mosby Co; 1981.

Henneman E. Peripheral mechanisms involved in the control of muscle. In: Mountcasfle VB, ed. *Medical Physiology*. 13th ed. St. Louis, Mo: CV Mosby Co; 1974;1.

Higgins S. Motor control acquisition. *Phys Ther*. 1991;71:123-139.

Hoppenfeld S. *Physical Examination of the Spine and Extremities*. 2nd ed. Norwalk, Conn: Appleton-Century Crofts; 1976.

Horak FE. Clinical measurement of postural control in adults. *Phys Ther*. 1987;67:1881-1885.

Inman VT, Ralston HI, Todd F. *Human Walking*. Baltimore, Md: Williams & Wilkins; 1981.

Irwin S, Tecklin JS, eds. *Cardiopulmonary Physical Therapy*. 2nd ed. St Loius, Mo: CV Moshy Co; 1990.

Jette AM. Measuring subjective clinical outcomes. *Phys Ther*. 1989;69:580-584.

Joseph JA, ed. *Central Determinants of Age-Related Declines in Motor Function*. New York, NY: Academy of Sciences; 1988.

Kaltenborn FM, Evjenth O. *Manual Mobilization of the Extremity Joints: Examination and Basic Treatment Techniques*. Oslo, Norway: Olaf Norlis Borhandel; 1989.

Kandel ER, Schwartz JH, Jessell TM. *Principles of Neural Science*. 3rd ed. Norwalk, Conn: Appleton & Inmge; 1991.

Kendall FP, McCreary EK *Muscles: Testing and Function*. 4th ed. Baltimore, Md: Williams & Wilkins; 1993.

Kelso JAS. *Human Motor Behavior: An Introduction*. London, England: Lawrence Erlbaum Associates; 1982.

Kispert CP. Clinical measurements to assess cardiopulmonary function. *Phys Ther. 1987;67:1886-1890.*

Knott M, Voss DE. *Proprioceptive Neuromuscular Facilitation*. 2nd ed. New York, NY: Harper & Row Publishers Inc; 1968.

Longer S, Weruick J. *A Practical Manual for a Basic Approach to Biomechanics*. Wheeling, Ill: Longer Biomechanics Group; 1989.

Macefield G, Hagbarth KE, Gorman R, et al. Decline in spindle support to alpha motorneurons during sustained voluntary contractions. J *Physiol* 1991;440:497-512.

Manual Therapy: Special Series. *Phys Ther*. 1992;72:839-967.

McComas AS, Sica REP, Upton ARM, et al. Functional changes in motoneurons of hemiparefic patients. *J Neurol Neurosutg Psychiatry*. 1973;36:183-193.

McGee JD. *Orthopedic Physical Assessment*. Philadelphia, Pa: *WE* Saunders Co; 1987.

Michlevitz SL *Thermal Agents in Rehabilitation*. 2nd ed. Philadelphia, Pa: FA Davis Co; 1990.

MohrJP. *Manual of Clinical Problems in Neurology*. 2nd ed. Boston, Mass: Little, Brown; 1989.

Mooney V. On the dose of therapeutic exercise. *Top Rehabil* 1992;15:653-656.

Nashner LM. Strategies for organization of human posture. In: Igarashi M, Black FO, eds. *Vestibular and Visual Control on Posture and Locomotor Equilibrium*. Easel, Switzerland; S Karger Publications; 1985.

Nashner IM. Organization of human postural movements during standing and walking. In: GrillIn-er S, Stein P, Stuart D, et al, eds. *Neurobiology of Posture and Locomotor Equilibrium*. New York: Macmillan Press; 1986.

Norkin CC, levangie PK *Joint Structure and Function: A Comprehensive Analysis*. 2nd ed.

Philadelphia, Pa:FA Davis Co; 1992.

Portney LG, Sullivan PE. *EMG Analysis of Ipsilateral and Contralateral Shoulder and Elbow Muscles During the Penbrmance of PNF Patterns*. Presented at the Annual Conference of the Society for Behavior Kinesiology. Boston, Mass; 1980.

Portney LG, Watitins MP. *Foundations of Clinical Research: Applications to Practice*. Norwalk, Conn: Applton & Lange; 1993.

Proceedings of the 11-Step Conference. Alexandria, Va: Foundation for Physical Therapy; 1991.

Rothstein JM, ed. *Measurement in Physical Therapy*. New York, NY: Churchill Livingstone; 1985.

Rothstein JM, Lamb RL, Mayhew TP. Clinical uses of isokinetic measurements: critical issues. *Phys Ther*. 1987;67:1840-1844.

Schmidt RA. *Motor Control and Learning: A Behavioral Emphasis*. Champaign, Ill: Human Kinetics; 1988. Skeletal Muscle: Special Series. *Phys Ther*. 1993;73:826967.

Sharpe M (ed.) *The Lumbar Spine Stabilization Training and the Lumbar Motion Segment, AUSJ of Physio therapy Monograph #1,* 1995.

Smidt GL *Gait in Rehabilitation*. New York, NY: Churchill Iivingstone; 1990.

Soderberg GL *Kinesiology: Application to Pathological Motion*. Baltimore, Md: Williams & Wilkins; 1986.

Stauber WT. Eccentric action of muscles: Physiology, injury and adaptation. In: Pandolf KB, ed. *Exercise and Sports Sciences Reviews*. Baltimore, Md: Williams & Wilkins; 1989.

Stewart DL, Abeln SH. *Documenting Functional Outcomes in Physical Therapy*. St Louis, Mo: CV Mosby Co; 1993.

Sullivan PE, Markos PD, Minor MAD. *An Integrated Approach to Therapeutic Exercise: Theory and Clinical Application*. Reston, Va: Reston Publishing Co; 1982.

Sullivan PE, Markos PD. *Clinical Procedures in Therapeutic Exercise*. Norwalk, Conn: Appleton & Lange; 1987.

Sullivan PE, Markos PD. *Clinical Procedures in Therapeutic Exercise*. Stamford, Conn: Appleton & Lange; 1996.

Tappan FM. *Healing Massage Techniques*. 2nd ed. Norwalk, Conn: Appleton & Lange; 1988.

Thompson LV. Effects of age and training on skeletal muscle physiology and performance. *Phys Ther*. 1994;74:71-81.

Umphred DA, ed. *Neurological Rehabilitation*. St Louis, Mo: CV Mosby Co; 1985.

Vaughan CL, Murphy GN, du Toit LL *Biomechanics of Human Gait An Annotated Bibliography*. Champaign, Ill: Human Kinetics; 1987.

Voss DE, lonta MK, Myers BJ. *Proprioceptive Neuromuscular Facilitation Patterns and Techniques*. 3rd ed. New York, NY: Harper & Row Publishers Inc; 1985.

Watts NT. Clinical decision analysis. *Phys Ther*. 1989;69:569-576.

Winstein CL. Knowledge of results in motor learning: implications for physical therapy. *Phys Ther*. 1991;71:140-149.

Wolf SL. *Clinical Decision Making in Physical Therapy*. Philadelphia, Pa: FA Davis; 1985. Wyke B. Articular neurology-a review. *Physiotherapy*. 1972;58:94-99.

The following theses by graduate students at Boston University were used as a basis for much of the material in this text Most of this research was conducted under the supervision of Leslie Gross Portney, Patricia E. Sullivan, and Prudence D. Markos.

Batchelder ME: EMG analysis of exercise overflow in the preferred and nonpreferred leg during maximal and submaximal isometric knee extension. 1983

Barry G: EMG study of overflow during submaximal to maximal isometric knee extension. 1983

BeU TA: Trunk muscle activity and range of motion of three lumbar spinal extension exercises. 1981

Bender JM: Postural responses to self-displacement of the center of gravity tested toward the pre-

ferred and nonpreferred sides. 1982
Bernier S: Effects of contract-relax at different muscle lengths. 1980
Butterfield LS: Postural response to reaching while on a stable surface over three trials. 1982
Cotta S: Biomechanical and flexibility assessment of people with patellofemoral arthralgia. 1983
Dacko SM: Effects of force levels and rates of isometric contraction of overflow patterns in the upper extremity. 1983
Daniell JL EMG analysis of the vastus medialis oblique and vastus lateralis in normals and subjects with chondromalacia. 1983
Dent P: EMG analysis of quadriceps activity following an isometric hold and isotonic contraction. 1980
Dirocca S: Contralateral effects of isometric contractions of the lower extremity in trained and untrained individuals. 1982
Edwards E: Postural responses of adult males and females during a lateral reaching task. 1982
Ferdiand RA: Comparison of EMG activity of the deltoid muscle during PNF and sagittal plane patterns of movement with surface and indwelling electrodes. 1979
Fine DL: Electrical activity of tonic postural muscles during prone postures. 1976 Flanagan DJ: Effects of hold-relax on straight leg raise over time. 1983
Francis NJ: EMG activity of shoulder muscles during upper extremity unilateral and bilateral PNF patterns. 1980
Herman H: EMG and torque analysis of the pubococcigeal muscle. 1982
Kiuss M: Biofeedback relaxation training in subjects with bruxism. 1982
Koga KM: Timing and sequencing of exercise overflow elicited by maximal voluntary contraction. 1983
Konecky CM: EMG study of abdominals and back extensors during lower trunk rotation. 1980
Langham T: EMG analysis of hip muscles during bridging when techniques are applied. 1981
Laskas CA: Effects of a neurodevelopmental treatment on the lower extremity of a child with spastic quadriplegia. 1982
lee CE: Effects of vibration on dynamic balance. 1984
Manske NG: Effects of a topical anesthetic on the tonic vibratory reflex in normals. 1984
Markos P: Comparison of hold-relax and contract-relax and contralateral effects. 1977
Michaels JA: Exercise overflow: An EMG investigation of a clinical procedure for indirectly eliciting contractions of the gluteus maximus and vastus medialis. 1978
Mullen SL Neurodevelopmental treatment techniques and dorsillexor activity in a child with spastic diplegia. 1981
Nip PS: Bilateral EMG activity of concentric, eccentric, and isometric contractions during unilateral performance of upper extremity PNF patterns. 1978
O'Connor P: Contralateral effects of isometric contractions in swimmers. 1981
Pauley LE: Monosynaptic stretch reflex and tonic vibration reflex of the biceps brachji following topical anesthesia of upper extremity skin areas. 1980
Phillips SL EMG activity of the vastus mediaIls oblique relative to the vastus medialis longus, vastus laterabs, and rectus femoris during knee extension exercises. 1981
Pink M: Contralateral effects of upper extremity PNF patterns. 1978
Reich IS: Quantitative measures of force development in response to intensity of command. 1980
Rich CH: EMG study of four trunk muscles during bridging and application of alternating isometrics and rhythmic stabilization. 1981
Sargent L EMG study of contralateral overflow during varied intensities of isometric knee flexion. 1983
Schunk MC: EMG study of the peroneus longus during bridging activities. 1981
Sever Ml: Postural responses of older adults during a lateral reaching task. 1982
Shaker JJ: EMG activity of hamstrings during knee flexion and a comparison of knee flexion to knee extensor muscle torque in normal and chondromalacia subjects. 1983
Shapiro CH: Effects of hold-relax at different muscle lengths. 1978
Shaw JA: Effect of intraday and interday applications of vibration on the tonic vibration reflex. 1980

Slavin MD: The influence of proprioceptive afferent stimulation on torque production. 1981
Smith SE: Development of extension in the prone position in infants 2-8 weeks. 1982
Taylor ON: Effects of vibration applied to physiologically different muscles. 1978
Troy L EMG study of quadriceps and hamstrings during bridging. 1981
Tynan B: EMG analysis of isometric hold compared to isometric push contractions. 1982
Van Lontregen MA: EMG analysis of overflow in shoulder muscles during PNF patterns. 1981
Watkins MP: Cocontraction and the relationship between opposing muscles. 1974
West A: Duration of effects of contract-relax. 1983
Winston MC: Electrical activity of the tibialis anterior. 1979
Zimny N: EMG analysis of scapula musculature in different postures with varied sensory input. 1980

찾아보기

Index

가

나

다

라

마

바

사

아

자

차

타

파

하